ANATOMIA CLÍNICA

Tradução

Alexandre Lins Werneck
Tradutor e Professor na Faculdade de Medicina de São José do Rio Preto/SP (FAMERP).
Mestre e Doutor em Ciências da Saúde: Anatomia Humana, pela FAMERP.

Revisão técnica desta edição

Marco Antonio Stefani
Médico neurocirurgião. Professor associado de Anatomia Humana na
Universidade Federal do Rio Grande do Sul (UFRGS).
Mestre em Neuroanatomia pela UFRGS.
Doutor em Medicina: Ciências Médicas pela UFRGS.

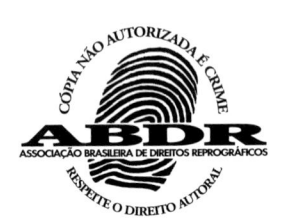

H241a	Hankin, Mark H.
	    Anatomia clínica : uma abordagem por estudos de casos /
	Mark H. Hankin, Dennis E. Morse, Carol A. Bennett-Clarke ;
	[tradução: Alexandre Lins Werneck ; revisão técnica: Marco
	Antonio Stefani.] – Porto Alegre : AMGH, 2015.
	    xii, 420 p. : il. color. ; 25 cm
	
	    ISBN 978-85-8055-424-3
	
	    1. Anatomia clínica. 2. Estudo de caso. I. Morse, Dennis
	E. II. Bennett-Clarke, Carol A. III. Título.
	
	    CDU 611.01

Catalogação na publicação: Poliana Sanchez de Araujo – CRB 10/2094

ANATOMIA CLÍNICA

UMA ABORDAGEM POR ESTUDOS DE CASOS

Mark H. Hankin, Ph.D.
Professor
Department of Biomedical Sciences
Director of Anatomy Programs
Oakland University
William Beaumont School of Medicine
Rochester, Michigan

Dennis E. Morse, Ph.D.
Emeritus Professor of Anatomy
Department of Neurosciences
The University of Toledo
College of Medicine and Life Sciences
Toledo, Ohio

Carol A. Bennett-Clarke, Ph.D.
Professor of Anatomy
Department of Neurosciences
Associate Dean for Pre-Clinical Medical Education
The University of Toledo
College of Medicine and Life Sciences
Toledo, Ohio

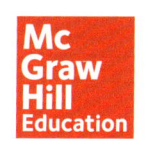

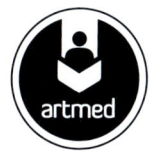

AMGH Editora Ltda.
2015

Obra originalmente publicada sob o título *Clinical anatomy: a case study approach*, 1st edition
ISBN 0071628428 / 9780071628426

Original edition copyright © 2013, McGraw-Hill Global Education Holdings, LLC, New York, New York 10121. All rights reserved.

Portuguese language translation copyright © 2015, AMGH Editora Ltda., a Division of Grupo A Educação S.A. All rights reserved.

Gerente editorial: *Letícia Bispo de Lima*

Colaboraram nesta edição

Editora: *Simone de Fraga*

Arte sobre capa original: *Márcio Monticelli*

Preparação de originais: *Henrique de Oliveira Guerra*

Leitura final: *Carine Garcia Prates*

Editoração: *Techbooks*

Nota

A medicina é uma ciência em constante evolução. À medida que novas pesquisas e a própria experiência clínica ampliam o nosso conhecimento, são necessárias modificações na terapêutica, em que também se insere o uso de medicamentos. Os autores desta obra consultaram as fontes consideradas confiáveis, num esforço para oferecer informações completas e, geralmente, de acordo com os padrões aceitos à época da publicação. Entretanto, tendo em vista a possibilidade de falha humana ou de alterações nas ciências médicas, os leitores devem confirmar essas informações com outras fontes. Por exemplo, e em particular, os leitores são aconselhados a conferir a bula completa de qualquer medicamento que pretendam administrar, para se certificar de que a informação contida neste livro está correta e de que não houve alteração na dose recomendada nem nas precauções e contraindicações para o seu uso. Essa recomendação é particularmente importante em relação a medicamentos introduzidos recentemente no mercado farmacêutico ou raramente utilizados.

Reservados todos os direitos de publicação, em língua portuguesa, à
AMGH EDITORA LTDA., uma parceria entre GRUPO A EDUCAÇÃO S.A. e
McGRAW-HILL EDUCATION
Av. Jerônimo de Ornelas, 670 – Santana
90040-340 – Porto Alegre – RS
Fone: (51) 3027-7000   Fax: (51) 3027-7070

É proibida a duplicação ou reprodução deste volume, no todo ou em parte, sob quaisquer formas ou por quaisquer meios (eletrônico, mecânico, gravação, fotocópia, distribuição na Web e outros), sem permissão expressa da Editora.

Unidade São Paulo
Av. Embaixador Macedo Soares, 10.735 – Pavilhão 5 – Cond. Espace Center
Vila Anastácio – 05095-035 – São Paulo – SP
Fone: (11) 3665-1100   Fax: (11) 3667-1333

SAC 0800 703-3444 – www.grupoa.com.br

IMPRESSO NO BRASIL
PRINTED IN BRAZIL

Autores

Mark H. Hankin, Ph.D.
Professor
Department of Biomedical Sciences
Director of Anatomy Programs
Oakland University
William Beaumont School of Medicine
Rochester, Michigan

Dennis E. Morse, Ph.D.
Emeritus Professor of Anatomy
Department of Neurosciences
The University of Toledo
College of Medicine and Life Sciences
Toledo, Ohio

Carol A. Bennett-Clarke, Ph.D.
Professor of Anatomy
Department of Neurosciences
Associate Dean for Preclinical Medical
Education
The University of Toledo
College of Medicine and Life Sciences
Toledo, Ohio

ILUSTRADORES

Tonya L. Floyd-Bradstock, MFA
Medical Illustrator
Center for Creative Instruction
The University of Toledo
Toledo, Ohio

Roy E. Schneider, MFA
Manager, Medical Illustration
Center for Creative Instruction
The University of Toledo
Toledo, Ohio

Joshua M. Klein
Intern
Center for Creative Instruction
The University of Toledo
Toledo, Ohio

Agradecimentos

Anatomia clínica: uma abordagem por estudos de casos não poderia ter sido escrito sem a inspiração proporcionada por décadas de interação com nossos estudantes e colegas anatomistas. Somos gratos pelas sugestões e *feedback* fornecidos por colegas e amigos, incluindo Joshua Barden, M.D., Carol Cheney, M.D., James Kleshinski, M.D., Carl Sievert, Ph.D. e Martin Skie, M.D.

Somos gratos a Michael Weitz, editor de aquisições da McGraw-Hill Professional Publishing, por sua confiança em nossa capacidade e por sua paciência, flexibilidade e estímulo em cada estágio do desenvolvimento deste livro. Karen G. Edmonson, editora da Divisão de Publicações Médicas, foi inestimável na orientação sobre o formato e na organização do livro. Suas respostas inteligentes e oportunas às nossas dúvidas mantiveram o processo em andamento. As habilidades de Karen no desenvolvimento do texto e das ilustrações proporcionaram o toque final para nossos esforços. O encerramento do projeto foi supervisionado por Indu Jawwad (Aptara, Inc.), cuja paciência com as correções no estágio de provas foi extraordinária.

Agradecimentos especiais para Sherry Andrews, diretora do Center for Creative Instruction, na University of Toledo, cujas habilidades em manter a sincronização entre autores e ilustradores, e a disposição para alocar recursos quando necessário, são imensamente reconhecidas.

O sucesso em todos os níveis depende de um sólido sistema de apoio pessoal. Sharyl, Jayne e David, nossos cônjuges, ouviram, aconselharam e nos estimularam sempre, à medida que nos alegrávamos, reclamávamos e trabalhávamos dias, noites e finais de semana consecutivos.

Mark H. Hankin
Dennis E. Morse
Carol A. Bennett-Clarke

Prefácio

Os currículos médicos tradicionais consideram a educação pré-clínica e clínica da graduação pedagogicamente distintas. Historicamente, o ensino nas ciências anatômicas acompanhou esse modelo. No entanto, mudanças nos exames de concessão de licença para o exercício da profissão e nos padrões de homologação de cursos exigiram a adoção de pedagogias diferentes para os cursos de anatomia humana em muitas instituições. Em diversos cursos contemporâneos, os estudantes aplicam seus conhecimentos de anatomia a problemas clínicos nos estágios mais iniciais de formação.

A obra *Anatomia clínica: uma abordagem por estudos de casos* foi escrita para promover a integração da anatomia básica a achados clínicos no contexto de condições específicas do paciente. O **Capítulo 1** apresenta uma visão geral do sistema nervoso. Os **Capítulos 2-10** usam o seguinte formato para apresentação dos casos clínicos relevantes a cada região do corpo:

- **Apresentação do paciente.** Esta seção resume a queixa como seria descrita pelo paciente.
- **Achados clínicos relevantes.** Uma sequência padronizada das avaliações clínicas é apresentada: *História, Exame físico, Testes laboratoriais, Estudos diagnósticos por imagem* e *Procedimentos*. Assume-se que os sinais vitais são coletados e avaliados para cada paciente, mas apenas aqueles que têm importância para o caso específico são mencionados. Os valores de referência para os testes laboratoriais são derivados primariamente do *Medicina interna de Harrison*.
- **Problemas clínicos a considerar**. Os achados clínicos relevantes são usados para gerar uma lista de doenças e condições que se correlacionam com a região anatômica envolvida no caso. A lista não foi feita com a intenção de ser usada para fazer um diagnóstico diferencial.
- **Anatomia pertinente**. A anatomia essencial é revista para a doença ou condição apresentada na lista de *Problemas clínicos a considerar*. Esta seção supõe que os estudantes tenham conhecimento sobre os conceitos e as informações básicas de anatomia.
- **Raciocínio clínico**. Os *Problemas clínicos* para cada caso são definidos; além disso, *Sinais e sintomas* e *Fatores predisponentes* são apresentados.
- **Diagnóstico**. Um diagnóstico provável é apresentado, e a base para os sinais e sintomas associados com cada *Problema clínico* é discutida.

QUESTÕES DE REVISÃO. Questões que enfatizam aspectos importantes da anatomia regional são apresentadas no final de cada capítulo. Explicações para as respostas corretas são fornecidas em um apêndice.

A terminologia anatômica estabelecida pela Comissão Federativa da Terminologia Anatômica (*Terminologia Anatômica, 1998*) é usada em todo o livro. *Anatomia clínica: uma abordagem por estudos de casos* supõe que os estudantes obtenham a *Terminologia anatômica* durante a disciplina de anatomia básica. **Termos clínicos**, incluindo epônimos, familiarizam os estudantes com a terminologia habitualmente usada na prática médica.

Mark H. Hankin
Dennis E. Morse
Carol A. Bennett-Clarke

Sumário

CAPÍTULO 1

Sistema Nervoso 1

Classificação funcional dos neurônios 2
Divisões anatômicas do sistema nervoso 2
Divisões funcionais do sistema nervoso 5

Questões de revisão 14

CAPÍTULO 2

Tórax 17

CASO **2.1** Estenose da valva atrioventricular esquerda (mitral) 18
CASO **2.2** Insuficiência cardíaca congestiva 26
CASO **2.3** Pericardite 35
CASO **2.4** Pneumotórax 43
CASO **2.5** Carcinoma de mama 51
CASO **2.6** Carcinoma broncogênico 59

Questões de revisão 69

CAPÍTULO 3

Abdome 71

CASO **3.1** Hérnia inguinal indireta 72
CASO **3.2** Úlcera gástrica 80
CASO **3.3** Obstrução biliar 88
CASO **3.4** Apendicite 98
CASO **3.5** Ureterolitíase 107
CASO **3.6** Baço rompido 114

Questões de revisão 120

CAPÍTULO 4

Pelve 123

CASO **4.1** Hiperplasia prostática benigna 124
CASO **4.2** Gravidez tubária 130
CASO **4.3** Carcinoma do colo de útero 137
CASO **4.4** Uretrocele com incontinência de estresse 143
CASO **4.5** Carcinoma de colo 149

Questões de revisão 156

CAPÍTULO 5

Períneo 159

CASO **5.1** Uretra rota 160
CASO **5.2** Neuralgia do pudendo 166
CASO **5.3** Hemorroidas 173
CASO **5.4** Fístula perianal 181

Questões de revisão 186

CAPÍTULO 6

Pescoço 189

CASO **6.1** Cateterismo da veia jugular interna 190
CASO **6.2** Hipertireoidismo 196
CASO **6.3** Abscesso retrofaríngeo 205
CASO **6.4** Síndrome do roubo subclávio 218

Questões de revisão 224

CAPÍTULO 7
Cabeça 225

CASO **7.1** Fratura do crânio 226
CASO **7.2** Epistaxe 235
CASO **7.3** Neuralgia do trigêmeo 246
CASO **7.4** Paralisia do nervo facial 256
CASO **7.5** Fratura por explosão do soalho da órbita 267
CASO **7.6** Síndrome de Horner 274

Questões de revisão 280

CAPÍTULO 8
Dorso 283

CASO **8.1** Anestesia epidural 284
CASO **8.2** Escoliose 292

Questões de revisão 297

CAPÍTULO 9
Membro superior 299

CASO **9.1** Fratura da clavícula 300
CASO **9.2** Fratura de Colles 309
CASO **9.3** Paralisia da parte superior do plexo braquial (paralisia de Erb) 317
CASO **9.4** Fratura do úmero 325
CASO **9.5** Síndrome do túnel do carpo 330

Questões de revisão 339

CAPÍTULO 10
Membro inferior 341

CASO **10.1** Síndrome do piriforme 342
CASO **10.2** Fratura do colo do fêmur 350
CASO **10.3** Rompimento do ligamento cruzado anterior 355
CASO **10.4** Trauma ao nervo fibular comum 361
CASO **10.5** Síndrome do compartimento anterior 367
CASO **10.6** Fratura do tarso 373

Questões de revisão 378

APÊNDICES

Apêndice **1** Lista de termos clínicos (referenciados por caso) 381
Apêndice **2** Explicações sobre as respostas corretas 389

Referências e leituras sugeridas 397

Índice 401

Capítulo 1

Sistema Nervoso

CLASSIFICAÇÃO FUNCIONAL DOS NEURÔNIOS

O **neurônio**, ou célula nervosa, é a unidade funcional básica do sistema nervoso. Um neurônio é composto por seu **corpo celular** e **processos** (axônios e dendritos). Processos neurais longos são frequentemente chamados de **fibras**. Geralmente os neurônios são classificados como aferentes ou eferentes:

- Neurônios **aferentes**, ou sensoriais, recebem influxo proveniente das estruturas periféricas e o transmitem para a medula espinal e/ou encéfalo.
- Neurônios **eferentes**, ou motores, transmitem impulsos do encéfalo e/ou medula espinal para os efetores (músculo esquelético, músculo cardíaco, músculo liso, glândulas) por todo o corpo.

DIVISÕES ANATÔMICAS DO SISTEMA NERVOSO

O sistema nervoso apresenta duas divisões anatômicas:

1. A **parte central do sistema nervoso (PCSN)** inclui o encéfalo e a medula espinal.
2. A **parte periférica do sistema nervoso (PPSN)** consiste nos nervos espinais, suas raízes e seus ramos; nervos cranianos (NC) e seus ramos; e componentes da divisão autônoma do sistema nervoso (DASN).

Conjuntos de corpos celulares nervosos na PCSN formam **núcleos**, enquanto aqueles na PPSN formam **gânglios**. Gânglios e núcleos contêm neurônios sensoriais ou motores. Feixes de axônios na PCSN são chamados de **tratos**. Processos neuronais semelhantes agrupados na PPSN formam os **nervos**. Nervos são classificados com base na sua origem na PCSN:

- **Nervos espinais** têm sua inserção na medula espinal. Transmitem tanto impulsos sensoriais quanto motores e são, portanto, considerados **nervos mistos**.
- A maioria dos **nervos cranianos** tem sua inserção no encéfalo. Alguns nervos cranianos são apenas sensoriais ou motores, enquanto outros são mistos.

Nervos espinais

A medula espinal é composta por segmentos, como indicado pelos 31 pares de nervos espinais. Cada segmento tem numerosas **radículas anteriores** (ventrais) e **posteriores** (dorsais) que se originam das respectivas faces da medula espinal (**Fig. 1.1**). As radículas posteriores contêm processos neuronais que conduzem impulsos aferentes até a medula espinal, enquanto as radículas anteriores conduzem impulsos eferentes a partir da medula espinal. As respectivas radículas provenientes de cada segmento se unem para formar as **raízes anterior** e **posterior**.

- A **raiz posterior** contém os **processos centrais** dos corpos celulares dos neurônios sensoriais, localizados no **gânglio sensitivo do nervo espinal (GSNE)**. O gânglio sensitivo do nervo espinal também é chamado de "gânglio espinal".* Os **processos periféricos** desses neurônios localizam-se no nervo espinal, nos seus ramos e ramificações. Os processos terminam nos receptores ou os formam.
- A **raiz anterior** contém fibras motoras. Os corpos celulares de seus neurônios encontram-se na substância cinzenta da medula espinal: **corno anterior**, se os axônios inervam o músculo esquelético; **corno lateral**, se os axônios suprem o músculo liso, o músculo cardíaco ou as glândulas.

As raízes anterior e posterior se unem para formar um **nervo espinal** misto curto. Quase imediatamente após sua formação, o nervo espinal se divide em **ramos anteriores** e **posteriores**:

- Os **ramos posteriores** inervam os músculos intrínsecos (profundos) do dorso e pescoço, as articulações da coluna vertebral e a pele na face posterior (dorsal) do tronco, do pescoço e da cabeça.

---

*N. de T. Os termos que não constam na Terminologia Anatômica oficial estão colocados entre aspas.

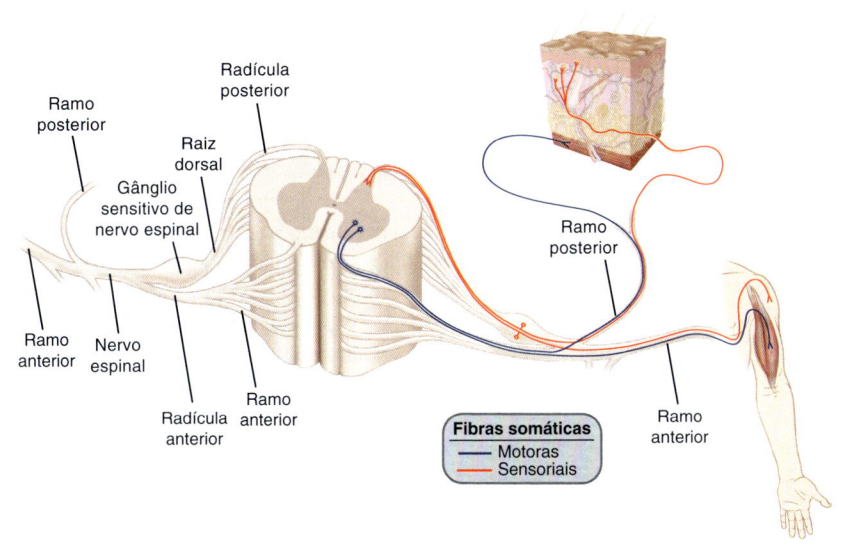

FIGURA 1.1 Componentes somáticos de um nervo espinal.

- Os **ramos anteriores** inervam todos os outros músculos do pescoço e tronco (incluindo o diafragma), a pele das paredes lateral e anterior do corpo e todos os músculos e toda a pele dos membros. Em geral, os ramos anteriores são maiores do que os ramos posteriores.

Os 31 pares de nervos espinais originam-se de cinco regiões da medula espinal (**Fig. 1.2**). A maioria dos nervos espinais (C2-L5) é formada em um forame intervertebral. O nervo espinal C1 emerge entre o crânio e a primeira vértebra cervical.

Os nervos espinais sacrais formam-se no canal vertebral, e seus ramos deixam o canal por meio dos forames sacrais anteriores e posteriores. O nervo espinal Co1 sai abaixo do processo transverso rudimentar do primeiro segmento do cóccix.

Dermátomos

Dermátomo é a região de pele inervada por um único nervo espinal (**Fig. 1.3**). Todos os nervos espinais, com exceção de C1, transmitem informação sensorial a partir da pele. Os dermátomos no tronco, no pescoço e na parte posterior da cabeça formam faixas consecutivas, cuja extensão varia. Os dermátomos nos membros possuem formas e arranjos mais complexos. A maior par-

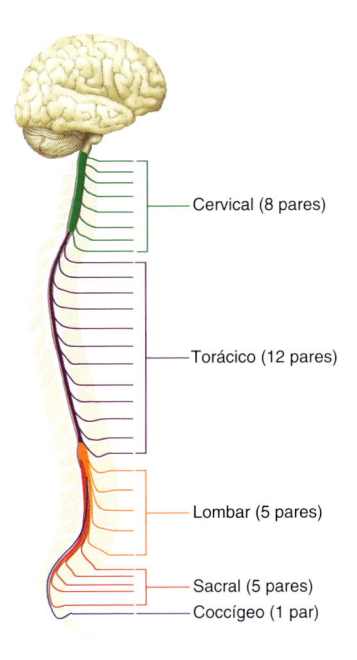

FIGURA 1.2 Organização regional da medula espinal e dos nervos espinais.

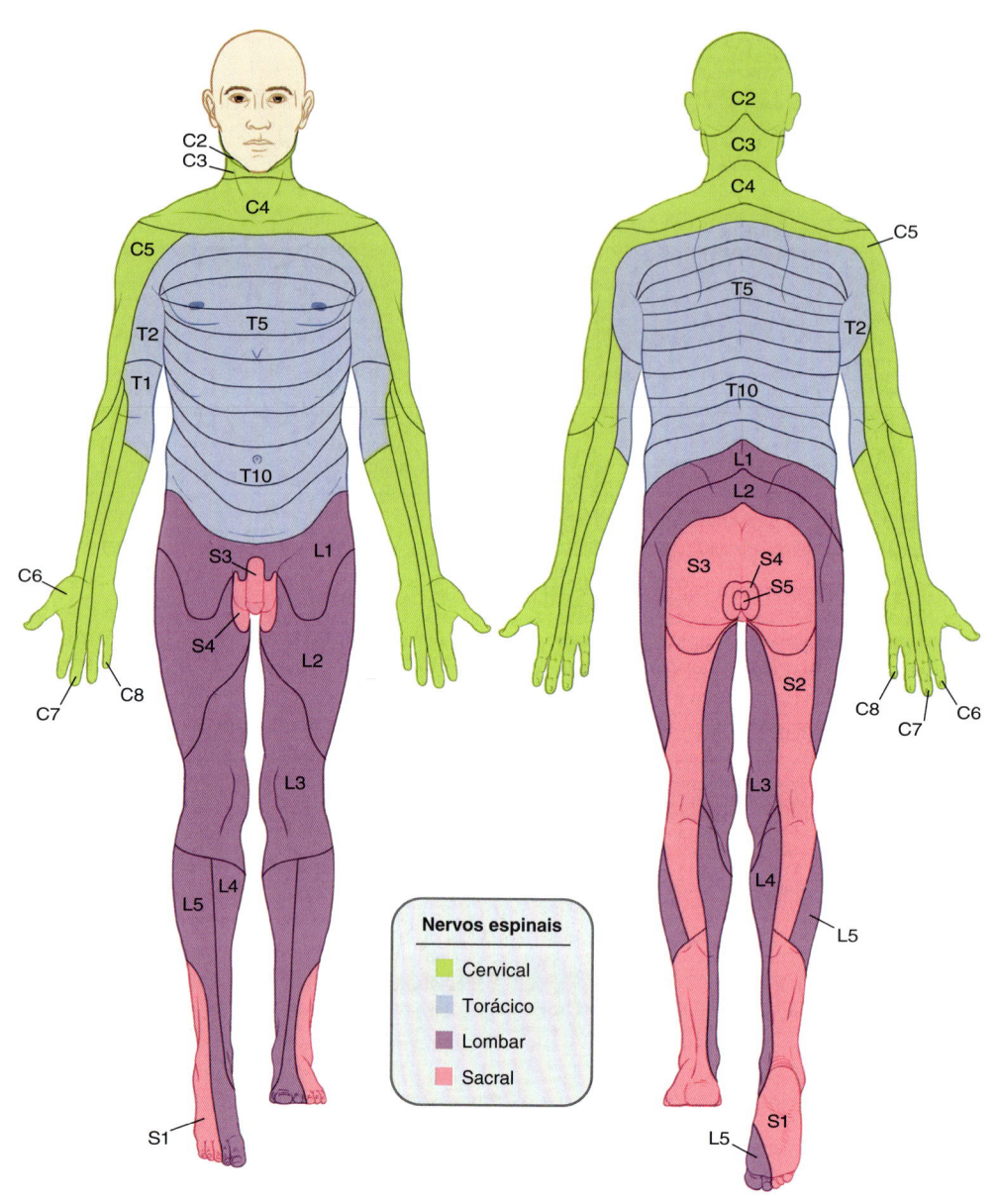

FIGURA 1.3 Dermátomos.

te da pele da face e do couro cabeludo é inervada pelo nervo trigêmeo (NC V).

Plexos nervosos espinais

Um **plexo nervoso** é uma rede de nervos. Os quatro **plexos nervosos espinais** são formados a partir dos ramos anteriores dos nervos espinais: cervical, braquial, lombar e lombossacral (**Fig. 1.4**). Cada plexo tem distribuição motora e sensorial característica (**Tabela 1.1**).

Nervos cranianos

Existem 12 pares de **nervos cranianos (NC I – NC XII)**. A raiz espinal do NC XI (nervo aces-

encefálico. O NC I (nervo olfatório) localiza-se na cavidade nasal e na fossa anterior do crânio. Os nervos cranianos são sensoriais, motores ou mistos (**Tabela 1.2**). Inervam estruturas na cabeça e no pescoço; o NC X (nervo vago) também inerva estruturas no tórax e abdome.

DIVISÕES FUNCIONAIS DO SISTEMA NERVOSO

Funcionalmente, o sistema nervoso é dividido nas partes visceral e somática.

- A parte **somática** inerva estruturas derivadas dos somitos do embrião (pele e músculos esqueléticos).
- A parte **visceral** é comumente conhecida como a **divisão autônoma do sistema nervoso** (DASN).

As divisões funcionais conduzem impulsos por meio das fibras eferentes e aferentes (**Tabela 1.3**).

Divisão autônoma do sistema nervoso

A **DASN** possui as partes **simpática**, **parassimpática** e **entérica**. A **parte entérica** do sistema nervoso é uma rede de neurônios localizada no interior da parede do trato gastrintestinal. Essa parte da DASN atua de forma autônoma, embora interaja com as partes simpática e parassimpática. Impulsos eferentes somáticos utilizam um único neurônio para transmitir

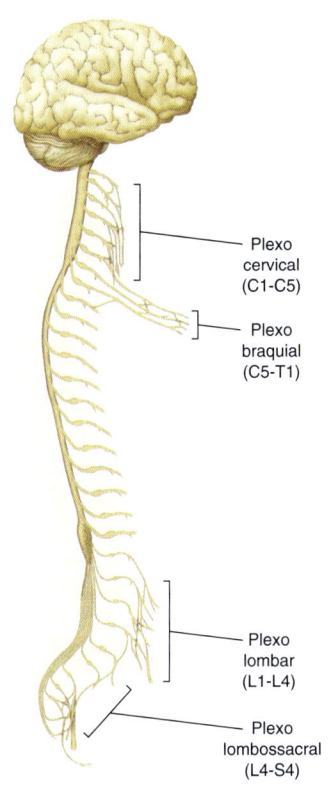

FIGURA 1.4 Plexos nervosos espinais.

sório) tem origem a partir da parte cervical superior da medula espinal, entra na cavidade do crânio por meio do forame magno e, no forame jugular, se une à raiz craniana do tronco encefálico. Os NC II – XII se inserem no tronco

TABELA 1.1 Plexos nervosos espinais e sua distribuição

Plexo	Níveis espinais	Distribuição sensorial	Distribuição motora
Cervical	C1-C4	▪ Pele das partes anterior e lateral do pescoço e ombro	▪ Músculos da parte anterior do pescoço ▪ Diafragma
Braquial	C5-T1	▪ Pele do membro superior	▪ Músculos do membro superior
Lombar	L1-L4	▪ Pele das partes anterior e inferior da parede abdominal ▪ Parte anterior do escroto/lábio maior ▪ Parte anterior e medial da coxa ▪ Parte medial da perna e do pé	▪ Músculos das partes anterior e inferior da parede abdominal, incluindo o músculo cremaster ▪ Partes anterior e medial da coxa
Lombossacral	L4-S4	▪ Pele na parte posterior do membro inferior ▪ Partes anterior e lateral da perna e do pé	▪ Músculos do soalho da pelve ▪ Região glútea ▪ Parte posterior da coxa ▪ Perna e pé

TABELA 1.2 Nervos cranianos e sua distribuição

NC	Nome	Sensorial	Motora	Parassimpática
I	Olfatório	Olfato		
II	Óptico	Visão		
III	Oculomotor		<ul><li>M. reto superior</li><li>M. reto inferior</li><li>M. reto medial</li><li>M. oblíquo inferior</li><li>M. levantador da pálpebra superior</li></ul>	M. esfíncter da pupila e m. ciliar
IV	Troclear		M. oblíquo superior	
V	Trigêmeo	<ul><li>Pele da parte anterior do couro cabeludo (escalpo) e face</li><li>Túnicas mucosas das cavidades nasal e oral</li><li>Dentes</li><li>⅔ anteriores da língua</li><li>Parte anterior da orelha</li></ul>	<ul><li>Músculos da mastigação</li><li>Ventre anterior do m. digástrico</li><li>M. milo-hioideo</li><li>M. tensor do tímpano</li><li>M. tensor do véu palatino</li></ul>	
VI	Abducente		M. reto lateral	
VII	Facial	Paladar: ⅔ anteriores da língua	<ul><li>Músculos da expressão facial</li><li>Ventre posterior do m. digástrico</li><li>M. estilo-hioideo</li><li>M. estapédio</li></ul>	<ul><li>Glândulas lacrimais</li><li>Glândulas mucosas das cavidades nasal e oral</li><li>Glândulas salivares sublinguais e submandibulares</li></ul>
VIII	Vestibulococlear	Audição e equilíbrio		
IX	Glossofaríngeo	<ul><li>Paladar: terço posterior da língua</li><li>Terço posterior da língua</li><li>Túnicas mucosas da faringe e orelha média</li><li>Glomo e seio caróticos</li></ul>	M. estilofaríngeo	Glândulas parótidas
X	Vago	<ul><li>Meato acústico externo e membrana timpânica</li><li>Túnicas mucosas da laringe, órgãos torácicos e abdominais por meio do colo transverso</li></ul>	<ul><li>Músculos do palato mole (exceto o m. tensor do véu palatino)</li><li>Músculos da faringe (exceto o estilofaríngeo)</li><li>Músculos da laringe</li></ul>	<ul><li>Glândulas mucosas da faringe e laringe</li><li>Músculo liso das vísceras cervicais, torácicas e abdominais via colo transverso</li></ul>
XI	Acessório		<ul><li>M. trapézio</li><li>M. esternocleidomastóideo</li></ul>	
XII	Hipoglosso		Músculos da língua (exceto o m. palatoglosso)	

TABELA 1.3 Distribuição das divisões funcionais do sistema nervoso

Divisão	Aferente	Eferente
Somática	Informações sensoriais basicamente provenientes dos receptores na pele	Músculos esqueléticos
Visceral	Informações sensoriais provenientes dos receptores nos órgãos das cavidades do corpo	Músculo liso, músculo cardíaco e glândulas

informações da PCSN para o músculo esquelético (**Fig. 1.5A**). Em contrapartida, as *informações eferentes simpáticas e parassimpáticas são transmitidas por meio de dois neurônios* (**Fig. 1.5B**):

1. Um **neurônio pré-ganglionar**, cujo corpo celular localiza-se na PCSN, é o primeiro neurônio nessa via.
2. Um **neurônio pós-ganglionar**, cujo soma localiza-se no gânglio visceral, é o segundo neurônio nessa via.

Axônios pré-ganglionares fazem sinapse nos corpos celulares pós-ganglionares nos gânglios viscerais. Axônios dos neurônios pós-ganglionares deixam esses gânglios e são distribuídos para o músculo liso, músculo cardíaco ou glândulas. Anatomicamente, as partes **simpática** e **parassimpática** são diferenciadas tanto pela localização de seus corpos celulares pré- e pós-ganglionares (**Tabela 1.4**) quanto por seus nervos que transmitem impulsos para os efetores.

Parte simpática

Todos os **corpos celulares simpáticos pré-ganglionares** localizam-se no **corno lateral da medula espinal nos níveis T1-L2** (**Tabela 1.4**). Todos os **axônios** deixam a medula espinal por meio das raízes anteriores nesses níveis, entram nos nervos espinais respectivos e seguem os ramos anteriores. Esses axônios ramificam-se a partir do ramo anterior e entram no **ramo comunicante branco**. Esse nervo curto transporta fibras pré-ganglionares para o **gânglio do tronco simpático (paravertebral)**.

Existem **22 pares de gânglios do tronco simpático (paravertebrais)** adjacentes à coluna vertebral, de C1 ao cóccix: 3 cervicais, 11 torácicos, 4 lombares, 3 sacrais e 1 coccígeo (ímpar). Esses gânglios contêm corpos celulares simpáticos pós-ganglionares. Juntos com os segmentos interganglionares, esses gânglios formam o **tronco simpático ("cadeia" simpática)**. *Uma vez no tronco simpático, a via de um axônio pré-ganglionar depende do efetor (pele,*

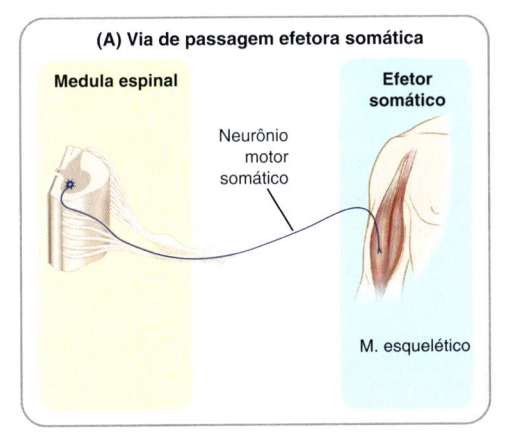

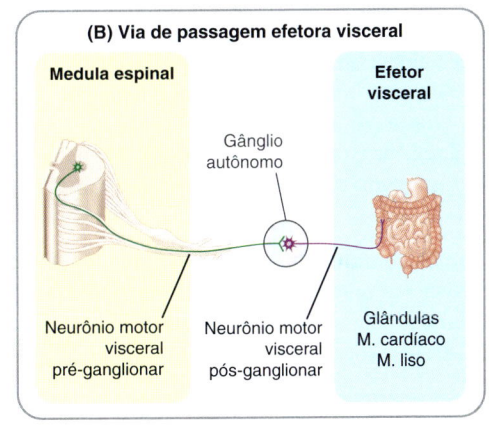

FIGURA 1.5 Vias de passagem eferentes (motoras) viscerais e somáticas.

TABELA 1.4 Localização dos corpos celulares nervosos simpáticos e parassimpáticos

DASN	Corpo celular pré-ganglionar	Corpo celular pós-ganglionar
Parte simpática	▪ Medula espinal (T1-L2) – corno lateral	▪ Gânglios do tronco simpático (paravertebrais) ▪ Gânglios pré-vertebrais
Parte parassimpática	▪ Núcleos dos NC III, VII, IX, X no tronco encefálico ▪ Medula espinal (S2-S4) – corno lateral	▪ Gânglio ciliar ▪ Gânglio pterigopalatino ▪ Gânglio submandibular ▪ Gânglio ótico ▪ Gânglios terminais

vísceras regionais, medula da glândula suprarrenal) que, finalmente, será inervado por um axônio pós-ganglionar.

Inervação simpática dos efetores periféricos na pele (glândulas sudoríferas e músculo eretor do pelo)

Axônios pré-ganglionares que entram no gânglio do tronco simpático (paravertebral) por meio do ramo comunicante branco (**Fig. 1.6A**):

- **Fazem sinapse no gânglio no nível de entrada**. Axônios pós-ganglionares deixam o gânglio por meio do **ramo comunicante cinzento**, para se unirem aos ramos anteriores e posteriores nesse mesmo nível. Essas fibras são distribuídas para os efetores nos **dermátomos T1-L2**.
- **Atravessam o gânglio no nível da entrada** *sem fazer sinapse*. Esses axônios sobem ou descem dentro do tronco simpático (usando os segmentos interganglionares) para fazer sinapse em um gânglio nos níveis acima de T1 ou abaixo de L2 da medula espinal. Axônios pós-ganglionares deixam o gânglio no nível da sinapse via **ramo comunicante cinzento**, para se unirem aos ramos dos nervos espinais que inervam a pele dos dermátomos C2-C8 e L3-Co1.

Ramos comunicantes brancos estão associados apenas com os nervos espinais T1-L2. Em contrapartida, os **ramos comunicantes cinzentos** estão associados com cada nervo espinal.

Inervação simpática das vísceras cranianas, cervicais e torácicas

Os axônios pré-ganglionares que se originam no corno lateral de T1-T5 e entram no gânglio paravertebral através de um **ramo comunicante branco** podem (**Fig. 1.6B**):

- **Fazer sinapse no gânglio no nível de entrada.**
- **Subir ou descer na cadeia simpática para fazer sinapse em um gânglio cervical.**

Em vez de entrar em um ramo comunicante cinzento, essas fibras pós-ganglionares formam:

- **Plexos periarteriais** (p. ex., plexo carótico interno) para órgãos na cabeça e no pescoço.
- **Nervos esplâncnicos (viscerais)** (p. ex., nervos cardíacos) distribuídos para as vísceras torácicas.

Inervação simpática das vísceras abdominais

Axônios pré-ganglionares que se originam no corno lateral de T5-L2 e entram em um gânglio do tronco simpático (paravertebral) por meio de um **ramo comunicante branco** atravessam o gânglio *sem fazer sinapse* (**Fig. 1.6C**).

Esses axônios deixam a cadeia simpática e formam **nervos esplâncnicos** (p. ex., **maior, imo, torácico** ou **lombar**) que terminam nos **gânglios pré-vertebrais**. Existem quatro coleções de **gânglios pré-vertebrais** localizados adjacentes aos ramos principais da parte abdominal da aorta:

1. Gânglios celíacos
2. Gânglio mesentérico superior
3. Gânglios aorticorrenais
4. Gânglio mesentérico inferior

Após fazer sinapse em um gânglio pré-vertebral, as fibras pós-ganglionares acompanham os ramos da parte abdominal da aorta até as vísceras abdominais, pélvicas e testículos (**Tabela 1.5**).

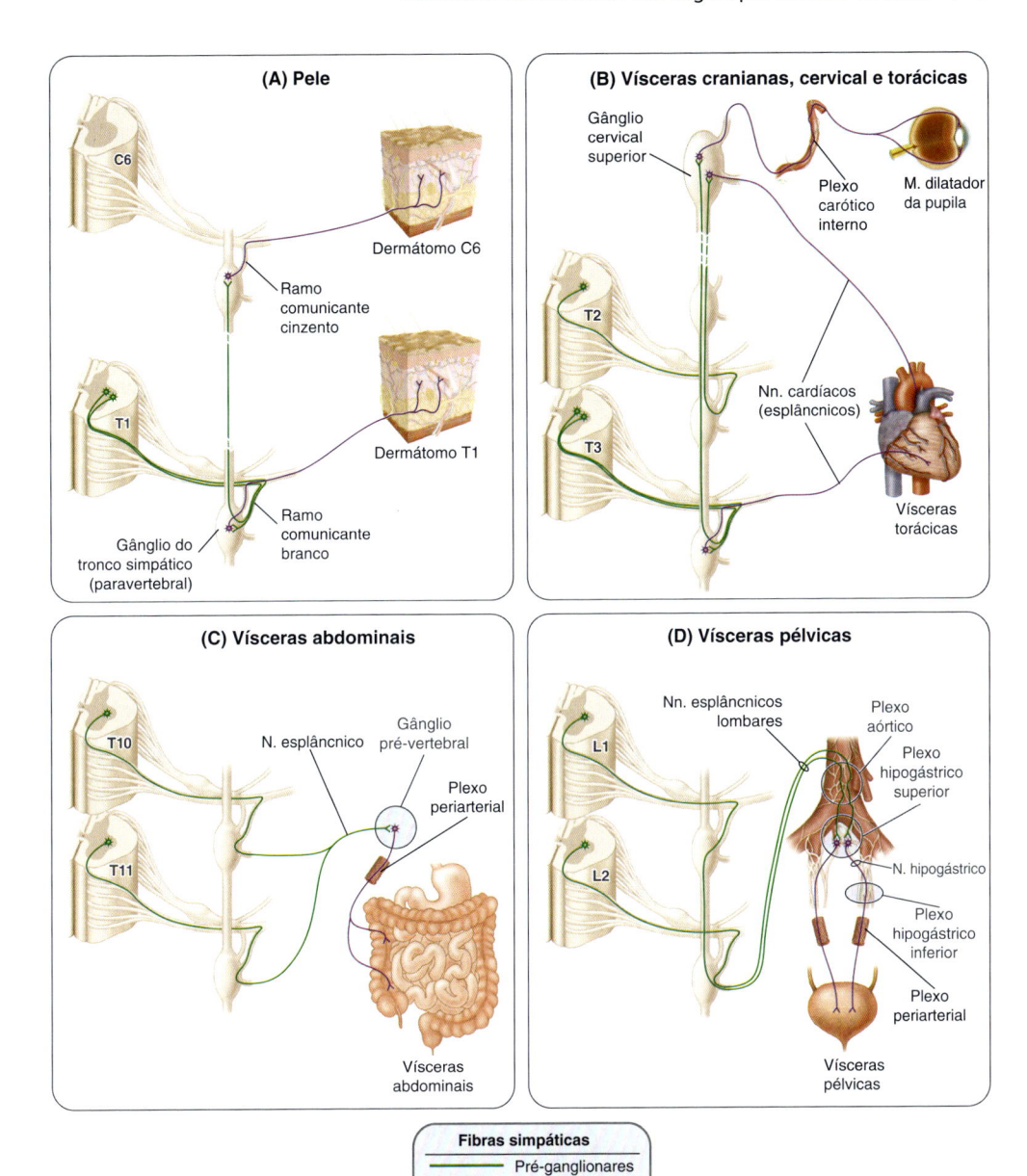

FIGURA 1.6 Vias de passagem simpáticas.

Medula da glândula suprarrenal

A medula da glândula suprarrenal é única, visto que "atua" como o gânglio. As células **cromafins** da medula da glândula suprarrenal são equivalentes aos neurônios simpáticos pós-ganglionares. Durante a estimulação pelos axônios simpáticos pré-ganglionares, estes liberam neurotransmissores (epinefrina e norepinefrina) diretamente no sangue.

Axônios pré-ganglionares, que inervam a medula da glândula suprarrenal, originam-se no corno lateral de T8-T12, entram em um gânglio pré-vertebral via ramo comunicante branco, atravessam os gânglios do tronco simpático (paravertebrais) sem fazer sinapse e unem-se aos nervos esplâncnicos torácicos para serem distribuídos para a glândula (**Tabela 1.5**).

Inervação simpática das vísceras pélvicas

Axônios pré-ganglionares que se originam no corpo lateral de T12-L2 e entram nos gânglios do tronco simpático (paravertebrais) via ramos comunicantes brancos atravessam o gânglio sem fazer sinapse e formam os nervos esplâncnicos lombares. Esses nervos contribuem para a parte inferior do **plexo aórtico abdominal** e para o **plexo hipogástrico superior** (**Fig. 1.6D**).

- O **plexo aórtico abdominal** localiza-se ao longo das faces lateral e anterior da parte abdominal da aorta.
- O **plexo hipogástrico superior** é formado pelas fibras pré-ganglionares do plexo aórtico, à medida que as fibras descem para o corpo vertebral S1. Algumas dessas fibras fazem sinapse nos corpos celulares simpáticos pós-ganglionares localizados em pequenos gânglios dentro do plexo. Outras fibras fazem sinapse em pequenos gânglios paravertebrais sacrais e hipogástricos inferiores.
- Fibras pós-ganglionares provenientes do plexo hipogástrico superior se unem para formar os **nervos hipogástricos direitos ou esquerdos**.

TABELA 1.5 Inervação simpática das vísceras abdominais e dos testículos

	Corpo celular pré-ganglionar no corno lateral	Fibras pré--ganglionares	Gânglio pré--vertebral	Fibras pós-ganglionares
Plexo celíaco Esôfago (parte distal) Estômago Duodeno (parte proximal) Pâncreas Fígado Vesícula biliar Baço	T5-T9	Nervo esplâncnico maior	Celíaco	Plexo celíaco
Plexo mesentérico superior Duodeno (parte distal) Jejuno Íleo Ceco Apêndice Colo ascendente Colo transverso (parte proximal)	T10-T11	Nervo esplâncnico menor	Mesentérico superior	Plexo mesentérico superior
Plexo mesentérico inferior Colo transverso (parte distal) Colo descendente Colo sigmoide Reto Canal anal (parte superior)	L1-L2	Nervos esplâncnicos lombares	Mesentérico inferior	Plexo mesentérico inferior
"Plexo aorticorrenal" Rins e gônadas	T12	Nervo esplâncnico imo	Aorticorrenais	Plexo renal ou "gonadal"
Medula da glândula suprarrenal	T8-T12	Nervos esplâncnicos torácicos	Nenhum	Células cromafins da medula das glândulas suprarrenal

- Os **nervos hipogástricos** descem na pelve e se distribuem para os **plexos hipogástricos inferiores** direitos e esquerdos. Essas fibras pós-ganglionares acompanham os plexos periarteriais ao longo dos ramos da artéria ilíaca interna, para inervarem os órgãos pélvicos (**Tabela 1.6**).

A via descrita acima é característica da inervação simpática das vísceras pélvicas.

Parte parassimpática

Existem dois locais para corpos celulares pré-ganglionares da parte parassimpática:

1. Núcleos do tronco encefálico dos NC III, VII, IX e X.
2. Corno lateral dos segmentos S2-S4 da medula espinal.

Fibras pré-ganglionares que emergem como parte de um NC formam o **efluxo craniano**, enquanto as que saem do **cordão sacrospinal** formam o **efluxo sacral**.

Efluxo craniano

O efluxo craniano está associado com os NC III, VII, IX e X (**Fig. 1.7**). **Fibras pré-ganglionares** nos NC III, VII e IX fazem sinapse nos gânglios parassimpáticos específicos na cabeça (**Tabela 1.7**). **Fibras pós-ganglionares** inervam o músculo liso nos olhos e as glândulas lacrimais e salivares. O **nervo vago** (NC X) detém 80% do efluxo craniano parassimpático. Além de fornecer ramos para a cabeça e o pescoço, o nervo contribui para diversos plexos no tórax (p. ex., cardíacos, pulmonares e esofágicos) e abdome (p. ex., celíaco e mesentérico superior).

Todas as fibras pré-ganglionares no nervo vago terminam em pequenos **gânglios terminais**, localizados nos ou próximos aos órgãos torácicos e abdominais (**Fig. 1.7**). Fibras pós-ganglionares inervam o músculo liso e as glândulas desses órgãos. A distribuição vagal para os tratos gastrointestinais termina no colo transverso, no qual se sobrepõem ao efluxo sacral parassimpático.

Efluxo sacral

Células parassimpáticas pré-ganglionares presentes no corno lateral de S2-S4 distribuem seus axônios nas raízes ventrais, nervos espinais e ramos ventrais respectivos. Essas fibras pré-ganglionares se ramificam a partir dos ramos ventrais S2 a S4 como **nervos esplâncnicos pélvicos** (**Tabela 1.8**). Esses nervos **atravessam** o plexo hipogástrico inferior *sem fazer sinapse* e acompanham os plexos periarteriais até os órgãos pélvicos e a parte distal do trato gastrintestinal. Esses nervos fazem sinapse nas células parassimpáticas pós-ganglionares nos **gânglios terminais**.

Vias aferentes viscerais

Fibras **aferentes viscerais** conduzem informações sensoriais (dolorosas ou reflexivas) provenientes dos órgãos da PCSN. Seus corpos celulares neuronais estão localizados nos gânglios da raiz posterior ou em um gânglio sensorial associado com os NC IX e X. As fibras são consideradas parte da DASN, mas não são classificadas como simpáticas e parassimpáticas.

Dor proveniente dos órgãos torácicos e abdominais

Receptores de dor dos eferentes viscerais estão localizados nos órgãos abdominais e torácicos.

TABELA 1.6 Inervação simpática das vísceras pélvicas

	Corpo celular pré-ganglionar no corno lateral	Fibras pré-ganglionares	Gânglio simpático	Fibras pós-ganglionares
Reto Canal anal (parte superior) Bexiga urinária Útero, tubas uterinas Vagina Próstata Glândulas seminais	T12-L2	Nervos esplâncnicos lombares para os plexos aórtico e hipogástrico superior	Gânglios no interior do plexo hipogástrico superior	Nervos hipogástricos para os plexos hipogástricos inferiores para plexos periarteriais para órgãos específicos

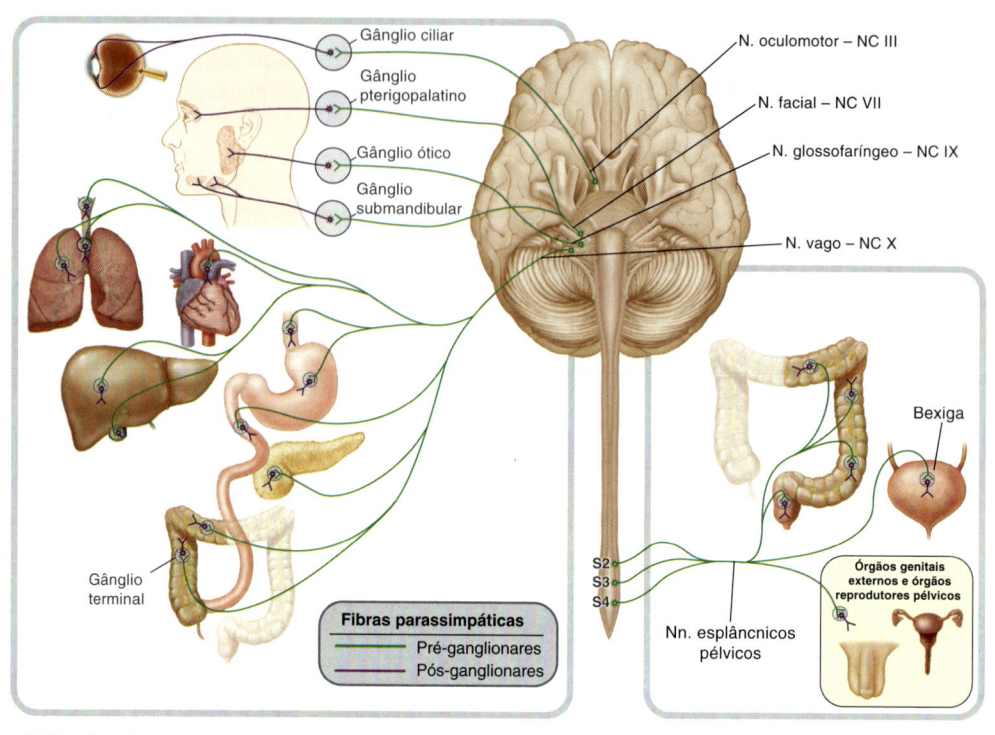

FIGURA 1.7 Vias de passagem parassimpáticas.

Em geral, esses receptores são sensíveis à isquemia, agressão química ou hiperdistensão. Fibras aferentes viscerais entram no plexo periarterial com destino a um órgão. A partir dele, seguem para e por meio dos gânglios do tronco simpático (paravertebrais) (ou seja, sem fazer sinapse). Essas fibras continuam ao longo dos nervos esplâncnicos (específicos para os eferentes viscerais do órgão) em direção à cadeia simpática. Deixam a cadeia nos ramos comunicantes brancos e entram nos ramos anteriores e nervos espinais. Fibras aferentes acompanham a raiz pos-

TABELA 1.7 Efluxo craniano parassimpático

NC	Fibras pré-ganglionares	Gânglio parassimpático	Fibras pós-ganglionares	Efetores
III	Nervo oculomotor	Ciliar	Nn. ciliares curtos	■ M. esfincter da pupila ■ M. ciliar
VII	Nervo petroso maior	Pterigopalatino	Ramos do nervo maxilar (NC V2)	■ Glândula lacrimal ■ Glândulas mucosas das cavidades nasal e oral
VII	Corda do tímpano	Submandibular	Nervo lingual	■ Glândula submandibular ■ Glândula sublingual
IX	Nervo petroso menor	Ótico	Nervo auriculotemporal	■ Glândula parótida
X	Nervo vago	Terminal	Fibras nervosas curtas próximas/na parede do órgão	■ Glândulas mucosas da faringe e laringe ■ Músculo liso das vísceras cervicais, torácicas e abdominais

TABELA 1.8 Inervação parassimpática das vísceras pélvicas

Órgãos	Corpo celular pré-ganglionar no corno lateral	Fibras pré--ganglionares	Gânglio parassimpático	Fibras pós--ganglionares
Colo transverso Colo sigmoide Reto Canal anal (parte superior) Bexiga urinária Útero, tuba uterina Vagina Próstata Glândulas seminais Tecidos eréteis	S2-S4	Nervos esplâncnicos pélvicos para os plexos hipogástricos inferiores Dos plexos hipogástricos inferiores para os plexos periarteriais adjacentes (p. ex., uterovaginal, retal)	Terminal	Fibras nervosas curtas próximas/na parede do órgão

terior até seus corpos celulares nos gânglios da raiz posterior. O processo central dos neurônios viscerais aferentes entra no corno posterior da medula espinal. Os segmentos da medula espinal que recebem influxos *aferentes* dolorosos, provenientes das vísceras torácicas e abdominais são, em geral, os mesmos segmentos que fornecem inervação *eferente* visceral simpática para um órgão (**Fig. 1.8**).

Dor proveniente dos órgãos pélvicos

As informações de dor provenientes dos órgãos pélvicos são conduzidas ao longo das fibras aferentes que seguem sequencialmente por meio dos plexos periarteriais órgão-específicos, o plexo hipogástrico inferior e os nervos esplâncnicos pélvicos. A partir dos nervos esplâncnicos pélvicos, as fibras aferentes seguem em sequência por meio dos ramos anteriores, nervos espinais e raízes posteriores de S2-S4. Os corpos celulares neuronais aferentes localizam-se nos gânglios da raiz posterior, e seus processos centrais penetram no corno posterior da medula espinal nesses níveis.

Dor referida

A dor que se origina em um órgão, mas é percebida em uma estrutura somática como a pele ou o músculo subjacente, é considerada **dor**

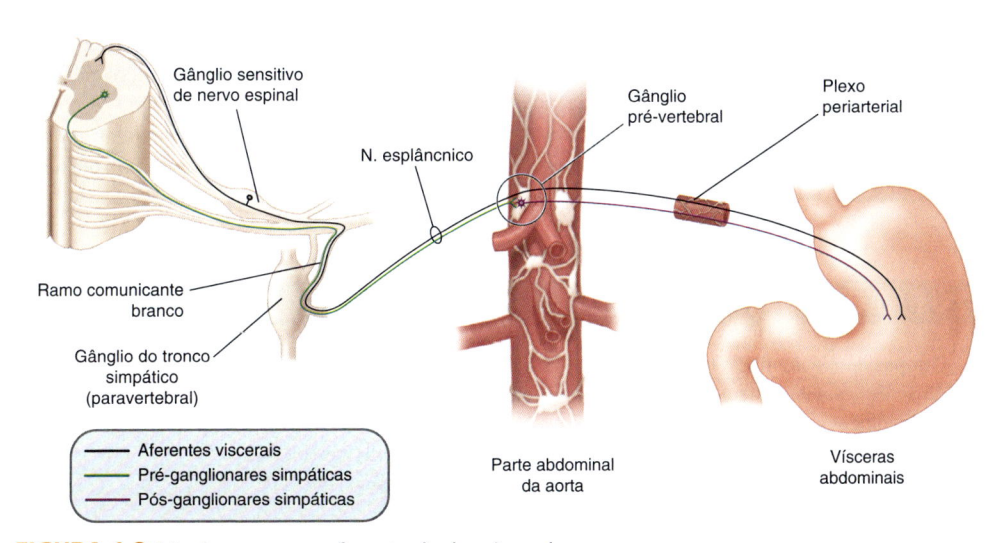

FIGURA 1.8 Via de passagem aferente de dor visceral.

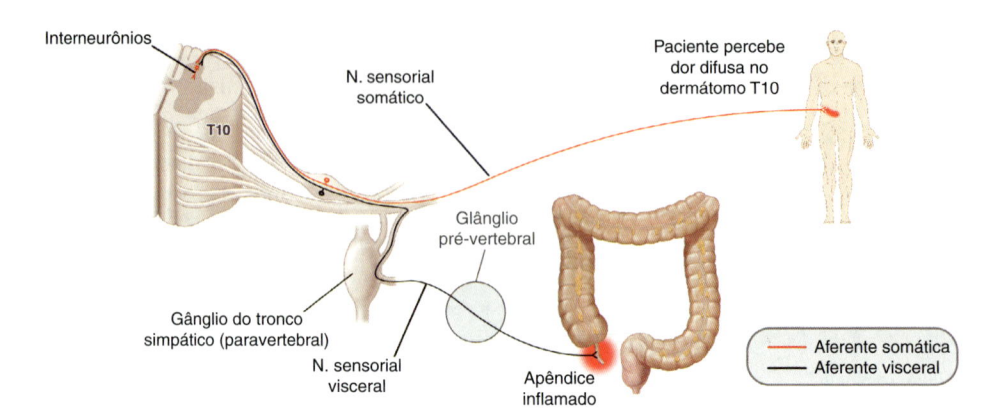

FIGURA 1.9 Via de passagem de dor referida.

referida. Fibras aferentes viscerais conduzem impulsos em resposta aos estímulos dolorosos provenientes dos órgãos torácicos e abdominais. Essas fibras penetram na medula espinal por meio das raízes posteriores situadas nos níveis T1-L2. Nessas raízes posteriores, os eferentes viscerais misturam-se com os aferentes somáticos provenientes da parede do corpo.

No corno posterior da medula espinal, os aferentes viscerais podem fazer sinapse nos mesmos interneurônios como aferentes somáticos. Esse "compartilhamento" de uma combinação de interneurônios comuns é uma explicação para a dor referida (**Fig. 1.9**). A maioria das vísceras pélvicas situa-se abaixo do peritônio parietal e, consequentemente, estão localizadas abaixo da "linha de dor pélvica". A maioria das fibras aferentes dolorosas provenientes dos órgãos pélvicos se une consecutivamente aos nervos esplâncnicos pélvicos, ramos anteriores e nervos espinais para alcançar seus corpos celulares, situados nos gânglios da raiz posterior de S2-S4. Consequentemente, a dor proveniente desses órgãos é normalmente referida aos dermátomos S2-S4. Embora a parte distal do colo sigmoide e a parte do superior do reto não se situem abaixo do peritônio parietal, aferentes de dor provenientes dessas regiões do trato intestinal também são associados com os gânglios da raiz posterior S2-S4.

Reflexos viscerais

Impulsos aferentes provenientes dos órgãos estimulam reflexos que influenciam as funções viscerais, como motilidade gástrica, micção e defecação. Esses aferentes viscerais basicamente detectam estiramento e/ou distensão dos órgãos. As fibras aferentes seguem desses receptores ao longo do nervo vago (vísceras torácicas e abdominais) ou dos nervos esplâncnicos pélvicos (vísceras pélvicas). Por essa razão, os corpos celulares neuronais aferentes localizam-se nos gânglios vagais ou nos gânglios da raiz posterior S2-S4, respectivamente.

QUESTÕES DE REVISÃO

1. Um paciente é admitido no hospital queixando-se de cefaleias intensas. Durante o exame neurológico, a língua desvia-se para a esquerda na protrusão. Uma Tomografia Computadorizada revela um tumor comprometendo um nervo craniano. Qual nervo é comprometido?

   A. Glossofaríngeo (NC IX)
   B. Hipoglosso (NC XII)
   C. Mandibular (NC V3)
   D. Maxilar (NC V2)
   E. Vago (NC X)

2. Uma paciente é incapaz de fechar o olho esquerdo firmemente. Que nervo mais provavelmente está comprometido?
   A. Facial (NC VII)
   B. Maxilar (NC V2)
   C. Oculomotor (NC III)
   D. Oftálmico (NC VI)
   E. Troclear (NC IV)

3. Durante cirurgia para reparar a junção esofagogástrica, o cirurgião danificou os troncos vagais. Qual parte do intestino grosso seria afetada nesse paciente?
   A. Colo ascendente
   B. Colo descendente
   C. Flexura esquerda do colo
   D. Colo sigmoide
   E. Todas as alternativas acima

4. Esclerose lateral amiotrófica (ELA) é uma doença neurodegenerativa que atinge especificamente neurônios motores que controlam os músculos esqueléticos. Os corpos celulares para esses neurônios localizam-se no(s):
   A. Gânglios da raiz posterior
   B. Corno posterior da medula espinal
   C. Corno lateral da medula espinal
   D. Gânglios da cadeia simpática
   E. Corno anterior da medula espinal

5. Um paciente está sofrendo de dor abdominal intratável, em virtude de um grande tumor maligno. Apesar da remoção do tumor, a dor persiste. Um médico especialista em manejo da dor indica a realização de uma rizotomia (transecção nervosa) como tratamento para alívio da dor. Quais estruturas seriam seccionadas durante esse procedimento?
   A. Ramos posteriores
   B. Raízes posteriores
   C. Nervos espinais
   D. Ramos anteriores
   E. Raízes anteriores

6. Uma mulher de 85 anos de idade vai a uma clinica neurológica queixando-se de dores intermitentes irradiando para as pernas. Uma imagem de ressonância magnética (RM) da parte lombar da coluna vertebral revela alterações artríticas graves, incluindo estenose (estreitamento) dos forames intervertebrais lombares. O neurologista explica que a dor está relacionada com a pressão nos nervos que deixam essas aberturas estreitas. Qual nervo está localizado no forame intervertebral?
   A. Ramo posterior
   B. Raiz posterior
   C. Nervo espinal
   D. Ramo anterior
   E. Raiz anterior

7. Uma mulher de 25 anos de idade é vista em uma clínica de medicina de família, queixando-se de hiperidrose palmar (sudorese excessiva nas mãos). Após numerosos testes, o médico indica simpatectomia torácica endoscópica para separar os gânglios da cadeia simpática dos nervos adjacentes. Os gânglios da cadeia simpática contêm:
   A. Corpos celulares neuronais pós-ganglionares
   B. Corpos celulares neuronais pré-ganglionares
   C. Corpos celulares neuronais aferentes somáticos
   D. Corpos celulares neuronais aferentes viscerais

8. Um dermátomo é uma área de pele inervada pelos componentes aferentes de um nervo espinal. Corpos celulares neuronais para os axônios sensoriais que inervam a pele dos dermátomos T4 estariam localizados no:
   A. Dermátomo T4 dos cornos posteriores da medula espinal
   B. Dermátomo T4 dos gânglios da raiz posterior
   C. Dermátomo T4 dos nervos intercostais
   D. Dermátomo T4 dos gânglios simpáticos
   E. Dermátomo T4 dos cornos anteriores da medula espinal

9. Qual estrutura *não* estaria localizada na via de passagem para a inervação simpática do coração?
   A. Nervos esplâncnicos cardiopulmonares
   B. Ramos comunicantes cinzentos
   C. Corpos celulares neuronais no corno lateral T2
   D. Gânglios do tronco simpático (paravertebrais)
   E. Ramos comunicantes brancos

10. Aferentes viscerais associados com receptores de dor, situados na parede do apêndice, localizam-se no(s):
    A. Nervo esplâncnico maior
    B. Nervo esplâncnico imo
    C. Gânglios simpáticos lombares
    D. Gânglio cervical simpático
    E. Plexo arterial mesentérico superior

Capítulo 2

Tórax

CASO 2.1 | Estenose da valva atrioventricular esquerda (mitral)

Apresentação do paciente

Durante uma consulta pré-natal agendada, uma paciente de 34 anos, na 24ª semana de sua primeira gravidez, queixa-se de falta de ar (dispneia) e fadiga. Durante algumas recentes sessões de exercícios, percebeu que o coração estava "disparando". Durante um desses episódios, percebeu uma pequena quantidade de sangue na saliva.

Achados clínicos relevantes
História
Essa paciente emigrou da Índia para os Estados Unidos há 10 anos. Ela informa que não há história familiar de doença respiratória ou cardiovascular. Não tem registros de imunização na infância e doenças. Até o momento, a gravidez é normal.

Exame físico
Sinais vitais importantes:
- Pulso: 122 bpm
  Frequência em repouso no adulto: 60-100 bpm
- Pulso fetal: 143 bpm
  Frequência fetal basal: 110-160 bpm

Resultados do exame físico:
- Ausculta no ápice do coração, com a paciente na posição de decúbito lateral esquerdo, revela um sopro mesodiastólico e "estalido" sistólico.
- Estertores são detectados em todos os lobos pulmonares.

Estudos diagnósticos por imagem
- Ecocardiografia revela calcificação em ambos os folhetos da valva atrioventricular esquerda (mitral), abaulamento do folheto anterior e espessamento e encurtamento das cordas tendíneas. O átrio esquerdo está aumentado.

Eletrocardiograma
- Fibrilação atrial

Problemas clínicos a considerar
- Mixoma atrial
- Prolapso da valva atrioventricular esquerda (mitral)
- Estenose da valva atrioventricular esquerda (mitral)

OBJETIVOS DE APRENDIZAGEM
1. Descrever a anatomia da valva atrioventricular esquerda (mitral).
2. Correlacionar o eletrocardiograma normal (ECG) com eventos do ciclo cardíaco.
3. Explicar a base anatômica para os sinais e sintomas associados com esse caso.

ANATOMIA PERTINENTE
Valva atrioventricular esquerda (mitral)
Um sistema de valvas unidirecionais protege os canais de entrada e saída dos ventrículos do coração (**Fig. 2.1.1**). Essas valvas dividem-se nas que

---

Ausculta Método de diagnóstico, normalmente com estetoscópio, para escutar os sons do corpo (p. ex., sons cardíacos, respiratórios e gastrintestinais)
Decúbito Posição do paciente na cama; deitar-se

Mixoma Neoplasmas benignos derivados do tecido conectivo
Prolapso Queda ou saída de um órgão de sua posição
Estenose Estreitamento de um canal (p. ex., vaso sanguíneo e canal vertebral)

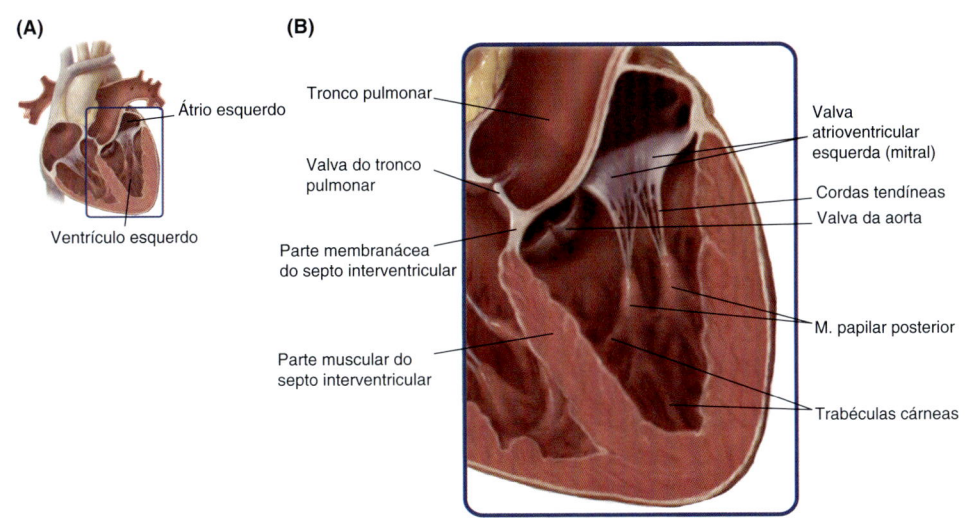

FIGURA 2.1.1 (A) Visão anterior da parte interna do coração em corte frontal. O tronco pulmonar e as artérias estão cortadas nesta perspectiva. (B) Visão do átrio e ventrículo esquerdos, mostrando a valva atrioventricular esquerda (mitral).

se situam na junção de cada átrio com seu respectivo ventrículo (**valvas atrioventriculares**) e nas que se localizam na raiz do grande vaso que deixa cada ventrículo (**valvas da aorta e do tronco pulmonar**). As válvulas para cada valva do coração são compostas por um núcleo fibroso revestido pelo endocárdio. Todas as válvulas estão ancoradas no **esqueleto cardíaco**, um anel fibroso que isola o miocárdio atrial do ventricular.

A **valva atrioventricular esquerda** (**mitral ou bicúspide**) se situa na junção do átrio e ventrículo esquerdos (**Fig. 2.1.1**). Suas duas válvulas são denominadas anterior e posterior, e os dois músculos papilares do ventrículo esquerdo possuem as mesmas distinções. A área da válvula anterior é aproximadamente o dobro da válvula posterior. As cordas tendíneas provenientes de cada músculo papilar se estendem para ambas as válvulas das valvas. Esse arranjo é mais importante durante a sístole ventricular, uma vez que impede o prolapso das válvulas da valva no átrio e a separação das válvulas das valvas. Assim, à medida que o sangue é forçado a partir do ventrículo durante a sístole, não regurgita no átrio esquerdo.

Em um coração saudável, a valva atrioventricular esquerda se abre muito durante a diástole ventricular, de modo que o átrio e o ventrículo esquerdos tornam-se uma câmara comum.

Projeções superficiais das valvas do coração

A posição do coração no mediastino situa as quatro valvas profundamente ao corpo do esterno (**Fig. 2.1.2**).

- A **valva atrioventricular direita** (**tricúspide**) se situa ligeiramente à direita da linha mediana, profunda ao 4º e 5º espaços intercostais.
- A **valva atrioventricular esquerda** (**mitral**) se situa logo à esquerda da linha mediana, profunda à 4ª cartilagem costal.
- A **valva do tronco pulmonar** se situa logo à esquerda da linha mediana, no nível da 3ª cartilagem costal.
- A **valva da aorta** se situa próximo da linha mediana, no nível do 3º espaço intercostal.

Pontos de ausculta para as valvas do coração

A abertura e o fechamento das valvas do coração produzem "bulhas cardíacas" que são avaliadas com o auxílio de um estetoscópio. Em virtude da orientação do coração no mediastino, o fluxo de sangue por meio das valvas do coração é mais próximo da horizontal do que da vertical. O som produzido por cada valva e pela

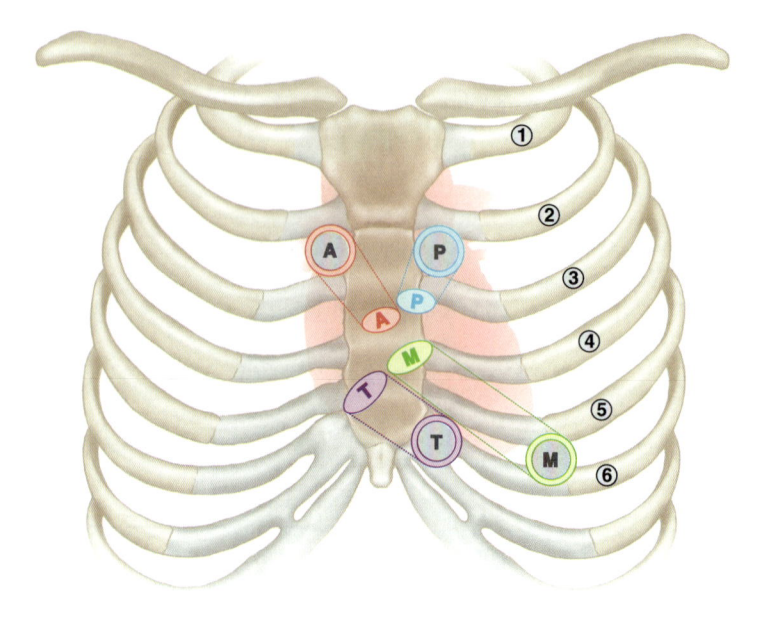

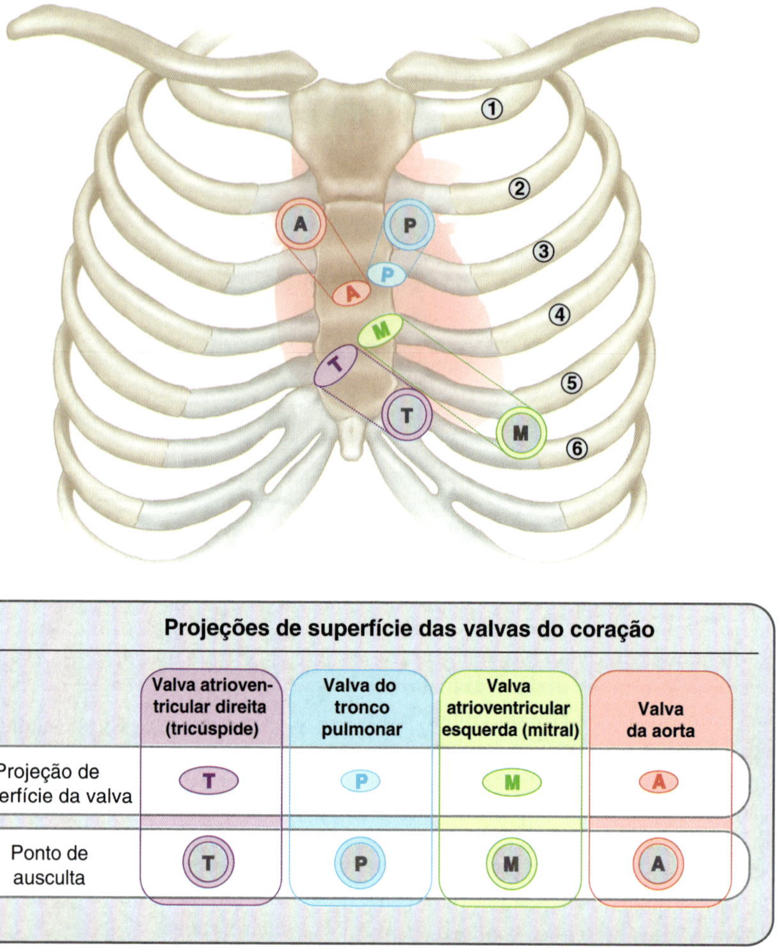

Projeções de superfície das valvas do coração				
	Valva atrioventricular direita (tricúspide)	Valva do tronco pulmonar	Valva atrioventricular esquerda (mitral)	Valva da aorta
Projeção de superfície da valva	T	P	M	A
Ponto de ausculta	T	P	M	A

FIGURA 2.1.2 Projeções de superfície e pontos de ausculta para as quatro valvas do coração.

contração da parede ventricular é projetado ao longo de vetores alinhados com a orientação do fluxo de sangue.

Portanto, os sons das valvas são projetados para o lado do esterno, no qual a ressonância por meio da parede torácica é significativamente melhor. Em outras palavras, os sons das valvas são mais bem ouvidos a alguma distância da localização real da valva (**Fig. 2.1.2**).

Os sons das valvas da aorta e do tronco pulmonar são avaliados pela campânula (sino) do estetoscópio respectivamente sobre o 2º espaço intercostal direito e esquerdo, adjacentes ao esterno. Os sons das valvas atrioventriculares são ouvidos no 5º espaço intercostal esquerdo; a valva atrioventricular direita adjacente ao esterno, e a valva atrioventricular esquerda na linha medioclavicular. A posição no 5º espaço intercostal, na linha medioclavicular, representa o local do ápice do coração. Essa região é frequentemente chamada de "ponto de impulso máximo" (PIM/PMI), visto que as bulhas cardíacas são geralmente mais altas nesse local.

Eletrocardiograma normal

O eletrocardiograma (EKG ou ECG) é um registro da atividade elétrica no coração durante cada ciclo cardíaco. O **ciclo cardíaco** dura <1 segundo e inclui um episódio de **diástole** e um de **sístole**.

- **Diástole** é a parte do ciclo cardíaco quando o miocárdio relaxa e as câmaras do coração se enchem.
- **Sístole** é a parte do ciclo cardíaco quando o miocárdio se contrai e as câmaras do coração se esvaziam.

A atividade elétrica no coração é monitorada por um eletrocardiógrafo, instrumento que registra e amplifica todos os potenciais de ação no complexo estimulante do coração e no miocárdio. Essa atividade elétrica é detectada por uma série de eletrodos fixados na parede torácica e nas extremidades. O ECG é visualizado em um traçado gráfico ou monitor de vídeo.

O **ECG para um ciclo cardíaco normal** consiste em uma série de deflexões acima e abaixo de uma linha basal ou de referência. Essas deflexões representam atividades de despolarização e repolarização no coração. O ECG para um ciclo cardíaco é dividido em três partes principais (**Fig. 2.1.3**):

1. A **onda P** representa a **despolarização** dos miócitos atriais à medida que os impulsos provenientes do **nó sinoatrial** (**SA**) se propagam.
2. O **complexo QRS** inclui um **pico R** acima da linha basal e duas deflexões menores, **Q** e **S**, abaixo da linha basal (antes e após a onda R, respectivamente). O complexo QRS representa a **despolarização ventricular**. A forma dessa parte do ECG é criada devido à diferença no tamanho e frequência de despolarização para os ventrículos.
3. A **onda T** representa o tempo de **repolarização ventricular** e precede imediatamente a **diástole ventricular**.

Durante o **segmento PQ**, os átrios sofrem sístole. No final do segmento PQ, os impulsos chegam ao **nó atrioventricular** (**AV**).

A **sístole ventricular** começa no final do complexo QRS e se estende até a onda T. É durante esse período que os ventrículos forçam o sangue para o tronco pulmonar e parte ascendente da aorta.

Alterações no complexo estimulante do coração, na função valvar e/ou no miocárdio podem modificar a atividade elétrica no coração.

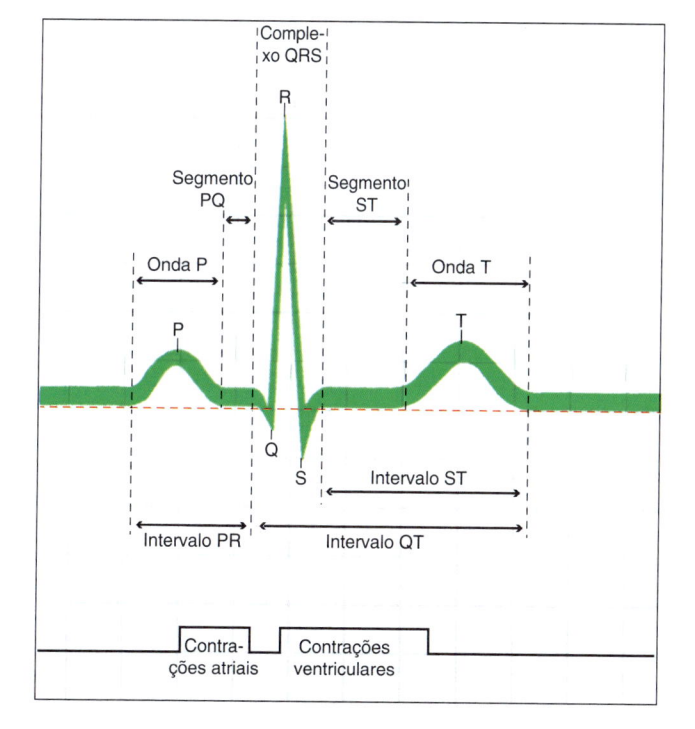

FIGURA 2.1.3 Eletrocardiograma (ECG) normal.

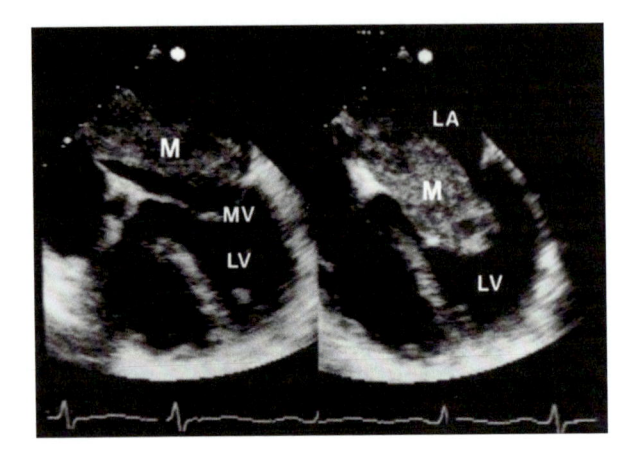

FIGURA 2.1.4 Ecocardiograma transesofágico de uma projeção das quatro câmaras de um homem com 50 anos de idade que apresentou dispneia aos esforços e síncope. Um grande mixoma (M) no átrio esquerdo, incorporado ao septo interatrial, é visto sofrendo prolapso pela valva atrioventricular esquerda (mitral) (MV) em direção ao ventrículo esquerdo (LV), na diástole (*imagem direita*).

Fonte: Fig. 90-6 – Hurst's the Heart.

Essas alterações se manifestam como mudanças nos diferentes segmentos do ECG.

RACIOCÍNIO CLÍNICO

Esse paciente apresenta sinais e sintomas de **cardiopatia**.

Mixoma atrial

Um mixoma intracardíaco, o tumor primário mais comum do coração, é um neoplasma benigno. Ocorre mais frequentemente (75%) no átrio esquerdo. É caracteristicamente pediculado, com fixações no septo interatrial, próximo da fossa oval. Em média, seu diâmetro mede de 5 a 6 cm.

Sinais e sintomas
- Hipertensão pulmonar
- Dispneia ao esforço
- Ortopneia
- Edema pulmonar agudo
- Sopro mitral
- Insuficiência cardíaca
- Palpitações
- Fadiga

Fatores predisponentes

Mixomas atriais são classificados como familiares ou esporádicos:

- Sexo: mixomas esporádicos são mais comuns em mulheres (75%).
- Idade: média de idade na apresentação do mixoma esporádico é de 56 anos; na apresentação do mixoma familiar é de 25 anos.

Um mixoma atrial esquerdo pode obstruir o orifício atrioventricular esquerdo (**Fig. 2.1.4**) ou os óstios venosos do tronco pulmonar, levando a edema e hipertensão pulmonar. Isso pode resultar em uma diminuição do débito ventricular esquerdo. A hipertrofia ventricular direita se desenvolve frequentemente como resultado da obstrução do fluxo de sangue pulmonar.

Prolapso da valva atrioventricular esquerda (mitral)

Prolapso da valva atrioventricular esquerda é uma condição na qual uma ou ambas as válvulas se projetam parcial ou completamente no átrio esquerdo, durante a sístole ventricular esquerda.

Dispneia Dificuldade de respirar; falta de ar
Síncope Perda da consciência (desmaio)
Pediculado Que apresenta pedículo/pedúnculo
Edema Tumefação da pele decorrente de acúmulo anormal de líquido na tela subcutânea
Sopro Vibrações variáveis produzidas pela turbulência do fluxo sanguíneo

Palpitação Pulsação irregular ou forçada do coração perceptível para o paciente
Hipertensão Aumento anormal na pressão venosa e/ou arterial
Hipertrofia Aumento no tamanho de um tecido ou órgão decorrente do aumento no tamanho da célula, isto é, sem aumentar o número de células (antônimo: hiperplasia)

Sinais e sintomas
- Dispneia
- Fadiga
- Palpitações
- Um ou mais cliques mesossistólicos ouvidos na ausculta
- Cliques mesossistólicos acentuados quando o paciente fica de pé

Fatores predisponentes
- Sexo: feminino (3:1)
- Estatura franzina
- Deformidades no esqueleto torácico (p. ex., escoliose)
- Doenças hereditárias do tecido conectivo

O prolapso da valva atrioventricular esquerda é quase sempre assintomático. O prolapso é sempre acompanhado por um pouco de regurgitação de sangue no átrio esquerdo, durante a sístole. Essa regurgitação exerce uma sobrecarga volêmica no ventrículo esquerdo.

A causa subjacente do prolapso da valva atrioventricular esquerda (mitral) não é bem compreendida, mas uma valva anormalmente crescida (redundante) pode ser a razão em muitos pacientes com distúrbios hereditários do tecido conectivo. O prolapso de uma ou de ambas as válvulas exerce pressão adicional nos músculos papilares e nas cordas tendíneas associadas. Isso pode prejudicar a função do complexo valvar. Danos ao músculo papilar e/ou ruptura das cordas tendíneas agravam a regurgitação na valva, estabelecendo um ciclo vicioso de eventos que provavelmente culminam na **insuficiência cardíaca**, uma insuficiência dos ventrículos para ejetar o volume de sangue necessário para fornecer a quantidade adequada de oxigênio para os órgãos e tecidos do corpo.

Estenose da valva atrioventricular esquerda (mitral)

A estenose da valva atrioventricular esquerda (atrioventricular esquerda) é uma condição progressiva, na qual as válvulas da valva tornam-se rígidas e impedem a valva de se abrir adequadamente durante a diástole ventricular.

Sinais e sintomas
- Dispneia ao exercício e/ou paroxística noturna
- Ortopneia
- Fibrilação atrial
- Crepitações pulmonares
- Hemoptise

Fatores predisponentes
- História de febre reumática
- Lúpus eritematoso sistêmico
- Sexo: feminino (3:1)
- Anormalidade valvar congênita

Notas clínicas

Febre reumática
- Quarenta por cento de todos os pacientes com história documentada de febre reumática (*Streptococcus pyogenes*) desenvolvem estenose da valva atrioventricular esquerda. A maioria dos pacientes morou em áreas tropicais ou subtropicais, nas quais a febre reumática ainda é uma infecção infantil comum. A febre reumática não é comum nos Estados Unidos desde o desenvolvimento de medicamentos terapêuticos eficazes.
- O período latente entre a infecção inicial por *S. pyogenes* e o começo dos sintomas de estenose da valva atrioventricular esquerda é de aproximadamente duas décadas.
- O comprometimento cardíaco decorrente da febre reumática é considerado consequência da resposta imunológica do corpo ao ataque dos antígenos "M" do estreptococo, encontrados no *S. pyogenes* e no tecido cardíaco de alguns pacientes. Nesses pacientes, ocorre inflamação do endocárdio.
- Considera-se que a pressão hemodinâmica nas válvulas da valva aumente sua vulnerabilidade. Ainda não se sabe por que as válvulas da valva atrioventricular esquerda são mais suscetíveis.

Paroxístico Início súbito de sintoma ou doença
Ortopneia Dificuldade de respirar e falta de ar quando deitado
Fibrilação Contração rápida ou espasmo súbito das fibrilas do músculo, mas não do músculo como um todo
Crepitações Ruídos crepitantes ouvidos na doença pulmonar (também conhecido como estertor)
Hemoptise Sangue no escarro proveniente de hemorragia nas vias respiratórias

DIAGNÓSTICO

A apresentação do paciente, história médica, exame físico, estudos diagnósticos por imagem e resultados dos procedimentos apoiam um diagnóstico de estenose da **valva atrioventricular esquerda (mitral)**.

Estenose da valva atrioventricular esquerda (mitral)

A estenose da valva atrioventricular esquerda (mitral) é uma condição na qual o canal entre o átrio e o ventrículo esquerdos sofre estreitamento em consequência de doença das válvulas da valva atrioventricular esquerda (mitral). A estenose da valva mitra (mitral) pode permanecer assintomática durante anos. Quando os sintomas clínicos se desenvolvem, podem ser semelhantes àqueles de outras cardiopatias.

- Os sintomas nessa paciente se desenvolvem na gravidez, em razão das elevadas demandas cardiovasculares e aumento do gradiente de pressão transmitral.
- O "estalido" sistólico, detectado durante a ausculta, está associado com uma valva atrioventricular esquerda (mitral) estenótica. Normalmente, as válvulas da valva atrioventricular esquerda (mitral) "flutuam" na posição fechada. Na estenose, a valva permanece aberta mais tempo para o enchimento ventricular e se fecha a partir da posição de abertura total com um "estalido".
- Diagnóstico conclusivo é feito a partir de indício ecocardiográfico de válvulas rígidas com calcificações.

Afirma-se que a estenose da valva atrioventricular esquerda (mitral) "protege" o ventrículo esquerdo, uma vez que não há sobrecarga exercida nessa câmara. O efluxo (débito) proveniente do ventrículo é reduzido, mas a câmara não sofre pressão. A valva estenótica não permite que o átrio se esvazie e, finalmente, a valva dilata. Essa alteração é refletida na onda P do ECG (**Fig. 2.1.5**).

Em 50 a 80% dos casos, a pressão exercida no átrio esquerdo resulta em fibrilação atrial (**Fig. 2.1.6**). Isso, por sua vez, produz um aumento na pressão da rede vascular do pulmão, levando a:

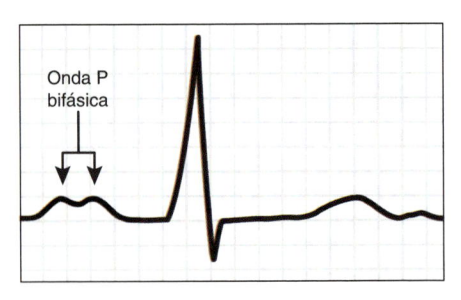

FIGURA 2.1.5 ECG com onda P bifásica ("chanfrada") de um paciente com estenose da valva atrioventricular esquerda (mitral).
Fonte: Fig. 15-22 – *Hurst's the Heart.*

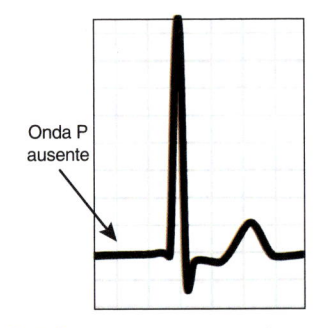

FIGURA 2.1.6 ECG com ausência da onda P, de um paciente com fibrilação atrial.

- Hipertensão
- Edema
- Crepitações pulmonares
- Hemoptise

Notas clínicas

- Hemoptise decorrente da ruptura de capilares pulmonares hipertensivos não é comum em outras cardiopatias.
- Pacientes podem se apresentar com rouquidão em razão da pressão no nervo laríngeo recorrente esquerdo, exercida pela dilatação do átrio esquerdo.

Mixoma atrial

Este neoplasma benigno é caracteristicamente móvel, em virtude da presença de um pedículo de comprimento (extensão) variável. A massa pediculada pode penetrar no óstio atrioventricular esquerdo, durante a diástole, e retornar ao átrio esquerdo durante a sístole. Sintomas se originam em consequência da interferência mecânica com a valva.

- Ecocardiografia nessa paciente não revelou quaisquer massas no lado esquerdo do coração.

Nota clínica

Mixomas cardíacos respondem pela maioria dos casos de embolia tumoral.

Prolapso da valva atrioventricular esquerda (mitral)

Prolapso da valva atrioventricular esquerda (mitral) é uma condição na qual uma ou ambas as válvulas se projetam no átrio esquerdo, durante a sístole. Com frequência, a causa subjacente é um aumento maior do que o normal da válvula da valva, associada com distúrbios (transtornos) do tecido conectivo familiar. A válvula posterior é mais frequentemente comprometida e pode ter cordas tendíneas alongadas ou rompidas. O aumento na pressão (estresse) exercida nos músculos papilares, no prolapso da valva atrioventricular esquerda (mitral), pode levar a arritmias atriais e ventriculares.

- Pressupõe-se que cliques mesossistólicos sejam resultantes de tensão súbita ou de cordas tendíneas frouxas ou alongadas pela válvula da valva em prolapso que atinge sua excursão máxima.
- Com arritmias, sintomas existentes podem incluir palpitações, pré-síncope e dispneia.
- Ecocardiografia é útil para estabelecer o grau de prolapso. No prolapso da **valva atrioventricular esquerda** (**mitral**), as válvulas são móveis. Em contrapartida, as válvulas na estenose da **valva atrioventricular esquerda** (**mitral**) são mais rígidas em consequência da fusão ao longo das comissuras, do acúmulo de material estranho nas superfícies das válvulas e da calcificação.

Nota clínica

O prolapso da valva atrioventricular esquerda (mitral) está presente em aproximadamente 10% da população feminina geral. Por essa razão, a importância clínica dessa condição é controversa (questionada).

Pré-síncope Sensação de desmaio ou obnubilação (síncope é, na realidade, perda de consciência)

Arritmia Batimento cardíaco irregular

CASO 2.2 — Insuficiência cardíaca congestiva

Apresentação do paciente
Um homem de 58 anos de idade vai ao cardiologista para uma monitoração bianual de doença cardiovascular. As queixas atuais são falta de ar, fadiga e tumefação (inchaço) dos pés e tornozelos.

Achados clínicos relevantes

História
Aos 49 anos de idade, esse paciente foi diagnosticado com doença de artéria coronária (coronariana) avançada. Esse diagnóstico foi feito depois da um ataque cardíaco brando. Naquela época, ele tinha três pontes de safena no ramo interventricular anterior da artéria coronária esquerda. Por 30 anos antes do ataque cardíaco, fumava entre 20 a 30 cigarros por dia, embora não fumasse nos últimos nove anos. Ele admitiu uso regular de drogas ilícitas "na época de seus 20 ou 30 anos".

Relata que tem problemas de respiração na cama e consegue dormir melhor na cadeira reclinável. Além disso, informa que comumente precisa urinar de 3 a 4 vezes por noite.

Exame físico
Sinais vitais importantes:
- Pulso: 102 bpm
    Frequência em descanso no adulto: 60-100 bpm

Resultados do exame físico:
- Edema brando dos pés e das mãos
- Ausculta revela respiração ruidosa e crepitações em ambos os pulmões
- Ortopneia
- Distensão das veias do pescoço
- Terceira (S3) bulha cardíaca sobre o ápice do coração

Nota clínica
A terceira bulha cardíaca é produzida durante a diástole ventricular. Pode estar presente em crianças e adultos com até 40 anos de idade. A presença da terceira bulha cardíaca após os 40 anos indica insuficiência no lado esquerdo do coração.

Eletrocardiograma
- Onda Q consistentemente profunda e ampla
- Onda S profunda e onda R alta

Estudos diagnósticos por imagem
- Chapa radiográfica mostra hipertrofia do ventrículo esquerdo
- Ecocardiografia revela uma fração de ejeção (FE) do ventrículo esquerdo de 38%
    Normal: 55-70%

Problemas clínicos a considerar
- Doença pulmonar obstrutiva crônica (DPOC)
- Insuficiência cardíaca congestiva (ICC)
- Doença das valvas cardíacas

Ausculta Método de diagnóstico, normalmente com estetoscópio, para escutar os sons do corpo (p. ex., sons cardíacos, respiratórios e gastrintestinais)

Crepitações Ruídos crepitantes ouvidos com doença pulmonar (também conhecido como estertor)

Edema Tumefação da pele decorrente de acúmulo anormal de líquido na tela subcutânea

Ortopneia Dificuldade de respirar e falta de ar quando deitado

Respiração ruidosa Respiração trabalhosa que produz som sibilante e áspero

OBJETIVOS DE APRENDIZAGEM

1. Descrever a anatomia das valvas do coração.
2. Descrever as projeções superficiais e pontos de ausculta para as valvas do coração.
3. Descrever a anatomia dos ventrículos do coração.
4. Descrever a via aérea (respiratória) intrapulmonar.
5. Correlacionar o eletrocardiograma normal (ECG) com o ciclo cardíaco.
6. Explicar a base anatômica para os sinais e sintomas associados com esse caso.

ANATOMIA PERTINENTE

Valvas do coração

Um sistema de valvas unidirecionais protege os canais de entrada e saída dos ventrículos do coração (**Fig. 2.2.1**). Essas valvas são divididas nas que se situam na junção de cada átrio com seu respectivo ventrículo (**valvas atrioventriculares**) e nas que estão situadas na raiz do grande vaso que deixa cada ventrículo (**valvas da aorta e do tronco pulmonar**). As válvulas para cada valva do coração são compostas por um núcleo fibroso revestido com endocárdio. Todas as válvulas estão ancoradas no **esqueleto do coração**, um anel fibroso que isola o miocárdio atrial daquele dos ventrículos.

A **valva atrioventricular direita** (**tricúspide**) se situa na junção do átrio e ventrículo direitos (**Fig. 2.2.1**). Possui três válvulas: anterior, posterior e septal. As **cordas tendíneas** estão fixadas próximas da margem ventricular de cada válvula. Essas fixações (amarras) fibrosas, por sua vez, se fixam nos **músculos papilares** da parede do ventrículo. Cada músculo papilar (anterior, posterior e septal) possui cordas tendíneas que se fixam a duas válvulas da valva.

- Cordas tendíneas provenientes do músculo papilar anterior se fixam nas válvulas anterior e posterior
- Cordas tendíneas provenientes do músculo papilar posterior se fixam nas válvulas posterior e septal
- Cordas tendíneas provenientes do músculo papilar septal se fixam nas válvulas septal e anterior

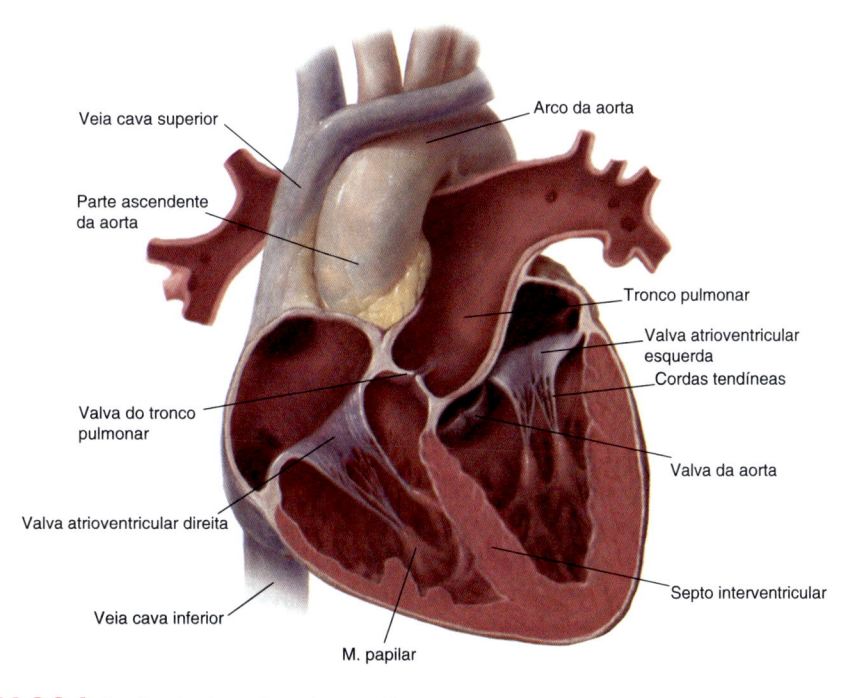

FIGURA 2.2.1 Anatomia das valvas do coração.

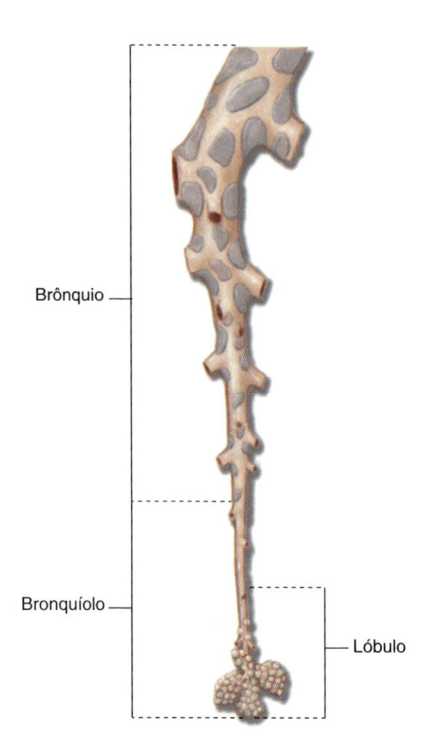

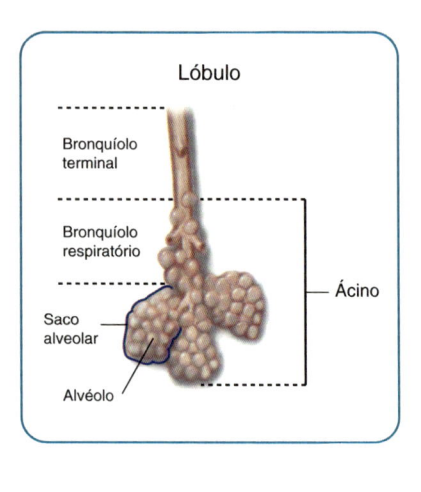

FIGURA 2.2.3 Ramificação de um brônquio segmentar.

sofre de 20 a 25 emissões de ramificação, antes da aquisição dos alvéolos. Os bronquíolos respiratórios dão origem de 2 a 11 **canais (ductos) alveolares**. Cada um destes, por sua vez, dá origem a cinco ou seis **sáculos alveolares**. A quantidade de ácinos ultrapassa 100.000, cada um dos quais contendo aproximadamente 3.000 alvéolos.

Eletrocardiograma normal

O ECG normal é apresentado na **Figura 2.2.4**. Alterações no complexo estimulante do coração, funcionamento das valvas e/ou no miocárdio podem afetar a atividade elétrica no coração, que se manifestam como alterações nos segmentos específicos do ECG. Para discussão futura do ECG normal, consulte as páginas 20-21.

RACIOCÍNIO CLÍNICO

Esse paciente apresenta sinais e sintomas de **cardiopatia**.

Doença pulmonar obstrutiva crônica

DPOC é uma doença do pulmão que diminui o fluxo de ar pelos pulmões. Costuma ser uma combinação de duas doenças: bronquite crônica e enfisema. A inflamação das vias respiratórias na **bronquite crônica** provoca aumento na produção de muco que leva à obstrução parcial da via respiratória. A inflamação também provoca broncoespasmos que estreitam mais as vias respiratórias. No **enfisema**, ocorre dano permanente do tecido elástico do pulmão. Isso resulta na perda da função de retração dos pulmões e compromete a capacidade de expulsar o ar dos pulmões.

Sinais e sintomas
- Tosse proliferativa (com expectoração de muco) crônica
- Dispneia
- Deformidade do tipo "tórax em barril" (enfisematoso) nos estágios avançados (produzida pela inflação (distensão) excessiva crônica dos pulmões)

Dispneia Dificuldade de respirar; falta de ar

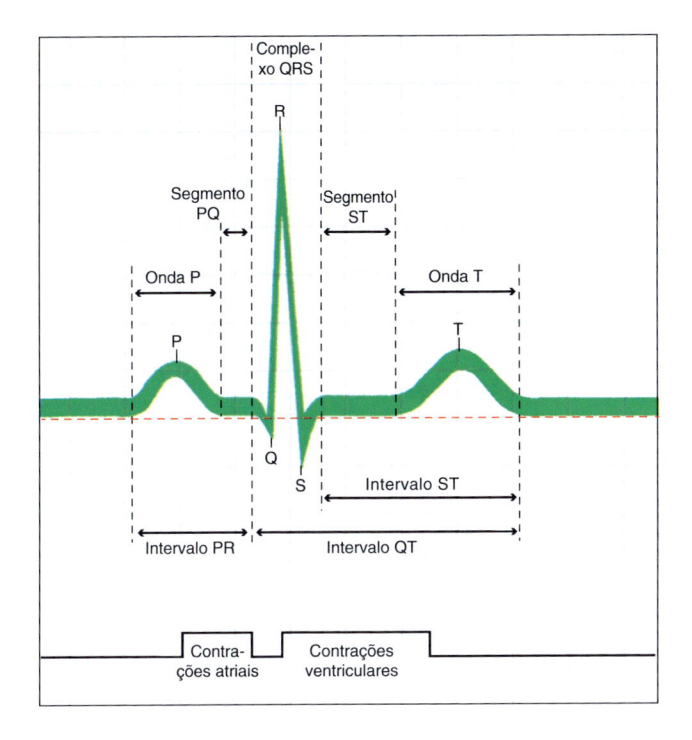

FIGURA 2.2.4 Eletrocardiograma (ECG) normal.

Fatores predisponentes
- Cigarro (fumante ativo ou ex-fumante)
- Fumar cigarro **e** maconha tem risco maior do que apenas um dos dois
- Poluentes ambientais do ar
- Ocupação: exposição a pó e fumaças químicas

A principal causa de DPOC é o tabagismo (fumo). Essa é uma doença progressiva, na qual a velocidade da progressão é determinada pela quantidade de cigarros fumados e pela duração do hábito.

Notas clínicas
- Pacientes não fumantes com asma raramente desenvolvem DOPC.
- Espirometria é o teste mais eficiente para o estadiamento da DOPC.

Insuficiência cardíaca congestiva
Esta doença do coração é quase sempre progressiva e o resultado de dano anterior ao miocárdio provocado por doença da artéria coronária (coronariana), infarto do miocárdio, doença das valvas do coração, hipertensão crônica, cardiopatias congênitas e/ou abuso de drogas. ICC ocorre frequentemente em virtude da combinação de efeito de diversas doenças. "**Insuficiência**", nesse sentido, refere-se à incapacidade dos ventrículos de ejetarem o volume de sangue necessário para fornecer oxigenação adequada aos órgãos e tecidos do corpo. ICC pode incluir um dos ventrículos ou ambos. A insuficiência pode ser de natureza sistólica ou diastólica.

- Na **insuficiência cardíaca sistólica**, o miocárdio ventricular não se contrai com força (intensidade) suficiente.
- Na **insuficiência cardíaca diastólica**, o miocárdio não relaxa adequadamente e

---

Espirometria Teste da função pulmonar que mede o volume e a velocidade do fluxo de ar

Hipertensão Aumento anormal na pressão venosa e/ou arterial

não permite o enchimento apropriado do(s) ventrículo(s).

Sinais e sintomas
- Congestão pulmonar com dispneia
- Edema nas extremidades
- Taquicardia

Fatores predisponentes
- Doença cardiovascular
- Ataque cardíaco prévio
- Hipertensão
- História de tabagismo, álcool e/ou uso de droga ilícita
- Arritmias

Notas clínicas

Alguns pacientes com ICC são assintomáticos.

Doença das valvas do coração

Doença das valvas do coração é uma condição na qual uma ou mais valvas do coração (atrioventricular direita, do tronco pulmonar, atrioventricular esquerda e da aorta) não estão funcionando apropriadamente. Essa doença é dividida em duas categorias principais:

1. **Estenose da valva** ocorre quando as válvulas da valva do coração são rígidas ou fundidas (**Fig. 2.2.5**) e a abertura protegida pela valva fica mais estreita do que o normal.
2. **Insuficiência valvar** é provocada pelo fechamento insuficiente da valva, permitindo que o sangue "vaze" pela valva, quando deveria formar um lacre.

Sinais e sintomas
- Dispneia
- Tontura
- Fraqueza geral
- Edema periférico
- Sopros
- Palpitações

Fatores predisponentes
- Febre reumática
- Endocardite
- Infarto do miocárdio
- Hipertensão

Arritmia Batimento cardíaco irregular
Taquicardia Frequência cardíaca elevada: > 100 bpm (frequência cardíaca normal no adulto: 55-100 bpm)
Sopro Vibrações variáveis produzidas pela turbulência do fluxo sanguíneo

Palpitação Pulsação irregular ou forçada do coração, perceptível para o paciente
Estenose Estreitamento de um canal (p. ex., vaso sanguíneo e canal vertebral)

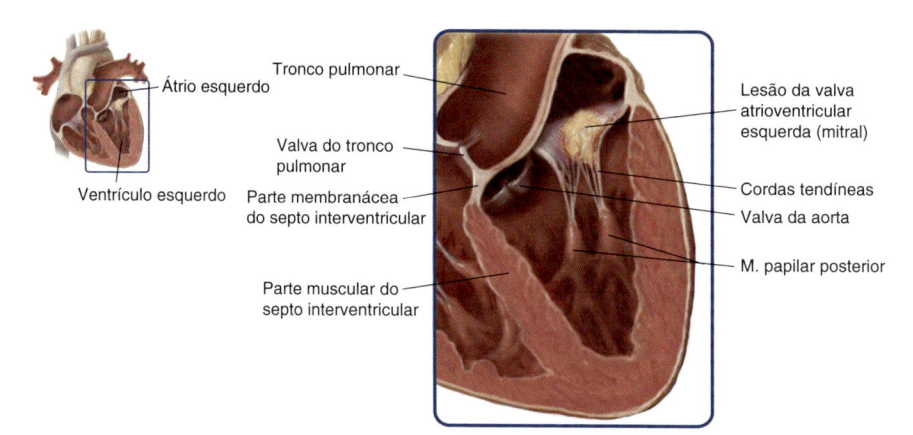

FIGURA 2.2.5 Lesão da valva atrioventricular esquerda (mitral), secundária à infecção estreptocócica.

Notas clínicas

- Embora a febre reumática seja normalmente uma infecção estreptocócica infantil, o efeito nas valvas do coração pode não se manifestar durante várias décadas.
- Estenose e insuficiência das valvas do tronco pulmonar e da aorta são frequentemente decorrentes da malformação congênita dessas valvas.

DIAGNÓSTICO

A apresentação do paciente, história, exame físico, ECG e estudos diagnósticos por imagem comprovam um diagnóstico de **ICC do lado esquerdo**.

Insuficiência cardíaca congestiva

Um fator contribuinte principal para a ICC é um infarto anterior do miocárdio, que provoca a morte das células do miocárdio. A área da morte celular será substituída pelo tecido fibroso, comprometendo a capacidade de ejeção do ventrículo do volume normal de sangue durante a sístole (FE baixa). A diminuição do débito cardíaco causa:

- Edema periférico, pois menos sangue é filtrado pelos rins.
- Hipertensão e edema pulmonares com crepitações associadas.
- Aumento de pressão na circulação pulmonar resulta de uma sequência de eventos cardíacos, fazendo o sangue "retornar" para os pulmões:

> Aumento do volume de sangue no ventrículo esquerdo no final da sístole
> ↓
> Volume de sangue proveniente do átrio esquerdo que consegue entrar no ventrículo esquerdo é reduzido
> ↓
> O aumento no volume de sangue resultante no átrio esquerdo diminui o fluxo sanguíneo das veias pulmonares para o átrio esquerdo
> ↓
> Como resultado, o volume de sangue aumenta nos pulmões
> ↓
> Hipertensão e edema pulmonares

- Dispneia e fraqueza geral. O edema pulmonar aumenta a resistência ao fluxo de ar e à troca gasosa.

É comum para um ciclo vicioso que a evolução da congestão pulmonar resulte no aumento da resistência ao fluxo sanguíneo pelo pulmão, levando ao aumento da pressão no ventrículo direito. Num esforço para compensar a diminuição do efluxo (débito) decorrente de ambos os ventrículos, a frequência e a força do coração aumentam e, com o tempo, ocorre o desenvolvimento da cardiomegalia. A cardiomegalia causa a interrupção do funcionamento normal da valva atrioventricular, adicionando mais demandas de sobrecarga aos ventrículos.

A insuficiência ventricular é acompanhada por alterações no ECG.

- Onda Q profunda e larga
- Onda S profunda
- Onda R alta

A terceira (S3) bulha cardíaca é considerada um sinal primordial para ICC em pacientes acima de 40 anos de idade. Essa bulha é produzida pela expansão excessiva das paredes do ventrículo durante a sístole. A terceira bulha cardíaca é difícil de discernir e pode requerer a presença de um cardiologista para sua descoberta.

Nesse paciente, os sintomas da insuficiência cardíaca se desenvolveram como resultado da doença prolongada das artérias coronárias, associada com tabagismo e uso de droga ilícita.

Doença pulmonar obstrutiva crônica

DPOC é uma doença progressiva do sistema respiratório. Na maioria dos casos é provocada pelo tabagismo prolongado. Muitos dos sintomas respiratórios existentes na DPOC se assemelham àqueles da ICC e doenças das valvas do coração. Uma tosse crônica frequentemente está presente em cada uma dessas doenças. No entanto, na DPOC, a tosse caracteristicamente produz muco espesso. Nesse paciente, a imagem clínica e os procedimentos revelaram:

Cardiomegalia Aumento do coração

- Hipertrofia do ventrículo esquerdo. Na DPOC, a resistência ao fluxo de sangue para os pulmões geralmente resulta na hipertrofia do ventrículo *direito*.
- Uma FE baixa do ventrículo esquerdo não seria esperada na DPOC.
- Eletrocardiografia mostrou desvios característicos de insuficiência cardíaca.

Doença das valvas cardíacas

Doenças das valvas cardíacas incluem um espectro de doenças abrangendo uma ou mais valvas do coração. A valva é considerada estenótica se não abrir completamente, em virtude de estreitamento ou endurecimento (enrijecimento). Alternativamente, a valva é considerada **incompetente** se é incapaz de fechar completamente.

A doença das valvas cardíacas não está indicada como problema subjacente nesse paciente por que:

- Sopros não foram observados durante a ausculta do tórax.
- Opacidades não foram observadas nas imagens radiográficas do coração.

A FE baixa do ventrículo esquerdo, no paciente, é decorrente da fraqueza do miocárdio e não da estenose/insuficiência da valva da aorta.

CASO 2.3 | Pericardite

Apresentação do paciente
Um paciente com 22 anos de idade é admitido na emergência, queixando-se de dor no peito.

Achados clínicos relevantes

História
O paciente relata que a dor inicial começou há dois dias e piorou progressivamente. Ele localiza a dor abaixo do esterno e a classifica como "intermitente". Está tendo problema para dormir por que a dor aumenta quando deitado. Tosse ou espirro inicia um surto de dor. Uma semana atrás "ficou gripado" e teve febre, dor de garganta e aftas. Relata que ainda sente dor de garganta branda. Não tem história de cardiopatia.

Exame físico
Sinais vitais importantes:
- Temperatura: 37,2°C
  Normal: 36-37,5°C
- Pulso: 106 bpm
  Frequência em repouso no adulto: 60-100 bpm

Resultados do exame físico do tórax:
- Ausculta revela ruído de atrito cardíaco na margem esquerda do esterno
- Inflamação da parte oral da faringe

Testes laboratoriais

Teste	Valor	Valor de referência
Troponina I	0	0-0,04 ng/mL
Troponina T	0	0-0,01 ng/mL

Nota clínica
O teste para troponina é um exame de sangue para níveis de troponina T e I. Esses compostos estarão elevados no soro quando há dano ao músculo cardíaco. A troponina é normalmente detectada na amostra sanguínea no prazo de 6 horas após infarto do miocárdio e pode permanecer detectável por até duas semanas. Os níveis de troponina T e I são indicativos do grau de lesão do miocárdio.

Procedimentos
- Resultados do eletrocardiograma (ECG) mostram depressão da onda PR e elevação do segmento ST.
- Ecocardiografia mostra coração e cavidade do pericárdio com tamanhos normais (**Fig. 2.3.1**).

Problemas clínicos a considerar
- Pericardite aguda
- Infarto do miocárdio
- Pleurite

OBJETIVOS DE APRENDIZAGEM
1. Descrever a anatomia do pericárdio e pleura.
2. Descrever a anatomia das artérias coronárias.
3. Descrever a inervação nervosa da pleura, pericárdio e miocárdio.
4. Explicar a base anatômica para sinais e sintomas associados com esse caso.

Ausculta Método de diagnóstico, normalmente com estetoscópio, para escutar os sons do corpo (p. ex., sons cardíacos, respiratórios e gastrintestinais)

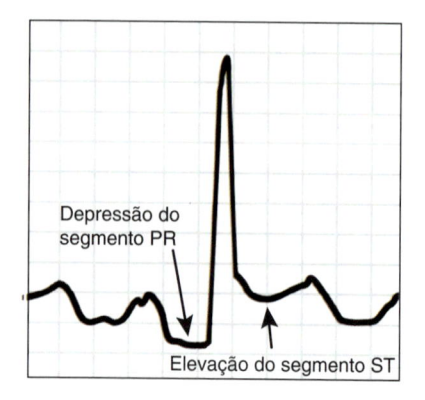

FIGURA 2.3.1 ECG de um paciente com pericardite, mostrando elevação do segmento ST com depressão do segmento PR.

ANATOMIA PERTINENTE

Pericárdio

O **pericárdio** forma um saco que envolve o coração (**Fig. 2.3.2**). O pericárdio é dividido em:

- Pericárdio fibroso
- Pericárdio seroso

O **pericárdio fibroso** é opaco, espesso e mais externo. Envolve o coração, bem como os grandes vasos, à medida que deixam o coração. Portanto, a parte ascendente da aorta e o tronco pulmonar são envolvidos pelo **saco pericárdico**. O pericárdio fibroso perde sua identidade à medida que se funde com a túnica adventícia dos grandes vasos. Inferiormente, funde-se com o centro tendíneo do diafragma.

O **pericárdio seroso** é composto pelas partes parietal e visceral. A **lâmina parietal do pericárdio seroso** é aderente e inseparável da face interna do pericárdio fibroso. Nos grandes vasos, a lâmina parietal se separa do pericárdio fibroso e se reflete na superfície do coração como a **lâmina visceral do pericárdio seroso**. A rede vascular coronária segue entre o miocárdio e a lâmina visceral do pericárdio seroso.

A **cavidade do pericárdio** é o espaço potencial entre as lâminas parietal e visceral do pericárdio seroso. Alguns milímetros de **líquido pericárdico** limitam a tensão de superfície entre essas lâminas durante o ciclo cardíaco.

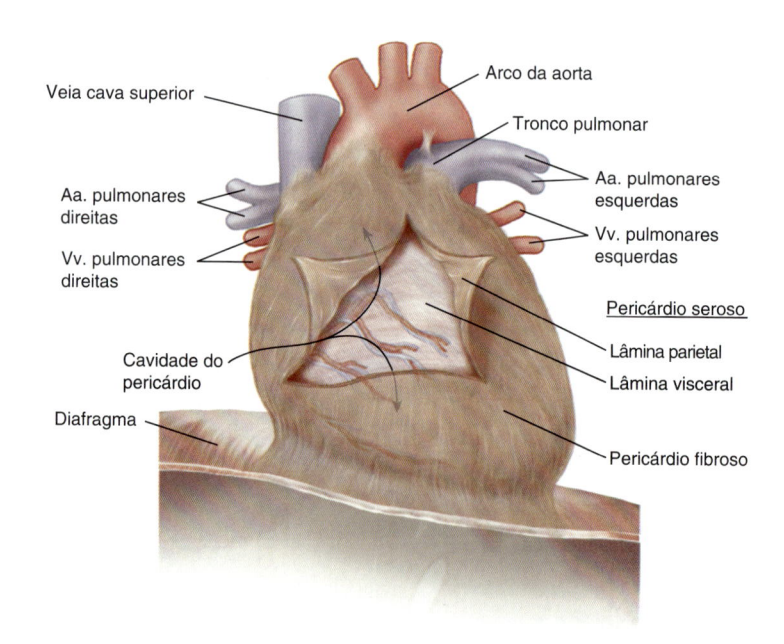

FIGURA 2.3.2 Visão anterior do coração no saco pericárdico (aberto).

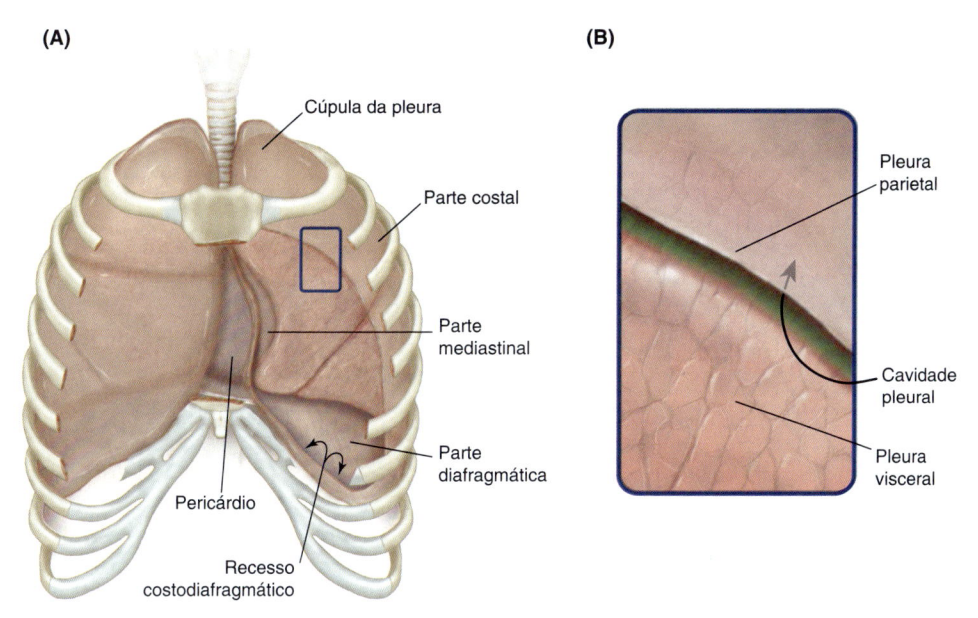

FIGURA 2.3.3 (A) Visão anterior da cavidade torácica (parede anterior removida). A pleura parietal está intacta no lado direito. No lado esquerdo, a porção anterior da parte costal foi removida para mostrar a cavidade pleural e o pulmão esquerdo. (B) Visão ampliada da inserção (em A), mostrando a relação entre a pleura visceral, pulmão, cavidade pleural e pleura parietal.

Pleura

A **cavidade torácica** é dividida em "**cavidades pulmonares**" **direita e esquerda** e um **mediastino** central. Cada "cavidade pulmonar" contém o respectivo pulmão e um saco da **pleura**. Os sacos pleurais não se comunicam pela linha mediana (**Fig. 2.3.3**). A pleura é uma membrana que consiste em duas partes:

1. **Parietal**
2. **Visceral**

A **pleura parietal** é aderente às paredes de cada cavidade pulmonar e é dividida em partes com base nas estruturas com as quais está associada:

- **Parte costal**
- **Parte diafragmática**
- **Parte mediastinal**
- **Cúpula da pleura**

Pontos de reflexão da pleura parietal criam dois recessos:

1. **Costodiafragmático**
2. **Costomediastinal**

Um manguito pleural (mesopneumônio) circunda os vasos pulmonares e o brônquio principal conforme se estendem do mediastino para o hilo do pulmão. Coletivamente, essas estruturas formam a raiz do pulmão. No hilo, o manguito pleural se reflete na superfície do pulmão para se tornar a pleura visceral. A **pleura visceral** envolve cada lobo do pulmão e reveste as fissuras entre os lobos do pulmão.

O espaço potencial entre as pleuras parietal e visceral é a **cavidade pleural**. Essa cavidade contém alguns milímetros de líquido para reduzir o atrito quando as lâminas parietal e visceral entram em contato durante um ciclo respiratório.

Suprimento nervoso da pleura, pericárdio e miocárdio

O suprimento para a pleura, pericárdio e miocárdio (**Tabela 2.3.2**) utiliza os nervos frênicos

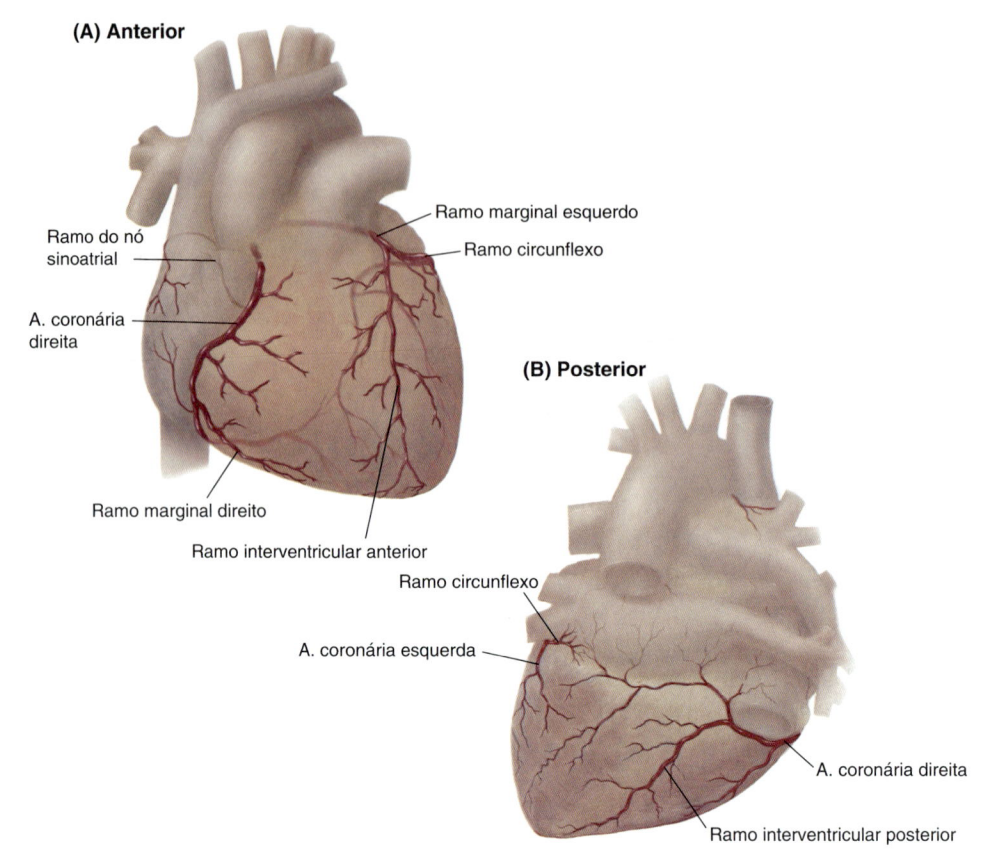

FIGURA 2.3.4 (**A**) Visões anterior/esternocostal e (**B**) posterior/diafragmática da circulação coronária.

(C3-C5) e intercostais (T1-T11), assim como os nervos simpáticos (T1-T5) e parassimpáticos (vago – NC X). Um plexo cardíaco, associado com os grandes vasos, se estende ao longo da árvore traqueobronquial como o plexo pulmonar. Esses plexos têm componentes simpáticos e parassimpáticos:

- Nervos cardíacos (esplâncnicos cardiopulmonares) conduzem **fibras simpáticas pós-ganglionares** a partir dos gânglios cervicais e dos quatro gânglios paravertebrais torácicos superiores para o plexo cardíaco. A estimulação desses **eferentes viscerais** aumenta a frequência cardíaca e a força de contração, dilatando as artérias coronárias. Essas fibras simpáticas também conduzem impulsos aferentes viscerais (reflexivos e nociceptivos) a partir das vísceras torácicas.
- **Fibras parassimpáticas pré-ganglionares** se originam a partir do nervo vago (ramos cardíacos). A estimulação parassimpática diminui a frequência cardíaca e a força de contração, contraindo as artérias coronárias.

Dor proveniente da pleura, pericárdio e miocárdio pode ser referida aos dermátomos C2-T4, dependendo do órgão, tecido ou nervo comprometido. Para informações adicionais sobre a divisão autônoma do sistema nervoso e dor referida, consulte Capítulo 1: Vias aferentes viscerais.

Nocicepção Modalidade nervosa relacionada à dor

TABELA 2.3.1 Principais ramos das artérias coronárias e sua distribuição

Artéria	Ramo	Distribuição
Direita	R. do nó sinoatrial (60%)	▪ Átrio direito ▪ Nó sinoatrial
	R. marginal direito	▪ Ventrículo direito e ápice
	R. interventricular posterior (67%)	▪ Ventrículos direito e esquerdo ▪ Septo interventricular
	R. do nó atrioventricular	▪ Nó atrioventricular
Esquerda	R. interventricular posterior	▪ Ventrículos direito e esquerdo ▪ Septo interventricular
	R. circunflexo	▪ Ventrículo esquerdo ▪ Átrio esquerdo
	R. do nó sinoatrial (40%)	▪ Átrio esquerdo ▪ Nó sinoatrial
	R. marginal esquerdo	▪ Ventrículo esquerdo
	R. interventricular posterior (33%)	▪ Ventrículos direito e esquerdo ▪ Septo interventricular

Eletrocardiograma normal

O ECG normal é apresentado na **Figura 2.3.5**. Para estudo adicional do ECG normal, consulte as páginas 20-21. Alterações no complexo estimulante do coração, função valvar e/ou no miocárdio podem afetar a atividade elétrica no coração que se manifestarão como alterações nos segmentos específicos do ECG.

RACIOCÍNIO CLÍNICO

Esse paciente apresenta **início recente de dor torácica subesternal intermitente**.

Pericardite aguda

Pericardite aguda é uma inflamação do pericárdio seroso. Pode ocorrer com ou sem efusão (derrame) pericárdico, isto é, um acúmulo anormal de líquido na cavidade do pericárdio.

A causa mais comum é uma infecção viral e o agente comum é o vírus Coxsackie B. Pericardite aguda idiopática também é provavelmente viral.

Efusão Coleção anormal de líquido (p. ex., sangue, linfa, sinovial, pleural ou pericárdico)

TABELA 2.3.2 Inervação da pleura, pericárdio e miocárdio

Tecido	Nervo(s)	Modalidade
Parte costal da pleura parietal	Intercostal	Sensação geral
Parte diafragmática		
"Parte central"	Frênico	
"Parte periférica"	Intercostal	
Parte mediastinal	Frênico	
Cúpula da pleura	Frênico	
Pleura visceral	Simpático	Anóxia e distensão
Pericárdio fibroso	Frênico	Sensação geral
Pericárdio seroso		
Lâmina parietal	Frênico	Sensação geral
Lâmina visceral	Simpático	Anóxia e distensão
Miocárdio	Simpático	Aumenta a frequência cardíaca e a força do coração; dilata as artérias coronárias
	Parassimpático	Diminui a frequência cardíaca e a força do coração; constringe as artérias coronárias

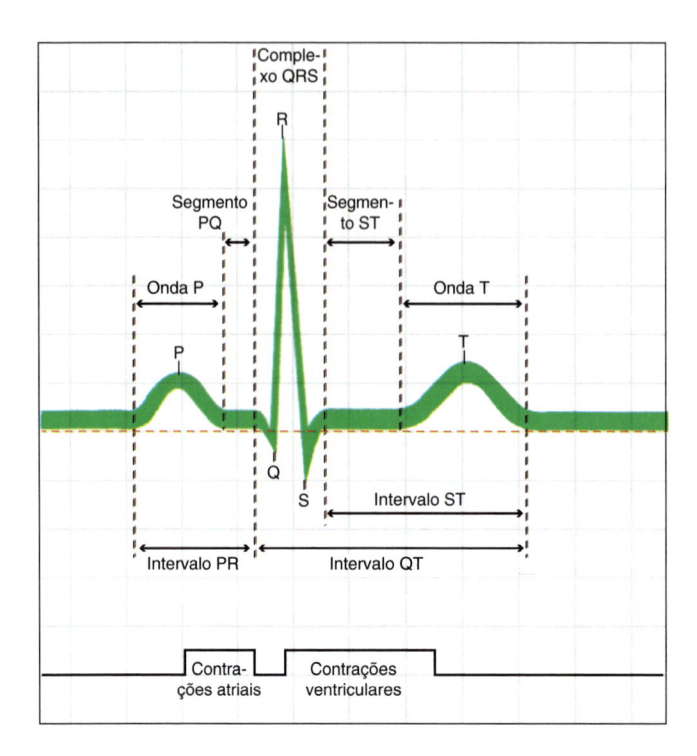

FIGURA 2.3.5 Eletrocardiograma (ECG) normal.

Sinais e sintomas
- Febril
- Dor subesternal (dor crônica acentuada imprecisa ou aguda), aumentando previsivelmente quando deitado, tossindo ou espirrando.
- Taquicardia
- Taquipneia
- Atrito pericárdico ouvido na ausculta

Fatores predisponentes
- História recente de infecção viral, especialmente o vírus Coxsackie B
- Infarto do miocárdio recente (2-3 dias)
- Cirurgia aberta de artéria coronária

Nota clínica
Dor crônica acentuada imprecisa é indicativa de comprometimento primário da lâmina visceral do pericárdio seroso (fibras aferentes viscerais). Por outro lado, a dor aguda indicaria comprometimento da lâmina parietal do pericárdio seroso (fibras aferentes somáticas). A respiração superficial rápida (taquipneia) reduz a dor.

Infarto do miocárdio
Um infarto do miocárdio (comumente chamado de "ataque do coração") ocorre quando uma região da parede do coração fica sem oxigênio por um período prolongado e as células musculares morrem. A maioria dos infartos do miocárdio é

Febril Temperatura corporal elevada, isto é, febre (temperatura corporal normal: 36-37,5°C)

Taquicardia Frequência cardíaca elevada: > 100 bpm (frequência cardíaca normal no adulto: 55-100 bpm)

Taquipneia Frequência respiratória elevada (frequência respiratória normal no adulto: 14-18 ciclos/min)

provocada pelo bloqueio de uma ou mais artérias coronárias. O bloqueio frequentemente resulta da formação de trombo (coágulo).

Sinais e sintomas
- Desconforto torácico (mulheres: dor, aflição ou pressão) ou dor (homens: frequentemente descrita como "esmagadora")
- Dor pode ser referida aos braços (mais comumente o esquerdo), ombros, pescoço, dentes ou dorso
- Dispneia
- Hiperidrose
- Náusea e vômito
- Mal-estar ou fadiga
- Ansiedade
- Aumento na troponina sérica T e I

Fatores predisponentes
Não modificáveis
- Sexo: relação homem-mulher 2:1
- Idade: incidência aumenta com a idade
- História familiar de cardiopatia
- Raças: afro-descendentes, mexicanos, nativos americanos

Modificáveis
- Tabagismo
- Dieta alta em colesterol e triglicerídeos
- Obesidade
- Estresse

Nota clínica
Mulheres com < 65 anos de idade têm 25-30% mais probabilidade de não apresentarem dor torácica do que homens com a mesma idade.

Trombo Massa fixa de plaquetas e/ou fibrina (coágulo) que oclui parcial ou totalmente um vaso sanguíneo ou câmara do coração. Embolia é um coágulo móvel no sistema circulatório

Dispneia Dificuldade de respirar; falta de ar

Hiperidrose Sudorese excessiva

Mal-estar Sensação de fraqueza corporal geral ou desconforto, frequentemente marcando o início de uma enfermidade

Pleurite
Pleurite (pleurisia) é uma inflamação da pleura. Pleurite pode ocorrer com ou sem derrame pleural. Nos adultos saudáveis jovens, a causa é normalmente uma infecção viral respiratória (especialmente o vírus Coxsackie B).

Sinais e sintomas
- Dor aguda na parede torácica, agravada por respiração profunda, tosse e espirro
- Ausculta revela "atrito pleural" (provavelmente inconstante)
- Febril
- Taquipneia

Fatores predisponentes
- Infecção viral recente
- Lesão no tórax (fratura fechada da costela)
- Pneumonia
- Tuberculose

A dor torácica é provocada pela inflamação das membranas pleurais, em consequência do atrito entre elas. Ambos os sacos pleurais estão frequentemente implicados, de modo que os sintomas podem ser bilaterais. Em geral, a respiração é superficial e rápida, uma vez que isso limita o movimento dos pulmões e da parede torácica, reduzindo, portanto, a dor.

DIAGNÓSTICO
A apresentação do paciente, história médica, exame físico, testes laboratoriais e procedimentos comprovam diagnóstico de **pericardite aguda**.

Pericardite aguda
Sinais e sintomas relacionados com pericardite incluem inflamação das membranas ao redor do coração. Normalmente, essas membranas devem deslizar suavemente uma sobre a outra durante o ciclo cardíaco. Com irritação, o aumento no atrito produz sons auscultatórios e estimula os receptores de dor.

- O atrito na margem esquerda do esterno, determinado pela ausculta, é pericárdico. O atrito associado com a pleurite é ouvido

lateralmente ao mediastino e, frequentemente, é bilateral.
- Dor subesternal (dor crônica acentuada imprecisa ou aguda), aumenta normalmente quando deitado, tossindo ou espirrando. A dor pode ser referida aos dermátomos do pescoço, porque o pericárdio é inervado pelo nervo frênico (C3-C5).
- Eletrocardiografia é consistente com pericardite inicial.
- Níveis séricos normais de troponina tornam pouco provável a possibilidade de ser um infarto do miocárdio.
- O paciente corre risco, porque apresenta sintomas de infecção viral respiratória, provavelmente pelo vírus Coxsackie B.

Pleurite

Assim como o pericárdio, as membranas pleurais devem deslizar suavemente uma sobre a outra durante o ciclo respiratório. Inflamação pleural, do mesmo modo, produz sons auscultatórios e estimula os receptores de dor.

- Atrito associado com pleurite é ouvido lateralmente ao mediastino e muitas vezes é bilateral.
- Dor referida pode indicar a(s) parte(s) comprometida(s) da pleura:
  - Comprometimento da parte costal ou diafragmática periférica, inervada pelos nervos intercostais, pode referir a dor à parede torácica.
  - Comprometimento da cúpula da pleura e da parte mediastinal ou diafragmática central da pleura parietal, inervada pelo nervo frênico (C3-C5), pode referir a dor aos dermátomos no pescoço.
- Infecção viral respiratória coloca o paciente em risco. Isso também é um fator de risco para pericardite.

Infarto do miocárdio

Ataques do coração afetam o músculo cardíaco. A dor associada é decorrente de isquemia e necrose prolongadas do miocárdio. Atritos não estão presentes, porque as membranas pleurais e pericárdicas não estão inflamadas.

- Caracterizado por dor subesternal "esmagadora" (homens) ou aperto no peito (mulheres) em oposição à dor pungente aguda associada com inflamação das membranas pleurais e pericárdicas.
- A dor não é afetada pela posição do corpo ou pela respiração, mas pode ser referida ao membro superior, pescoço, dentes e dorso.
- O nível sérico de troponina está elevado, normalmente no período de 6 horas com dano ao músculo cardíaco, e é indicativo do grau de lesão miocárdica.
- Temperatura corporal elevada não é um sintoma por que a fisiopatologia não inclui infecção ou inflamação.
- Hiperidrose, náusea, vômito, mal-estar, fadiga e ansiedade não estão normalmente associadas com pericardite ou pleurite.

Isquemia Anemia local decorrente da obstrução vascular

Necrose Morte patológica de células, tecido ou órgãos

CASO 2.4 — Pneumotórax

Apresentação do paciente
Um homem de 26 anos de idade é admitido no serviço de emergência queixando-se de dor no peito (tórax).

Achados clínicos relevantes
História
O paciente relata que nas últimas 3 horas sente uma dor aguda no lado direito do tórax. A dor começou subitamente quando estava em casa assistindo televisão. Ele relata que a dor piora quando inspira. Sente também que a respiração está se tornando progressivamente mais difícil. O paciente admite fumar até 15 cigarros por dia. Não tem história de cardiopatia ou doença respiratória.

Exame físico
Sinais vitais importantes incluem:
- Altura: 1,93 m
- Peso: 76 kg
- Pulso: 112 bpm
  Frequência em repouso no adulto: 60-100 bpm
- Frequência respiratória: 24 ciclos/min
  Normal no adulto: 14-18 ciclos/min; ligeiramente mais alta nas mulheres

Resultados do exame físico do tórax:
- Tórax superior direito apresenta hiper-ressonância branda na percussão.
- Sons respiratórios no lado direito estão ausentes no lobo superior e fracos nos lobos inferior e médio.

Estudos diagnósticos por imagem
- Radiografia anteroposterior do tórax revela uma linha pleural visceral na "cavidade pulmonar" direita.
- Sem infiltrados difusos ou marcações broncovasculares aumentadas.

Procedimentos
- Eletrocardiografia (ECG) estava normal.

Problemas clínicos a considerar
- Infarto do miocárdio
- Pneumonia
- Pneumotórax espontâneo primário

OBJETIVOS DE APRENDIZAGEM
1. Descrever a anatomia da pleura.
2. Descrever a anatomia das vias respiratórias no tórax.
3. Descrever as artérias coronárias.
4. Explicar a base anatômica para sinais e sintomas associados com esse caso.

Hiper-ressonância Exagero do som produzido pela transmissão das vibrações geradas por um órgão dentro da cavidade; frequentemente obtido por percussão

Percutir Procedimento diagnóstico no qual uma parte do corpo é golpeada suavemente com o dedo ou instrumento (percussor); usado para avaliar a densidade do órgão ou estimular um nervo periférico

ANATOMIA PERTINENTE
Pleura
A **cavidade torácica** é dividida em "**cavidades pulmonares**" **direita e esquerda** e um **mediastino** central. Cada cavidade pulmonar contém o respectivo pulmão e um saco da **pleura** (Fig. 2.4.1). Os sacos da pleura não se comunicam pela linha mediana. A pleura é uma membrana que consiste em duas partes:

1. **Parietal**
2. **Visceral**

Pneumotórax Ar ou gás na cavidade pleural

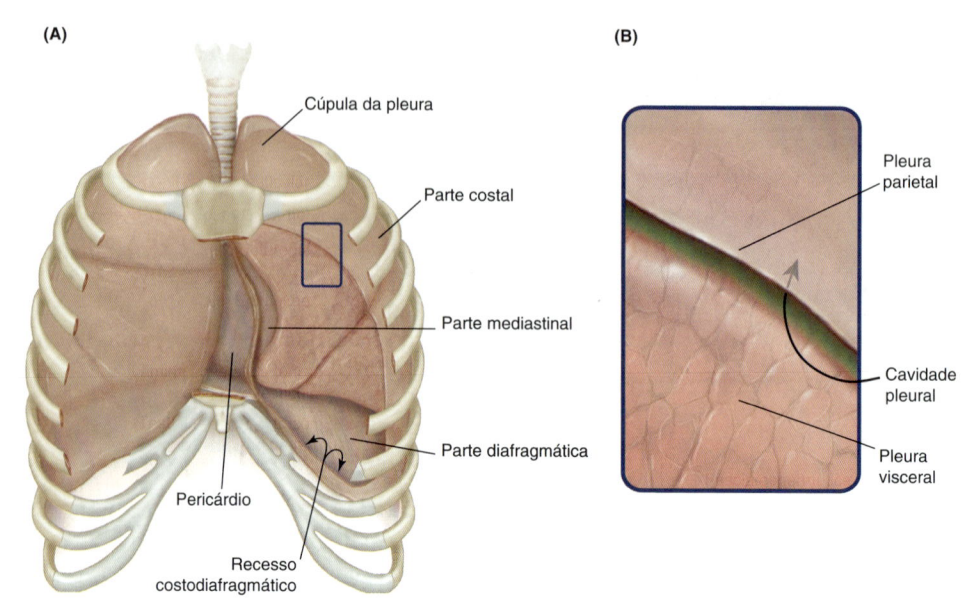

FIGURA 2.4.1 (**A**) Visão anterior da cavidade torácica (parede anterior removida). A pleura parietal está intacta no lado direito. No lado esquerdo, a porção anterior da parte costal foi removida para mostrar a cavidade pleural e o pulmão esquerdo. (**B**) Visão ampliada da inserção (em A), mostrando a relação entre a pleura visceral, pulmão, cavidade pleural e pleura parietal.

Pleura parietal é aderente às paredes de cada cavidade pulmonar e é dividida com base nas estruturas com as quais está associada:

- **Parte costal**
- **Parte diafragmática**
- **Parte mediastinal**
- **Cúpula da pleura**

Pontos de reflexão da pleura parietal criam dois recessos:

1. **Costodiafragmático**
2. **Costomediastinal**

Um manguito pleural (mesopneumônio) circunda os vasos pulmonares e o brônquio principal à medida que se estendem do mediastino até o hilo do pulmão. Coletivamente, essas estruturas formam a raiz do pulmão. No hilo, o manguito pleural reflete na superfície do pulmão para se tornar a pleura visceral. A **pleura visceral** envolve cada lobo do pulmão e reveste as fissuras entre os lobos do pulmão.

O espaço potencial entre as pleuras parietal e visceral é a **cavidade pleural**. Essa cavidade contém poucos milímetros de líquido para reduzir o atrito quando as lâminas parietal e visceral entram em contato durante um ciclo respiratório.

Suprimento nervoso

O **suprimento nervoso para a pleura** (Tabela **2.4.1**) utiliza os nervos frênico (C3-C5) e intercostais (T1-T11), bem como os nervos simpáticos (T1-T5) e parassimpáticos (vago – NC X).

A inervação dos pulmões é via plexo cardíaco. Está associada com os grandes vasos e estende-se ao longo da árvore traqueobronquial como o plexo pulmonar. O plexo pulmonar tem componentes simpáticos e parassimpáticos:

- Nervos cardíacos (esplâncnicos cardiopulmonares) conduzem **fibras simpáticas pós-ganglionares** a partir dos gânglios cervicais e dos quatro gânglios paravertebrais torácicos superiores para o plexo cardíaco. A estimulação desses **aferentes viscerais** aumenta a frequência respiratória e leva à broncodilatação e à diminuição da secreção glandular. Essas fibras também conduzem

TABELA 2.4.1 Inervação da pleura

Pleura	Nervo(s)	Modalidade
Parietal		Sensação geral
Parte costal	Intercostal	
Parte diafragmática		
"Parte central"	Frênico	
"Parte periférica"	Intercostal	
Parte mediastinal	Frênico	
Cúpula da pleura	Frênico	
Pleura visceral	Simpático	Anóxia e distensão

impulsos aferentes viscerais (reflexivos e nociceptivos).

- **Fibras parassimpáticas pré-ganglionares** (ramos cardíacos) se originam do nervo vago. A estimulação parassimpática diminui a frequência respiratória e leva à broncodilatação e ao aumento da secreção glandular.

A dor decorrente da pleura e dos pulmões pode ser referida aos dermátomos C2-T4, dependendo do nervo comprometido. Para informações adicionais sobre a divisão autônoma do sistema nervoso e dor referida, consulte Capítulo 1: Vias aferentes viscerais.

Nocicepção Modalidade nervosa relacionada à dor

Árvore traqueobronquial

Via respiratória extrapulmonar

Vias respiratórias extrapulmonares consistem na **traqueia** e nos **brônquios principais**. A traqueia no adulto é um tubo oco com aproximadamente 2,5 cm de diâmetro. Mantém-se aberta por meio de uma série de "anéis" cartilagíneos em forma de C que são incompletos na parte posterior. O músculo **traqueal** ocupa o intervalo em cada cartilagem. A **traqueia** passa do pescoço para o tórax próximo da linha mediana. Entra no mediastino superior e desce até o nível do **ângulo do esterno** (ângulo de Louis). Aqui, se divide em **brônquios principais direito e esquerdo** (**Fig. 2.4.2**). O **brônquio principal direito** é:

- mais curto
- mais vertical e
- com diâmetro maior

Cada **brônquio principal** e suas respectivas veias e artéria pulmonares, envolvidas pela pleura (mesopneumônio), formam a **raiz do pulmão**.

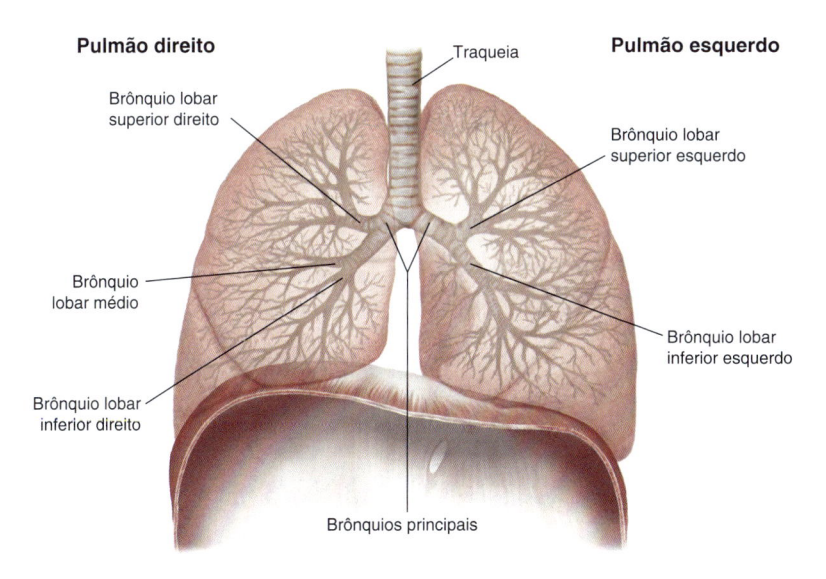

FIGURA 2.4.2 Visão anterior da árvore traqueobronquial.

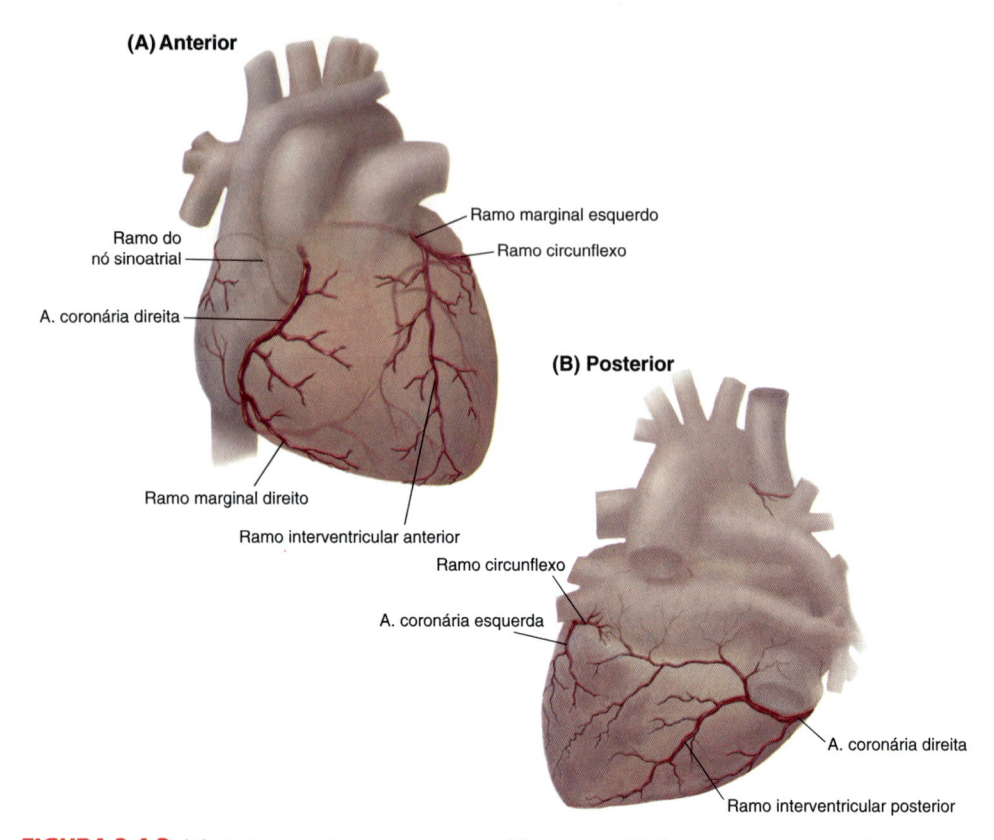

FIGURA 2.4.3 (**A**) Visões anterior/esternocostal e (**B**) posterior/diafragmática da circulação coronária.

Artérias coronárias

As artérias coronárias direita e esquerda ramificam-se a partir dos respectivos seios da valva da aorta (**Fig. 2.4.3**). Cada vaso entra imediatamente no sulco coronário.

- A **artéria coronária direita** se origina a partir do seio da aorta direito e segue o **sulco coronário** até a face posterior do coração.
- A **artéria coronária esquerda** se origina a partir do seio esquerdo da aorta e é mais curta. Dá origem a seus ramos terminais (**interventricular anterior** e **circunflexo**) logo após passar entre o tronco pulmonar e a aurícula do átrio esquerdo.

A circulação colateral e as anastomoses entre os ramos das artérias coronárias, realmente, existem; no entanto, não são bem estabelecidos no coração saudável e são altamente variáveis. Os ramos das artérias coronárias e sua **distribuição** estão delineados na **Tabela 2.4.2**. A circulação do coração é classificada como "**dominante direita**" ou "**dominante esquerda**", com base na artéria coronária que dá origem ao **ramo interventricular posterior**. Em 67% dos casos, esse ramo é derivado da artéria coronária direita. O ramo do nó sinoatrial é um ramo da artéria coronária direita em 60% dos casos. No restante, essa artéria é um ramo do ramo circunflexo da artéria coronária esquerda.

RACIOCÍNIO CLÍNICO

Esse paciente se apresenta com **dor súbita no lado direito do peito** (tórax).

Infarto do miocárdio

Um infarto do miocárdio (comumente chamado de "ataque do coração") ocorre quando uma região da parede do coração fica sem oxigênio durante um período prolongado e as células

TABELA 2.4.2 Principais ramos das artérias coronárias e sua distribuição

Artéria	Ramo	Distribuição
Direita	R. do nó sinoatrial (60%)	▪ Átrio direito ▪ Nó sinoatrial
	R. marginal direito	▪ Ventrículo direito e ápice
	R. interventricular posterior (67%)	▪ Ventrículos direito e esquerdo ▪ Septo interventricular
	R. do nó atrioventricular	▪ Nó atrioventricular
Esquerda	R. interventricular posterior	▪ Ventrículos direito e esquerdo ▪ Septo interventricular
	R. circunflexo	▪ Ventrículo esquerdo ▪ Átrio esquerdo
	R. do nó sinoatrial (40%)	▪ Átrio esquerdo ▪ Nó sinoatrial
	R. marginal esquerdo	▪ Ventrículo esquerdo
	R. interventricular posterior (33%)	▪ Ventrículos direito e esquerdo ▪ Septo interventricular

musculares morrem. A maioria dos infartos do miocárdio é provocada pelo bloqueio de uma ou mais artérias coronárias. O bloqueio frequentemente resulta da formação de trombo (coágulo).

Sinais e sintomas
- Desconforto torácico (mulheres: dor, aflição ou pressão) ou dor (homens: frequentemente descrita como "esmagadora")
- Dor pode ser referida aos braços (mais comumente o esquerdo), ombros, pescoço, dentes ou dorso
- Dispneia
- Hiperidrose
- Náusea e vômito
- Mal-estar ou fadiga
- Ansiedade

- Aumento na troponina sérica T e I

Fatores predisponentes
Incontroláveis
- Sexo: homens 2:1
- Idade: incidência aumenta com a idade
- História familiar de cardiopatia
- Raças: afro-americanos, mexicanos americanos, nativos americanos

Controláveis
- Tabagismo
- Dieta alta em colesterol e triglicerídeos
- Obesidade
- Estresse

Notas clínicas
- Mulheres com < 65 anos de idade têm 25 a 30% mais probabilidade de não apresentarem dor torácica do que homens com a mesma idade.
- O teste para troponina é um exame de sangue para níveis de troponina T e I. Esses compostos estarão elevados no soro quando há dano ao músculo cardíaco. A troponina é normalmente detectada na amostra sanguínea no prazo de 6 horas após infarto do miocárdio e pode permanecer detectável por até duas semanas. Os níveis de troponina T e I são indicativos do grau de lesão do miocárdio.

Pneumonia
Pneumonia é uma infecção do pulmão. Enquanto mais de 100 agentes infecciosos estão associados com a pneumonia, a causa mais comum é a bactéria gram-positiva *Streptococcus pneumoniae*. A etiologia comum é uma infecção inicial na parte nasal da faringe, com difusão subsequente para outras áreas da árvore respiratória. A pneumonia pode se desenvolver caso haja falha na eliminação da bactéria da parte inferior do sistema respiratório. As infecções podem durar semanas ou meses. A infecção viral concomitante pode produzir excesso de muco resultante da ação ciliar

---

Dispneia Dificuldade de respirar; falta de ar
Hiperidrose Sudorese excessiva
Mal-estar Sensação de fraqueza corporal geral ou desconforto, frequentemente marcando o início de uma enfermidade

Trombo Massa fixa de plaquetas e/ou fibrina (coágulo) que oclui parcial ou totalmente um vaso sanguíneo ou câmara do coração. Embolia é um coágulo móvel no sistema circulatório

comprometida. O tabagismo pode apresentar efeito semelhante.

Sinais e sintomas
- Dispneia
- Tosse com ou sem escarro
- Febril
- Sons respiratórios sibilantes e crepitantes
- Macicez percutória (à percussão)
- Infiltrado pulmonar irregular e marcações broncovasculares aumentadas nas radiografias (**Fig. 2.4.5**)

Fatores predisponentes
- História recente de infecção da parte nasal da faringe
- Idade: > 65 anos
- Tabagismo
- Enfermidade cardiovascular ou respiratória crônica
- Uso prolongado de corticosteroides inspirados
- Sistema imune comprometido (quimioterapia ou tratamento prolongado com medicamentos imunossupressores)

Nota clínica
A maioria dos casos é considerada pneumonia comunitária (CAP). Áreas de aglomeração (p. ex., casas de saúde e creches) apresentam uma incidência maior.

Pneumotórax espontâneo
A cavidade pleural normalmente está sob pressão negativa comparada com a pressão alveolar no pulmão. O pneumotórax é uma condição na qual ocorre acúmulo de ar na cavidade pleural. Isso compromete a expansão do pulmão no lado afetado. O excesso de acúmulo de ar na cavidade pleural leva ao colapso pulmonar (atelectasia).

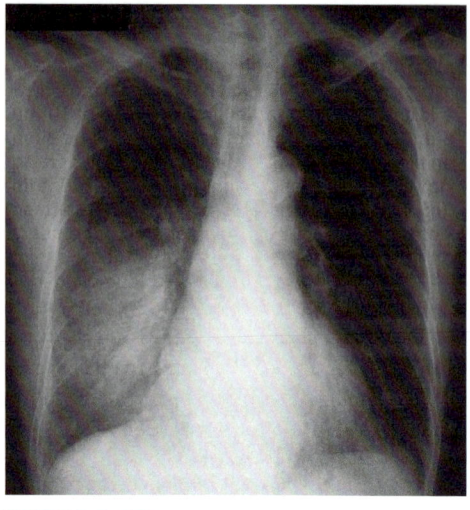

FIGURA 2.4.5 Visão anteroposterior de radiografia do tórax, mostrando pneumonia lobar no lobo inferior do pulmão direito.
Fonte: Fig. 134-6, *Harrison's Online.*

Pneumotórax espontâneo é dividido em:
- **Primário:** pneumotórax espontâneo sem trauma ou doença pulmonar subjacente
- **Secundário:** pneumotórax espontâneo com história de doença pulmonar ou trauma recente

Sinais e sintomas
- Início súbito de dor torácica constante unilateral
- Taquipneia
- Taquicardia

Fatores predisponentes
- Idade: 20 a 30 anos
- Sexo: masculino (6:1)
- Estatura: indivíduos magros e altos
- Tabagismo: risco 20 vezes maior para homens; 10 vezes para mulheres
- Pneumotórax prévio (15-40% dos pacientes apresentam recaída)

Atelectasia Redução ou ausência de ar em todo, ou em parte, do pulmão (colapso pulmonar)
Crepitação Ruído crepitante ouvido com doença pulmonar (também conhecido como estertor)

Febril Temperatura corporal elevada, isto é, febre (temperatura corporal normal: 36-37,5°C)
Respiração ruidosa Respiração trabalhosa que produz som sibilante e áspero

Homens jovens altos, especialmente os fumantes, apresentam maior incidência de flictenas (cistos pulmonares) na face visceral das regiões apicais dos pulmões. O rompimento de um flictena permite que o ar escape para a cavidade pleural, produzindo pneumotórax.

Notas clínicas

- Qualquer tipo de pneumotórax tem potencial para se tornar um pneumotórax **hipertensivo**. Essa situação fatal ocorre quando um pedaço de tecido comprometido (na face pulmonar ou na parede torácica) forma uma válvula unidirecional:
  - Ar entra na cavidade pleural durante a inspiração, mas não escapa durante a expiração.

  O ar atmosférico na cavidade pleural provoca colapso total do pulmão e uma mudança das estruturas do mediastino em direção ao lado não afetado. Isso compromete o retorno venoso para o coração.

DIAGNÓSTICO

A apresentação do paciente, história médica, exame físico, estudos diagnósticos por imagem e resultados dos procedimentos apoiam um diagnóstico de **pneumotórax espontâneo primário**.

Pneumotórax espontâneo primário

Pneumotórax ocorre quando o vácuo parcial na cavidade pleural é comprometido. Pneumotórax espontâneo primário se desenvolve quando uma flictena, na superfície do pulmão, se rompe. O ar (atmosférico) alveolar que entra na cavidade pleural pode ter diversas consequências: atelectasia, taquipneia, taquicardia, dor torácica e retorno venoso potencialmente comprometido.

- O paciente corre risco devido à idade, à estatura e ao cigarro.

- A linha pleural visceral nas radiografias indica separação das pleuras visceral e parietal por um líquido ou gás estranho. A ausência de marcações parenquimatosas pulmonares elimina pneumonia como possibilidade.
- A ausência de sons respiratórios é consistente com atelectasia. Taquipneia e taquicardia resultam da diminuição da capacidade pulmonar e redução da saturação de oxigênio.
- Dor torácica unilateral é mais provavelmente resultado de uma pequena quantidade de sangue sendo liberada na cavidade pleural com rompimento do flictena. O sangue é irritante para as membranas pleurais.
- A posição da dor (lateral direita *versus* subesternal) e um ECG normal não são consistentes com infarto do miocárdio.

Pneumonia

Pneumonia é uma infecção dos pulmões. O acúmulo de muco obstrui as vias respiratórias e prejudica a função pulmonar. Tabagismo exacerba essa condição.

- Dispneia, tosse, sons respiratórios alterados, macicez percutória, indícios de infiltrados pulmonares e marcações broncovasculares alteradas refletem vias respiratórias obstruídas e função pulmonar comprometida.
- Temperatura corporal elevada é sinal de infecção. Um paciente com pneumotórax ou infarto do miocárdio não estaria febril.

Infarto do miocárdio

Ataques do coração afetam o músculo cardíaco. A dor associada é decorrente de isquemia prolongada e necrose do miocárdio. Atritos não estão presentes porque as membranas pleural e pericárdica não estão inflamadas.

Flictena (cisto pulmonar) Pequena vesícula (bolha) (< 1 cm de diâmetro)

Taquicardia Frequência cardíaca elevada: > 100 bpm (frequência cardíaca normal no adulto: 55 a 100 bpm)

Taquipneia Frequência respiratória elevada (frequência respiratória normal no adulto: 14 a 18 ciclos/min)

Isquemia Anemia local decorrente de obstrução vascular

Necrose Morte patológica de células, tecidos ou órgãos

- Caracterizado por dor subesternal "esmagadora" (homens) e aperto no peito (mulheres) em oposição à dor pungente aguda associada com inflamação das membranas pleurais e pericárdicas.
- A dor não é afetada pela posição do corpo ou pela respiração, mas pode ser referida ao membro superior, pescoço, dentes e dorso.
- O nível sérico de troponina está elevado, normalmente no período de 6 horas com dano ao músculo cardíaco, e é indicativo do grau de lesão miocárdica.
- Temperatura corporal elevada não é um sintoma por que a fisiopatologia não inclui infecção ou inflamação.
- Hiperidrose, náusea, vômito, mal-estar, fadiga e ansiedade não estão normalmente associados com pericardite ou pleurite.

CASO 2.5 — Carcinoma de mama

Apresentação do paciente
Uma mulher com 60 anos de idade consulta o médico de atenção primária porque descobriu um "nódulo" na mama esquerda.

Achados clínicos relevantes
História
A paciente relata que semana passada, enquanto tomava banho, descobriu um nódulo na mama esquerda. Durante esse tempo não percebeu qualquer dor na mama, porém, ao apertar o nódulo sentia desconforto. O último mamograma foi há aproximadamente oito anos. Ela teve três gestações sem intercorrências e um aborto espontâneo no 1º trimestre, durante a 4ª década de vida. Tomou anticoncepcional por aproximadamente 15 anos (dos 35-50 anos). Entrou na menopausa aos 56 anos e, logo após, começou terapia combinada de reposição hormonal. Interrompeu voluntariamente a terapia de reposição hormonal há dois anos.

Fumou (2-12 cigarros/dia) durante quase toda a vida adulta. A paciente foi adotada aos três meses de idade e não conhece a história de saúde dos pais biológicos.

Exame físico
Resultados do exame físico:
- Mama esquerda exibe edema brando.
- Covinhas superficiais na pele da mama esquerda, na posição de 11 horas.
- Palpação da mama esquerda (paciente sentada ou deitada de costas) revela uma massa sólida, com aproximadamente 2 cm de diâmetro na metade lateral.
- Duas massas móveis, com 0,5 cm, são palpáveis na axila esquerda.
- Ambas as papilas mamárias estão invertidas e a paciente relata que são assim desde a puberdade.
- A contração do músculo peitoral maior com as mãos da paciente nos quadris resulta em movimento simétrico das mamas.

Estudos diagnósticos por imagem
- Mamografia revela densidade de 3 cm no quadrante lateral superior da mama esquerda.

Resultados da biópsia
- Biópsia com agulha calibrosa da massa da mama indica a presença de adenocarcinoma.

Problemas clínicos a considerar
- Carcinoma da mama
- Fibroadenoma da mama
- Condição fibrocística da mama

OBJETIVOS DE APRENDIZAGEM
1. Descrever a anatomia da mama feminina.
2. Explicar a base anatômica para sinais e sintomas associados com esse caso.

ANATOMIA PERTINENTE
Mama
A mama feminina começa a crescer e a se diferenciar a partir do início da puberdade. Um **sulco intermamário** separa as mamas. As mamas raramente são simétricas bilateralmente.

Palpação Exame físico com a(s) mão(s) para avaliar órgãos, massas, infiltração, batimento cardíaco, pulso ou vibrações nas cavidades do corpo.

TABELA 2.5.1 Sítios metastáticos para carcinomas primários comuns (National Cancer Institute[a])

Tipo de câncer primário	Principais sítios de metástase
Mama	Pulmão, fígado, osso
Colo	Fígado, peritônio, pulmão
Rim	Pulmão, fígado, osso
Pulmão	Glândula suprarrenal, fígado, pulmão
Melanoma	Pulmão, pele/músculo, fígado
Ovário	Peritônio, fígado, pulmão
Pâncreas	Fígado, pulmão, peritônio
Próstata	Osso, pulmão, fígado
Reto	Fígado, pulmão, glândula suprarrenal
Estômago	Fígado, peritônio, pulmão
Tireoide	Pulmão, fígado, osso
Útero	Fígado, pulmão, peritônio

[a]http://www.cancer.gov/cancertopics/factsheet/Sites-Types/metastatic

Notas clínicas

- Mulheres mais jovens apresentam tecido mamário mais denso, tornando a mamografia menos confiável. As mamas de mulheres mais velhas são mais gordurosas, produzindo uma detecção muito mais distinta das lesões da mama por imagem.
- A maioria das mulheres com carcinoma de mama não apresenta fatores de risco identificáveis.
- Uma mulher com parente de primeiro grau (mãe, filha, irmã) com carcinoma da mama tem duas vezes mais chance de desenvolver carcinoma da mama. Com dois parentes de primeiro grau com carcinoma da mama, a probabilidade triplica.

Fibroadenoma da mama

Fibroadenoma da mama é um neoplasma benigno composto por estruturas epiteliais císticas ou glandulares encapsuladas.

Sinais e sintomas

- Massa mamária palpável indolor
- Massas bilaterais múltiplas
- Aumento progressivo no tamanho das massas

Fatores predisponentes

- Pré-menopausa, no período de 20 anos da menarca
- Raça: mais comum em mulheres jovens afro-americanas

Notas clínicas

- Alguns cientistas consideram os fibroadenomas anormalidades evolutivas focais. Esse argumento para a etiologia dos fibroadenomas não os classificaria como neoplasma.
- Fibroadenomas são comuns na adolescência e quase sempre regridem espontaneamente na menopausa.

Condição fibrocística da mama

Esta condição inclui a presença de massas sólidas benignas e/ou císticas na mama. A condição fibrocística da mama é a lesão mamária mais comum. O fator causal é níveis elevados de estrogênio.

Nota clínica

A condição fibrocística é frequentemente denominada "doença fibrocística".

Sinais e sintomas

- Dor temporária na mama ou hipersensibilidade
- Massas palpáveis múltiplas temporárias; frequentemente bilaterais
- Derrame mamário
- Massa aumenta durante a parte pré-menstrual do ciclo

Neoplasma Aumento anormal do tumor tecidual pela proliferação de células

Etiologia Causa subjacente de uma doença ou condição

Cisto Saco anormal com revestimento membranoso contendo gás ou líquido

Fatores predisponentes
- Idade: 30-50 anos
- Consumo de álcool entre os 18 e 22 anos de idade
- Mulheres na pós-menopausa fazendo terapia de reposição hormonal

Notas clínicas
- Uma massa cística pode ser diferenciada por ultrassom.
- Diferenciar condição fibrocística de carcinoma de mama por meio da mamografia é difícil em mulheres jovens, em virtude do tecido mamário mais denso. No entanto, a mamografia pode ser útil no estabelecimento da extensão das massas.
- Um nódulo deve ser considerado maligno até prova em contrário por meio de biópsia.

DIAGNÓSTICO

A apresentação da paciente, história médica, exame físico, estudos diagnósticos por imagem e resultados da biópsia indicam um diagnóstico de **carcinoma primário da mama**. Procedimento padrão na avaliação das massas mamárias é o "**teste triplo**":

1. Exame físico
2. Imagem clínica
3. Biópsia por agulha

Quando todos os três testes indicam massa benigna ou quando todos os três testes indicam malignidade, diz-se que o teste triplo é concordante. Se o teste triplo apresenta concordância benigna, a precisão é > 99%. Se qualquer um dos três componentes do teste triplo indicar malignidade, recomenda-se intervenção.

Carcinoma da mama
Nessa paciente, dois componentes do teste triplo (exame físico e biópsia por agulha) indicaram malignidade. A comprovação mais forte para esse diagnóstico foi a confirmação de células malignas na biópsia. Essa informação isolada endossa o diagnóstico.

- A paciente corre risco em virtude da idade, do início tardio da menopausa, de ter tido a primeira gravidez a termo aos 30 anos de idade e do uso de terapia de reposição hormonal combinada (estrogênio/progesterona) após a menopausa.
- A posição da massa é relevante, uma vez que 75% dos carcinomas se formam nos quadrantes laterais da mama (**Fig. 2.5.4**).
- O movimento simétrico das mamas com contração de ambos os músculos peitorais maiores (teste das mãos nos quadris) indica que o carcinoma não invadiu o **espaço retromamário** e comprometeu a fáscia peitoral. Movimento assimétrico da mama comprometida seria esperado caso a célula tumoral invadisse a fáscia (peitoral) profunda.
- A ausência de derrame mamário e não conseguir palpar linfonodos axilares aumentados indicaria detecção precoce.

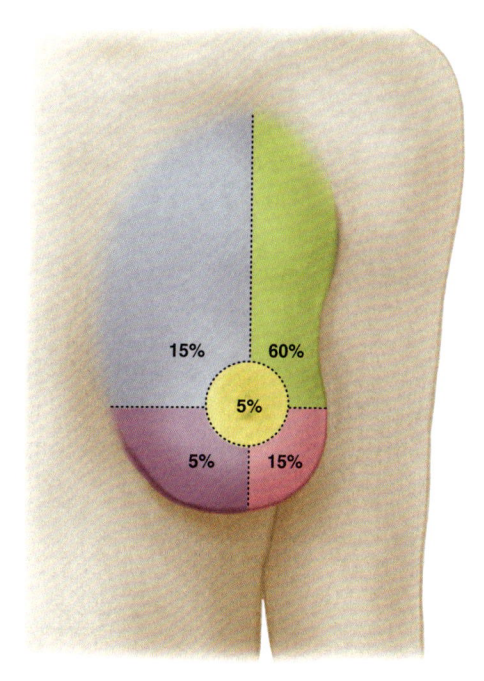

FIGURA 2.5.4 Quadrantes da mama. Distribuição da frequência do carcinoma em diferentes regiões da mama.

Notas clínicas

- Palpação dos linfonodos axilares com < 1 cm de diâmetro é considerado um achado normal. Linfonodos > 1 cm de diâmetro devem ser monitorados rigorosamente.
- Quando não há indício de disseminação regional além da mama, a taxa de cura clínica com métodos mais aceitáveis de terapia é de 75 a 80%. Quando os linfonodos axilares estão implicados com o tumor, a taxa de sobrevida cai para 50 a 60% em cinco anos.

Condição fibrocística e fibroadenoma da mama

Estes tipos de massas mamárias, embora múltiplos, estão restritos aos lobos da mama e não se estendem além dos limites da mama (i.e., não comprometem a fáscia peitoral). Os septos do tecido conectivo da mama não estão comprometidos e a formação de covinhas na pele ou a retração das papilas mamárias não é observada.

- Condição fibrocística e fibroadenoma são caracteristicamente encontrados em pacientes mais jovens.
- Essas massas são comumente múltiplas e bilaterais.

CASO 2.6 | Carcinoma broncogênico

Apresentação do paciente

Um paciente com 73 anos de idade consulta o médico de atenção primária porque percebeu recentemente estrias de sangue no escarro (esputo).

Achados clínicos relevantes

História

O paciente indica que teve "tosse de fumante" durante décadas, mas durante os últimos três meses a tosse tornara-se mais proliferativa e o escarro continha sangue. Relata que começou a fumar no final da adolescência e fumava 20 ou mais cigarros/dia. Durante os últimos meses, percebeu que as roupas estavam mais largas e acredita que emagreceu (revisão do prontuário indicou que o paciente emagreceu 4,5 kg desde a última avaliação física, há dez meses). O paciente não alterou atividade nem alimentação. Frequentemente faz apenas uma refeição por dia, porque a maioria dos alimentos não desperta apetite. O filho do paciente está com ele na sala de exame e revelou que percebeu uma rouquidão na voz do pai.

Exame físico

Sinais vitais importantes:
- Peso: 67,5 kg

Resultados do exame físico:
- Astênico
- Dispneico, com roncos sibilantes em todos os lobos do pulmão

Testes laboratoriais

- Análise do escarro: hemoptise e células escamosas malignas

Estudos diagnósticos por imagem

- Radiografias do tórax mostram uma massa ao longo do brônquio primacial esquerdo, com extensões até o hilo do pulmão e mediastino. Ocorrência de atelectasia do lobo superior do pulmão esquerdo.
- Radiografias do abdome mostram diversas massas medindo 2 a 3 cm no fígado.

Problemas clínicos a considerar

- Carcinoma broncogênico
- Carcinoma metastático no pulmão
- Tuberculose

OBJETIVOS DE APRENDIZAGEM

1. Descrever a anatomia dos pulmões e da árvore traqueobronquial.
2. Descrever o suprimento nervoso e sanguíneo da pleura, pulmões e árvore traqueobronquial.
3. Descrever as relações anatômicas e a anatomia de superfície dos pulmões e da árvore traqueobronquial.
4. Explicar a base anatômica para os sinais e sintomas associados com esse caso.

Astenia Fraqueza geral decorrente de debilidade
Atelectasia Redução ou ausência de ar em todo, ou em parte, do pulmão (colapso pulmonar)
Dispneia Dificuldade de respirar; falta de ar
Hemoptise Sangue no escarro proveniente de hemorragia nas vias respiratórias
Ronco sibilante Som pulmonar sibilante agudo provocado pela obstrução ou pelo estreitamento da via respiratória

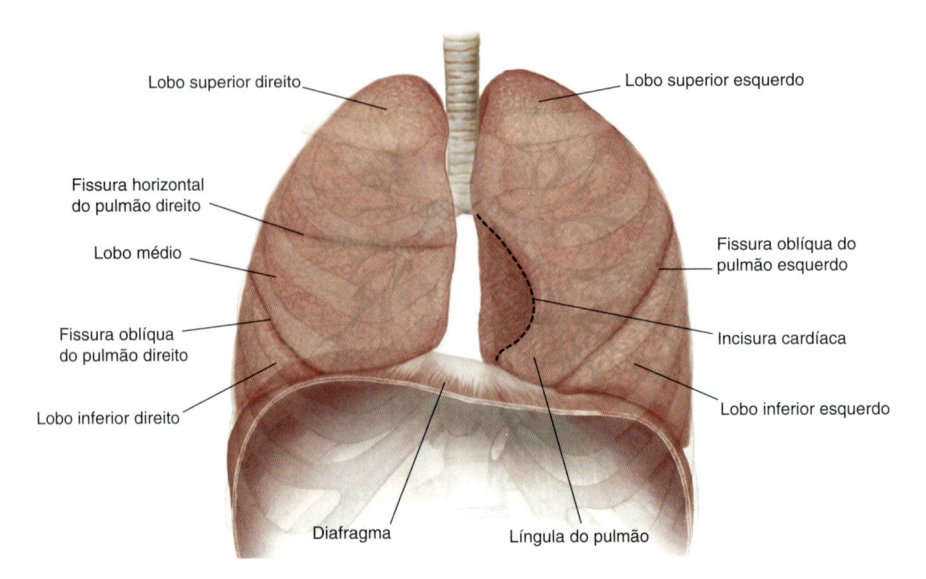

FIGURA 2.6.1 Visão anterior dos pulmões.

ANATOMIA PERTINENTE
Pulmões e árvore traqueobronquial
Pulmões

Cada **pulmão** e sua **pleura** ocupam sua respectiva **cavidade pulmonar** (**Fig. 2.6.1**). Os pulmões são cônicos, com o **ápice** direcionado para a raiz do pescoço, posterior ao terço medial da clavícula. A **base** do pulmão assume o contorno do diafragma. Cada pulmão tem faces **costal**, **diafragmática** e **mediastinal**, e margens **anterior** e **inferior**. Cada pulmão possui lobos separados por fissuras.

Pulmão direito
Lobos

- Superior
- Médio
- Inferior

Fissuras
- **Fissura oblíqua** separa o lobo superior dos lobos médio e inferior.
- **Fissura horizontal** separa os lobos superior e médio.

Pulmão esquerdo
Lobos

- Superior
- Inferior

Fissuras

- **Fissura oblíqua** separa o lobo superior do inferior.

A margem anterior do lobo superior do pulmão esquerdo é endentada pela **incisura cardíaca**. Uma pequena projeção de tecido pulmonar inferior à incisura é a **língula**.

Árvore traqueobronquial

A **traqueia** atravessa a abertura superior do tórax, anterior ao esôfago, para entrar no mediastino. Esse tubo oco mede aproximadamente 2,5 cm de diâmetro e é mantido aberto (desobstruído) por uma série de "anéis" cartilagíneos. Os anéis traqueais são incompletos posteriormente; o espaço vazio em cada cartilagem é ocupado pelo músculo **traqueal**.

No mediastino, a traqueia termina dividindo-se nos **brônquios principais (primários) direito** e **esquerdo** (**Fig. 2.6.2**). O brônquio principal

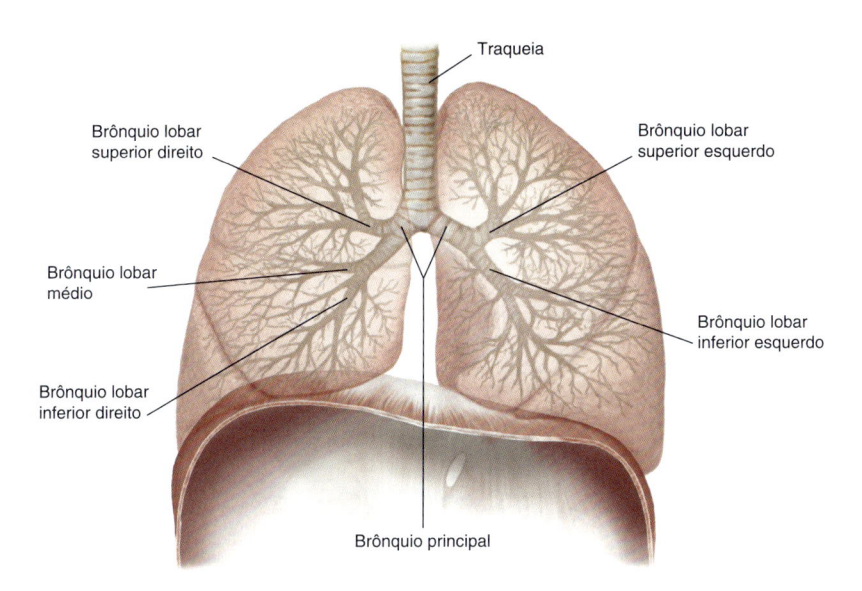

FIGURA 2.6.2 Árvore traqueobronquial.

direito é mais largo, mais curto e mais vertical. Cada um se une com a artéria pulmonar, veias pulmonares, vasos linfáticos e nervos autônomos para formar a **raiz** curta **do pulmão**.

Esse grupo de estruturas deixa o mediastino e entra no **hilo do pulmão**, na sua face mediastinal. No hilo, cada brônquio principal se divide para fornecer uma via respiratória para cada lobo do pulmão (três à direita; dois à esquerda). Essas são conhecidas como **brônquios (secundários) lobares**.

Cada lobo é composto por **segmentos broncopulmonares** (**Fig. 2.6.3**), as **unidades funcionais** básicas **do pulmão**. Os segmentos broncopulmonares são separados por septos finos de tecido conectivo. Os segmentos broncopulmonares são piramidais, com a base direcionada para a superfície do pulmão e o ápice apontado para o hilo. Os segmentos são nomeados por sua posição no hilo. O número de segmentos varia entre os lobos; no entanto, cada pulmão contém um total de 10.

Os brônquios lobares se dividem em **brônquios segmentares** (**terciários**), um para cada segmento broncopulmonar. Além dos brônquios segmentares, existem outras 10 ramificações até que os brônquios meçam aproximadamente 1 mm de diâmetro (**Fig. 2.6.3**). Com esse diâmetro, as vias respiratórias são denominadas **bronquíolos**. Essa é a primeira parte da via respiratória que não tem cartilagem. Não ocorre troca gasosa através da parede da via respiratória até esse ponto.

Os bronquíolos sofrem duas ou três ramificações para dar origem aos **bronquíolos terminais**. Cada bronquíolo terminal forma o tronco para um **ácino**, a **unidade respiratória do pulmão**. Cada ácino dá origem a diversos **bronquíolos respiratórios**. As paredes dos bronquíolos respiratórios contêm uns poucos **alvéolos** e são a parte mais proximal da via respiratória, na qual ocorre a troca gasosa. Os bronquíolos respiratórios dão origem a 2-11 **ductos alveolares** que, por sua vez, dão origem a cinco ou seis **sacos alveolares**. Os dois pulmões, coletivamente, contêm mais de 100.000 ácinos. Cada ácino contém aproximadamente 3.000 alvéolos.

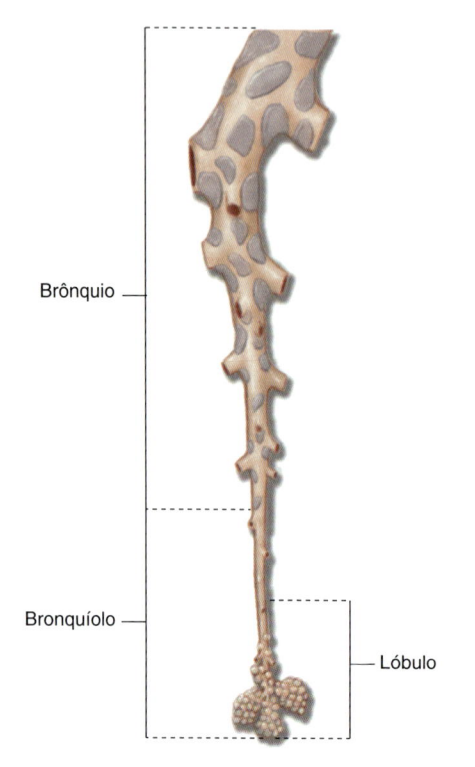

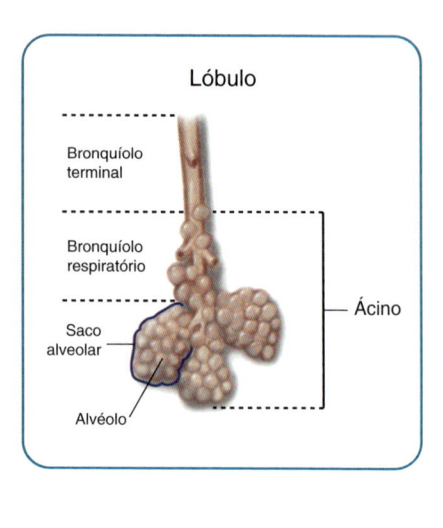

FIGURA 2.6.3 Ramificação de um brônquio segmentar.

Notas clínicas

- A totalidade dos alvéolos não é formada até aproximadamente oito anos de idade.
- A tendência de material estranho entrar preferencialmente no brônquio principal direito é decorrente de seu diâmetro maior e orientação mais vertical.

Suprimento sanguíneo e linfático

Duas **artérias pulmonares** são derivadas do **tronco pulmonar** (**Fig. 2.6.4A**). Essas transportam sangue para os pulmões para oxigenação. A partir do hilo do pulmão, as artérias pulmonares acompanham o padrão de ramificação das vias respiratórias, formando **artérias lobares** e, em seguida, **artérias segmentares**. As veias lobares tornam-se **veias pulmonares** na raiz de cada pulmão (**Fig. 2.6.4B**). Quatro veias pulmonares (superiores e inferiores provenientes de cada pulmão) entram no átrio esquerdo. No direito, a *veia do lobo médio* se une com a *veia superior* para formar a **veia pulmonar direita superior**. Esses vasos levam sangue rico em oxigênio para o pulmão.

Diferente das artérias e vias respiratórias, que estão confinadas a um segmento broncopulmonar, as **veias segmentares** comunicam-se com aquelas nos segmentos adjacentes.

As veias segmentares também recebem sangue proveniente da pleura visceral e da maior parte do sistema venoso bronquial.

Existem normalmente três pequenas **artérias bronquiais**.

- Dois **ramos bronquiais esquerdos** normalmente se ramificam a partir da **parte torácica da aorta**.
- Um **ramo bronquial direito** normalmente se ramifica a partir da **terceira artéria intercostal posterior direita**.

As artérias bronquiais seguem na respectiva raiz do pulmão e acompanham o padrão de ramifica-

(A) Artérias pulmonares e bronquiais

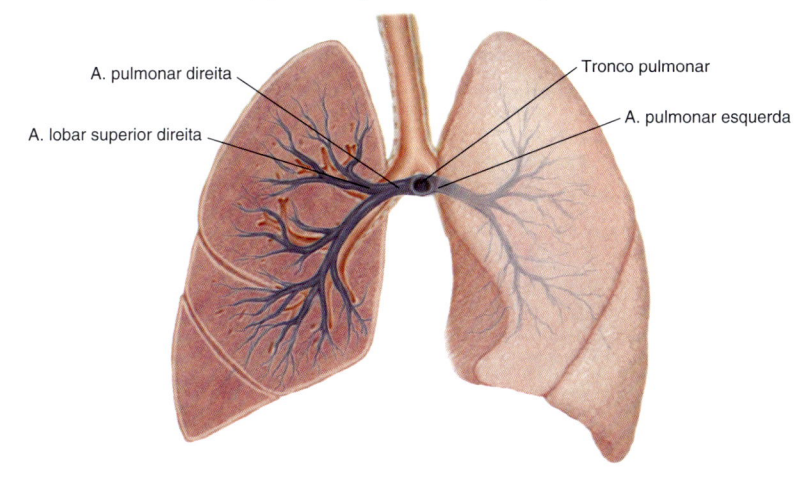

- A. pulmonar direita
- A. lobar superior direita
- Tronco pulmonar
- A. pulmonar esquerda

(B) Veias pulmonares e bronquiais

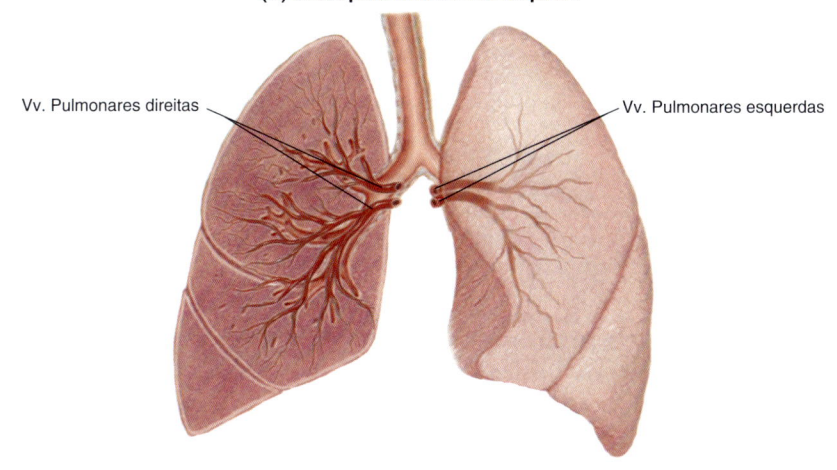

- Vv. Pulmonares direitas
- Vv. Pulmonares esquerdas

FIGURA 2.6.4 (**A**) Artérias pulmonares e bronquiais (azuis) suprem pulmões e brônquios. (**B**) Veias pulmonares e bronquiais (vermelhas) suprem pulmões e brônquios.

ção da via respiratória até os bronquíolos respiratórios, suprindo:

- Estruturas na raiz e hilo do pulmão
- Estruturas de sustentação do pulmão
- Pleura visceral

Cada pulmão tem uma única **veia bronquial**. Eles não drenam as mesmas áreas supridas pelas artérias bronquiais. Essas pequenas veias drenam tecidos próximos do hilo do pulmão.

O restante da drenagem venosa do pulmão, incluindo a pleura visceral, entra nas veias pulmonares.

- A **veia bronquial direita** entra na **veia ázigo**.
- A **veia bronquial esquerda** entra na **veia hemiázigo**.

Dois **plexos linfáticos interconectados** (superficial e profundo) drenam os pulmões e brônquios (**Fig. 2.6.5**).

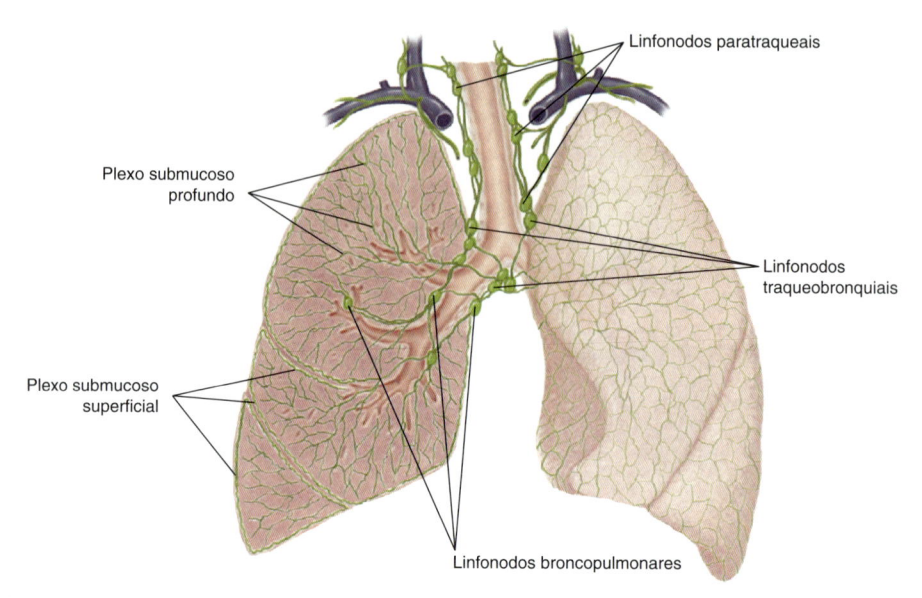

FIGURA 2.6.5 Linfáticos dos pulmões e brônquios.

A drenagem linfática do pulmão está delineada na **Tabela 2.6.1**.

Nota clínica

Os vasos linfáticos fornecem a via primária de difusão para o carcinoma broncogênico.

Suprimento nervoso da pleura, árvore traqueobronquial e pulmões
Pleura
A inervação da pleura utiliza os nervos frênicos (C3-C5) e intercostais (T1-T11), assim como os nervos simpáticos (T1-T5) e parassimpáticos (vago – NC X) (**Tabela 2.6.2**).

Traqueia, brônquios e pulmões
O **plexo pulmonar**, uma extensão do plexo cardíaco, supre a traqueia, os brônquios e os pulmões. O plexo pulmonar tem componentes simpáticos e parassimpáticos:

- Nervos (esplâncnicos cardiopulmonares) cardíacos transportam **fibras simpáticas pós-ganglionares** dos gânglios cervicais e dos quatro gânglios paravertebrais torácicos superiores para o plexo cardíaco. A estimulação desses **eferentes viscerais** aumenta a frequência respiratória e leva à broncodilatação e redução na secreção glandular. Essas fibras também conduzem impulsos aferentes viscerais (reflexivos e nociceptivos).
- **Fibras parassimpáticas pré-ganglionares** (fibras cardíacas) originam-se a partir do nervo vago. Estimulação parassimpática diminui a frequência respiratória e leva à broncoconstrição e ao aumento da secreção glandular.

TABELA 2.6.1 Drenagem linfática dos pulmões e brônquios

Plexo linfático	Localização	Estruturas	Linfonodos
Superficial	Subpleural: acompanha o contorno da superfície (face) do pulmão	Pleura visceral Parênquima do pulmão	Broncopulmonares (hilares) para os traqueobronquiais
Profundo	Submucoso bronquial	Brônquios	Pulmonares para os broncopulmonares para os traqueobronquiais

TABELA 2.6.2 Inervação da pleura

Pleura	Nervo(s)	Modalidade
Parietal		Sensação geral
Parte costal	Intercostal	
Parte diafragmática		
"Parte central"	Frênico	
"Parte periférica"	Intercostal	
Parte mediastinal	Frênico	
Cúpula da pleura	Frênico	
Pleura visceral	Simpático	Anóxia e distensão

Dor pode ser referida aos dermátomos C2-T4, dependendo do nervo implicado. Para informações adicionais sobre a divisão autônoma do sistema nervoso e dor referida, consulte Capítulo 1: Vias aferentes viscerais.

Relações anatômicas e anatomia de superfície

Relações anatômicas

Existem diversas relações anatômicas importantes entre as vias respiratórias e a rede vascular pulmonar:

- O **brônquio principal esquerdo** se situa inferior ao arco da aorta.
- O **brônquio principal direito** se situa inferior ao arco da veia ázigo.
- Nos hilos dos pulmões:
  - A **veia pulmonar superior** se situa anterior às outras estruturas.
  - A **veia pulmonar inferior** se situa inferior às outras estruturas.
  - A **artéria pulmonar direita** se situa anterior ao brônquio principal.
  - A **artéria pulmonar esquerda** se situa superior ao brônquio principal.
  - O **nervo frênico** se situa anterior à raiz de cada pulmão.
  - O **nervo vago** se situa posterior à raiz de cada pulmão.
  - O **nervo laríngeo recorrente esquerdo** forma uma alça em torno do ligamento arterial e, nesse ponto, está intimamente associado com o brônquio principal esquerdo.

Anatomia de superfície

As projeções de superfície dos componentes do sistema respiratório são pontos de referência importantes usados no exame físico.

O **ângulo do esterno** (ângulo de Louis) se situa na junção do manúbrio com o corpo do esterno. É subcutâneo e se situa no nível do intervertebral T4-T5.

A **cúpula da pleura** se estende na raiz do pescoço, aproximadamente 3 cm acima do terço medial da clavícula. Portanto, a **cavidade pleural** se estende pela abertura superior do tórax até a raiz do pescoço.

A **fissura oblíqua** para cada pulmão se aproxima de uma linha que liga o processo espinhoso de T3 ou T4 com a articulação costocondral da sexta costela. Na linha axilar média, a fissura oblíqua se situa profunda ao 5º espaço intercostal. A **fissura horizontal** se estende a partir da fissura oblíqua direita na linha axilar média (5º espaço intercostal) e se situa paralela à 4ª cartilagem costal direita.

Nota clínica

- **Ausculta** durante o exame físico requer avaliação de cada lobo pulmonar. Os lobos superiores são auscultados na face anterossuperior do tórax, os lobos inferiores posteroinferiormente e os lobos médios do pulmão direito, na parede lateral direito do tórax, próximo da linha axilar média.
- **Ausculta** detecta movimento de ar nos pulmões ("sons respiratórios") durante a inspiração e expiração inicial. No pulmão saudável, os sons respiratórios não devem ser detectados durante a maior parte da expiração.

RACIOCÍNIO CLÍNICO

Esse paciente se apresenta com sinais e sintomas de **doença respiratória**.

Carcinoma broncogênico

Carcinoma broncogênico é uma doença maligna do pulmão (**Fig. 2.6.6.**). É uma das malignida-

---

Ausculta Método de diagnóstico, normalmente com estetoscópio, para escutar os sons do corpo (p. ex., sons cardíacos, respiratórios e gastrintestinais)

(A) **(B)**

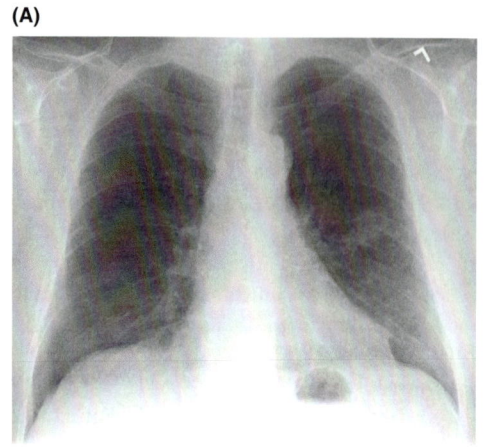

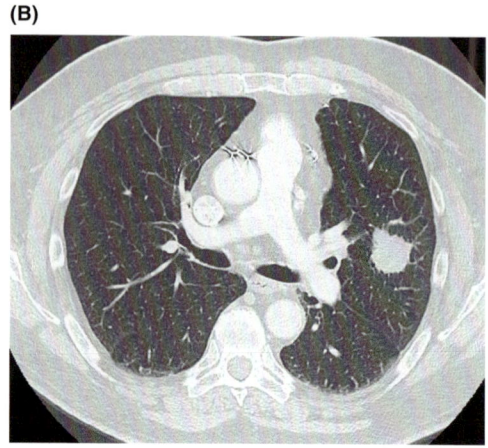

FIGURA 2.6.6 Carcinoma broncogênico. (**A**) Radiografia anteroposterior mostrando a massa no pulmão esquerdo. *Fonte:* Fig. 4-36A, *Basic Radiology,* 2e. www.accessmedicine.com. (**B**) Imagem de TC axial, do mesmo paciente, mostrando a massa no lobo superior esquerdo.
Fonte: Fig. 4-37A, *Basic Radiology,* 2e. www.accessmedicine.com.

des mais evitáveis, uma vez que > 90% dos casos são provocados pelo cigarro.

O carcinoma broncogênico é dividido em cinco categorias baseadas histologicamente (**Tabela 2.6.3**).

Nota clínica

Para que o tratamento adequado seja instituído, uma biópsia do tumor ou dos linfonodos regionais é necessária para confirmar o(s) tipo(s) histológico(s) de câncer do pulmão presente(s).

Sinais e sintomas
- Tosse crônica
- Hemoptise
- Rouquidão
- Atelectasia e dispneia
- Disfagia
- Astenia
- Perda de peso

Fatores predisponentes
- Cigarro (fumante ativo ou ex-fumante)
- Fumaça ambiental do tabaco (fumo "passivo")

TABELA 2.6.3 Tipos de cânceres

Categoria	Frequência (%)	Características
Adenocarcinoma	40	Origina-se a partir das glândulas mucosas presentes na via respiratória; normalmente uma massa periférica ou nódulo
Célula escamosa	25	Origina-se do epitélio bronquial; normalmente central e intraluminal
Célula pequena	15	Origem bronquial; começa centralmente e invade a tela submucosa
Célula grande	10	Heterogênea; pode ser central ou periférica
Outra	10	Cânceres pulmonares muito pouco diferenciados

- Exposição prolongada ao radônio
- Ocupação: exposição a metais pesados, asbesto ou hidrocarbonetos aromáticos policíclicos

Se o tumor estiver restrito ao hilo e/ou brônquios, talvez não ocorra dor, e o sintoma existente é frequentemente uma tosse proliferativa com hemoptise. Dor somática pode ser um sintoma, se o tumor se situar mais periférico no pulmão, com comprometimento da pleura parietal. O crescimento do tumor regional pode comprimir os brônquios, a traqueia e/ou o esôfago, levando à atelectasia, dispneia e disfagia, respectivamente.

Metástase para o encéfalo, osso, fígado e medula da glândula suprarrenal é comum. O comprometimento do fígado caracteristicamente leva à perda de peso, enquanto a metástase para o encéfalo pode apresentar-se como cefaleia ou déficits neurológicos. Metástases ósseas comumente se apresentam com dor e/ou fraturas patológicas.

Notas clínicas

- O paciente típico com carcinoma do pulmão tem mais de 60 anos de idade, com história de tabagismo. A idade mediana no diagnóstico nos fumantes (ativos ou ex-fumantes) é de 71 anos.
- Mais de 50% dos pacientes com carcinoma do pulmão se apresentam com doença avançada.

Câncer metastático para o pulmão

Esta condição inclui malignidade pulmonar, em consequência de metástase de carcinoma primário não respiratório.

Sinais e sintomas
- Sintomas respiratórios incomuns até estágios avançados

Fatores predisponentes
- Malignidade não pulmonar

Quase todos os cânceres sofrem metástase para o pulmão (ver **Tabela 2.5.1**). As artérias pulmonares são consideradas a via básica para transporte de células malignas *para o pulmão*. Em contrapartida, a metástase de um tumor primário *a partir do pulmão* é normalmente linfatogênica. Estudos diagnósticos por imagem para comprometimento metastático do pulmão frequentemente revelam tumores bilaterais pequenos e múltiplos que tendem a estar localizados nos segmentos inferiores do pulmão.

Tuberculose

Tuberculose é uma infecção bacteriana (*Mycobacterium tuberculosis*) que comumente compromete o sistema respiratório, mas pode incluir também outros sistemas. Os bacilos espalham-se mais frequentemente em gotículas aerossolizadas de saliva, produzidas durante tosse, espirro ou fala. O desenvolvimento da doença após infecção pelo *M. tuberculosis* depende da condição imunológica; pacientes imunocomprometidos correm maior risco. A tuberculose é dividida em duas categorias clínicas: latente e ativa.

Sinais e sintomas
Tuberculose latente
- Paciente infectado por *M. tuberculosis*, mas a bactéria está inativa e não existem sintomas
- Não contagiosa

Tuberculose ativa
- Tosse
- Perda de peso inexplicável
- Febre e calafrios
- Fadiga
- Contagiosa

Fatores predisponentes
- Infecção por HIV
- Raça: afro-americanos (nascidos nos EUA)
- Etnicidade: residente americano nascido no exterior
- Ocupação: profissional da saúde

Análise da cultura (comumente esputo) é considerada o "padrão-ouro" para o diagnóstico da tuberculose ativa. Achados radiográficos de infiltrados e cavidades nos lobos superiores do pulmão, em pacientes com sintomas respiratórios, são consistentes com tuberculose (**Fig. 2.6.7**).

Disfagia Dificuldade de deglutição
Linfatogênico Disseminação via rede vascular linfática

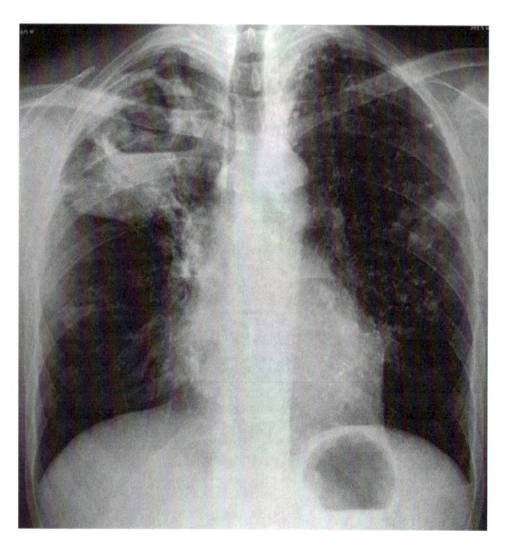

FIGURA 2.6.7 Radiografia anteroposterior do tórax, mostrando um infiltrado no lobo superior direito, em um paciente com tuberculose ativa.

Fonte: Fig. 165-5, *Harrison's Online*. www.accessmedicine.com.

Notas clínicas

- Em 2009, 5,8 milhões de novos casos de tuberculose foram relatados à Organização Mundial de Saúde.
- O **teste cutâneo da tuberculina** (TST) é usado comumente para avaliar *M. tuberculosis* em pacientes assintomáticos. A tuberculina é um extrato de *M. tuberculosis* (e outras espécies do gênero *Mycobacterium*). O teste, também conhecido como teste de Mantoux ou teste PPD (derivado proteico purificado), inclui mensurar a induração (endurecimento, tumefação, inchaço) em torno de uma injeção intradérmica (intracutânea) de 0,1 mL de PPD de tuberculina após 48-72 horas.
- A maioria das infecções de tuberculose permanece latente.
- Tuberculose ativa pode se desenvolver de semanas a anos após a infecção inicial.

DIAGNÓSTICO

A apresentação do paciente, história médica, exame físico, estudos diagnósticos por imagem e resultados dos procedimentos confirmam um diagnóstico de **carcinoma broncogênico** do tipo de célula escamosa.

Carcinoma broncogênico

Carcinoma broncogênico afeta basicamente os pulmões e os brônquios.

- A história de tabagismo e a idade do paciente o colocam em risco.
- Estudos diagnósticos por imagem mostram uma massa ao longo do brônquio principal, estendendo-se até o hilo do pulmão e mediastino. Uma massa nessa posição constringe as vias respiratórias e leva à atelectasia e dispneia.
- Tosse crônica, hemoptise e células escamosas no esputo confirmam o diagnóstico.
- A mudança de voz (rouquidão) nesse paciente é decorrente do comprometimento do nervo laríngeo recorrente esquerdo. Devido à íntima relação com o brônquio principal esquerdo, esse nervo pode se tornar encapsulado por um tumor em crescimento. Isso compromete a inervação para a maioria dos músculos intrínsecos no lado esquerdo da laringe. A paralisia unilateral desses músculos produz tensão assimétrica nas pregas vocais e apresenta-se como rouquidão.
- A perda de peso e massas no fígado visualizadas nas radiografias confirmam a conclusão de difusão metastática para o fígado.

Câncer metastático para o pulmão

A metástase de células malignas para o pulmão, a partir de outros órgãos e tecidos não pulmonares, é comum (ver **Tabela 2.5.1**). Essas células tumorais são transportadas para os pulmões via artérias pulmonares. Comumente, ambos os pulmões estão comprometidos e os tumores tendem a ser múltiplos e localizados nos segmentos broncopulmonares inferiores. Esses tumores também estão mais periféricos no tecido pulmonar, isto é, afastados do hilo.

- Esse paciente tinha um tumor unilateral localizado próximo do hilo do pulmão, com metástase para o fígado. Análise do escarro indicou que o tumor era do tipo escamoso.

Paralisia Perda da função muscular, especialmente relacionada ao movimento voluntário

Tuberculose

Tuberculose é uma infecção bacteriana. No estágio ativo, apresenta-se como uma tosse recente que persiste por mais de três semanas. A tosse é normalmente acompanhada de febre e calafrios.

- Hemoptise pode estar presente e o escarro pode conter *M. tuberculosis* (em vez de células tumorais).
- Uma radiografia do tórax mostra pequenas manchas brancas por todo o campo pulmonar. Essas representam o sistema imune do corpo isolando aglomerações do bacilo.
- A tuberculose ativa normalmente inclui o pulmão, mas rins, encéfalo e coluna vertebral também podem estar comprometidos.

QUESTÕES DE REVISÃO

1. Um homem com 23 anos de idade chega ao ambulatório queixando-se de febre, calafrios e "um ronco no peito" há três dias. Crepitação é detectada durante a inspiração com o estetoscópio colocado sob o trígono de ausculta. Nessa posição, na parede posterior do tórax, ouve-se o movimento do ar em qual parte do sistema respiratório?
   A. Lobo inferior do pulmão direito
   B. Brônquio principal direito
   C. Lobo médio do pulmão direito
   D. Lobo superior do pulmão direito
   E. Traqueia

2. Um homem com 68 anos de idade apresenta queixa primária de falta de ar durante esforço físico brando. Ausculta da parede torácica detecta um sopro adjacente ao esterno, no 2º espaço intercostal esquerdo. Isso é indicativo de:
   A. Doença da valva da aorta
   B. Doença da artéria coronária
   C. Insuficiência do ventrículo esquerdo
   D. Doença da valva do tronco pulmonar
   E. Estenose da valva atrioventricular direita (tricúspide)

3. Um motorista com 35 anos de idade envolveu-se em um acidente de carro, com abertura do *air bag*. A radiografia revela separação da articulação costocondral da 4ª e 5ª costelas esquerdas. Ainda durante o atendimento de emergência, desenvolveu dispneia (dificuldade de respirar), hipotensão, cianose e distensão da veia do pescoço. Esses sinais clássicos de tamponamento cardíaco resultam do acúmulo de líquido no:
   A. Recesso costomediastinal
   B. Espaço potencial entre o pericárdio fibroso e a lâmina parietal do pericárdio seroso.
   C. Espaço potencial entre as lâminas parietal e visceral do pericárdio seroso.
   D. Espaço potencial entre a lâmina visceral do pericárdio seroso e o miocárdio.
   E. Mediastino superior

4. Um homem obeso, com 48 anos de idade, desmaiou enquanto jogava basquetebol na entrada da garagem. Não pôde ser ressuscitado. Na necropsia, a artéria coronária esquerda e os dois ramos terminais estavam 95% ocluídos com placas (formações) escleróticas. Os ramos terminais da artéria coronária esquerda são:
   A. Interventriculares posterior e anterior
   B. Interventricular anterior e circunflexo
   C. Interventricular anterior e marginal esquerdo
   D. Circunflexo e atrial esquerdo
   E. Marginal esquerdo e circunflexo

5. Angiografia coronária realizada antes da cirurgia de revascularização do miocárdio, em

---

Crepitação Ruído crepitante ouvido com doença pulmonar (também conhecido como estertor)
Ausculta Método de diagnóstico, normalmente com estetoscópio, para escutar os sons do corpo (p. ex., sons cardíacos, respiratórios e gastrintestinais)
Sopro Vibrações variáveis produzidas pela turbulência do fluxo sanguíneo

Estenose Estreitamento de um canal (p. ex., vaso sanguíneo e canal vertebral)
Hipotensão Diminuição anormal na pressão arterial
Cianose Coloração azulada da pele ou das túnicas mucosas decorrente da oxigenação deficiente do sangue

uma paciente com 54 anos de idade, revelou que tinha um "coração dominante direito". Essa condição:

A. Indica que a artéria interventricular posterior é derivada da artéria coronária direita
B. Indica que as artérias coronárias direita e esquerda são derivadas de um tronco comum
C. É uma correlação principal com a doença de artéria coronária
D. Está frequentemente associada com fibrilação atrial
E. Está presente em < 10% das pacientes

6. Uma mulher na pré-menopausa, com 51 anos de idade, descreve uma descoberta recente de um nódulo na mama direita. O exame físico revela uma massa de aproximadamente 2,5 cm no quadrante lateral superior da mama. Há algumas covinhas na pele sobrepondo-se à massa. Essa covinha é decorrente de:

A. Diminuição de gordura na área da massa
B. Deslocamento de tecido glandular pela massa
C. Aumento da rede vascular para a massa
D. Influência das alterações hormonais cíclicas
E. Tração nos septos do tecido conectivo pela massa em expansão

7. Uma tomografia axial computadoriza (TAC) transversa, no nível do disco intervertebral entre T4 e T5, em um homem com 29 anos de idade, revela anatomia normal. Todos os itens seguintes podem ser visualizados neste exame, *à exceção do(a)*:

A. Arco da aorta
B. Arco da veia ázigo
C. Valva do tronco pulmonar
D. Lobo superior do pulmão direito
E. Veia cava superior

8. Imagem do tórax de uma mulher de 18 anos de idade revela uma estrutura difusa no mediastino superior, representando o timo. Todos os seguintes também seriam encontrados no mediastino superior, *à exceção da(o)*:

A. Parte ascendente da aorta
B. Artéria braquiocefálica

C. Veia braquiocefálica esquerda
D. Nervo frênico
E. Nervo vago

9. Toracentese é realizada na linha axilar média no 8° espaço intercostal direito de uma mulher com 73 anos de idade, para drenar excesso de líquido pleural. Todos os seguintes são encontrados no espaço intercostal, *à exceção de*:

A. Axônios dos neurônios parassimpáticos
B. Axônios dos neurônios simpáticos
C. Receptores de dor somáticos
D. Tributárias da veia ázigo
E. Ramo anterior do nervo espinal T8

10. Durante uma briga doméstica, uma mulher de 38 anos é esfaqueada no peito com uma faca de desbaste. A faca perfurou o 5° espaço intercostal esquerdo ao lado do esterno. O diagnóstico diferencial do serviço de emergência revela um hemopericárdio, mas não há indicação de hemopneumotórax ou de pneumotórax. Um residente sênior explica durante a visita clínica que não há pneumotórax porque:

A. O pulmão esquerdo tem apenas dois lobos.
B. A pleura parietal se reflete para longe da linha mediana, começando na 4ª cartilagem costal, no lado esquerdo.
C. A paciente estava expirando na hora da lesão.
D. A paciente estava de pé na hora da lesão.
E. Há uma incisura cardíaca no lobo inferior do pulmão esquerdo.

11. Uma paciente com 61 anos de idade queixa-se de tosse incessante que, nos últimos dois meses, produziu escarro com manchas de sangue. O marido informa que percebeu rouquidão progressiva na voz da esposa. Imagem clínica revela uma massa na raiz e hilo do pulmão esquerdo. Uma explicação provável para a rouquidão é:

A. Fluxo sanguíneo comprometido para o pulmão e a partir deste.
B. Deslocamento da traqueia pela massa.
C. Metástase para a laringe.
D. Oclusão parcial do brônquio principal pela massa.
E. A relação do nervo laríngeo recorrente esquerdo com a raiz do pulmão esquerdo.

Hemopericárdio Sangue no líquido pericárdico dentro da cavidade do pericárdio

Pneumotórax Ar ou gás na cavidade pleural

Capítulo **3**

Abdome

CASO 3.1 | Hérnia inguinal indireta

Apresentação do paciente
Durante um exame físico de rotina, observou-se uma pequena tumefação arredondada na região inguinal (virilha) esquerda de um menino de 12 anos de idade.

Achados clínicos relevantes
História
O paciente relatou que observou a tumefação há algum tempo, mas não era dolorosa. A protuberância (inchaço) parecia mudar de tamanho, dependendo da posição do corpo e hora do dia. No início da manhã, dificilmente era perceptível, mas no final do dia ou após exercício o inchaço era mais óbvio. O paciente não tivera enfermidades relevantes nem fizera cirurgias de grande porte.

Exame físico
Os seguintes achados foram observados no exame físico:
- Testículos de tamanho e posições normais para a idade do paciente.
- Massa palpável pequena na região inguinal (virilha) esquerda, imediatamente lateral e superior ao tubérculo púbico.
- Massa facilmente reduzível.

Testes laboratoriais

Teste	Valor	Valor de referência
Eritrócitos (contagem)	5,3	4,3-5,6 × 10^6/mm^3
Leucócitos (contagem)	8,2	3,54-9,06 × 10^3/mm^3

Estudos diagnósticos por imagem
- Ultrassonografia da região inguinal (virilha) esquerda mostrou uma massa anormal.

Problemas clínicos a considerar
- Linfonodos inguinais superficiais aumentados
- Hidrocele
- Hérnia inguinal direita
- Hérnia inguinal indireta

OBJETIVOS DE APRENDIZAGEM
1. Descrever a anatomia da região inguinal.
2. Descrever a anatomia do funículo espermático.
3. Descrever o desenvolvimento do canal inguinal masculino.
4. Definir a anatomia do trígono inguinal.
5. Explicar a base anatômica para sinais e sintomas associados com esse caso.

ANATOMIA PERTINENTE
Região inguinal
A região inguinal (virilha) é a área anteroinferior da parede abdominal anterior. Três músculos achatados (planos) da parede abdominal (oblíquo externo, oblíquo interno e transverso do abdome) contribuem com a anatomia dessa região. Cada um desses músculos tem uma aponeurose (tendão achatado). A margem inferior da aponeurose do músculo oblíquo externo forma o **ligamento inguinal**, uma faixa espessa que se estende da espinha ilíaca anterossuperior até o tubérculo púbico.

Canal inguinal
O canal inguinal é uma via de passagem oblíqua através da parte inferior da parede abdominal anterior (**Fig. 3.1.1**). O canal mede aproximadamente 5 cm de comprimento e está direcionado inferomedialmente. Nos homens, serve como

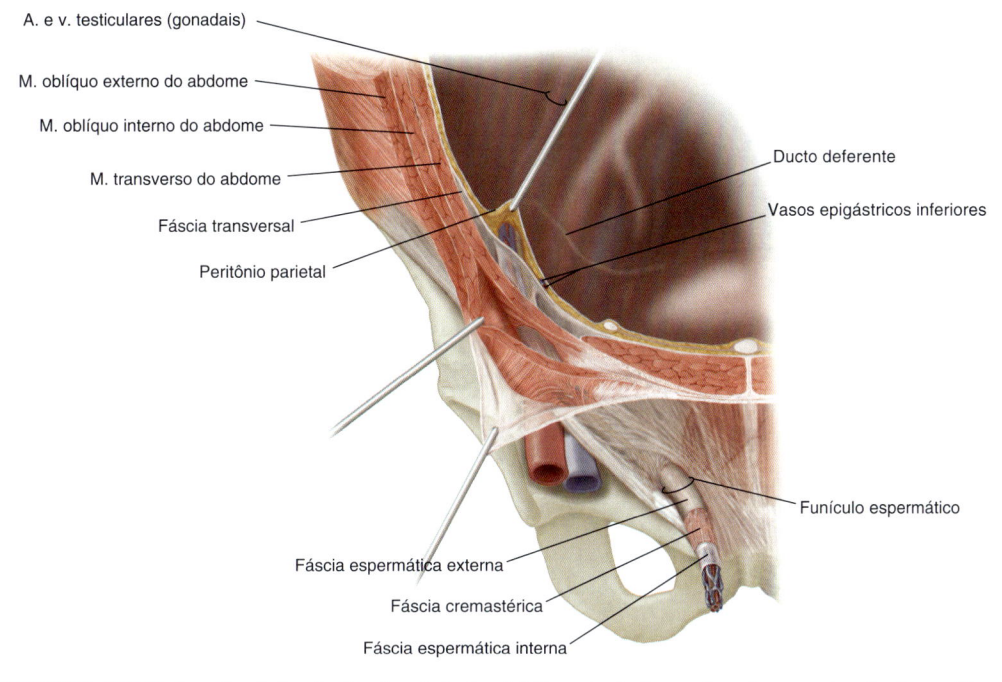

FIGURA 3.1.1 Parede abdominal anteroinferior (visão anterior), mostrando a anatomia da região inguinal.

via de passagem para o funículo espermático que contém estruturas seguindo para o testículo e a partir deste. Nas mulheres, o ligamento redondo do útero atravessa o canal.

Os limites do canal inguinal são formados pelos músculos e pela fáscia da parede abdominal (**Tabela 3.1.1**).

Funículo espermático

O funículo espermático contém estruturas que sustentam o testículo (**Fig. 3.1.2**). Os conteúdos do funículo espermático são mostrados na **Tabela 3.1.2**.

O funículo espermático começa no anel inguinal profundo, atravessa o canal inguinal,

TABELA 3.1.1 Limites do canal inguinal

Limite	Estruturas
Anterior	Aponeurose do músculo oblíquo externo do abdome
Posterior	Fáscia transversal Foice inguinal (fusão das aponeuroses dos músculos oblíquo interno do abdome e transverso do abdome que se fixam na crista púbica) reforça a parte medial da parede posterior
Superior (teto)	Fibras arqueadas dos músculos oblíquo interno e transverso do abdome
Inferior (soalho)	Ligamento inguinal
Anel inguinal profundo	Evaginação da fáscia transversal, superior ao ligamento inguinal e lateral aos vasos epigástricos
Anel inguinal superficial	Abertura semelhante a fenda na aponeurose do músculo oblíquo externo do abdome, superior e medial ao tubérculo púbico Pilar lateral da margem lateral do anel superficial Pilar medial da margem medial do anel superficial

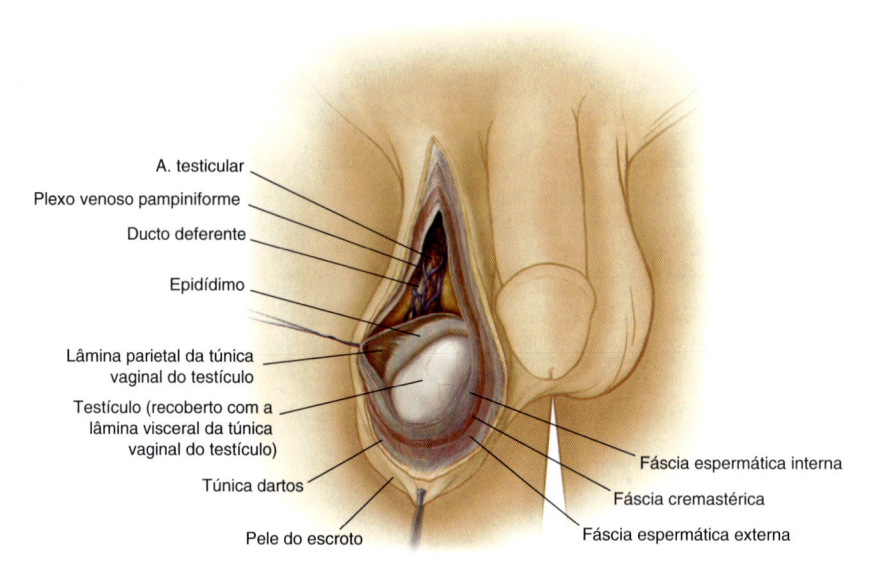

FIGURA 3.1.2 Visão anterior do escroto mostrando as fáscias espermáticas, o funículo espermático e o testículo.

deixa o anel inguinal superficial e termina no escroto, na raiz do testículo.

Desenvolvimento do canal inguinal masculino

Antes da descida do testículo, o **"gubernáculo do testículo"** (condensação mesenquimatosa) estende-se do polo inferior de cada testículo até as saliências escrotais, na região inguinal. O **processo vaginal** (protuberância oca do peritônio) evagina as lâminas musculares e fasciais da parede abdominal anterior, à medida que se estende nas saliências escrotais, acompanhando o trajeto do gubernáculo do testículo. Esse processo cria o canal inguinal. O testículo acompanha o trajeto do gubernáculo de sua posição retroperitoneal, pelo canal inguinal, e no escroto. Como resultado, as lâminas da parede abdominal anterior contribuem com as fáscias que circundam o funículo espermático (**Tabela 3.1.3**).

Antes do nascimento, a parte proximal do processo vaginal torna-se obliterada, isolando

TABELA 3.1.2 Estruturas dentro do funículo espermático

Estrutura	Descrição
Ducto deferente	Tubo muscular que conduz espermatozoides do epidídimo para os ductos ejaculatórios
Artéria testicular	Ramo da parte abdominal da aorta; irriga o testículo e epidídimo
Plexo venoso pampiniforme	Rede vascular que converge para formar a(s) veia(s) testicular(es)
Artéria do ducto deferente	Ramo da artéria vesical inferior; irriga o ducto deferente
Ramo genital do nervo genitofemoral	Inerva o músculo cremaster
Fibras nervosas autônomas	Inerva o músculo liso presente nos vasos sanguíneos, testículo, ducto deferente e epidídimo
Vasos linfáticos	Drena a linfa proveniente do testículo e estruturas associadas para os linfonodos lombares e pré-aórticos

TABELA 3.1.3 Lâminas do escroto e fáscia espermática

Lâminas do escroto e fáscia espermática	Lâmina correspondente da parede abdominal anterior	Notas
Pele	Pele	
Músculo e túnica dartos	Fáscia superficial	Músculo liso
Fáscia espermática externa	Aponeurose do músculo oblíquo externo do abdome	
Músculo cremaster (fáscia)	Músculo oblíquo interno do abdome	Músculo esquelético
Fáscia espermática interna	Fáscia transversal	

a entrada do canal inguinal da cavidade peritoneal. A parte distal do processo vaginal forma uma prega refletida, que parcialmente recobre o testículo e o epidídimo.

O restante do processo vaginal cria as lâminas visceral e parietal da túnica vaginal do testículo. Em alguns indivíduos, o processo vaginal permanece aberto (patente) durante a lactação (primeira infância), infância e, possivelmente, a idade adulta.

Nota clínica

Um processo vaginal persistente cria uma via potencial para herniação dos conteúdos abdominais pelo canal inguinal e dentro do escroto (hérnia inguinal indireta).

Trígono inguinal

O trígono inguinal (triângulo de Hasselbach) é uma região da parede abdominal anterior inferomedial (**Fig. 3.1.3** e **Tabela 3.1.4**).

O trígono está dentro da prega umbilical média. A parte inferior do trígono é relacionada com a extremidade medial do canal inguinal e anel inguinal superficial. Profunda ao anel inguinal, a parede posterior do canal é composta pela fáscia transversal e pelo peritônio parietal, que é reforçado medialmente pela foice inguinal.

Nota clínica

Como a face inferomedial do trígono inguinal não é bem reforçada, essa é uma área suscetível à herniação, especialmente em homens mais velhos.

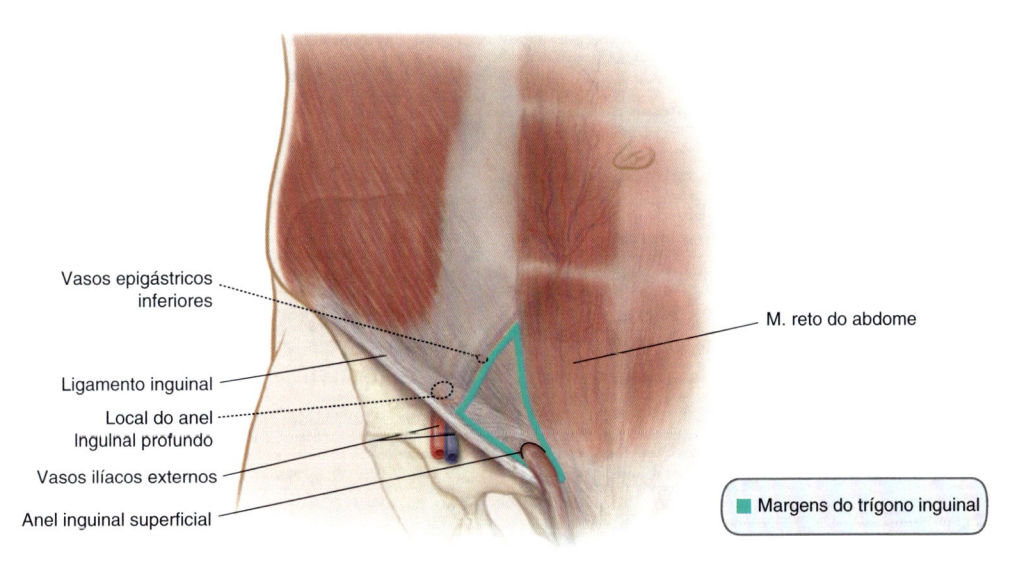

FIGURA 3.1.3 Visão anterior da região inguinal masculina, mostrando as margens do trígono inguinal (triângulo de Hasselbach) e a posição do anel inguinal profundo.

TABELA 3.1.4 Limites do trígono inguinal

Limite	Estrutura(s)
Medial	Linha semilunar (margem lateral da bainha do músculo reto)
Lateral	Vasos epigástricos inferiores
Inferior	Parte medial do ligamento inguinal

RACIOCÍNIO CLÍNICO

Esse paciente apresenta sinais e sintomas relacionados com **tumefação na região inguinal**.

Linfonodos inguinais superficiais aumentados

Os linfonodos inguinais superficiais são uma coleção de 12 a 20 linfonodos paralelos à margem inferior do ligamento inguinal.

- **Linfonodos situados medialmente** recebem a linfa proveniente dos órgãos genitais externos (exceto o testículo, epidídimo e funículo espermático), parte inferior do canal anal e região perianal, assim como do útero (a linfa drena ao longo do ligamento redondo).

  Estão incluídos nesse grupo quatro ou cinco linfonodos, localizados em torno do hiato safeno (onde a veia safena magna atravessa a fáscia lata para se unir à veia femoral); esses linfonodos recebem linfa provenientes de todos os linfáticos superficiais do membro inferior (exceto aqueles que drenam a parte posterolateral da panturrilha).
- **Linfonodos situados lateralmente** drenam a parte lateral da região glútea e a parte inferior da parede abdominal anterior.

Os linfonodos inguinais mais superficiais drenam para os linfonodos ilíacos externos. Os linfonodos inguinais superficiais são vulneráveis à dilatação ou inflamação, conhecida como linfadenite. A dilatação dos linfonodos inguinais superficiais pode bloquear a drenagem proveniente do períneo, parte inferior da parede abdominal e parte superior do membro inferior.

Sinais e sintomas
- Tumefações insensíveis, irredutíveis ao longo do ligamento inguinal.
- Febre

Fatores predisponentes
- Infecção viral ou bacteriana regionais
- Câncer regional e infiltração resultante de células malignas

Hidrocele

Uma hidrocele é formada quando há líquido peritoneal em um processo vaginal persistente (i.e., patente). Apresenta-se como massa insensível alongada, adjacente ao testículo ou ao longo do trajeto do funículo espermático. Existem dois tipos de hidrocele:

1. **Hidrocele comunicante** é mais comum em recém-nascidos e crianças. Resulta quando a parte proximal do processo vaginal permanece patente, permitindo que o líquido peritoneal proveniente da cavidade peritoneal entre no escroto.
2. **Hidrocele não comunicante** ocorre quando a parte proximal do processo vaginal está fechada (obliterada), mas um segmento distal permanece patente. Nesse caso, o líquido fica preso dentro da parte patente do processo vaginal e pode ser confinado ao escroto.

Sinais e sintomas
- Variam de assintomático a dor escrotal intensa.

Fatores predisponentes
- Processo vaginal persistente (perceptivelmente em crianças)
- Tumor no testículo
- Epididimite tuberculosa
- Trauma
- Causas iatrogênicas

Linfadenite Inflamação de um linfonodo ou linfonodos

Iatrogênico Provocado por tratamento médico ou cirúrgico

Nota clínicas

- Transiluminação é usada para diagnosticar uma hidrocele. Durante esse procedimento, luz intensa é aplicada no lado do escroto. O líquido na hidrocele normalmente é claro e, consequentemente, a luz delineia o testículo, indicando que o líquido circunda o testículo.
- Imagem de ultrassom pode ser usada para descartar hérnia, tumor do testículo ou outras causas de tumefação (inchaço) escrotal (p. ex., varicocele).

Hérnia inguinal

Uma hérnia inguinal é uma protrusão dos conteúdos da cavidade abdominal, normalmente uma parte do intestino delgado e peritônio associado, através de parte do canal inguinal. Uma história de dor, tumefação ou a presença de uma massa na região inguinal (virilha) é indicativa de hérnia inguinal. Essas hérnias podem ser detectadas na região do anel inguinal superficial ou no escroto.

Sinais e sintomas

- Tumefação (inchaço) na região inguinal (virilha) no sítio da hérnia; pode ser mais conspícuo com tensão (esforço)
- Uma variedade de dor e hipersensibilidade: de nenhuma dor a dor vaga (imprecisa), dor regional contínua (persistente) à dor localizada aguda

Existem dois tipos de hérnia inguinal, definidas pelas relações dos vasos epigástricos inferiores e canal inguinal.

Hérnia inguinal direta

Hérnia inguinal direta ocorre medial aos vasos epigástricos inferiores (**Fig. 3.1.4A**).

Características peculiares (distintivas)

- Tumefação (inchaço) na região do trígono inguinal
- Pode estar presente no anel inguinal superficial (pode ser palpável)
- Não percorre todo o comprimento do canal inguinal
- Quase nunca entra no escroto

Fatores predisponentes

- Idade: mais comum com o aumento da idade
- Sexo: principalmente em homens
- História familiar
- Tosse crônica
- Constipação crônica
- Excesso de peso

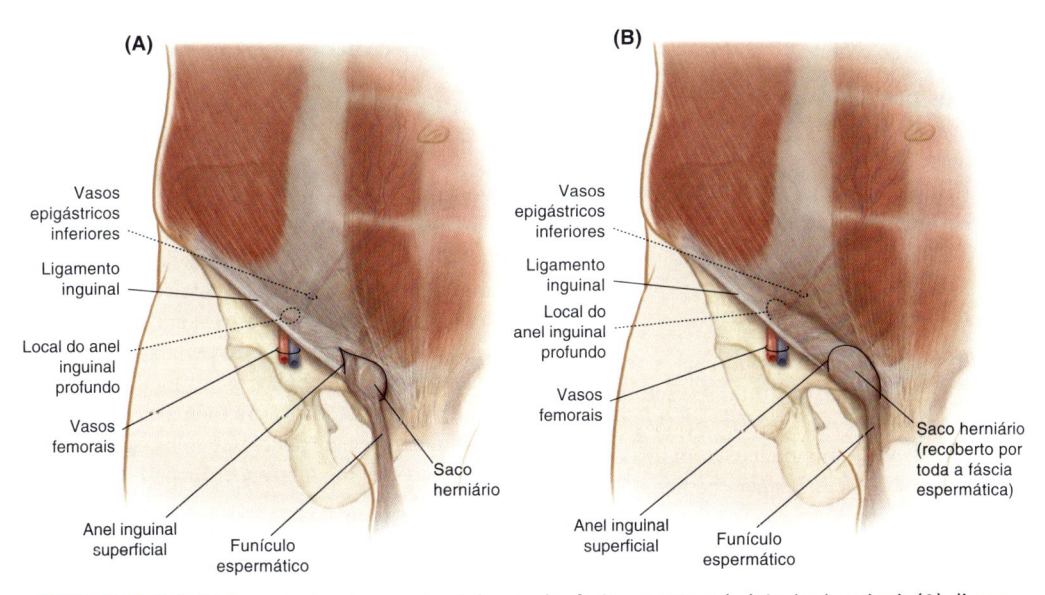

FIGURA 3.1.4 Visão anterior da parede abdominal inferior, mostrando hérnias inguinais (**A**) diretas e (**B**) indiretas.

- Gravidez
- Ocupação: trabalhos que exijam ficar de pé durante longos períodos ou trabalho físico pesado apresentam risco elevado

Hérnia inguinal indireta

A causa subjacente para esse tipo de hérnia é uma falha no fechamento do **processo vaginal** no anel inguinal profundo, durante o período fetal. Consequentemente, uma hérnia inguinal indireta é considerada **congênita**, embora possa não se desenvolver até a segunda ou terceira década. A pressão intra-abdominal pode, com o tempo, fazer uma alça do intestino delgado entrar no processo vaginal patente, forçando o saco herniário para dentro do canal inguinal.

Uma hérnia inguinal indireta entra no anel inguinal profundo, lateral aos vasos epigástricos inferiores e passa ao longo de todo o comprimento do canal inguinal (**Fig. 3.1.4B**). Pode protrair-se através do anel inguinal superficial e estender-se até o escroto.

Características peculiares
- Passa ao longo do processo vaginal patente
- Pode não percorrer todo o comprimento do canal inguinal
- Pode emergir através do anel inguinal superficial
- Pode apresentar-se no anel inguinal superficial ou no escroto

Fatores predisponentes
- Sexo: homens (9:1)
- Idade: < 25 anos
- História familiar
- História prévia de hérnia inguinal
- Tosse crônica
- Tabagismo
- Excesso de peso

A maioria das hérnias inguinais é redutível, significando que a(s) estrutura(s) retorna(m) à sua(s) posição(ões) normal(is) na cavidade abdominal. Hérnias inguinais são muito comuns (risco vitalício é de 27% para homens, 3% para mulheres), e sua reparação (restauração/reconstrução) é uma das operações cirúrgicas mais frequentemente realizadas.

> **Notas clínicas**
>
> O exame da região inguinal é mais bem realizado com o paciente de pé. O examinador coloca um dedo no local do anel inguinal superficial e pede ao paciente para tossir (a tosse aumenta a pressão intra-abdominal, o que força a hérnia na direção do anel inguinal superficial e pode tornar mais fácil a detecção durante o exame físico). O tamanho do anel inguinal superficial É determinado palpando-se imediatamente lateral ao tubérculo púbico.
>
> - Suspeita-se de uma hérnia inguinal direta, se uma saliência (protuberância) é sentida contra o lado do dedo do examinador.
> - Suspeita-se de hérnia inguinal indireta se uma saliência (protuberância) é sentida na ponta do dedo do examinador, conforme o dedo é direcionado para o anel inguinal profundo.
>
> Na maioria dos pacientes é difícil, com base no exame físico, distinguir entre hérnias inguinais direta e indireta; o tipo de hérnia inguinal é estabelecido com exatidão durante a cirurgia.
>
> Qualquer massa herniária hipersensível à palpação ou associada com náusea e vômito deve ser considerada possivelmente estrangulada (vascularização comprometida do intestino encarcerado). Essa condição representa uma emergência cirúrgica.

DIAGNÓSTICO

A apresentação do paciente, história, exame físico e resultados laboratoriais confirmam um diagnóstico de **hérnia inguinal indireta**.

Hérnia inguinal indireta

Hérnias inguinais são **diretas** ou **indiretas**, com base no trajeto pela parede abdominal anterior. **Hérnias inguinais indiretas** passam laterais aos vasos epigástricos inferiores e percorrem toda a extensão do canal inguinal, antes de se apresentarem no anel inguinal superficial. Esse tipo de hérnia é resultado do processo vaginal persistente. Uma **hérnia inguinal direta** aparece como tumefação (inchaço) no trígono inguinal. Esse tipo de hérnia não percorre toda a extensão do canal inguinal, mas pode apresentar-se "diretamente" no anel inguinal superficial.

- Esse paciente tem uma pequena tumefação redutível, no local do anel inguinal superficial, indicando a presença de hérnia inguinal.

- Com base na idade do paciente, a hérnia inguinal seria mais provavelmente indireta.
- O diagnóstico e a classificação são verificados na hora da cirurgia corretiva.

Linfadenite

Existe uma aglomeração de linfonodos (inguinais superficiais) localizados ao longo do ligamento inguinal. Esses linfonodos estão propensos a aumento após infecções em crianças. Linfadenite pode afetar um único linfonodo ou um grupo de linfonodos, e pode ser unilateral ou bilateral.

- Se esse paciente tivesse linfadenite, as tumefações inguinais não seriam redutíveis e o paciente muito provavelmente apresentaria temperatura e contagem de leucócitos elevados.

Hidrocele

Uma hidrocele se forma em qualquer lugar ao longo da extensão de um processo vaginal persistente ou dentro de uma túnica vaginal do escroto.

- O ultrassom, nesse paciente, indicou uma massa inguinal que não era consistente com hidrocele cheia de líquido.
- Hidroceles geralmente se apresentam como tumefação não sensível mole, anterior ao testículo no escroto.
- Diagnóstico de hidrocele teria condições de ser confirmado pela transiluminação do escroto, que não foi realizada nesse paciente.

CASO 3.2 | Úlcera gástrica

Apresentação do paciente
Um homem caucasiano, com 58 anos de idade, é admitido no serviço de emergência com dor intensa na parte superior do abdome.

Achados clínicos relevantes
História
O paciente relata que tem, há muito tempo, uma história de dor "estomacal" branda, mas hoje após o almoço, sentiu uma dor pungente aguda na região imediatamente inferior ao esterno. Descreveu a dor como "perfurante" (penetrante) e percebeu que se espalhava rapidamente pela parte superior esquerda do abdome. A dor era muito intensa durante horas, mas, em seguida, diminuía. Ficava enjoado a tarde toda (sintomas começavam após o almoço) e vomitava uma vez. Descreveu o vômito com aparência de "borra de café". Agora, relata dor vaga sobre o ombro esquerdo.

Exame físico
Os achados seguintes foram observados no exame físico:

- Sons intestinais hipoativos
- Defesa muscular das partes superior e anterolateral da parede abdominal
- Epigástrio e hipocôndrio esquerdo são hipersensíveis durante a palpação

Nota clínica
O **teste de depuração respiratória da ureia** é um método não invasivo para identificação de infecção pelo *H. pylori*. Baseia-se na capacidade do *H. pylori* de converter ureia em amônia e dióxido de carbono. O resultado desse teste pode ser alterado pelas medicações do paciente.

Testes laboratoriais

Teste	Valor	Valor de referência
Eritrócito (contagem)	4,9	4,3-5,6 × 10^6/mm^3
Leucócito (contagem)	13,2	3,54-9,06 × 10^3/mm^3
Hemoglobina	11	14-17 gm/dL
Helicobacter pylori	Positivo	Negativo
Sangue oculto nas fezes (FOBT)	Negativo	Negativo

Estudos diagnósticos por imagem
- Radiografias posteroanterior e lateral do tórax indicaram um pneumoperitônio sob a cúpula do diafragma esquerdo. Isso foi confirmado pela tomografia computadorizada (TC) do abdome.

Nota clínica
Pneumoperitônio costuma ser detectado radiograficamente, mas quantidades pequenas de ar podem passar despercebidas. A TC é considerada teste padrão na avaliação para pneumoperitônio.

Procedimentos
- Esofagogastroduodenoscopia (EGD) revelou lesão mucosa, medindo 1,5 cm, bem circunscrita e discreta com base "penetrante". Biópsia gástrica indicou a presença de bastonetes gram-negativos, consistentes com *H. pylori*.

Problemas clínicos a considerar
- Úlcera duodenal
- Úlcera gástrica
- Gastrite

Defesa muscular Espasmo muscular (especialmente da parede abdominal anterior) para minimizar o movimento no local, na lesão ou doença ou próximo destas (p. ex., inflamação associada com apendicite ou diverticulite). Pode ser detectada com palpação durante o exame físico

Pneumoperitônio Ar ou gás na cavidade peritoneal

> **OBJETIVOS DE APRENDIZAGEM**
>
> 1. Descrever a anatomia do estômago.
> 2. Descrever a anatomia do peritônio e da cavidade peritoneal.
> 3. Explicar a base anatômica para sinais e sintomas associados com esse caso.

ANATOMIA PERTINENTE

Estômago

O estômago é um órgão muscular oco, localizado predominantemente no quadrante superior esquerdo do abdome, imediatamente inferior ao hemidiafragma esquerdo. Mais frequentemente, tem o formato da letra "J" (**Fig. 3.2.1**). Recebe o bolo alimentar proveniente do esôfago. O estômago secreta ácido clorídrico e enzimas que auxiliam na digestão. O músculo liso na parede do estômago se contrai em ondas peristálticas, agitando os conteúdos gástricos para intensificar a digestão. O músculo esfíncter do piloro é uma válvula muscular, situada na extremidade distal do estômago que regula a passagem dos conteúdos estomacais (quimo) para o duodeno.

Peristalse Ondas de contração alternada e relaxamento ao longo de um tubo muscular

---

As regiões do estômago estão delineadas na **Tabela 3.2.1**.

Suprimento sanguíneo

Artérias que irrigam o estômago são derivadas do **tronco celíaco**, o primeiro tronco ímpar da parte abdominal da aorta (**Fig. 3.2.2A**).

- A **artéria gástrica esquerda** origina-se diretamente do tronco celíaco e irriga a parte proximal da curvatura menor. A artéria anastomosa-se com a artéria gástrica direita.
- A **artéria gástrica direita** origina-se da artéria hepática própria e irriga a parte distal da curvatura menor. A artéria anastomosa-se com a artéria gástrica esquerda.
- A **artéria gastromental esquerda** é um ramo da artéria esplênica. A artéria irriga a parte proximal da curvatura maior e anastomosa-se com a artéria gastromental direita.
- A **artéria gastromental direita** é um ramo da artéria gastroduodenal e irriga a parte distal da curvatura maior. A artéria anastomosa-se com a artéria gastromental esquerda.
- **Artérias gástricas curtas** originam-se da artéria esplênica e irrigam o fundo gástrico.
- **Artéria gástrica posterior** origina-se da artéria esplênica. Ramos da artéria gástrica irrigam a face posterior do corpo.

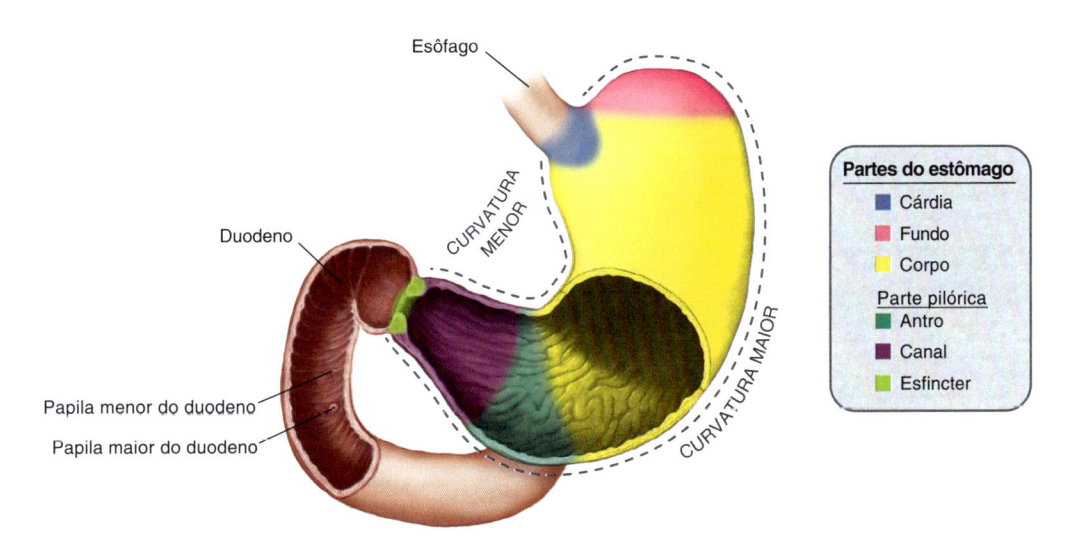

FIGURA 3.2.1 Visão anterior do estômago e duodeno, mostrando as regiões anatômicas do estômago.

TABELA 3.2.1 Regiões e curvaturas do estômago

Região	Descrição
Cárdia	Área adjacente ao hiato esofágico
Fundo	Área cupuliforme superior à cárdia
Incisura cárdica	Entre o esôfago e o fundo do estômago
Corpo	Área maior; entre o fundo do estômago e a parte pilórica
Parte pilórica	Entre o corpo e o duodeno
Antro	Porção ampla da parte pilórica; leva ao canal pilórico
Canal	Porção estreita da parte pilórica; leva ao piloro
Piloro	Parede espessada forma o músculo **esfíncter do piloro** que regula a abertura no duodeno
Curvatura maior	Margem convexa
Curvatura menor	Margem côncava
Incisura angular	Indentação na curvatura menor indica transição do corpo para a parte pilórica

Veias que drenam o estômago correspondem às artérias listadas acima. Todas as veias drenam direta ou indiretamente para a **veia porta do fígado** (Fig. 3.2.2B).

Suprimento nervoso

O estômago é derivado do intestino anterior embrionário e, portanto, recebe **inervação simpática** proveniente dos **nervos esplâncnicos torácicos** e **inervação parassimpática** proveniente do **nervo vago** (NC X).

- **Simpático** (**eferente visceral**). Fibras simpáticas são responsáveis pelo controle vasomotor dos vasos gástricos. Axônios pré-ganglionares originam-se a partir dos corpos celulares nos cornos laterais T5-T9 da medula espinal. Esses axônios são transportados pelos **nervos esplâncnicos maiores** para os **gânglios celíacos** (gânglios pré-vertebrais), situados no plexo celíaco. Axônios pós-ganglionares são distribuídos nos plexos periarteriais, ao longo dos ramos do tronco celíaco.
- **Parassimpático** (**eferente visceral**). Impulsos vagais medeiam ou facilitam a digestão aumentando secreções gástricas e motilidade.

O **NC X** origina-se no tronco encefálico. No tórax, o NC X direito e esquerdo contribuem para o plexo esofágico. Os **troncos vagais inferior e posterior** se unem a partir do plexo esofágico: o tronco anterior é derivado basicamente do NC X esquerdo e o tronco posterior do NC X direito. Esses troncos entram no abdome por meio do hiato esofágico do diafragma. Fibras vagais chegam ao estômago como **nervos gástricos** derivados dos **troncos vagais**.

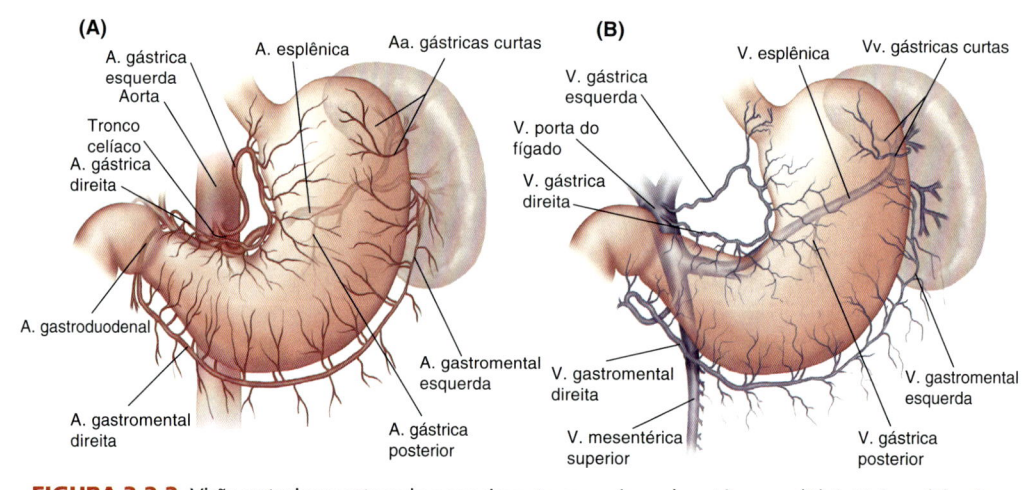

FIGURA 3.2.2 Visão anterior mostrando o suprimento sanguíneo do estômago. **(A)** Artérias e **(B)** veias.

- Impulsos aferentes viscerais são transportados nos **nervos vago** e **simpático**. Receptores no estômago que detectam **estiramento e distensão** possuem suas fibras aferentes no nervo vago. Os corpos celulares dessas fibras estão localizados nos gânglios vagais. Receptores que detectam **dor** possuem suas fibras aferentes nos nervos simpáticos. Os corpos celulares estão situados nos gânglios da raiz posterior de T5-T9. Portanto, dor no estômago pode ser referida aos dermátomos T5-T9.

Para informações adicionais com relação à divisão autônoma do sistema nervoso e dor referida, consulte Capítulo 1: Divisão autônoma do sistema nervoso.

Peritônio

Peritônio é uma membrana serosa que reveste a cavidade abdominopélvica. Essa membrana produz líquido seroso que lubrifica as faces peritoneais para minimizar o atrito à medida que o órgão se movimenta. O peritônio é subdividido em duas partes:

1. O **peritônio parietal** reveste as paredes da cavidade (incluindo a face interna das paredes abdominais anterior e posterior e a face abdominal da parte torácica do diafragma ["diafragma torácico"]). O peritônio parietal continua na pelve como "peritônio pélvico", que se reflete na face superior da bexiga e nas faces anterior e lateral da parte proximal do reto. Na mulher, o peritônio reveste o corpo do útero, tubas uterinas e ovários como o ligamento largo do útero. Um mesentério do peritônio se estende a partir de cada um desses órgãos (mesométrio, mesossalpinge e mesovário, respectivamente) como o ligamento largo do útero. O peritônio parietal é separado das paredes abdominais por quantidades variáveis de gordura extraperitoneal e tecido conectivo. Essa lâmina peritoneal é, em geral, frouxamente fixada a essas paredes, o que permite alterações no tamanho de determinados órgãos (p. ex., distensibilidade do colo descendente).
2. O peritônio visceral está firmemente fixado à face externa da maioria dos órgãos, à medida que reflete sobre eles ou os reveste.

Mesentérios, omentos e ligamentos peritoneais

Três termos gerais descrevem as lâminas duplas do peritônio que conectam alguns órgãos com a parede abdominal ou com outros órgãos.

1. **Mesentério** é uma prega peritoneal que suspende ou sustenta um órgão na cavidade abdominopélvica. Mesentérios possuem um núcleo de tecido conectivo com quantidades variáveis de gordura. Mesentérios contêm vasos sanguíneos, vasos linfáticos e linfonodos e nervos.
   a. O mesentério do intestino delgado refere-se à prega peritoneal que suporta o jejuno e o íleo. O mesentério ancora essa parte do intestino delgado na parede abdominal posterior.
   b. Outros mesentérios incluem o nome do órgão (p. ex., mesocolo transverso e mesoapêndice).
2. **Omento** é uma prega peritoneal associada com o estômago e a parte proximal do duodeno.
   a. O **omento menor** está fixado à curvatura menor do estômago e à parte proximal do duodeno, conectando-os ao fígado. Esse omento é dividido em ligamentos **hepatogástrico** (fígado-estômago) e **hepatoduodenal** (fígado-duodeno). O ligamento hepatoduodenal contém a veia porta do fígado, a artéria hepática própria e o ducto colédoco.
   b. O **omento maior** é uma prega peritoneal proeminente semelhante a um avental, suspenso da curvatura maior do estômago e parte proximal do duodeno. Esse omento é preguedo em si mesmo e, portanto, é composto por quatro lâminas peritoneais. O omento maior geralmente "projeta-se sobre" o intestino delgado. As duas lamelas posteriores desse omento se fixam ao colo transverso e são contínuas com o mesocolo transverso (que fixa o colo transverso à parede abdominal posterior). O omento maior também inclui os ligamentos **gastroesplênico** (estômago-baço) e **gastrofrênico** (estômago-diafragma).

Úlcera gástrica

Uma **úlcera gástrica** é um tipo de úlcera péptica que afeta o estômago. Assim como ocorre com as úlceras duodenais, a maioria das úlceras gástricas está relacionada com infecção pelo *H. pylori*. O segundo fator causal mais comum é o uso crônico ou excessivo de anti-inflamatórios não esteroides (AINE). Nesse caso, a bomba iônica de hidrogênio é afetada, o que altera o sistema de defesa da túnica mucosa e, subsequentemente, resulta em lesão celular epitelial. Algumas úlceras gástricas estão associadas com níveis baixos de ácidos gástricos, o que prejudica outros fatores de defesa da túnica mucosa.

Nota clínica

A classificação das úlceras pépticas está resumida na **Tabela 3.2.2**.

Sinais e sintomas

Os sinais e sintomas de uma **úlcera gástrica** são semelhantes àqueles de uma **úlcera duodenal**; a diferença básica está na cronologia e gravidade da dor.

- Dor crônica persistente na parte superior do abdome, frequentemente logo após ingestão de alimentos
- Ingestão de alimentos não alivia a dor
- Preparação da refeição provoca aumento da dor
- Indigestão ou refluxo de ácido
- Dor abdominal noturna (30% dos pacientes)
- Dor crônica na parte superior do abdome, abaixo do esterno
- Episódios de náusea
- Perda de apetite
- Perda de peso

Fatores predisponentes

- Os fatores de risco para úlceras gástricas são semelhantes àqueles para úlceras duodenais.

Gastrite

Gastrite é uma inflamação da túnica mucosa do estômago. Essa condição dura semanas (gastrite aguda) ou se prolonga por meses ou anos (gastrite crônica).

Sinais e sintomas

- Dor na parte superior do abdome
- Perturbação abdominal
- Perda de apetite
- Náusea e vômito

Se a gastrite provoca sangramento, os sintomas podem incluir:

- Fezes negras
- Vômito sanguinolento ou parecido com borra de café

Fatores predisponentes

- Uso prolongado de anti-inflamatórios não esteroides (AINE)
- Excesso de cafeína
- Alcoolismo
- Dependência de cocaína
- Ingestão de substâncias corrosivas ou cáusticas
- Infecção bacteriana
- Infecção viral (p. ex., citomegalovírus e vírus herpes simples)

TABELA 3.2.2 Classificação de Johnson modificada de úlceras pépticas*

Tipo	Localização da úlcera	Notas
Tipo I	No corpo do estômago, mais frequentemente ao longo da curvatura menor, na incisura angular	Associada com níveis baixos de ácido gástrico
Tipo II	No corpo do estômago, em combinação com úlceras duodenais	Associada com secreção excessiva de ácido gástrico
Tipo III	No canal pilórico, 3 cm no interior do piloro	Associada com secreção excessiva de ácido gástrico
Tipo IV	Úlcera gastresofágica proximal	Associada com níveis baixos de ácido gástrico
Tipo V	Por todo o estômago	Associada com uso crônico de anti-inflamatórios não esteroides

*Úlceras pépticas incluem úlceras duodenais e gástricas

- Transtornos autoimunes (p. ex., anemia perniciosa)
- Refluxo biliar
- Estresse extremo

Notas clínicas

Há dois tipos básicos de gastrite crônica:

1. **Gastrite tipo A**, a forma menos comum, é encontrada no fundo e no corpo do estômago. Geralmente está associada com anemia perniciosa e com a presença de anticorpos circulantes contra as células parietais.
2. **Gastrite tipo B** é a forma mais comum e resulta de uma infecção pelo *H. pylori*. A incidência dessa forma de gastrite aumenta com a idade, estando presentes em até 100% das pessoas com mais de 70 anos de idade.

DIAGNÓSTICO

A apresentação do paciente, história, exame físico, testes laboratoriais e procedimentos e resultados confirmam um diagnóstico de **úlcera gástrica perfurada**.

Úlcera gástrica

Úlceras pépticas são rupturas no revestimento da túnica mucosa do estômago ou duodeno. Úlceras gástricas e duodenais compartilham muitas características fisiopatológicas.

- Endoscopia revelou uma úlcera na parede posterior do corpo do estômago nesse paciente. A úlcera expôs a parede do estômago às secreções gástricas. Isso estimula os aferentes da dor e resulta na dor epigástrica crônica, descrita por esse paciente.
- Nesse paciente, a úlcera perfurada resultou em hemorragia e derramamento de conteúdos gástricos na bolsa omental do peritônio. Isso irritou o peritônio parietal que reveste essa parte da cavidade peritoneal e responde pela dor no quadrante superior esquerdo e hipersensibilidade no epigástrio e hipocôndrio esquerdo, na palpação profunda, assim como na defesa muscular da parede anterior.
- Esse paciente também descreveu dor referida à região esquerda do ombro. A irritação do peritônio parietal na face abdominal do diafragma (no recesso superior da bolsa omental) estimulou as fibras aferentes no nervo frênico, que responde pela dor referida.
- O paciente descreveu vômito "em borra de café", sinal clássico para sangramento na parte superior do trato gastrintestinal. O sangue contém ferro e quando o ferro é oxidado pelo ácido gástrico, apresenta a aparência de borra de café.

Nota clínica

Hematêmese indica que o sangramento na parte superior do trato gastrintestinal é mais agudo ou mais grave, ou origina-se da parte proximal do estômago.

Úlcera duodenal

Dor epigástrica é o sintoma mais comum de úlceras gástrica e duodenal.

- Diferenças sutis na cronologia de alguns sinais e sintomas são usadas para indicar a localização da úlcera.
- A localização da úlcera só é confirmada pela endoscopia.

A endoscopia revelou uma úlcera na parede posterior do corpo do estômago nesse paciente.

Gastrite

Gastrite compreende um amplo espectro de alterações inflamatórias na túnica mucosa do estômago, que podem resultar em dor epigástrica variando de moderada a grave.

- Pacientes podem experimentar dor epigástrica, perda do apetite, náusea e/ou vômito. Em geral, pacientes que sofrem de gastrite apresentam períodos assintomáticos.
- Esse diagnóstico não foi confirmado pela endoscopia nesse paciente.

Anemia Redução dos eritrócitos, da hemoglobina ou do volume de sangue

Hematêmese Vômito de sangue

CASO 3.3 | Obstrução biliar

Apresentação do paciente
Uma mulher com 48 anos de idade é admitida no serviço de emergência, queixando-se de dor abdominal moderada que aumentou de intensidade durante os últimos dias.

Achados clínicos relevantes
História
A paciente relata que a dor começou logo abaixo das costelas, na linha mediana, há aproximadamente cinco dias. A dor piora a cada dia e, agora, localiza-se na parte superior do abdome e estende-se até o dorso, entre os ombros. A paciente relata ter "ataques" dolorosos mais ou menos uma hora após as refeições. No dia anterior, estava febril, tinha calafrios, náusea e vomitou duas vezes. Descreve a urina como da cor de "Coca-cola". Não tinha enfermidade significativa anterior, não está tomando medicamentos e às vezes toma cerveja com o marido nos finais de semana.

Exame físico
Sinais vitais importantes:
- Altura: 1,70 m
- Peso: 85,7 kg
- IMC: 30 (normal: 18,5-24,9: obesidade: > 30)
- Temperatura: 39°C
  Normal: 36-37,5°C
- Pulso: 117 bpm
  Frequência em repouso no adulto: 60-100 BPM
- Frequência respiratória: 21 ciclos/min
  Normal no adulto: 14-18 ciclos/min; mulheres, ligeiramente mais alta

Os seguintes achados foram observados no exame físico:
- Icterícia
- Hipersensibilidade localizada no quadrante superior direito (QSD) à palpação leve e profunda
- Margem do fígado firme, regular e uniforme, mas hipersensível, palpável abaixo da margem costal direita
- Sinal de Murphy positivo

Nota clínica
Sinal de Murphy. Este teste é usado durante um exame abdominal. É realizado pedindo-se ao paciente para expirar e, em seguida, colocam-se suavemente os dedos abaixo da margem costal direita, na linha medioclavicular. Em seguida, pede-se ao paciente para inspirar. Durante a inspiração, os conteúdos abdominais são normalmente empurrados para baixo com o movimento do diafragma. Se o paciente demonstra dor com a inspiração, o teste é considerado positivo. A dor é provocada quando uma vesícula biliar inflamada que se moveu para baixo na inspiração é comprimida pela posição dos dedos do examinador. Um teste positivo requer uma manobra semelhante com a mão do paciente no lado esquerdo, sem dor.

Testes laboratoriais

Teste	Valor	Valor de referência
Bilirrubina sérica (direta)	3,4	0,3-1,3 mg/dL
Fosfatase alcalina	65	30-95 U/L
Albumina sérica	4,5	4,0-5,0 mg/dL
Amilase sérica	45	20-96 U/L
Lipase sérica	35	3-43 U/L
Lactato-desidrogenase (LDH)	105	115-221 U/L
Aspartato-aminotransferase (AST)	35	12-48 U/L

Estudos diagnósticos por imagem
- A presença de cálculos biliares não foi confirmada pelo ultrassom do abdome,

Icterícia Coloração amarelada da pele, túnicas mucosas e/ou túnica conjuntiva

embora houvesse indício de dilatação dos ductos biliares.
- Colangiotomografia computadorizada (TC helical/espiral) revelou patologia biliar com cálculo radiolucente no ducto biliar.

Problemas clínicos a considerar
- Obstrução biliar
- Pancreatite crônica
- Cirrose hepática

OBJETIVOS DE APRENDIZAGEM

1. Descrever a anatomia da vesícula biliar e dos ductos colédocos.
2. Descrever a anatomia do pâncreas.
3. Descrever a anatomia do fígado.
4. Explicar a base anatômica para os sinais e sintomas associados com esse caso.

ANATOMIA PERTINENTE
Vesícula biliar e ductos colédocos

A vesícula biliar é um órgão oco situado na fossa entre os lobos hepático direito e quadrado, na face visceral do fígado. Ela recebe a bile proveniente do fígado e, em seguida, realiza seu armazenamento e concentração. A vesícula biliar tem três partes.

1. O **fundo** é sua extremidade arredondada. Normalmente se projeta a partir da margem inferior do fígado e localiza-se ao longo da margem costal, na linha medioclavicular.
2. O **corpo** forma a maior parte da vesícula biliar. Está em contato com o fígado, colo transverso e parte superior do duodeno.
3. O **colo** é a parte estreita que leva ao ducto cístico. A túnica mucosa nessa parte tem uma **prega espiral** distinta (válvula espiral) que auxilia no direcionamento do fluxo de bile.

Bile é um líquido verde escuro ou amarelo acastanhado secretado pelo fígado. É composto por água, sais biliares, colesterol e outras moléculas. As funções da bile incluem:

- Emulsificação de gorduras no alimento
- Excreção de bilirrubina, produto secundário do catabolismo heme normal, durante a degradação dos eritrócitos
- Neutralização do excesso de acido gástrico
- Bactericida

Hepatócitos secretam bile nos "**canalículos biliares**", ductos coletores microscópicos dentro do parênquima do fígado. Esses canalículos drenam para ductos sucessivamente maiores (**Fig. 3.3.1**).

- Os **ductos hepáticos direito** e **esquerdo** originam-se dos respectivos lobos do fígado.
- O **ducto hepático comum** é formado pela união dos ductos hepáticos direito e esquerdo.
- O **ducto cístico** conecta o colo da vesícula biliar com o ducto hepático comum.
- O **ducto colédoco** começa na junção dos ductos cístico e hepático comum. Está localizado na margem do **ligamento hepatorrenal** e desce posterior à parte superior do duodeno. Um músculo circular espesso, na extremidade distal do ducto, forma o **músculo esfíncter do ducto colédoco**. Esse esfíncter regula o fluxo de bile ao longo dos ductos biliares. O ducto colédoco normalmente se une ao "**ducto pancreático principal**", na face posterior da cabeça do pâncreas.
- A **ampola hepatopancreática** (ampola de Vater) é formada quando os ductos pancreático principal e colédoco se unem. A extremidade distal dessa ampola se abre na **papila maior do duodeno**, na parte descendente do duodeno.

Suprimento sanguíneo

A **artéria cística** fornece o suprimento sanguíneo básico para a vesícula biliar, o ducto cístico e os ductos hepáticos (**Fig. 3.3.2A**).

Essa artéria geralmente se origina a partir do **ramo direito da artéria hepática própria**, embora variações na sua origem e trajeto sejam comuns. **Ramos diretos**, provenientes do ramo

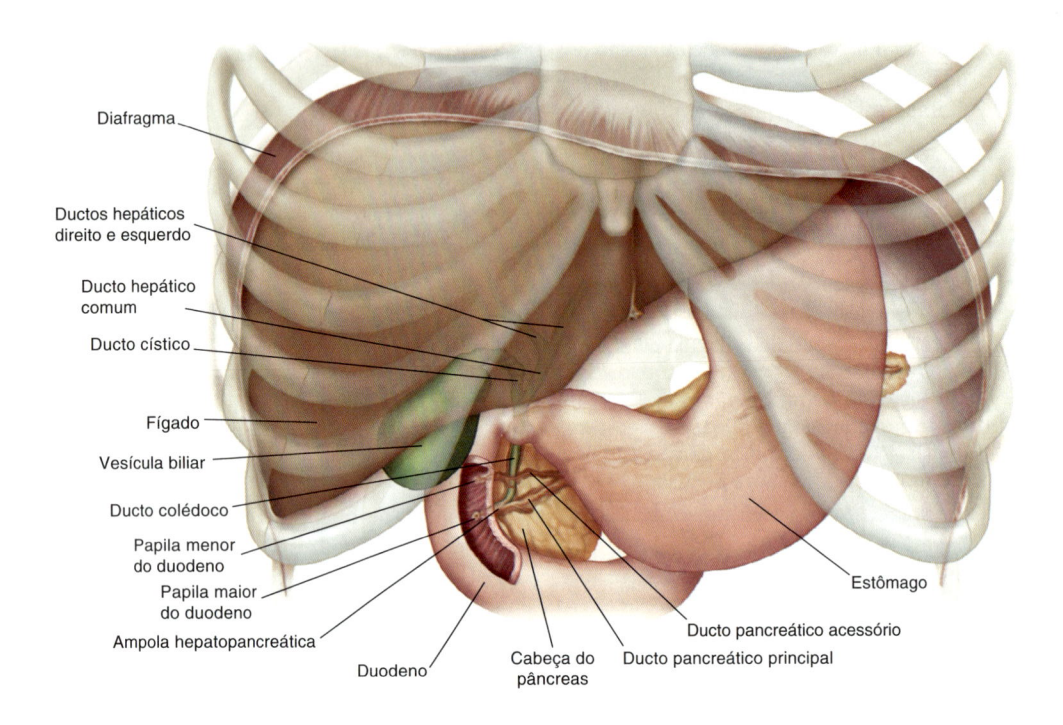

FIGURA 3.3.1 Visão anterior da vesícula biliar e dos ductos biliares.

direito da artéria hepática própria, suprem a parte intermediária do sistema de ductos biliares. A **artéria pancreaticoduodenal superior posterior** supre a parte distal da árvore biliar, incluindo a ampola hepaticopancreática. A **veia cística** drena a vesícula biliar, o ducto cístico e os ductos hepáticos (**Fig. 3.3.2B**). Essa veia pode entrar no fígado ou drenar para a veia porta do fígado. Veias pequenas que se unem à veia porta do fígado drenam a parte distal do sistema de ductos biliares.

Nota clínica

A ligadura da **artéria pancreático-duodenal superior posterior** resulta em necrose da parte terminal do sistema de ductos biliares.

Linfáticos

Os vasos linfáticos provenientes da vesícula biliar, do ducto cístico e dos ductos hepáticos drenam basicamente para os **linfonodos císticos**, localizados na junção dos ductos cístico e hepático comum. A linfa proveniente do restante do sistema biliar drena para os **linfonodos hepáticos**, localizados ao longo das artérias hepáticas, no ligamento hepatoduodenal. A linfa proveniente desses linfonodos passa para os **linfonodos celíacos** e, em seguida, para os **troncos linfáticos abdominais**.

Suprimento nervoso

A vesícula biliar e o sistema biliar são inervados pelo **plexo celíaco**. As fibras nervosas provenientes desse plexo passam ao longo dos ramos do tronco celíaco para partes do aparelho biliar (vesícula biliar e ductos). Fibras neuronais nesse plexo incluem:

- **Simpáticas** (**eferentes viscerais**). Axônios pré-ganglionares se originam dos corpos celulares nos cornos laterais T5-T9 da medula espinal.

    Esses axônios são transportados pelos **nervos esplâncnicos maiores** para os **gânglios celíacos** (gânglios pré-vertebrais). Axônios pós-ganglionares estão

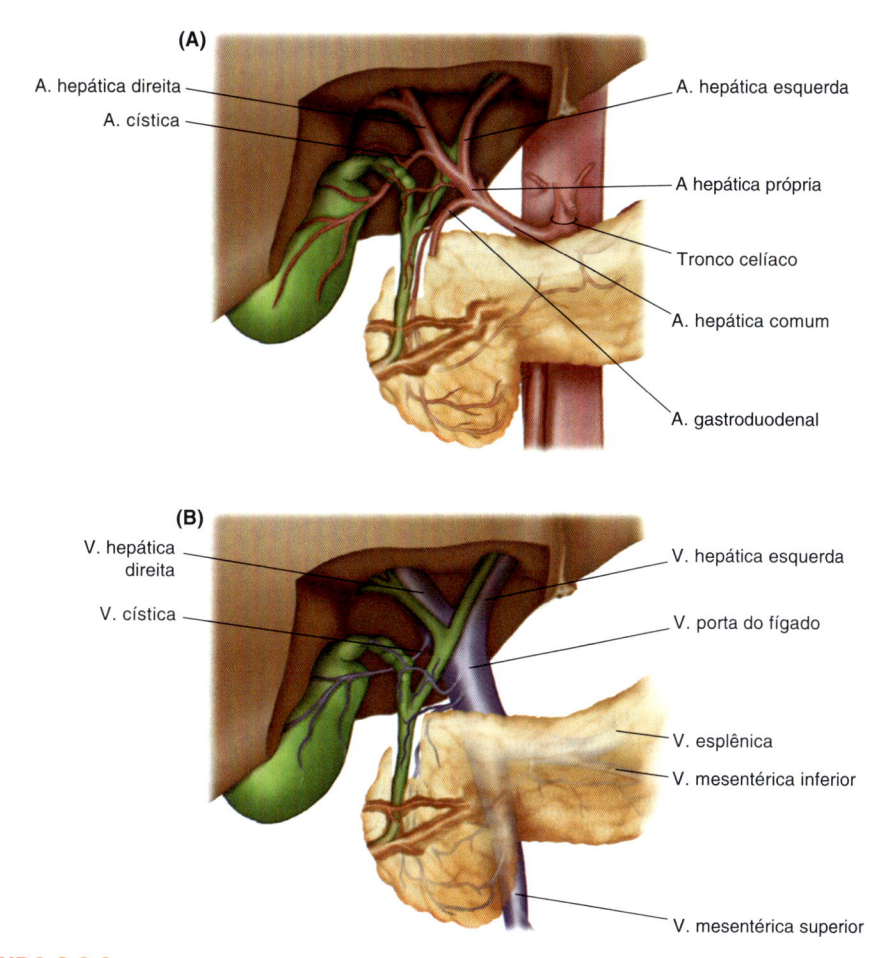

FIGURA 3.3.2 Visão anterior mostrando o suprimento sanguíneo da "árvore biliar". **(A)** Artérias e **(B)** veias.

distribuídos ao longo dos ramos do tronco celíaco.
- **Parassimpáticas (eferentes viscerais).** Axônios parassimpáticos pré-ganglionares se originam dos corpos celulares situados no tronco encefálico e seguem nos **troncos vagais anteriores e posteriores**. Esses troncos entram na cavidade abdominal por meio do hiato esofágico do diafragma. Fibras parassimpáticas pré-ganglionares são distribuídas com as fibras simpáticas ao longo dos ramos do tronco celíaco para o sistema biliar.
- **Aferentes viscerais.** Aferentes associados com os receptores de **dor**, na parede da vesícula biliar e ductos colédocos, seguem com os **nervos** (simpáticos) **esplâncnicos maiores**. Os corpos celulares aferentes associados com esses receptores localizam-se nos gânglios da raiz posterior T5-T9. As sensações de dor visceral provenientes do sistema biliar são sentidas basicamente no quadrante superior direito (QSD) e epigástrio e referida aos dermátomos T5-T9 (**Fig. 3.3.3**).

Uma vesícula biliar inflamada pode irritar o peritônio parietal na face (inferior) abdominal adjacente do diafragma. Impulsos de dor são transmitidos nas fibras **aferentes somáticas** do

TABELA 3.3.1 Ligamentos peritoneais associados com o fígado

Ligamento peritoneal	Descrição
Falciforme	▪ Conecta o fígado com a parede abdominal anterior ▪ Divide os lobos anatômicos direito e esquerdo na face diafragmática
Coronário	▪ Conecta a face superior do fígado com o diafragma ▪ Possui lâminas anterior e posterior
Triangular esquerdo	▪ Conecta a face superior do lobo esquerdo ao diafragma ▪ Formado pela fusão das lâminas anterior e posterior do ligamento coronário
Triangular direito	▪ Conecta a face posterolateral do lobo direito ao diafragma ▪ Formado pela fusão das lâminas anterior e posterior do ligamento coronário
Hepatoduodenal	▪ Conecta o fígado à margem superior da parte proximal do duodeno ▪ Parte do omento menor
Hepatogástrico	▪ Conecta o fígado com a curvatura menor do estômago ▪ Parte do omento menor

esquerdo (o sistema de ductos biliares é descrito acima). Esses ductos se unem para formar o **ducto hepático comum**.

O **ducto hepático comum**, a veia porta do fígado e a artéria hepática própria são considerados a **tríade portal**. A tríade portal se estende entre os lobos quadrado e caudado.

Suprimento sanguíneo

A **artéria hepática própria** fornece o suprimento básico para o fígado. Essa artéria se origina a partir da artéria hepática comum, um ramo do tronco celíaco, e segue no ligamento hepatoduodenal. A artéria divide-se em ramos hepáticos direito e esquerdo que irrigam os respectivos lobos funcionais.

Sangue venoso, que drena a partir do parênquima do fígado, corre para as veias centrais que convergem para formar as veias hepáticas. Essas veias se abrem diretamente na **veia cava inferior**.

Suprimento nervoso

A inervação para o fígado é proveniente do **plexo celíaco**. Fibras nervosas provenientes desse plexo passam ao longo dos ramos do tronco celíaco para chegar ao fígado. As fibras nesse plexo incluem:

▪ **Simpáticas** (**eferentes viscerais**). Axônios simpáticos pré-ganglionares se originam nos corpos celulares situados nos cornos laterais T5-T9 da medula espinal. Esses axônios são transportados nos **nervos esplâncnicos maiores** para os **gânglios celíacos** (gânglios pré-vertebrais). Axônios simpáticos pós-ganglionares estão distribuídos ao longo dos ramos do tronco celíaco (artérias hepáticas comum e própria, ramos direito e esquerdo).

▪ **Parassimpáticas** (**eferentes viscerais**). Axônios parassimpáticos pré-ganglionares se originam dos corpos celulares situados no tronco encefálico. São transportados no **NC X** e seus respectivos **troncos vagais anteriores e posteriores**. Esses atravessam o hiato esofágico do diafragma para entrar na cavidade abdominal. Fibras parassimpáticas pré-ganglionares são distribuídas com as fibras simpáticas ao longo dos ramos do tronco celíaco. As fibras fazem sinapse nos gânglios terminais e as fibras pós-ganglionares suprem o fígado.

RACIOCÍNIO CLÍNICO

Essa paciente apresenta sinais e sintomas indicativos de uma condição comprometendo o **fígado, sistema biliar** e/ou **pâncreas**.

Obstrução biliar

Colestase refere-se ao bloqueio de qualquer ducto que transporta bile do fígado para a vesícula biliar ou da vesícula biliar para o duodeno. Os principais sinais e sintomas resultam diretamente do fato de a bile não chegar ao seu destino verdadeiro.

Notas clínicas

- **Colelitíase** é a causa mais comum de obstrução biliar. Cálculos biliares são formados pela acreção (acréscimo) de componentes cristalizados da bile. Nos Estados Unidos, 80% dos cálculos biliares são compostos basicamente por colesterol. Cálculos biliares de colesterol ocorrem quando a bile na vesícula biliar se torna supersaturada com colesterol. O colesterol, em seguida, se precipita da solução como cristais microscópicos. Com o tempo, os cristais crescem, se acumulam e podem fundir-se para formar cálculos macroscópicos. A maioria dos cálculos biliares permanece na vesícula biliar. No entanto, alguns podem entrar no sistema de ductos biliares.
- Cálculos biliares geralmente se tornam impactados na extremidade distal do ducto hepatopancreático, no colo da vesícula biliar, ou no ducto cístico. Se um cálculo bloqueia o ducto cístico, pode ocorrer **colecistite** decorrente da estase da bile dentro da vesícula biliar.
- Os ductos biliares também podem ser ocluídos secundariamente à inflamação e/ou malignidade (p. ex., hepatobiliar ou pancreática). A obstrução física do sistema de ductos biliares resulta em **hiperbilirrubinemia**.

Sinais e sintomas

- QSD e dor epigástrica
- Icterícia
- Urina escura
- Fezes claras
- Náusea ou vômito
- Perda de apetite
- Prurido

Fatores predisponentes

Uma vez que a maioria dos cálculos biliares é composta por colesterol, um grande número de fatores predisponentes resulta no aumento da secreção de colesterol a partir do fígado, o que aumenta o colesterol na bile.

- Sexo: mulheres têm duas vezes mais probabilidade de desenvolver cálculos biliares do que os homens.
- Idade: indivíduos > 60 anos de idade correm mais risco de terem cálculos biliares. Com o envelhecimento, o corpo tende a secretar mais colesterol na bile.
- Peso: estar acima do peso, até mesmo um sobrepeso moderado, aumenta o risco de desenvolver cálculos biliares. Obesidade nas mulheres é um fator de risco principal para cálculos biliares. Com o aumento de peso, a quantidade de sais biliares na bile é reduzida e, consequentemente, os níveis relativos de colesterol aumentam.
- Perda de peso rápida: à medida que o corpo metaboliza gordura durante jejum prolongado e perda de peso rápida – como "dietas radicais/de choque" – o fígado secreta colesterol extra na bile.
- Dietas: dietas hiperlipídicas e altas em colesterol e com pouca fibra aumentam o risco.
- Medicamentos anti-hipercolesterolêmicos: medicamentos que reduzem os níveis de colesterol no corpo, na realidade, aumentam a quantidade de colesterol secretada na bile.
- Diabetes
- Etnicidade: nativos americanos têm predisposição genética para secretar níveis mais elevados de colesterol na bile e apresentam taxa mais elevada de cálculos biliares nos Estados Unidos.
- História familiar de cálculos biliares

Pancreatite crônica

Pancreatite é uma inflamação do pâncreas. Pancreatite aguda surge repentinamente e dura dias. A pancreatite crônica pode persistir por anos. Casos brandos de pancreatite podem se resolver sem tratamento, mas casos graves causam complicações fatais.

Sinais e sintomas

Pancreatite aguda

- QSD e dor epigástrica
- Dor e hipersensibilidade na palpação profunda do QSD

Colelitíase Cálculos biliares
Colecistite Inflamação da vesícula biliar

Hiperbilirrubinemia Aumento no nível de bilirrubina sérica

- Dor abdominal que se irradia para o dorso e piora após as refeições
- Náusea e vômito

Pancreatite crônica
- QSD e dor epigástrica
- Indigestão
- Perda de peso sem explicação
- Esteatorreia

Fatores predisponentes
- Alcoolismo
- Colelitíase
- Resposta a medicação específica
- Exposição a substâncias químicas
- Trauma abdominal
- Cirurgia e determinados procedimentos médicos
- Infecção
- Anormalidades do pâncreas ou intestino

Notas clínicas

> - A maioria dos casos de pancreatite crônica é decorrente de alcoolismo e é encontrada em pacientes com história de alcoolismo de pelo menos 5 a 7 anos.
> - Cálculos biliares são a segunda causa mais provável de pancreatite, mais frequente em mulheres > 50 anos de idade. A pancreatite ocorre quando o cálculo bloqueia o ducto pancreático que aprisiona enzimas digestivas no pâncreas. Nos casos crônicos, essas enzimas podem destruir o tecido pancreático local.

Cirrose hepática

Cirrose é uma complicação da hepatopatia que compreende a perda da função das células hepáticas e cicatrização do fígado. É caracterizada pela substituição de tecido hepático normal com cicatrizes fibróticas e nódulos regenerativos.

Sinais e sintomas
- Icterícia
- Fadiga e fraqueza
- Perda de apetite
- Prurido
- Contusão corriqueira

Esteatorreia Presença de excesso de gordura nas fezes

Fatores predisponentes
- Alcoolismo
- Hepatite viral B e C
- Transtornos genéticos (resultando no acúmulo de substâncias tóxicas no fígado)
- Hepatopatia gordurosa não alcoólica
- Cirrose biliar primária
- Cirrose criptogênica
- Hepatopatia autoimune
- Aumento da exposição a medicamentos ou toxinas

Nota clínica

> Complicações da cirrose incluem edema e ascite, peritonite bacteriana espontânea, sangramento de varizes, encefalopatia hepática, síndrome hepatorrenal, síndrome hepatopulmonar, hiperesplenismo e câncer de fígado.

DIAGNÓSTICO

A apresentação do paciente, história, exame físico, resultados laboratoriais e estudos diagnósticos por imagem confirmam um diagnóstico de **obstrução biliar decorrente de cálculo biliar**.

Obstrução biliar

Bloqueio na árvore biliar ocorre em qualquer lugar ao longo do trajeto dos ductos hepáticos, císticos, colédocos ou hepatopancreáticos.

- A presença de um cálculo biliar grande o suficiente para bloquear o fluxo de bile foi confirmado pelos estudos radiográficos, completados como parte do diagnóstico diferencial nessa paciente.
- Se os ductos colédocos permanecem bloqueados durante tempo significativo, ocorre inflamação/infecção na vesícula biliar (colecistite) e no sistema de ductos biliares. Isso pode produzir calafrios, febre e dor epigástrica semelhante àquela relatada por essa paciente.
- A inflamação da vesícula biliar irrita o peritônio parietal adjacente, na parte inferior da face diafragmática. Isso resulta em dor somática referida à região do ombro direito, como relatado pela paciente.
- O ducto colédoco obstruído também provoca acúmulo de bilirrubina no sangue, como

mostrado nos testes laboratoriais. A deposição desse composto na pele, túnica conjuntiva e túnicas mucosas da boca provoca icterícia.
- A urina escura é uma indicação de níveis elevados de bilirrubina na urina, enquanto a ausência de bilirrubina no intestino resulta em fezes claras.

Os estudos diagnósticos por imagem dão indícios conclusivos de obstrução biliar nessa paciente.

Pancreatite

O pâncreas tem função dupla como glândula endócrina (produção de insulina) e glândula exócrina (enzimas digestivas). Na pancreatite, a lesão celular prejudica a secreção exócrina.

- Amilase e lipase séricas são os testes mais amplamente usados para pancreatite. Aproximadamente 85% dos pacientes com pancreatite aguda apresentam o triplo dos valores normais para essas enzimas.
- Quando os dados laboratoriais são inconsistentes com o diagnóstico de pancreatite, esta pode ser confirmada (nessa sequência, considerando custos e invasão) por ultrassom abdominal, TC ou ultrassom endoscópico.
- Valores normais de amilase e lipase nessa paciente, associados com os resultados dos estudos diagnósticos por imagem, descartam o diagnóstico de pancreatite.

Cirrose hepática

O fígado tem numerosas funções, incluindo a produção de bile. A cirrose do fígado resulta em fibrose que reduz significativamente a função hepática e altera o fluxo de sangue hepático.

- Pacientes com cirrose hepática apresentam redução nas contagens de leucócitos e plaquetas e tempo de protrombina prolongado.
- Cirrose também leva à redução de albumina sérica, enquanto bilirrubina, transaminases e fosfatase alcalina séricas são elevadas.
- Esses pacientes frequentemente apresentam sintomas de hipertensão portal, incluindo ascite.
- História da paciente, valores laboratoriais e achados radiográficos normalmente são suficientes para o diagnóstico, embora a biópsia do fígado possa ser usada para confirmação.
- Os valores da função normal do fígado, junto com os resultados dos estudos diagnósticos por imagem, descartam um diagnóstico de cirrose hepática nessa paciente.

CASO 3.4 | Apendicite

Apresentação do paciente
Uma mulher com 28 anos de idade é admitida no serviço de emergência com forte dor abdominal no quadrante inferior direito.

Achados clínicos relevantes
História
A paciente relata que acordou no meio da noite com o que achava se tratar de uma indigestão. A dor era mal definida e acompanhada, às vezes, por náusea. Tomou um antiácido e voltou a dormir. Horas mais tarde, acordou com dor excruciante no quadrante inferior direito. Sentia-se nauseada e somente sentia alívio da dor se deitasse na posição fetal.

Exame físico
Sinais vitais importantes:
- Temperatura 37,9°C
  Normal: 36,0-37,5°C

Os seguintes achados foram observados no exame físico:
- Ruídos intestinais hipoativos
- Defesa muscular da parte inferior da parede abdominal anterolateral
- Quadrante inferior direito extremamente sensível à palpação, com dor à palpação com descompressão súbita

Testes laboratoriais

Teste	Valor	Valor de referência
Eritrócitos (contagem)	4,3	4,3-5,6 × 10^6/mm³
Leucócitos (contagem)	13,5	3,54-9,06 × 10^3/mm³
Gonadotropina coriônica humana (hCG)	1	< 5 mIU/mL

Urinálise estava normal.

Nota clínica
Gonadotropina coriônica humana (hCG) é um hormônio produzido durante a gravidez. Os níveis de hCG podem ser mensurados no sangue ou na urina como um teste de gravidez. Níveis elevados do hormônio indicam a presença de um embrião implantado. Os níveis aumentam de < 5 mIU/mL, em uma mulher não grávida, para mais de 30.000 mIU/mL, com 4 a 6 semanas de gravidez.

Estudos diagnósticos por imagem
- Exames de ultrassom abdominal e pélvico foram inconclusivos.
- A TC abdominal realçada por contraste revelou uma parede apendicular acentuadamente espessada e lúmen distendido.

Problemas clínicos a considerar
- Apendicite
- Doença inflamatória pélvica (PID)
- Abscesso tubo-ovariano (TOA)
- Gastrenterite viral

Defesa muscular Espasmo muscular (especialmente da parte abdominal anterior) para minimizar movimento no local, na ou próximo da lesão ou doença (p. ex., inflamação associada com apendicite ou diverticulite). Pode ser detectada com palpação durante exame físico

Palpação Exame físico com a(s) mão(s) para avaliar órgãos, massas, infiltração, batimento cardíaco, pulso ou vibrações nas cavidades do corpo.

> **OBJETIVOS DE APRENDIZAGEM**
>
> 1. Descrever a anatomia do ceco e apêndice vermiforme.
> 2. Descrever as vísceras do quadrante inferior direito.
> 3. Explicar a base anatômica para sinais e sintomas associados com esse caso.

ANATOMIA PERTINENTE
Ceco e apêndice vermiforme

O **intestino grosso** é dividido em diversas regiões anatômicas. Começa no **ceco**, bolsa cega dilatada que se situa na fossa ilíaca direita, inferior à papila ileal. A natureza "saciforme" do ceco permite o armazenamento de grandes volumes de quimo semilíquido provenientes do íleo por meio da papila ileal. Essa papila se situa na junção do ceco com o **colo ascendente**.

O **apêndice vermiforme** é um tubo estreito digitiforme, fechado em uma extremidade (tubo cego) que se origina da parede posteromedial do ceco. As tênias do colo (faixas musculares longitudinais características do intestino grosso), no ceco, se fundem na base do apêndice e formam seu músculo longitudinal externo. A parede muscular do apêndice é semelhante àquela do intestino delgado, pois tem camadas circular interna e longitudinal externa completa.

Diferente do intestino delgado, o apêndice não tem camadas (pregas) circulares e vilosidades. O apêndice normalmente contém numerosos nódulos linfáticos, indicando uma função imunológica. O apêndice tem comprimento (2-20 cm) e posição variados. Geralmente é mais longo nas crianças e pode encurtar e atrofiar com a idade. O apêndice encontra-se mais frequentemente retrocecal (posterior ao ceco) (**Fig. 3.4.1**). Pode estar também em posição pélvica (descendente), na qual se estende sobre a margem pélvica. Menos comumente, pode estar direcionado superomedialmente para a raiz do mesentério do intestino delgado, diretamente voltado para o reto ou pós-ileal (posterior à parte terminal do íleo).

Suprimento sanguíneo

O suprimento sanguíneo para o ceco e apêndice vermiforme (**Fig. 3.4.2**) se origina dos ramos da **artéria ileocólica**, que irriga o ceco, apêndice e parte terminal do íleo. O ceco e o apêndice são amparados pelos mesentérios, mesoceco e mesoapêndice, respectivamente. O **ramo apendicular da artéria ileocólica**, a artéria apendicular, é a principal fonte de irrigação arterial para o apêndice.

A artéria segue posterior à parte terminal do íleo e entra no mesoapêndice. O sangue venoso proveniente do ceco, apêndice e parte terminal do íleo drena por meio das **tributárias da**

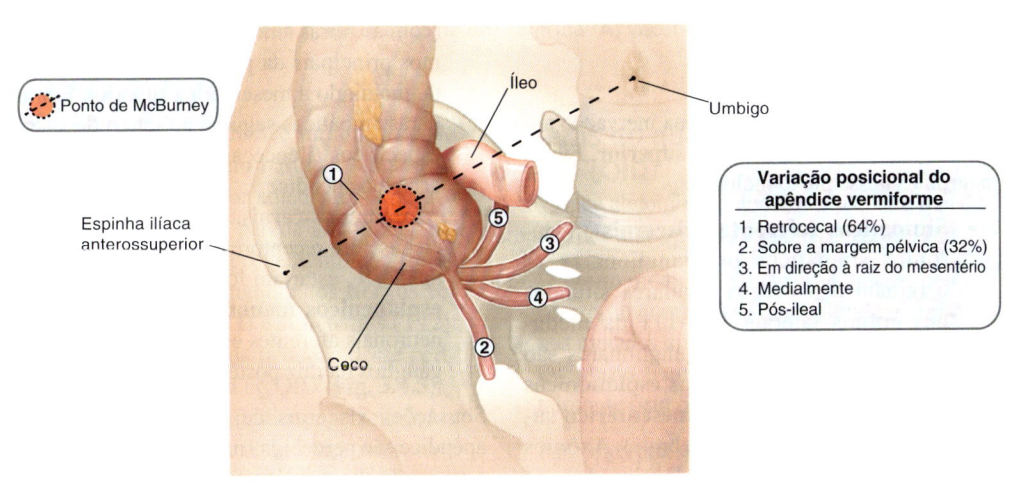

FIGURA 3.4.1 Visão anterior do quadrante inferior direito, mostrando a variação posicional no apêndice.

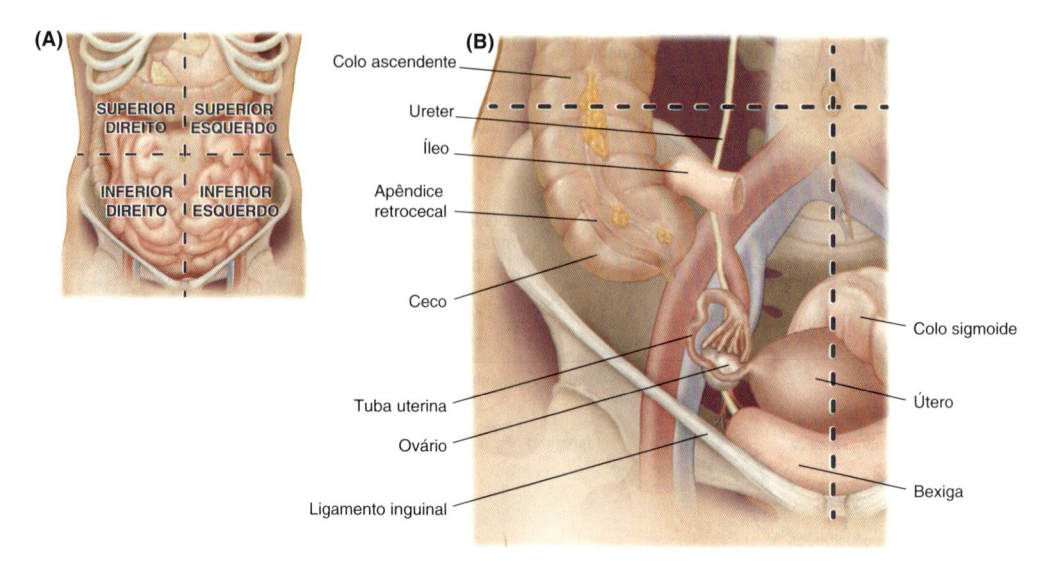

FIGURA 3.4.4 Visão anterior dos quadrantes abdominais (**A**) e vísceras do quadrante inferior direito (**B**).

Dor abdominal

Os órgãos associados com o QID (como indicado na **Tabela 3.4.1**) são mais provavelmente a fonte de dor dessa paciente (**Fig. 3.4.4B**). No entanto, existem três formas distintas de dor abdominal:

1. Somática
2. Visceral
3. Referida

Dor abdominal somática pode se originar da pele, fáscia, músculos esqueléticos e peritônio parietal. Esse tipo de dor é localizada. O peritônio parietal é inervado pelos mesmos nervos que inervam os músculos sobrejacentes. Os nervos específicos que inervam o peritônio parietal são apresentados na **Tabela 3.4.2**.

Dor abdominal visceral pode ocorrer com isquemia, lesão química ou mecânica ou distensão excessiva dos órgãos abdominais ou mesentérios. Receptores de dor estão associados com neurônios aferentes viscerais que se conectam com a medula espinal.

Para informações adicionais relacionadas com a divisão autônoma do sistema nervoso e dor referida, consulte Capítulo 1: Vias aferentes viscerais.

Dor proveniente das vísceras abdominais pode ser percebida nas estruturas somáticas como a pele ou músculo subjacente. Isso é considerado **dor referida**. Dor visceral proveniente do apêndice pode ser produzida por distensão excessiva, espasmo da musculatura lisa da parede ou irritação da túnica mucosa. Fibras aferentes viscerais acompanham os nervos simpáticos que inervam o apêndice. Essas fibras, cujos corpos celulares localizam-se nos gânglios da raiz posterior T10-T11, seguem pelo plexo mesentérico superior e nervos esplâncnicos menores.

Em decorrência disso, a dor referida proveniente do apêndice é na maioria das vezes mal definida e localizada em torno do umbigo (dermátomo T10).

Posteriormente, no processo inflamatório, o apêndice pode irritar o peritônio parietal adjacente e resultar em dor somática no QID (**Fig. 3.4.4**).

Notas clínicas

- **Defesa muscular** é um fenômeno protetor no qual os músculos da parede abdominal sofrem aumento no tônus, em resposta à irritação do peritônio parietal subjacente.
- **Dor à palpação com descompressão súbita** é provocada durante a palpação do abdome. Se o peritônio parietal está inflamado, quando o examinador remove a mão após a palpação, o movimento ("rebote") do peritônio estimula a dor.

TABELA 3.4.1 Órgãos associados com os quadrantes abdominais

Quadrantes abdominais direitos	Quadrantes abdominais esquerdos
Quadrante superior direito (QSD)	**Quadrante superior esquerdo (QSE)**
O QSD se estende a partir do plano mediano, superior ao plano transumbilical	*QSE se estende a partir do plano mediano, superior ao plano transumbilical*
▪ Fígado ▪ Vesícula biliar ▪ Pâncreas (cabeça) ▪ Glândula suprarrenal direita ▪ Rim direito (polo superior) ▪ Colo ascendente (parte distal) ▪ Flexura direita do colo ▪ Colo transverso (parte proximal)	▪ Fígado (lobo esquerdo) ▪ Pâncreas (corpo e cauda) ▪ Glândula suprarrenal esquerda ▪ Rim esquerdo (polo superior) ▪ Colo descendente (parte proximal) ▪ Flexura esquerda do colo ▪ Colo transverso (parte distal)
Quadrante inferior direito (QID)	**Quadrante inferior esquerdo (QIE)**
O QID se estende a partir do plano mediano, inferior ao plano transumbilical	*O QIE se estende a partir do plano mediano, inferior ao plano transumbilical*
▪ Rim direito (lobo inferior) ▪ Ceco ▪ Apêndice ▪ Maior parte do íleo ▪ Colo ascendente (parte proximal) ▪ Tuba uterina direita ▪ Ovário direito ▪ Ureter direito ▪ Útero (se aumentado) ▪ Bexiga urinária (se cheia)	▪ Rim esquerdo (lobo inferior) ▪ Maior parte do jejuno ▪ Colo descendente ▪ Colo sigmoide ▪ Tuba uterina esquerda ▪ Ovário esquerdo ▪ Ureter esquerdo ▪ Útero (se aumentado) ▪ Bexiga urinária (se cheia)

- **Cólica** (algumas vezes referida como "câimbras abdominais") é uma forma de dor visceral que resulta da contração espasmódica vigorosa do músculo liso do trato gastrintestinal.
- **Ponto McBurney** refere-se ao ponto na pele do QID que está a um terço de distância da espinha ilíaca anterossuperior até o umbigo (**Fig. 3.4.1**). Esse ponto representa a projeção de superfície da localização mais comum da base do apêndice.
- Hipersensibilidade profunda no ponto de McBurney é conhecida como **sinal de McBurney**. Esse sinal é a indicação clínica de apendicite aguda com inflamação, que não está mais limitada ao apêndice e está irritando o peritônio.

RACIOCÍNIO CLÍNICO

Essa paciente apresenta sinais e sintomas de **dor no QID**.

Apendicite

Apendicite mais comumente resulta após obstrução do lúmen do apêndice. O bloqueio é provocado por fecalito. Linfonodos linfáticos aumentados associados com infecções virais, vermes (p. ex., oxiúros) e tumores (p. ex., carcinoide ou carcinoma) também podem obstruir o lúmen. Quando o lúmen é obstruído, bactérias locais se multiplicam e invadem a parede do apêndice. O ingurgitamento (distensão) venoso

TABELA 3.4.2 Inervação do peritônio parietal

Localização do peritônio parietal	Suprimento nervoso
Parte central do diafragma	Frênicos (C3-C5)
Parte periférica do diafragma	Intercostais (T7-T11)
Parede abdominal anterior	Toracoabdominais (T7-T11) Subcostal (T12) Ilio-hipogástrico (L1)
Parede pélvica	Obturador (L2-L4)

Fecalito Cálculo fecal (fezes ressecadas)

e o comprometimento arterial subsequente resultam do aumento das pressões intraluminais. Finalmente, podem ocorrer gangrena e perfuração. Se esse processo desenvolver-se lentamente, órgãos adjacentes como a parte terminal do íleo, ceco e omento maior podem encapsular a área e um abscesso localizado se desenvolve. Alternativamente, a progressão rápida do comprometimento vascular pode provocar perfuração da parede do apêndice, proporcionando acesso livre dos conteúdos luminais à cavidade peritoneal.

Sinais e sintomas
- Dor ou desconforto paraumbilical mal definido inicial
- Posteriormente, a dor muda para o QID sobre o ponto de McBurney
- Dor à palpação com descompressão súbita com defesa muscular no QID
- Dor piora ao caminhar ou tossir
- Náusea e vômito
- Constipação ou diarreia
- Febre baixa
- Sinal do m. psoas pode ser positivo
- Sinal do m. obturador

Fatores predisponentes
- Idade: mais frequentemente em adolescentes e adultos jovens
- Sexo: predominante em homens 3:2

Notas clínicas

> - **Sinal do m. psoas** refere-se à dor provocada com a extensão passiva do quadril.
> - **Sinal do m. obturador** refere-se à dor provocada com a flexão passiva e rotação interna do quadril.

Doença inflamatória pélvica

Doença inflamatória pélvica (PID) refere-se à infecção que começa na vagina ou no colo do útero

---

Gangrena Necrose decorrente da perda de irrigação sanguínea

Dor à palpação com descompressão súbita Dor provocada durante exame abdominal quando examinador remove a pressão subitamente durante a palpação. Esse sinal clínico está associado com inflamação peritoneal (p. ex., peritonite, apendicite)

e sobe para incluir o restante do trato reprodutor feminino (trato dos órgãos genitais femininos internos). Esse tipo de infecção estende-se além das tubas uterinas e provoca peritonite pélvica, peritonite generalizada ou abscesso pélvico. A doença inflamatória pélvica é mais comumente decorrente de patógenos transmissíveis sexualmente (p. ex., *Chlamydia trachomatis*, *Neisseria gonorrhoeae* e *Gardnerella vaginalis*).

Nota clínica

> Os sinais e sintomas básicos de peritonite são dor abdominal aguda, hipersensibilidade abdominal e defesa muscular abdominal, que pioram pelo movimento do peritônio.

Sinais e sintomas
- Dor na região lombar (lombalgia) e/ou abdominal
- Dispareunia
- Febre e calafrios
- Fadiga
- Diarreia e vômito
- Disúria
- Corrimento vaginal purulento

Fatores predisponentes
- Sexualmente ativo(a) e < 25 anos de idade
- Atividade sexual sem proteção com múltiplos parceiros
- História anterior de doenças sexualmente transmissíveis (DSTs)
- História anterior de doença inflamatória pélvica
- Procedimentos ginecológicos recentes (p. ex., DIU)

Abscesso tubo-ovariano

Um **abscesso tubo-ovariano** (**ATO/TOA**) é uma massa inflamatória envolvendo a tuba uterina, o ovário e, ocasionalmente, as vísceras pélvicas adjacentes. Esses abscessos resultam caracteristicamente de infecções recorrentes da

---

Peritonite Inflamação do peritônio
Dispareunia Dor durante o ato sexual
Disúria Dor durante a micção
Purulento Que contém, excreta ou produz pus

parte superior do trato reprodutor (trato dos órgãos genitais femininos internos). No entanto, um único episódio de infecção (p. ex., salpingite aguda) também pode precipitar a formação de um abscesso tubo-ovariano. Algumas vezes, o local de ovulação é o ponto de entrada para o agente infeccioso e para a localização do abscesso. O exsudato produzido pelo abscesso pode levar à ruptura, o que resulta em peritonite.

Sinais e sintomas
- Dor na parte inferior do abdome e na pelve
- Dor à palpação de com descompressão súbita em ambos os quadrantes inferiores
- Náusea e vômito
- Febre
- Taquicardia
- Sensação de saciedade

Fatores predisponentes
- Idade: idade reprodutiva da mulher
- Paridade baixa
- História de doença inflamatória pélvica

Nota clínica
A duração dos sintomas é de aproximadamente uma semana, com início normalmente duas ou mais semanas após o período menstrual.

Gastrenterite viral
Gastrenterite viral é uma inflamação do epitélio do colo, de forma a ocorrer perda da sua função absorvente. As fezes consistem em água e resíduos fecais, mas não contêm sangue, pus ou muco. Causas comuns são norovírus, rotavírus, adenovírus, calicivírus, enterovírus e coronavírus.

Sinais e sintomas
- Dor na parte inferior do abdome
- Náusea e vômito
- Câimbras abdominais
- Diarreia explosiva
- Mal-estar geral sem febre

Fatores predisponentes
- Idade: crianças e idosos
- Grupos de pessoas, como escolas, cruzeiros e aglomerações sociais
- Condições que resultam em enfraquecimento dos sistemas imunes (p. ex., HIV/Aids e pacientes em quimioterapia)

DIAGNÓSTICO
A apresentação da paciente, história, exame físico, testes laboratoriais e resultados dos procedimentos confirmam um diagnóstico de **apendicite aguda**.

Apendicite aguda
Apendicite aguda é uma inflamação da túnica mucosa apendicular, geralmente após obstrução do lúmen do apêndice. O apêndice tem uma extremidade cega, de modo que o bloqueio de seu lúmen aumenta a pressão intraluminal, o que pode comprometer a irrigação sanguínea.

- O desconforto paraumbilical difuso inicial da paciente é consistente com a distribuição de dor referida proveniente do apêndice. A dor progrediu, ficou mais intensa e precisamente localizada no QID, indicando que a inflamação do apêndice irritou o peritônio parietal adjacente. Isso responde pela dor somática no QID, defesa muscular e dor à palpação com descompressão súbita.
- Sinais de McBurney, do psoas e do obturador positivos são indicações adicionais do comprometimento do peritônio.
- Estudos diagnósticos por imagem do abdome confirmam parede apendicular espessada com lúmen aumentado, o que é consistente com essa condição (**Fig. 3.4.5**).

Doença inflamatória pélvica
Doença inflamatória pélvica (DIP/PID) é iniciada por infecção, em geral, doença sexualmente transmissível, que se move superior à vagina e colo do útero para o útero e tubas uterinas.

Taquicardia Frequência cardíaca elevada: > 100 bpm (frequência cardíaca normal no adulto: 55 a 100 bpm)
Paridade Condição de ter dado à luz
Mal-estar Sensação de fraqueza corporal geral ou desconforto, frequentemente marcando o início de uma enfermidade

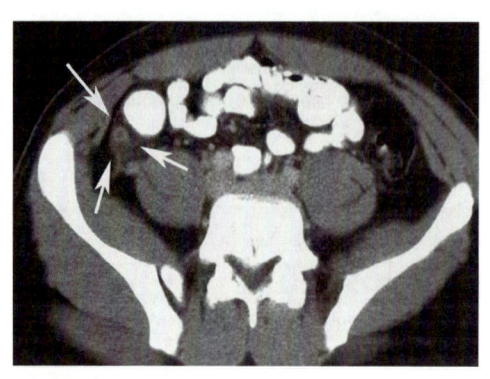

FIGURA 3.4.5 Imagem de TC abdominal realçada por contraste mostra parede hiperintensificada do apêndice.

Fonte: Fig. 9-16 – *CURRENT Diagnosis & Treatment: Gastroenterology, Hepatology, & Endoscopy.*

- Mulheres com DIP se apresentam com uma ampla variedade de sintomas, mas a queixa mais comum apresentada é dor na parte inferior do abdome. A maioria das mulheres (75%) também apresenta corrimento vaginal anormal.
- Diagnóstico de DIP aguda baseia-se essencialmente na história do paciente de DIP prévia e achados clínicos e não é consistente com a informação dessa paciente.

Abscesso tubo-ovariano

Abscessos tubo-ovarianos é muito frequentemente o resultado de DIP não tratada. Um abscesso pélvico em crescimento pode sangrar em razão da erosão dos vasos adjacentes ou ruptura do abscesso.

- O paciente típico com abscesso tubo-ovariano é uma mulher jovem com paridade baixa, com história de DIP.
- Sintomas incluem dor abdominal e pélvica, febre, náusea e vômito, e defesa muscular e hipersensibilidade nos quatro quadrantes abdominais.
- A ausência de massa (i.e., abscesso) em anexos no ultrassom pélvico elimina esse possível diagnóstico.

Gastrenterite viral

Gastrenterite é uma inflamação do intestino delgado provocada mais comumente por uma infecção por norovírus. O vírus é geralmente difundido no alimento e na água contaminados, mas pode ser também transportado pelo ar.

- Gastrenterite viral tem um início súbito e geralmente dura 2 a 4 dias.
- A enfermidade é normalmente caracterizada por diarreia e câimbras/dores abdominais, náusea e vômito. As fezes são geralmente moles, aquosas e sem sangue ou muco.
- Essa paciente não relatou diarreia como sintoma, portanto, a gastrenterite viral provavelmente não é a causa da dor abdominal.

Anexos Estruturas acessórias de um órgão; usados normalmente com relação ao útero para se referir a tubas uterinas, ovários e ligamentos uterinos

CASO 3.5 | Ureterolitíase

Apresentação do paciente

Um homem com 43 anos de idade é levado ao serviço de emergência queixando-se de dor extrema intermitente no lado direito. A dor irradia-se para a região inguinal, parte interna da coxa e testículos, sendo acompanhada por sudorese, febre e náusea.

Achados clínicos relevantes

História

O paciente relatou que vinha sofrendo dor leve na "região lombar" durante poucos dias, mas recentemente a dor aumentou de intensidade. Nas últimas horas, a dor se estendeu para a região inguinal. Os medicamentos que adquiriu sem receita médica não aliviaram a dor. Recentemente, teve urgência urinária com disúria e hematúria.

Exame físico

Durante o exame físico, o paciente estava impaciente e trocou de posição frequentemente.

Sinais vitais importantes:
- Temperatura: 37,6°C
  Normal: 36,0-37,5°C

Os seguintes achados foram observados no exame fisco:

- Hipersensibilidade no ângulo costovertebral direito (região do dorso entre a décima segunda costela e as vértebras lombares)
- Defesa muscular no quadrante inferior direito (QID)
- Sem dor à palpação com descompressão súbita

Testes laboratoriais

Teste	Valor	Valor de referência
Eritrócitos (contagem)	4,6	4,3-5,6 × 10⁶/mm³
Leucócitos (contagem)	10,2	3,54-9,06 × 10³/mm³
Cálcio sérico	11,4	8,7-10,2 mg/dL
Urinálise		
Eritrócitos	8	< 5 células/campo de força
Leucócitos	12	< 10 células/campo de força
Cristais	Presentes	Nenhum

Estudos diagnósticos por imagem

- Exame de TC helicoidal mostrou uma massa radiopaca na parte superior do trato urinário.

Problemas clínicos a considerar

- Pielonefrite
- Nefrolitíase
- Ureterolitíase

OBJETIVOS DE APRENDIZAGEM

1. Descrever a anatomia dos rins.
2. Descrever a anatomia dos ureteres.
3. Explicar a base anatômica para sinais e sintomas associados com esse caso.

Disúria Dor durante a micção

Hematúria Sangue na urina

Dor à palpação com descompressão súbita Dor provocada durante exame abdominal quando examinador remove a pressão subitamente durante a palpação. Esse sinal clínico está associado com inflamação peritoneal (p. ex., peritonite, apendicite)

Defesa muscular Espasmo muscular (especialmente da parede abdominal anterior) para minimizar o movimento no local, na ou próximo da lesão ou doença (p. ex., inflamação associada com apendicite ou diverticulite). Pode ser detectada com palpação durante exame físico

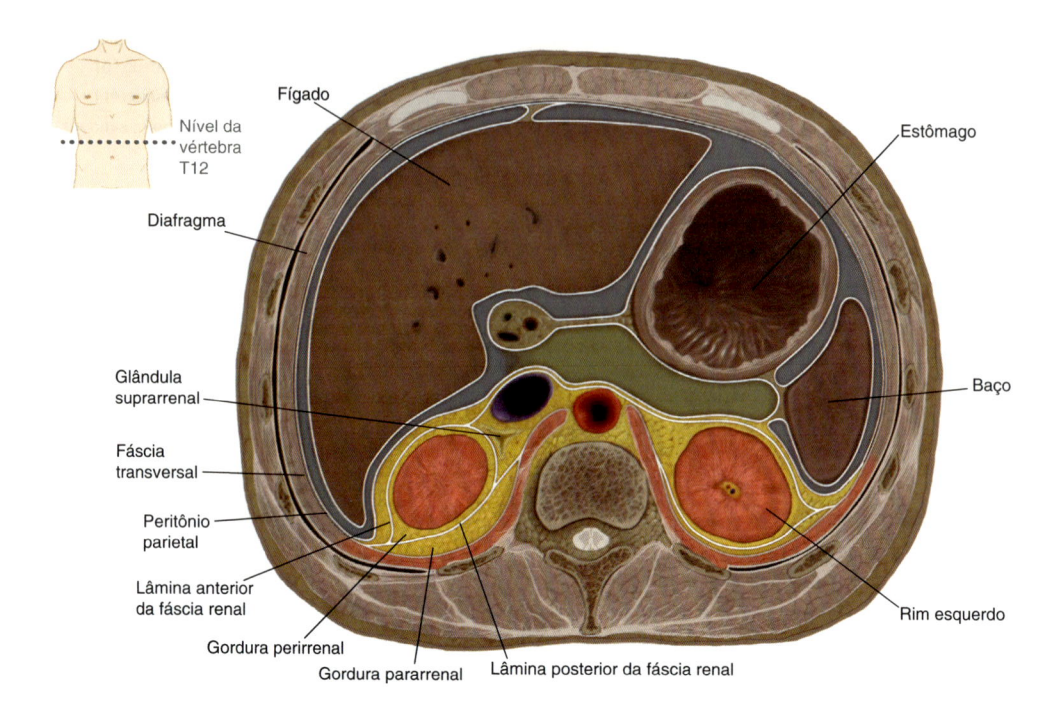

FIGURA 3.5.3 Corte horizontal através da cavidade abdominal, no nível dos rins, mostrando as camadas de gordura renal e fáscia.

partes, **abdominal** e **pélvica**, com extensão aproximadamente igual. A **parte abdominal** desce ao longo da face medial do m. psoas maior e é cruzada pelos vasos testiculares e ováricos (gonadais). A **parte pélvica** dos ureteres começa onde cruzam a abertura superior da pelve. Aqui, os ureteres passam anteriores aos vasos ilíacos comuns, próximo de sua bifurcação. Cada ureter desce no tecido areolar extraperitoneal ao longo da parede lateral da pelve. Profundos na pelve, os ureteres movem-se anteriores e mediais para alcançar a face posteroinferior da bexiga urinária. Cada ureter percorre um trajeto oblíquo pela parede da bexiga urinária. Consequentemente, à medida que a bexiga urinária se enche e distende, o ureter é comprimido, limitando o refluxo de urina para o ureter. O ureter normalmente é constringido em três locais ao longo de seu trajeto:

1. Na junção do ureter com a pelve renal
2. Onde o ureter cruza a margem pélvica
3. Conforme passa pela parede da bexiga urinária

Suprimento sanguíneo

As artérias da **parte abdominal** do ureter se originam das **artérias testiculares, ováricas e renais**, bem como dos ramos diretos da **parte**

TABELA 3.5.1 Relações anatômicas dos rins direito e esquerdo

Direção	Estruturas
Superomedial	▪ Glândula suprarrenal
Anteriormente	
Rim direito	▪ Fígado
	▪ Duodeno
	▪ Colo ascendente
Rim esquerdo	▪ Estômago
	▪ Baço
	▪ Pâncreas
	▪ Jejuno
	▪ Colo descendente
Posteriormente	▪ Diafragma
	▪ Músculo transverso do abdome
	▪ Músculo quadrado do lombo
	▪ Músculos psoas

abdominal da aorta. A **parte pélvica** pode ser irrigada pelos ramos das **artérias ilíacas interna e comum**, e pelas **artérias vesical inferior** (homem) e **uterina** (mulher). Ocorrem anastomoses arteriais ao longo de toda a extensão do ureter.

As veias do ureter têm um padrão semelhante àquele da irrigação arterial. Drenam basicamente para as **veias testiculares, ováricas (gonadais) e ilíaca interna**.

Suprimento nervoso

A inervação do ureter é derivada dos **plexos renal, aórtico, hipogástrico superior e hipogástrico inferior**. Fibras simpáticas e parassimpáticas situadas nesses plexos acompanham os vasos sanguíneos para os ureteres. A densidade dessas fibras aumenta na parte pélvica do ureter. Contrações peristálticas do ureter se originam na parte proximal e se propagam na direção da bexiga urinária.

Fibras aferentes viscerais transportando sensações de dor provenientes do ureter basicamente acompanham as fibras simpáticas até os gânglios da raiz posterior T11-L2. Dor uretérica é normalmente referida ao quadrante inferior ipsilateral do abdome e à região inguinal.

RACIOCÍNIO CLÍNICO

Esse paciente se apresenta com sinais e sintomas de **dor na região inguinal e intensa e aguda na região lateral direita do tronco**.

Pielonefrite

Pielonefrite é uma inflamação localizada da pelve renal e rim. Geralmente resulta de infecção bacteriana que se difunde a partir da parte inferior do trato urinário. *Escherichia coli* responde por 70 a 90% das infecções do trato urinário (ITUs), incuindo pielonefrite. **Pielonefrite aguda** é caracterizada pelo início súbito de inflamação. **Pielonefrite crônica** resulta de uma infecção prolongada ou de uma série de infecções repetidas frequentes do trato urinário. Cistite ou prostatite sem controle evolui para pielonefrite, sepse e insuficiência renal.

Sinais e sintomas
- Febre
- Dor na região lateral do tronco ou no abdome
- Náusea e vômito
- Hematúria
- Urgência e frequência urinárias
- Disúria
- Piúria

Fatores predisponentes
- Sexo: feminino
- Infecções do trato urinário recorrentes ou crônicas
- Anormalidade mecânica ou estrutural do trato urinário
- Cálculos renais
- Cateterismo do trato urinário
- *Stents* uretéricos
- Bexiga neurogênica
- Doença da próstata
- Diabetes melito
- História familiar de infecções no trato urinário

Nefrolitíase

Nefrolitíase também é conhecida como cálculos renais ou pedras no rim. Um cálculo renal é uma massa cristalina sólida que se forma nos cálices renais ou pelve. Cálculos renais ocorrem quando a urina se torna supersaturada e substâncias na urina se cristalizam. Um ou mais "cálculos" podem estar presente em ocasiões oportunas.

Sintomas normalmente se originam quando o(s) cálculo(s) começa(m) a se mover pelo trato urinário.

Sinais e sintomas
- Dor no abdome e/ou inicial na região lateral do tronco
- A dor se move para a região inguinal e testículo
- Febre
- Calafrios

Cistite Inflamação da bexiga urinária
Prostatite Inflamação da próstata
Sepse Presença de organismos patogênicos ou suas toxinas no sangue ou nos tecidos

Piúria Pus na urina
Cálculo Concreção anormal, em geral, de sais minerais

- Náusea e vômito
- Hematúria
- Disúria
- Urgência e frequência urinárias

Fatores predisponentes
- Idade: aumenta a partir da sexta década
- Sexo: masculino
- Doença renal policística
- Hiperparatireoidismo
- Cistinúria
- Fatores relativos à dieta
- Hipercalciúria
- Baixo volume de urina
- Determinados medicamentos (p. ex., alguns diuréticos e uso excessivo de laxantes)

Notas clínicas

Há quatro tipos de cálculos renais.
1. **Cálculos (pedras) de cálcio** são mais comuns, especialmente em homens com 20-30 anos de idade. O cálcio combina com outras substâncias, como oxalato, fosfato ou carbonato para formar um cálculo. Oxalato está presente em determinados alimentos, como espinafre e suplementos de vitamina C. Doenças do intestino delgado também aumentam o risco desse tipo de cálculo.
2. **Cálculos de cistina** se formam em pessoas que têm cistinúria. Esta é uma doença autossômica recessiva caracterizada por transporte transepitelial defeituoso de cistina que resulta no acúmulo de cistina na urina.
3. **Cálculos de estruvita** se formam em pacientes infectados com organismos produtores de amônia. Os cálculos são potencializados pela urina alcalina e dietas à base de plantas/ricas em magnésio. Esses cálculos são mais frequentemente encontrados em mulheres com história de infecções do trato urinário. Esses cálculos tornam-se muito grandes.
4. **Cálculos de ácido úrico** se formam quando há ácido úrico em excesso na urina. O ácido úrico é o produto do metabolismo da purina e, consequentemente, pode estar relacionado com dieta rica em proteína. Ocorrem com mais frequência em pacientes com gota ou naqueles em quimioterapia.

Cistinúria Secreção urinária elevada de cisteína, lisina, arginina e ornitina
Hipercalciúria Secreção urinária elevada de cálcio

Ureterolitíase

Ureterolitíase é a formação ou presença de um cálculo em um ou em ambos os ureteres. Em geral, esse cálculo se moveu do rim, provocando distensão extensa do ureter e possivelmente bloqueando o fluxo de urina. Como um cálculo uretérico é forçado ao longo do ureter por meio de contrações peristálticas, em geral, provoca dor aguda, rítmica e intensa, conhecida como **cólica uretérica**.

Nota clínica

Cólica uretérica começa subitamente na região lateral do tronco. A dor se irradia para a parte anterior do abdome e se move inferiormente para a região inguinal. Além disso, se irradia para o testículo ou lábios vaginais. A dor é intensa e o paciente pode ficar muito agitado e desconfortável. Os episódios normalmente duram 30 a 60 minutos e podem ocorrer novamente a cada uma ou duas horas.

Sinais e sintomas
- Dor inicial na região lateral do tronco e/ou abdome
- A dor se move para a região inguinal, testículo ou lábios do pudendo
- Febre
- Calafrios
- Náusea e vômito
- Hematúria
- Disúria
- Urgência e frequência urinárias

Fatores predisponentes
- Idade: aumenta a partir da sexta década
- Sexo: masculino
- Doença renal policística
- Hiperparatireoidismo
- Cistinúria
- Fatores relativos à dieta
- Hipercalciúria
- Baixo volume de urina
- Determinados medicamentos (p. ex., alguns diuréticos e uso excessivo de laxante)

DIAGNÓSTICO

A apresentação do paciente, história, exame físico e resultados laboratoriais confirmam um diagnóstico de **ureterolitíase** (**cálculos uretéricos**).

Ureterolitíase

Um cálculo uretérico tem mais probabilidade de obstruir o ureter em uma das três áreas ao longo do seu trajeto. Aferentes de dor que suprem o ureter têm corpos celulares localizados nos gânglios (sensitivos) da raiz posterior T11-L2. Consequentemente, dor uretérica é referida aos dermátomos T11-L2. Isso inclui a pele do abdome que se estende sobre o trajeto do ureter (incluindo a região lateral do tronco), a pele da região inguinal, as partes anterior e medial da coxa e o escroto/lábios vaginais.

- A dor rítmica intensa começando na região lateral do tronco e irradiando-se para o abdome, região inguinal e escroto, nesse paciente, é consistente com cólica uretérica (i.e., dor proveniente de cálculo uretérico).
- Os resultados do teste laboratorial fornecem suporte adicional para esse diagnóstico, incluindo níveis elevados de leucócitos e cálcio sérico. A urinálise mostrou eritrócitos, leucócitos e cristais. O paciente provavelmente tem infecção do trato urinário, que seria confirmado pela cultura de urina.
- A TC helicoidal confirma a presença de um cálculo na parte abdominal do ureter, imediatamente distal à pelve renal (**Fig. 3.5.4**).

Nefrolitíase

Cálculos renais se formam igualmente nas superfícies das papilas renais ou no interior do sistema coletor renal.

- Um cálculo localizado na pelve renal produz edema renal intersticial, estira a cápsula fibrosa do rim e aumenta o rim (p. ex., nefromegalia).
- A presença de cálculos renais é uma causa comum de hematúria.
- Dor tipo cólica conhecida como cólica renal geralmente começa na parte superolateral do dorso, sobre o ângulo costovertebral e, ocasionalmente, é subcostal. Essa dor tende a permanecer constante e o padrão depende do limiar de dor do indivíduo. Isso não é consistente com a dor descrita nesse paciente.

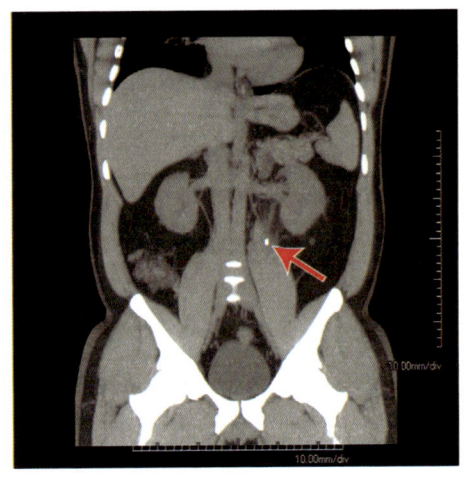

FIGURA 3.5.4 TC sem meio de contraste do corte coronal através da cavidade abdominal. Seta vermelha mostra cálculo de 6 mm no interior do terço proximal do ureter esquerdo.
Fonte: Fig. 97-1A em *Tintinalli's Emergency Medicine, 7e.*

- Os estudos diagnósticos por imagem (exame de TC abdominal sem contraste) confirmaram cálculo uretérico em vez de cálculo renal.

Pielonefrite

A pielonefrite é uma infecção sintomática do rim, considerada como infecção da parte superior do trato urinário.

- A pielonefrite é normalmente determinada pela história e exame físico e confirmada pela urinálise.
- Os resultados dos estudos laboratoriais podem mostrar piúria, esterase leucocitária [teste de esterase leucocitária por sonda (LET)] e hematúria. O teste de produção de nitrito (NPT) forneceria indícios para bacteriúria e proteinúria.
- Embora esse paciente apresente uma infecção do trato urinário, essa não é a fonte da dor conforme descrita.

Edema Tumefação da pele decorrente de acúmulo anormal de líquidos na tela subcutânea
Bacteriúria Bactérias na urina
Proteinúria Nível elevado de proteína na urina

CASO 3.6 | Baço rompido

Apresentação do paciente

Um paciente com 32 anos de idade é atendido no serviço de emergência com falta de ar. Além disso, queixa-se de dor quando se senta ou deita. Quando em pé, a dificuldade de respirar e a dor são menores.

Achados clínicos relevantes

História

O paciente relata que durante o dia caiu de seu quadriciclo. Relata ter sofrido uma "forte" queda sobre o seu lado esquerdo, mas não sentiu qualquer dor após o acidente. Assim, terminou o passeio e não buscou ajuda médica. Ao retornar para casa, tomou banho, fez uma refeição e caiu no sono. Horas mais tarde, acordou com falta de ar e dor intensa no abdome que melhorou quando ficou de pé. Sentar ou deitar exacerbava ambos os sintomas.

Exame físico

Sinais vitais importantes:
- PA: 105/70 mmHg
  Sistólica: 100-140 mmHg
  Diastólica: 69-90 mmHg
- Pulso: 112 bmp
  Frequência em repouso no adulto: 60 a 100 bpm

Os seguintes achados foram observados no exame físico do tórax e abdome:
- Sibilo bilateral
- Desconforto abdominal difuso
- Dor no quadrante superior esquerdo (QSE) com dor à palpação com descompressão súbita
- Sinal de Kehr positivo

Nota clínica

O **sinal de Kehr** ocorre quando o sangue proveniente de um baço lesionado irrita o diafragma e cria dor referida na região do ombro esquerdo.

Estudos diagnósticos por imagem

- Radiografia do tórax foi normal.
- Exame de TC do abdome mostrou hemoperitônio.

Problemas clínicos a considerar

- Fratura de costela
- Hemorragia retroperitoneal
- Baço rompido

OBJETIVOS DE APRENDIZAGEM

1. Descrever a anatomia do baço.
2. Descrever o espaço retroperitoneal e seus conteúdos.
3. Descrever a anatomia das costelas.
4. Explicar a base anatômica para sinais e sintomas associados com esse caso.

Dor à palpação com descompressão súbita Dor provocada durante exame abdominal quando o examinador remove a pressão repentinamente durante a palpação. Esse sinal clínico está associado com inflamação peritoneal (p. ex., peritonite, apendicite)

Hemoperitônio Sangue no líquido peritoneal dentro da cavidade peritoneal

Hemorragia Evasão de sangue dos vasos:
- Petéquia: < 2 mm de diâmetro
- Equimose (contusão): > 2 mm
- Púrpura: grupo de petéquias ou equimoses
- Hematoma: hemorragia resultante da elevação da pele ou túnica mucosa

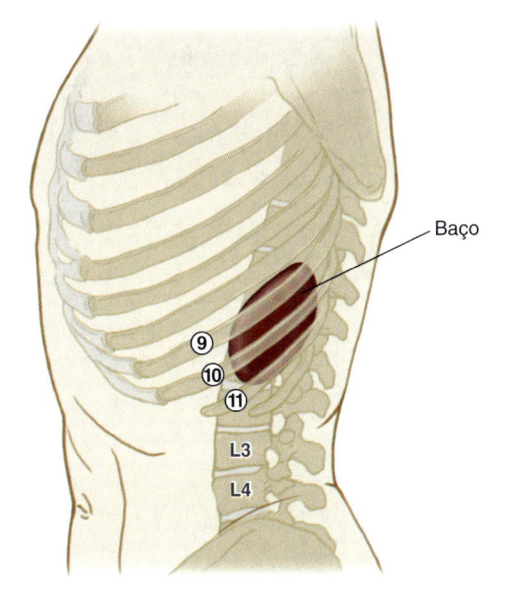

FIGURA 3.6.1 Visão lateral esquerda mostrando a posição do baço em relação às costelas 9-11.

ANATOMIA PERTINENTE

Baço

O **baço** se situa no QSE do abdome, imediatamente inferior ao diafragma e lateral ao estômago. Está associado com as costelas 9-11 e, normalmente, não é palpável no exame físico (**Fig. 3.6.1**).

O baço é o maior órgão linfático do corpo. Suas funções básicas são filtrar o sangue, fagocitar eritrócitos envelhecidos e microrganismos circulantes, suprimento de linfócitos B e T imunocompetentes, e produzir anticorpos. O baço possui uma cápsula de tecido conectivo espesso. Septos se estendem da cápsula até a profundidade do baço. Esses septos conduzem vasos sanguíneos em direção ao centro do órgão. O baço é muito vascular, e estima-se que filtre de 10 a 15% do volume total de sangue a cada minuto. Além disso, mantém em reserva entre 40 a 50 mL de eritrócitos e 25% das plaquetas em circulação.

O baço é revestido com peritônio, exceto no hilo, onde os vasos esplênicos entram e saem. Está conectado ao estômago e ao rim esquerdo pelas pregas peritoneais, ligamentos gastresplênico e esplenorrenal, respectivamente (**Fig. 3.6.2**).

Esses ligamentos contribuem para a mobilidade do baço. O comprimento e a espessura variam muito: ligamentos curtos e espessos diminuem a mobilidade do baço.

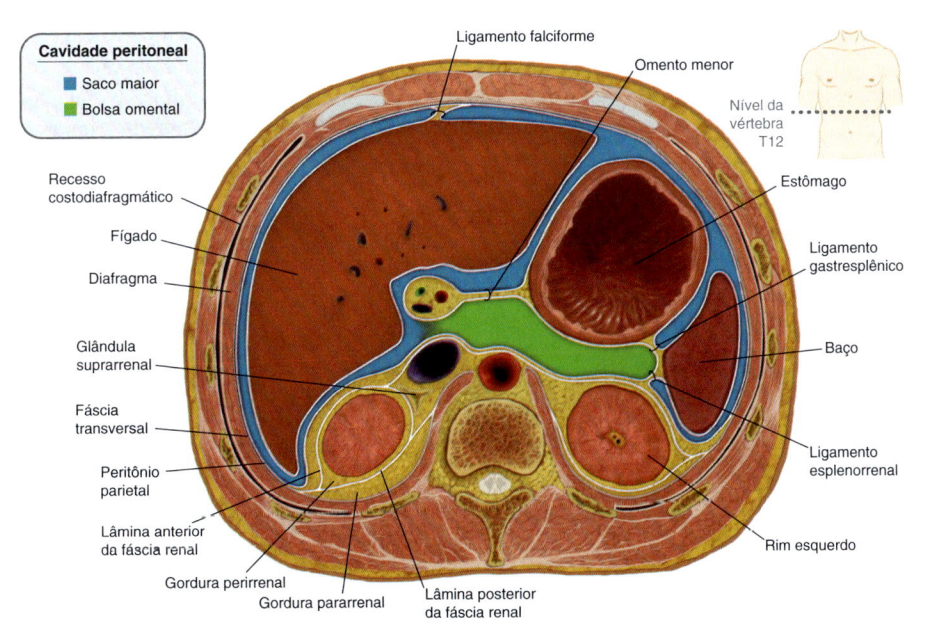

FIGURA 3.6.2 Corte horizontal da cavidade abdominal, no nível do baço.

TABELA 3.6.1 Impressões na face visceral do baço

Impressão	Vísceras	Relação com o hilo
Gástrica (maior impressão)	Estômago	Anterior
Renal	Rim esquerdo	Posterior
Cólica	Flexura esquerda do colo	Inferior
Face pancreática	Cauda do pâncreas	Intermediária, entre o hilo e a impressão cólica

O baço possui duas faces:

1. A **face diafragmática** é lisa, convexa e ocupa o hemidiafragma esquerdo.
2. A **face visceral** é irregular. Possui múltiplas impressões formadas pelas vísceras adjacentes. A **Tabela 3.6.1** resume as impressões viscerais no baço.

Suprimento sanguíneo

O baço é irrigado pela **artéria esplênica** (**Fig. 3.6.3A**). É o maior ramo do tronco celíaco. A artéria esplênica segue ao longo da margem superior do pâncreas, e durante o seu curso sinuoso "insinua-se" aleatoriamente no tecido pancreático. A artéria esplênica comumente se bifurca próximo do hilo do baço, formando ramos que irrigam os polos superior e inferior do baço.

A **veia esplênica** segue com a artéria (**Fig. 3.6.3B**) e se une à veia mesentérica superior para formar a veia porta do fígado. A veia mesentérica inferior frequentemente se une à veia esplênica. Em geral, a irrigação arterial e a drenagem venosa do baço são acrescidas por vasos gástricos curtos. As artérias gástricas curtas se ramificam a partir da artéria esplênica antes que esta entre no baço. Formam a irrigação sanguínea básica do fundo do estômago.

Nota clínica

- Vasos esplênicos possuem ramos pequenos múltiplos que se distribuem para o corpo e a cauda do pâncreas.
- Em geral, a cauda do pâncreas encontra-se próximo do hilo esplênico e é danificada durante a esplenectomia.

Espaço retroperitoneal

O **espaço retroperitoneal** (retroperitônio) é uma área anatômica na cavidade abdominal, localizada posterior (retro) ao peritônio parietal, na parede abdominal posterior (**Fig. 3.6.2**). O espaço retroperitoneal é limitado pelo diafragma superiormente e posteriormente pela coluna vertebral, músculos psoas, ilíaco e quadrado do lombo. O espaço retroperitoneal é subdividido em três partes (de anterior para posterior):

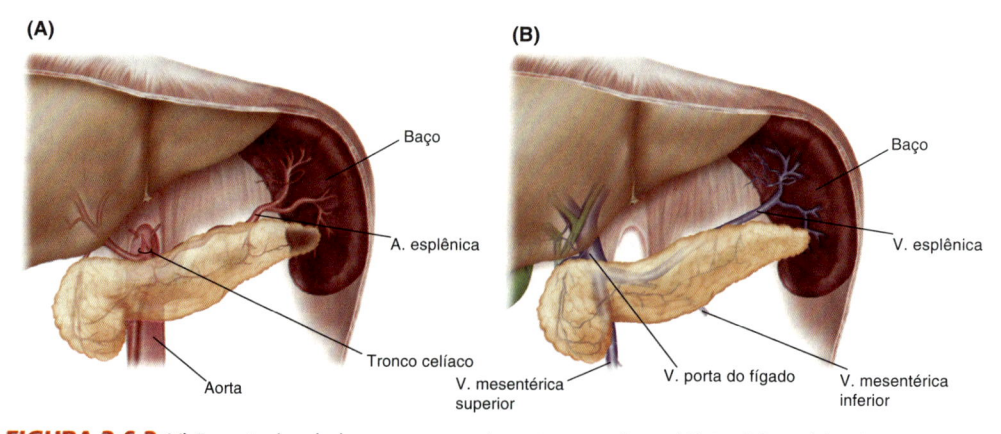

FIGURA 3.6.3 Visão anterior do baço e seu suprimento sanguíneo. **(A)** Artérias e **(B)** veias.

TABELA 3.6.2 Estruturas localizadas nas subdivisões do espaço retroperitoneal

Espaço pararrenal anterior	Espaço perirrenal	Espaço pararrenal posterior
Parte abdominal da aorta	Glândulas suprarrenais	Gordura
Veia cava inferior		
Pâncreas	Rins	
Colo ascendente	Vasos renais	
Colo descendente		
Duodeno Parte descendente (2ª parte) Parte horizontal (3ª parte) Parte ascendente (4ª parte)		

1. O **espaço pararrenal anterior** se situa entre o peritônio parietal e a lâmina anterior da fáscia renal.
2. O **espeço perirrenal** é limitado pelas lâminas anterior e posterior da fáscia renal.
3. O **espaço pararrenal posterior** se situa entre a lâmina posterior da fáscia renal e os músculos da parede abdominal posterior.

As estruturas localizadas dentro das subdivisões do espaço retroperitoneal estão resumidas na **Tabela 3.6.2**.

Estruturas retroperitoneais

Estruturas retroperitoneais se situam na parede abdominal posterior e possuem uma lâmina única de peritônio parietal na face anterior (**Tabela 3.6.3**). Os órgãos são considerados secundariamente retroperitoneais se tinham um mesentério no início do desenvolvimento, mas subsequentemente perderam o mesentério à medida que assumiram sua posição permanente na parede abdominal posterior.

Costelas

Existem 12 pares de costelas; ossos planos curvados estreitos, que se articulam com as vértebras torácicas posteriormente. Anteriormente, a maioria das costelas se conecta com o esterno via cartilagens costais. Existem três classificações de costelas:

1. **Costelas verdadeiras** (1-7) se fixam ao esterno diretamente pela cartilagem costal.
2. **Costelas falsas** (8-10) se fixam ao esterno indiretamente via compartilhamento das cartilagens costais.
3. **Costelas flutuantes** (11-12) terminam na musculatura posterior do abdome e não estão fixadas ao esterno. Algumas fontes incluem as costelas flutuantes como subcategorias das costelas falsas.

As costelas e outras partes do esqueleto e parede torácicos fornecem projeção para órgãos do tórax e abdome.

Notas clínicas

- As costelas 4-9 são as mais comumente fraturadas.
- Uma costela tem mais probabilidade de sofrer fratura no ponto de impacto ou no ângulo da costela.

RACIOCÍNIO CLÍNICO

Esse paciente apresenta-se com sinais e sintomas relacionados a **trauma abdominal não penetrante**.

TABELA 3.6.3 Órgãos retroperitoneais

Primeiramente retroperitoneais	Secundariamente retroperitoneais
Glândulas suprarrenais	Pâncreas (cabeça, colo, corpo)
Rins	
Ureteres	*A cauda é intraperitoneal, dentro do ligamento esplenorrenal*
Bexiga urinária	
Parte abdominal da aorta	
Veia cava inferior	Duodeno (partes descendente, horizontal e ascendente)
Esôfago (parte abdominal)	
Reto (parte superior)	*A parte superior é intraperitoneal*
	Colo ascendente
	Colo descendente

Fratura da costela

Fraturas simples (fechadas) das costelas (i.e., não cominutiva) são a forma mais comum de lesão torácica. Um trauma direto nas costelas pode resultar na fratura de uma ou mais costelas e/ou cartilagens costais. As costelas são especialmente vulneráveis em consequência de sua localização subcutânea.

Notas clínicas

- Separações costocondrais ocorrem quando a cartilagem costal de uma costela se separa do esterno e provocam dor semelhante àquela das fraturas das costelas.
- Pancada forte no tórax pode fraturar o esterno.

Sinais e sintomas
- Dor na inspiração
- Dor paraesternal
- Dispneia
- Dor local no sítio da lesão

Fatores predisponentes
- Idade: mais comum com o envelhecimento
- Trauma ou história de traumatismo
- Esportes de contato
- Osteoporose
- Lesão cancerosa

Notas clínicas

- Aproximadamente 25% das fraturas das costelas não são visíveis com imagem radiográfica e precisam ser diagnosticadas pelo exame físico. Pacientes podem ter uma equimose, espasmos musculares sobre as costelas e dor aguda caso a costela seja tocada no ponto da lesão.
- O osso proeminente pontiagudo associado com fratura da costela pode lesionar membranas (túnicas), vasos sanguíneos e/ou órgãos das cavidades torácica ou abdominal.

Hemorragia peritoneal e hematoma

Uma hemorragia no espaço retroperitoneal resulta em hematoma que pode ser localizado na face inferior desse espaço. Esse hematoma pode não ser observado durante o exame físico. Um hematoma retroperitoneal é mais comumente uma consequência de impacto traumático ou decorrente de ferimento penetrante no abdome. A lesão resulta em sangramento retroperitoneal após dano à veia cava inferior e/ou parte abdominal da aorta ou aos vasos que irrigam os órgãos retroperitoneais.

Sinais e sintomas
- Dor abdominal
- Dor lombar
- Sinal do psoas positivo
- Sinal de Cullen positivo
- Sinal de Grey Turner positivo

Fatores predisponentes
- Trauma relevante (maior)
- Trauma irrelevante (menor) em pacientes com fatores de coagulação defeituosos
- História de procedimentos vasculares femorais invasivos

Notas clínicas

- **Sinal do psoas** refere-se à dor provocada com a extensão passiva do quadril.
- **Sinal de Cullen** é edema superficial e descoloração apurpurada da tela adiposa subcutânea em torno do umbigo. Esse sinal é frequentemente visto em conjunto com o sinal de Grey Turner.
- **Sinal de Grey Turner** é uma descoloração apurpurada da pele e tela subcutânea das regiões laterais do tronco.

As causas básicas para os sinais de Cullen e Grey Turner incluem:
- Sangramento decorrente de trauma não penetrante (contuso) no abdome, decorrente de aneurisma roto da parte abdominal da aorta e de gravidez ectópica rota.
- Pancreatite aguda com dano aos vasos sanguíneos locais.

Fratura cominutiva Fratura com três ou mais fragmentos

Dispneia Dificuldade de respirar; falta de ar

Hematoma Extravasamento localizado de sangue, normalmente coagulado

Edema Tumefação da pele decorrente de acúmulo anormal de líquido na tela subcutânea

Aneurisma Dilatação circunscrita de uma artéria em comunicação direta com o lúmen

Baço rompido

Um baço rompido (roto) é qualquer rompimento da cápsula do baço. A ruptura esplênica potencialmente permite que um grande volume de sangue vaze para a cavidade peritoneal. Pacientes com esse tipo de lesão podem necessitar de cirurgia de emergência, uma vez que o sangue que escapa do baço está sob pressão arterial e um grande volume pode ser perdido em um curto espaço de tempo. Com um rompimento menor, o sangramento pode parar sem intervenção cirúrgica. O rompimento de um baço normal é mais provavelmente resultado de traumatismo. Rompimentos espontâneos podem ocorrer se o baço está aumentado (p. ex., quando o sistema imune está comprometido, como na mononucleose).

Notas clínicas

- Embora protegido pela caixa torácica, o baço permanece o órgão mais comumente lesionado em todos os grupos etários com trauma contuso no abdome.
- A situação na qual um trauma contuso no abdome ocorre inclui acidentes automobilísticos, violência doméstica, eventos esportivos e acidentes incluindo guidões de bicicleta.

Sinais e sintomas
- Taquicardia
- Hipotensão
- Queda de hematócrito
- Choque
- Hipersensibilidade do QSE
- Esplenomegalia

Fatores predisponentes
- Trauma ou história de traumatismo
- Aumento patológico (p. ex., mononucleose infecciosa, Aids e leucemia)

Taquicardia Frequência cardíaca elevada: > 100 bpm (frequência cardíaca normal no adulto: 55 a 100 bpm)

Hipotensão Diminuição anormal na pressão arterial

Hematócrito Teste sanguíneo que mensura o percentual dos eritrócitos no sangue total

DIAGNÓSTICO

A apresentação do paciente, história médica, exame físico e estudos diagnósticos por imagem confirmam um diagnóstico de **baço rompido,** decorrente de trauma abdominal.

Baço rompido

O baço é o órgão mais comumente lesionado no trauma abdominal contuso. O baço se situa lateral ao estômago, no quadrante superior esquerdo do abdome, protegido pela caixa torácica. O sangue proveniente do baço rompido mais frequentemente entra na cavidade peritoneal (**Fig. 3.6.4**).

- O hemoperitônio é um sinal cardinal (principal) e foi confirmado pela TC de abdome. O hemoperitônio provoca dor abdominal difusa; porém, é mais provável que irrite o peritônio parietal adjacente ao baço. Isso resulta em **dor** significativa no **QSE** e dor à palpação com descompressão súbita.
- **Hipersensibilidade no ombro esquerdo (sinal de Kehr)** também pode estar presente em virtude da irritação da parte diafragmática do peritônio parietal e dor referida aos dermátomos C3-5.
- O sangue que preenche o recesso subfrênico da cavidade peritoneal também exerce pressão no diafragma, provocando dispneia.
- Se o sangramento (hemorragia) intra-abdominal excede 5-10% do volume de sangue circulante, sinais clínicos de choque prematuro podem se manifestar. Sinais incluem taquicardia, taquipneia, inquietação e ansiedade.
- Embora não fosse observado nesse paciente, o aumento do hemiperitônio leva à distensão abdominal, com defesa muscular da parede abdominal e choque evidente.

Fratura da costela

As costelas formam a maior parte do esqueleto torácico. Fragmentos das costelas fraturadas penetram na parede abdominal e ferem o peritônio

---

Taquipneia Frequência respiratória elevada (frequência respiratória normal no adulto: 14-18 ciclos/min).

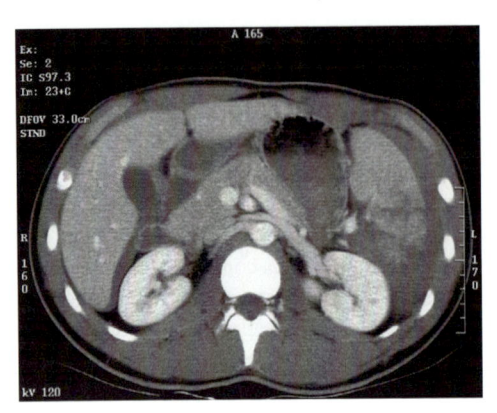

FIGURA 3.6.4 Exame de TC mostrando hemoperitônio após lesão ao baço.

Fonte: Fig. 299.4.1A em *Tintinalli's Emergency Medicine*, 7e.

e vísceras subjacentes (especialmente o fígado e o baço). Isso leva a hemotórax, pneumotórax ou hemoperitônio. Costelas 4 a 9 são as mais comumente lesionadas.

- Em pacientes com múltiplas fraturas de costelas (especialmente as costelas 9 a 11), uma hipotensão sem explicação pode ser consequência de sangramento (hemorragia) intra-abdominal decorrente do fígado ou baço.
- Pacientes com múltiplas fraturas de costelas costumam ter dificuldade para respirar profundamente ou tossir.
- As imagens radiográficas não indicaram fratura de costelas neste paciente.

Hemorragia retroperitoneal

O espaço retroperitoneal localiza-se entre o peritônio parietal e a parede abdominal posterior. O limite anterior desse espaço é elástico e, por isso, qualquer doença das vísceras retroperitoneais ou acúmulo de sangue nesse espaço expande-se anteriormente na direção da cavidade peritoneal.

- Hemorragia retroperitoneal pode resultar de trauma relevante (maior). Além disso, pode ocorrer secundário a um trauma irrelevante (menor), em indivíduos com transtornos de coagulação.
- Esse tipo de hemorragia pode ocorrer como consequência de procedimentos invasivos que incluem os vasos femorais, como cateterismo da artéria coronária.
- Dor lombar (lombalgia) e dores abdominais são sintomas típicos e pacientes frequentemente exibem um sinal do psoas positivo.
- Exame de TC do abdome não indicou hematoma retroperitoneal nesse caso.

Hemotórax Sangue na cavidade pleural
Pneumotórax Ar ou gás na cavidade pleural

QUESTÕES DE REVISÃO

1. Um paciente apresenta úlcera gástrica, localizada na parte posterossuperior do canal pilórico. A úlcera perfurou a parede do estômago e um vaso que irriga a região. Qual artéria corre mais risco em consequência dessa úlcera?

   A. Gastroduodenal
   B. Gástrica esquerda
   C. Gástrica direita
   D. Gastromental direita
   E. Gástrica curta

2. Um homem com 58 anos de idade é diagnosticado com um tumor no polo superior do rim esquerdo. Durante uma abordagem posterior do tumor, o cirurgião encontrará primeiro:

   A. Gordura pararrenal
   B. Peritônio parietal
   C. Gordura perirrenal
   D. Cápsula fibrosa do rim
   E. Fáscia renal

3. Um homem com 63 anos de idade se apresenta na clínica com dor abdominal crônica que aumentou de intensidade durante o mês passado. O paciente tem uma longa história de alcoolismo. Estudos diagnósticos por imagem confirmam um diagnóstico de pancreatite crônica, com erosão do pâncreas e dano às estruturas adjacentes. Qual artéria corre mais risco nesse paciente?

A. Hepática comum
B. Gastroduodenal
C. Gastromental esquerda
D. Gástrica curta
E. Esplênica

4. Um homem com 29 anos de idade se apresenta na clínica com dor abdominal difusa originada na região inguinal. Durante o exame físico, uma pequena massa redutível é observada na região inguinal. O médico explicou que provavelmente era uma hérnia inguinal. Durante a correção cirúrgica, um diagnóstico de hérnia inguinal indireta é confirmado. Como o cirurgião é capaz de fazer esse diagnóstico?
   A. O saco herniário se estende além do anel inguinal superficial.
   B. O saco herniário se originou lateral à artéria epigástrica inferior.
   C. O saco herniário rompeu a foice inguinal.
   D. O paciente tinha menos de 45 anos de idade.
   E. A hérnia era redutível.

5. Uma úlcera péptica perfurada é diagnosticada em um paciente com 41 anos de idade. Durante a cirurgia de correção, uma pequena quantidade de sangue é observada posterior ao estômago. Essa parte da cavidade peritoneal é o (a):
   A. Espaço supracólico
   B. Espaço infracólico
   C. Saco maior
   D. Bolsa omental
   E. Espaço retroperitoneal

6. Durante uma ressecção no intestino, o cirurgião move o colo descendente da parede abdominal posterior. Qual é a irrigação sanguínea para essa parte do colo?
   A. Cólica esquerda
   B. Gastromental esquerda
   C. Gonadal (testicular/ovárica) esquerda
   D. Renal esquerda
   E. Cólica média

As questões 7 e 8 referem-se ao caso clínico seguinte.

7. Uma paciente é admitida no hospital com dor abdominal aguda. Ela afirma que sentiu náusea e vômito no dia anterior. O exame físico revela sensibilidade acentuada no quadrante superior direito e o ultrassom do abdome confirma a presença de um grande cálculo biliar no ducto cístico. Aferentes de dor provenientes do ducto cístico são transportados nos:
   A. Nervos esplâncnicos maiores
   B. Nervos intercostais
   C. Nervos esplâncnicos menores
   D. Nervos frênicos
   E. Nervos vagos (NC X)

8. Durante cirurgia laparoscópica realizada para remover o cálculo, o cirurgião observa uma estrutura dilatada na margem livre do omento menor. Essa estrutura mais provavelmente é:
   A. Ducto colédoco
   B. Artéria hepática comum
   C. Ducto hepático comum
   D. Ducto pancreático principal
   E. Artéria hepática própria

9. Uma paciente é admitida no serviço de emergência após um acidente, durante o qual sofreu trauma contuso no abdome e dano ao baço. Durante esplenectomia de emergência, a artéria esplênica é ligada proximal à sua ramificação perto do hilo do baço. Qual estrutura, também irrigada pela artéria esplênica, correria risco caso a artéria fosse ligada inadequadamente?
   A. Corpo do pâncreas
   B. Fundo do estômago
   C. Rim esquerdo
   D. Lobo esquerdo do fígado
   E. Curvatura menor do estômago

10. Um paciente é diagnosticado com tumor maligno na cabeça do pâncreas. Durante a cirurgia para remoção do tumor, o cirurgião identifica e protege as estruturas associadas com essa parte do pâncreas. Quais estruturas *não* correriam risco durante essa cirurgia?
    A. Ducto pancreático acessório
    B. Ducto colédoco
    C. Ducto hepático comum
    D. Ducto pancreático principal
    E. Artéria pancreático-duodenal superior

11. Um paciente é diagnosticado com abscesso na face superior do rim esquerdo. Ele se queixa de dor não apenas na região lateral esquerda, mas também de dor no ombro esquerdo. O exame físico não revela problemas musculoesqueléticos no ombro. O médico explica que a dor no ombro é dor referida, provocada

pelo abscesso que irrita uma estrutura adjacente. Qual estrutura é a fonte mais provável de dor?

A. Corpo do pâncreas
B. Lobo esquerdo do fígado
C. Peritônio parietal na parte torácica do diafragma
D. Fáscia renal na glândula suprarrenal esquerda
E. Peritônio visceral no intestino grosso

12. Um homem com 69 anos de idade, com história de hipercolesterolemia e aterosclerose avançada, é admitido no serviço de emergência com dor abdominal intensa, náusea e vômito. Estudos diagnósticos por imagem revelam estenose do tronco celíaco e de seus principais ramos, o que provoca isquemia nos órgãos que irrigam. Qual órgão provavelmente é o *menos* afetado:

A. Corpo do pâncreas
B. Vesícula biliar
C. Cabeça do pâncreas
D. Lobo quadrado do fígado
E. Baço

13. Durante a resseção do fígado, o cirurgião liga a artéria hepática direita. Qual(ais) lobo(s) do fígado é(são) irrigado(s) por essa artéria?

A. Lobos direito e esquerdo
B. Lobos caudado e direito
C. Lobos quadrado e direto
D. Apenas o lobo direito
E. Lobos quadrado, caudado e direito

Capítulo **4**

Pelve

CASO 4.1 | Hiperplasia prostática benigna

Apresentação do paciente
Um homem branco, com 65 anos de idade, vai à clínica de medicina familiar queixando-se de dificuldade progressiva para urinar, nos últimos seis meses.

Achados clínicos relevantes
História
O paciente relata a necessidade frequente de urinar. O fluxo de urina é fraco, começando e parando, e "goteja" no final. Às vezes, também sente uma sensação de queimação quando urina.

Exame físico
- **Exame de toque retal** (ETR) (**Fig. 4.1.1**) revelou próstata aumentada, com face posterior firme, lisa e simétrica, sem hipersensibilidade.

Testes laboratoriais

Teste	Valor	Valor de referência
Eritrócitos (contagem)	4,5	$4,3\text{-}5,6 \times 10^6/mm^3$
Hematócrito	40	38,8-46,4%
Leucócitos (contagem)	7,9	$3,54\text{-}9,06 \times 10^3/mm^3$
Antígeno específico da próstata (PSA)	7	0,0-4,0 ng/mL

Nota clínica
PSA é uma proteína produzida pelas células da próstata. Níveis de PSA são elevados com prostatite, hiperplasia prostática benigna ou câncer de próstata. No entanto, níveis de PSA não são diagnósticos entre hiperplasia e câncer.

Problemas clínicos a considerar
- Hiperplasia prostática benigna (HPB)
- Carcinoma de próstata

OBJETIVOS DE APRENDIZAGEM
1. Descrever a anatomia da próstata.
2. Explicar a base anatômica para sinais e sintomas associados com esse caso.

ANATOMIA PERTINENTE
Próstata
A próstata é a maior glândula acessória do sistema genital interno masculino (sistema reprodutor). No adulto, a próstata mede 4 cm (transversal), 3 cm (superoposterior) e 2 cm (anteroposterior). A próstata adulta saudável pesa aproximadamente 20 g, é simétrica e não tem nódulos palpáveis. Um sulco mediano se situa entre os dois lobos laterais. Com o envelhecimento, a próstata pode aumentar: por volta dos 40 anos, pode atingir o tamanho de um damasco; por volta dos 60 anos, pode ter o tamanho de um limão.

A **parte prostática da uretra** atravessa a próstata, recebendo não apenas os óstios das glândulas da próstata, mas também aqueles dos ductos ejaculatórios.

A próstata está contida em uma cápsula fibrosa e é constituída por numerosas glândulas tubuloalveolares compostas, arrumadas concentricamente em torno da parte prostática da uretra:

- **Glândulas mucosas** estão mais próximas da parte prostática da uretra
- **Glândulas submucosas** são periféricas às glândulas mucosas

---

Hiperplasia Aumento no tamanho de um tecido ou órgão em virtude do aumento no número de células (antônimo: hipertrofia)

Palpação Exame físico com a(s) mão(s) para avaliar órgãos, massas, infiltração, batimento cardíaco, pulso ou vibrações nas cavidades do corpo.

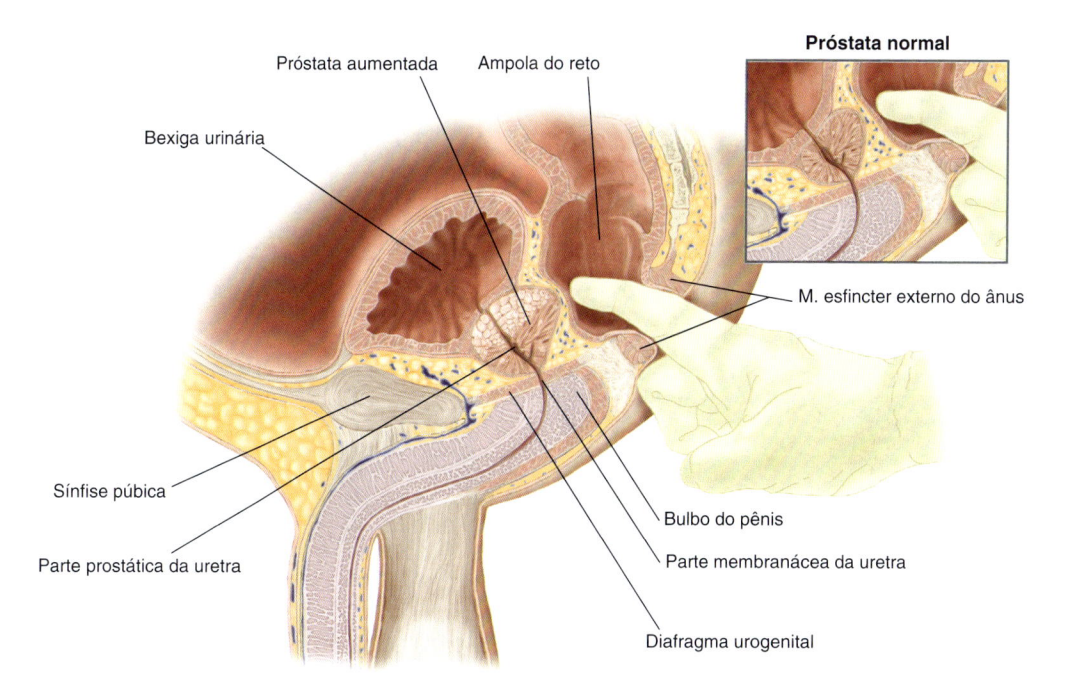

FIGURA 4.1.1 Visão sagital mediana da pelve masculina, mostrando um exame de toque retal. A face posterior da próstata e as glândulas seminais podem ser palpadas pela parede anterior do reto.

- **Glândulas prostáticas principais** estão localizadas próximo da periferia da próstata

Ductos excretores da próstata (geralmente 20 a 30) se abrem na parte prostática da uretra.

Anatomicamente, são definidos quatro *lobos* prostáticos (**Fig. 4.1.2**):

1. **Lateral** (direito e esquerdo)
2. **Médio**
3. **Anterior** (istmo)
4. **Posterior**

Clinicamente, são definidas quatro *zonas*:

1. **Periférica**
2. **Central**
3. **De transição** (periuretral)
4. **Fibromuscular**

A zona fibromuscular contém músculo liso que ajuda a expelir o líquido prostático.

A **secreção prostática** é um líquido leitoso fino, ligeiramente acidífero (pH 6,1-6,5) que contribui com aproximadamente 30% (do volume) do ejaculado. Entre as proteínas secretadas pela próstata, a enzima proteolítica **PSA** ajuda a liquefazer o ejaculado para auxiliar na mobilidade dos espermatozoides.

Relações anatômicas

As relações anatômicas da próstata são apresentadas na **Figura 4.1.3** e delineadas na **Tabela 4.1.1**.

Em virtude da relação da próstata com o reto, durante o exame de toque retal consegue-se palpar a próstata.

Suprimento sanguíneo e linfáticos

A rede vascular da próstata é mostrada na **Figura 4.1.4**.

- **Suprimento arterial** é proveniente dos ramos da **artéria ilíaca interna**, incluindo as **artérias vesical inferior**, **pudenda interna** e **retal média**.
- A **drenagem venosa** da próstata é realizada por meio do **plexo venoso prostático** que drena para a **veia ilíaca interna**. O sangue

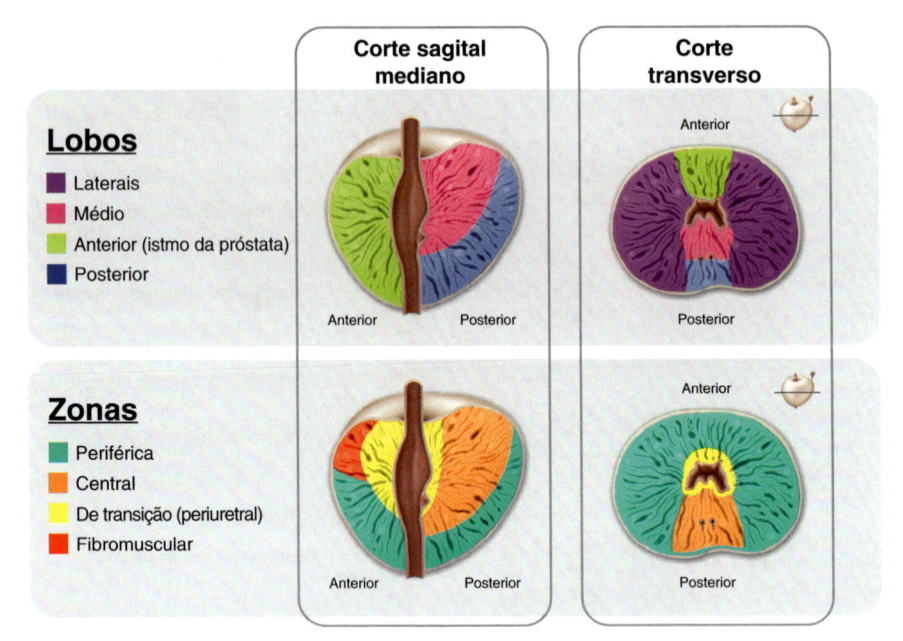

FIGURA 4.1.2 Lobos e zonas da próstata. Hiperplasia das glândulas mucosas na zona de transição é responsável pela HBP. Em contrapartida, a maioria dos cânceres se origina nas zonas central e periférica.

proveniente desse plexo também se anastomosa com o **plexo venoso vesical,** assim como com o **plexo venoso vertebral interno** (não mostrado).

- A **linfa** proveniente da próstata drena não apenas para os **linfonodos ilíacos internos**, mas também para os **linfonodos sacrais** (não mostrado).

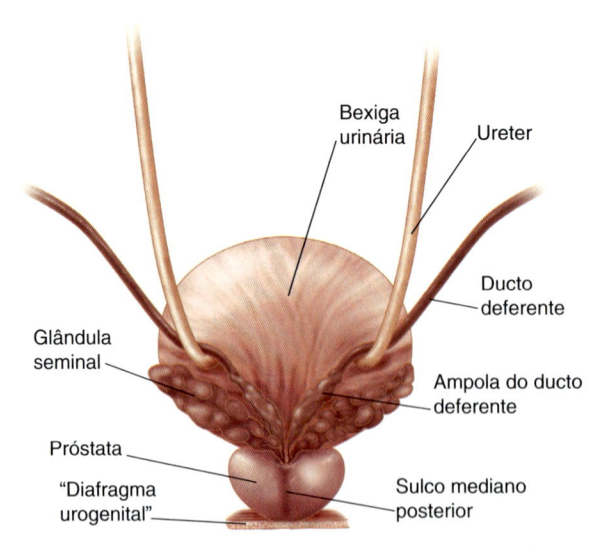

FIGURA 4.1.3 Visão posterior da próstata mostrando suas relações anatômicas. Um sulco mediano posterior indica a separação dos lobos laterais direito e esquerdo.

TABELA 4.1.1 Relações anatômicas da próstata

Direção	Estrutura(s) relacionada(s)	Nota
Anterior	▪ Sínfise púbica	Parte inferior
Posterior	▪ Ampola do reto	
Superior	▪ Bexiga urinária	Palpável se distendido
	▪ Glândulas seminais	
	▪ Ampola do ducto deferente	Palpável se aumentado
Inferior	▪ Músculos esfíncter da uretra e perineais profundos	
Lateral	▪ M. levantador do ânus	

Suprimento nervoso

A próstata recebe inervação autônoma do **plexo (nervoso) prostático**.

- **Simpático** (**eferente visceral**). Axônios simpáticos pré-ganglionares se originam a partir de células presentes no corno lateral T12-L1 da medula espinal. Essas fibras deixam a medula espinal via **nervos esplâncnicos pélvicos** e depois seguem pelos **plexos hipogástrico superior** e **aórtico**. Após fazer sinapse nos **gânglios** situados no plexo hipogástrico superior, as fibras pós-ganglionares entram no **nervo hipogástrico** e, em seguida, no **plexo hipogástrico inferior**. As fibras deixam esse plexo ao longo dos plexos periarteriais para entrar no plexo prostático. As fibras simpáticas são vasomotoras. Além disso, controlam a musculatura do esfíncter pré-prostático (da uretra), que é importante para evitar que o ejaculado entre na bexiga urinária.

- Axônios **parassimpáticos pré-ganglionares** se originam de células no corno lateral S2 a S4. Emergem como nervos esplâncnicos pélvicos e contribuem com o plexo hipogástrico inferior. Essas fibras acompanham os plexos periarteriais até os gânglios terminais, próximos da próstata. Fibras parassimpáticas pós-ganglionares inervam o músculo liso da cápsula prostática.

(A)

Veias
1. Ilíaca interna
2. Vesical superior
3. Vesical inferior
4. Pudenda interna
5. Plexo venoso prostático
6. Plexo venoso vesical

Artérias
1. Ilíaca interna
2. Vesical superior
3. Vesical inferior
4. Retal média
5. Pudenda interna

(B)

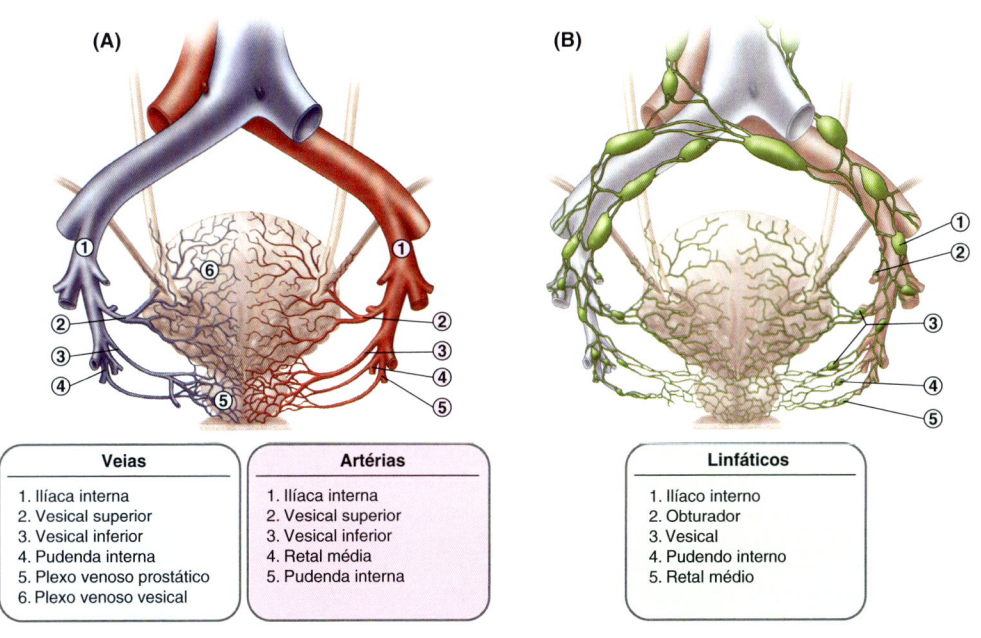

Linfáticos
1. Ilíaco interno
2. Obturador
3. Vesical
4. Pudendo interno
5. Retal médio

FIGURA 4.1.4 Rede vascular da próstata (visão posterior). **(A)** Suprimento arterial (vermelho) e drenagem venosa (azul) e **(B)** drenagem linfática.

RACIOCÍNIO CLÍNICO

Esse paciente apresenta sinais e sintomas de **prostatismo**, consistente com estreitamento da parte prostática da uretra.

Hiperplasia prostática benigna

Hiperplasia prostática benigna (HPB) é o tumor benigno mais comum nos homens. Com a idade, as glândulas mucosas, na zona de transição, sofrem proliferação celular, o que leva ao estreitamento da parte prostática da uretra.

Sinais e sintomas
- **Prostatismo** (frequência, noctúria, urgência, hesitação, fluxo diminuído e sensação de não ser capaz de esvaziar a bexiga)
- Próstata aumentada com face posterior firme, lisa e simétrica ("sulco prostático mediano" pode estar obliterado)
- Ausência de hipersensibilidade prostática ou nódulos palpáveis
- PSA sérico elevado

Fatores predisponentes
- Idade: 50% dos homens na faixa dos 50 anos; > 90% em homens após os 80 anos

Notas clínicas
- Achados negativos no exame de toque retal não descartam HPB, uma vez que ocorre fluxo urinário obstruído sem aumento palpável da próstata.
- Urinálise é indicada para descartar hematúria ou outro indício de infecção no trato urinário.

Carcinoma de próstata

Câncer de próstata é um adenocarcinoma (i.e., neoplasma epitelial maligno nas estruturas glandulares). A maioria dos cânceres de próstata se origina na zona periférica (70%) ou central (25%). Exame de toque retal é usado para estadiamento inicial, quando o tumor é palpável, e a biópsia por agulha transuretral é usada para confirmação e graduação.

Sinais e sintomas
- Estágios iniciais frequentemente assintomáticos
- Exame de toque retal revela face posterior dura, com nódulo(s) palpável(eis); "sulco mediano" pode não estar evidente
- PSA sérico elevado
- Prostatismo
- Metástases em estágios avançados

Fatores predisponentes
- Idade: raro < 40 anos; aumenta com o envelhecimento (> 65% dos casos são em homens acima dos 65 anos de idade)
- Raça: mais comum em afro-americanos; menos comum em asiáticos americanos e nativos americanos
- Alimentação: rica em gordura
- História familiar

Notas clínicas
- HPB não está ligada a câncer de próstata e não aumenta as chances de ter câncer de próstata.
- Câncer de próstata geralmente se dissemina inicialmente para as glândulas seminais e bexiga urinária. Além disso, pode se disseminar para ossos adjacentes. A metástase hematogênica para a coluna vertebral via plexos venosos vertebral e prostático é facilitada pela ausência de válvulas nesses canais venosos.
- Metástase para o reto é menos comum, porque a fáscia própria dos órgãos intraperitoneais (fáscia retroprostática; fáscia de Denonvillier), separa o reto das estruturas geniturinárias.

DIAGNÓSTICO

A apresentação do paciente, a história médica e o exame físico confirmam um diagnóstico de **HPB**.

Hiperplasia prostática benigna

HPB inclui proliferação celular na **zona de transição** (**periuretral**) da próstata e resulta no aumento prostático. Se a próstata estiver suficientemente aumentada, o extravasamento de urina da bexiga pode ser restrito. HPB é uma condição

---

Noctúria Miccção excessiva à noite
Hematúria Sangue na urina

Hematogênico Disseminação via rede vascular

normal do envelhecimento: 50% dos homens têm HPB por volta dos 60 anos de idade e esse número aumenta para 90% por volta dos 85 anos.

- O paciente tem fator de risco para HPB, devido à idade.
- A ausência de dureza e nódulos na face posterior da próstata é consistente com HPB.

Carcinoma de próstata

Ao contrário da HBP, a maioria dos cânceres de próstata (70%) se desenvolve na **zona periférica** da próstata. Muitos pacientes com carcinoma de próstata são assintomáticos e diagnosticados após exame de rotina (para níveis de PSA ou de toque retal) e biópsia.

- Com câncer de próstata, a face posterior da próstata é dura, nódulos são palpáveis e o "sulco mediano" pode não estar evidente.

HPB e carcinoma de próstata podem compartilhar sinas e sintomas, incluindo prostatismo e níveis elevados de PSA.

CASO 4.2 | Gravidez tubária

Apresentação do paciente
Uma mulher branca, com 24 anos de idade, é admitida no serviço de emergência queixando-se de dor abdominal intensa.

Achados clínicos relevantes
História
A paciente está sentido dor aguda no quadrante inferior direito do abdome, que descreve como 10, em uma escala de 1 a 10. Sentiu náusea e vômito durante as últimas quatro horas. A história médica da paciente inclui o parto anterior de uma criança saudável. Sofreu de doença inflamatória pélvica (DIP) há aproximadamente cinco anos.

Notas clínicas

> Um sintoma perceptível é localizado, dor abdominal intensa (aguda). A dor descrita pela paciente é decorrente do estímulo de neurônios aferentes somáticos, com receptores localizados no peritônio parietal. Esses respondem ao estiramento ou à irritação do peritônio parietal adjacente ao órgão afetado. A estimulação das fibras aferentes viscerais, com receptores na parede de um órgão, produziria uma dor muito pouco localizada, crônica, vaga.

Exame físico
Resultados dos exames pélvicos e abdominais:

- Abdome hipersensível, não distendido, com defesa muscular
- Ruídos intestinais normais
- Órgãos genitais femininos externos estão normais
- Útero palpável, mas sensível
- Sem sangramento ou corrimento vaginal
- Sem indício de trauma

Testes laboratoriais

Teste	Valor	Valor de referência
Eritrócito (contagem)	4,5	4,3-5,6 x 10^6/mm^3
Hematócrito	36	38,8-46,4%
Leucócito (contagem)	6,7	3,54-9,06 x 10^3/mm^3
Gonadotrofina coriônica humana (hCG)	3.000	< 5 mIU/mL

Estudos diagnósticos por imagem
- Ultrassom transvaginal revelou cavidade uterina vazia.

Notas clínicas

> - **hCG** é secretada pelo blastocisto e pela placenta. É detectada na urina a partir de oito dias após a concepção. hCG sobe entre a 10ª e 12ª semanas de gravidez e cai para níveis relativamente baixos pelo restante da gravidez.
> - Durante o **ultrassom transvaginal**, o transdutor é colocado na vagina, o que permite uma visualização mais clara do útero do que com ultrassom abdominal. Esse procedimento detecta gravidezes intrauterinas com até cinco semanas de gestação.

Problemas clínicos a considerar
- Apendicite
- Gravidez ectópica
- Cisto ovariano (ovárico)
- Doença inflamatória pélvica (DIP)

Defesa muscular Espasmo muscular (especialmente da parede abdominal anterior) para minimizar o movimento no local, na lesão ou doença ou próximo destas (p. ex., inflamação associada com apendicite ou diverticulite). Pode ser detectada com palpação durante o exame físico

Palpação Exame físico com a(s) mão(s) para avaliar órgãos, massas, infiltração, batimento cardíaco, pulso ou vibrações nas cavidades do corpo.

> **OBJETIVOS DE APRENDIZAGEM**
> 1. Descrever a anatomia e a rede vascular das tubas uterinas.
> 2. Descrever as relações anatômicas entre as tubas uterinas e outros órgãos pélvicos femininos.
> 3. Explicar a base anatômica para sinais e sintomas associados com esse caso.

ANATOMIA PERTINENTE

Tubas uterinas

Cada tuba uterina (trompa de Falópio) mede aproximadamente 10 cm de comprimento e se estende posterolateralmente a partir do corpo do útero. As tubas facilitam, via ações ciliares e peristálticas, o transporte de um óvulo até o útero. Além disso, servem como local de fertilização e transporte do zigoto até o útero. A tuba uterina consiste em quatro regiões, de medial para lateral (**Fig. 4.2.1**):

1. **Uterina** (**intramural**) – se situa no interior da parede do útero.
2. **Istmo** – parte estreita com paredes finas, entre a parte uterina e a ampola da tuba uterina.
3. **Ampola** – parte dilatada com paredes finas, entre o istmo e o infundíbulo. É o segmento mais longo da tuba.
4. **Infundíbulo** – Extremidade distal "funicular". Termina com as fímbrias (extensões digitiformes) e se abre na cavidade peritoneal.

O istmo, a ampola e o infundíbulo são referidos como as **partes extramurais** da tuba uterina.

Relações anatômicas

Um ovário se situa adjacente ao infundíbulo de cada tuba uterina. Durante a ovulação, as fímbrias varrem a superfície do ovário para direcionar o óvulo em direção à abertura (peritoneal) distal da tuba uterina.

O **ligamento largo do útero** (**Fig. 4.2.1**) é a camada dupla de peritônio que se reflete a partir da parede pélvica lateral e suspende e sustenta o útero, as tubas uterinas e os ovários. As tubas uterinas estão localizadas na margem superior do ligamento largo do útero. O ligamento largo do útero é dividido em partes denominadas de acordo com os órgãos genitais femininos internos (órgãos reprodutores) que elas sustentam (**Tabela 4.2.1**).

O peritônio reveste as faces anterior e superior do corpo do útero e é conhecido como

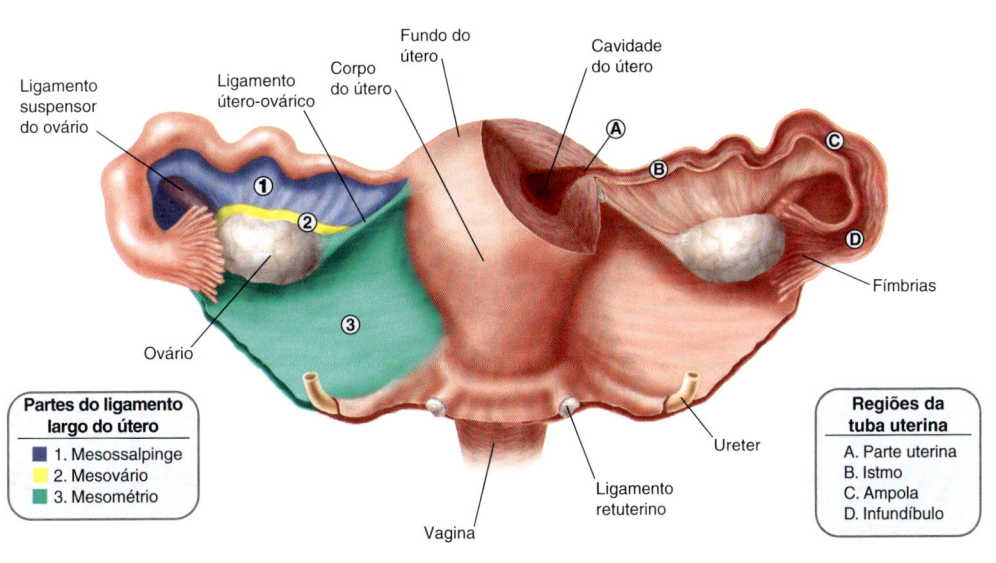

FIGURA 4.2.1 Visão posterior dos órgãos genitais femininos internos (órgãos reprodutores) e ligamento largo do útero.

TABELA 4.2.1 Partes do ligamento largo do útero

Parte	Órgãos sustentados	Descrição
Mesossalpinge	Tuba uterina	Suspende a tuba uterina no limite superior do ligamento largo do útero
Mesovário	Ovário	Suspende o ovário a partir da camada posterior do ligamento largo do útero
Mesométrio	Útero	Conecta a margem lateral do útero com a parede lateral da pelve

túnica serosa (epimétrio) do útero (**Fig. 4.2.2**). A partir da face anterior do útero, o peritônio se reflete sobre a face superior da bexiga urinária. No ponto de reflexão, isso cria um recesso na cavidade peritoneal chamada **escavação vesicuterina**. Posteriormente, o peritônio é refletido a partir do útero sobre a face anterior do reto, formando a **escavação retuterina** (de **Douglas**), também conhecida como fundo de saco.

Os órgãos genitais femininos internos (órgãos reprodutores) estão intimamente relacionados com partes do trato intestinal, compreendendo as alças do intestino delgado e partes do colo, incluindo o apêndice vermiforme.

Suprimento sanguíneo

- **Irrigação arterial** é fornecida a partir de anastomoses entre os ramos tubários das **artérias uterina** (ramo da **artéria ilíaca interna**) e **ovárica** (ramo da parte abdominal da aorta) (**Fig. 4.2.3**).
- A **drenagem venosa** é realizada pelas tributárias da **veia ilíaca interna** (via veia uterina) e da **veia renal ou cava inferior** (via veias ováricas) (**Fig. 4.2.3**).
- A **linfa** proveniente das tubas uterinas drena basicamente para os **linfonodos para-aórticos** e **aórticos** laterais, mas também ao longo do ligamento redondo do útero para os **linfonodos inguinais superficiais**.

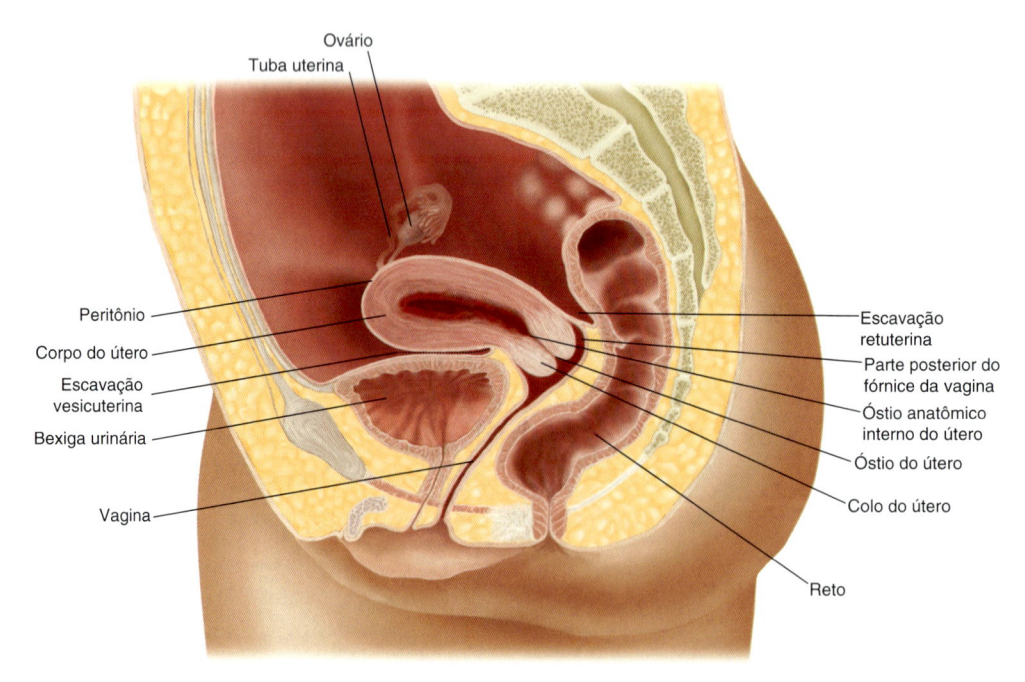

FIGURA 4.2.2 Visão sagital mediana da pelve feminina. Observe as reflexões peritoneais que formam as escavações vesicuterina e retuterina.

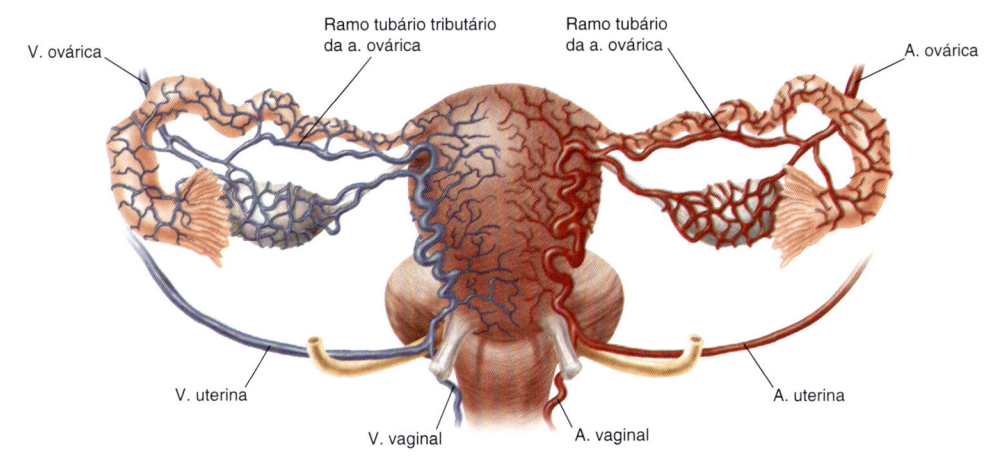

FIGURA 4.2.3 Visão posterior da rede vascular da tuba uterina (irrigação arterial mostrada em vermelho, drenagem venosa em azul).

RACIOCÍNIO CLÍNICO

Essa paciente sente dor intensa no quadrante inferior direito do abdome. Isso é consistente com doença das vísceras localizadas nesse quadrante da cavidade abdominopélvica, incluindo o ceco e o apêndice, ureter direito, tuba uterina ou ovário.

Apendicite

Inflamação do apêndice é conhecida como apendicite. A causa da apendicite nem sempre é clara. Pode ocorrer em consequência de uma obstrução (50-80% dos casos) do lúmen por cálculo fecal (i.e., pedaço endurecido de material fecal). Pode ocorrer também após um vírus gastrintestinal ou outra inflamação local.

Nota clínica

Hipersensibilidade profunda à palpação no **ponto de McBurney** é conhecida como **sinal de McBurney**. O ponto de McBurney é um ponto de referência superficial, localizado a um terço de distância da espinha ilíaca anterossuperior até o umbigo. Hipersensibilidade nesse local indica contato direto de um órgão abdominal inflamado com o peritônio parietal. Isso inclui mais comumente o apêndice e, consequentemente, o sinal de McBurney indica com mais frequência apendicite aguda.

Sinais e sintomas
- Dor inicial é vaga e no umbigo (região umbilical)
- Dor subsequente é mais intensa e localizada no quadrante inferior direito do abdome
- Náusea e vômito
- Perda de apetite
- Febre baixa
- Constipação ou diarreia
- Distensão ou inchaço abdominal
- Sinal do psoas pode ser positivo
- Sinal do obturador pode ser positivo

Fatores predisponentes
- Idade: mais frequente em adolescentes e adultos jovens
- Sexo: predominantemente homens 3:2

Notas clínicas
- Complicações relacionadas à apendicite incluem peritonite após perfuração ou rompimento do apêndice ou abscesso abdominal.
- **Sinal do psoas** refere-se à dor provocada com a extensão passiva do quadril.
- **Sinal do obturador** refere-se à dor provocada com a flexão passiva e a rotação interna do quadril.

Gravidez ectópica

O termo "gravidez ectópica" é usado para descrever a implantação do zigoto em qualquer local, exceto no revestimento do útero.

A tuba uterina é o local mais comum (90%) para gravidez ectópica; esta é referida como

gravidez tubária. No interior da tuba uterina, o local mais frequente para implantação é a ampola (75-90%) seguido pelo istmo (5-10%). Outros locais para gravidezes ectópicas incluem o ovário, peritônio e canal do colo do útero.

Em todos esses locais, o óvulo fertilizado passa pelos estágios iniciais de desenvolvimento, incluindo a formação do tecido placentário e das membranas fetais. Na gravidez tubária, a placenta pode ser parcialmente separada da parede e ocorre sangramento intratubário. Com mais frequência, o tecido placentário invade a parede da tuba uterina e provoca um rompimento que resulta em hemiperitônio. O hemiperitônio é detectado por culdocentese, procedimento usado para aspirar líquido acumulado na escavação retuterina.

Sinais e sintomas

Sintomas iniciais imitam uma gravidez normal
- Período menstrual suprimido
- Teste de gravidez positivo
- Hipersensibilidade mamária
- Náusea
- Fadiga

Sintomas adicionais
- Sangramento vaginal leve
- Dor na parte inferior do abdome
- "Câimbra" unilateral ou dor pélvica intensa

Sintomas relacionados ao rompimento da tuba uterina
- Dor pélvica pungente intensa
- Tontura
- Pressão arterial baixa

Fatores predisponentes
- Gravidez ectópica anterior
- Doença inflamatória pélvica (DIP) atual ou anterior
- Salpingite
- Endometriose
- Tratamento medicamentoso para infertilidade
- Estenose da tuba uterina
- Cirurgia anterior da pelve

Notas clínicas

- Aproximadamente 5 a 6 semanas após um período menstrual normal, os sintomas de uma gravidez tubária podem se tornar críticos. Exame pélvico, níveis séricos de hCG e estudos de ultrassom da pelve devem ser realizados para confirmar o diagnóstico. A ruptura de uma gravidez tubária constitui uma emergência médica.
- Infertilidade pode ser uma consequência da gravidez tubária.

Cisto ovariano

Um cisto ovariano é um saco (folículo) cheio de líquido na superfície do ovário. Quando um ou mais dos folículos mensalmente normais continuam a crescer além do tamanho normal, é considerado um **cisto funcional**. Existem dois tipos de cistos funcionais:

Cisto folicular
- Normalmente, o hormônio luteinizante (LH) atua como sinal para o folículo se romper e liberar o óvulo. Um **cisto folicular** se desenvolve quando a liberação mensal normal do LH não ocorre e o óvulo não é liberado. Neste caso, os folículos continuam a se transformar em um cisto. Esses cistos raramente são dolorosos e caracteristicamente se resolvem em poucas semanas.

Cisto do corpo lúteo
- O corpo lúteo normalmente se forma após a liberação do óvulo de um folículo e em

---

Hemoperitônio Sangue no líquido peritoneal dentro da cavidade peritoneal

Culdocentese Aspiração transvaginal de líquido da escavação retuterina (de Douglas); também conhecida como fundo de saco. O procedimento inclui a inserção de uma agulha através da parte posterior do fórnice da vagina para acessar a escavação retuterina

Salpingite Inflamação da tuba uterina

Endometriose É um transtorno no qual as células endometriais crescem fora do útero. É comumente doloroso e pode incluir os ovários, intestino ou bexiga; raramente se estende além da pelve

Estenose Estreitamento de um canal (p. ex., vaso sanguíneo e canal vertebral)

resposta ao aumento dos níveis de estrogênio e progesterona. Ocasionalmente, o local de ruptura do folículo se fecha hermeticamente e o líquido fica aprisionado no folículo. Em resposta ao aumento nos níveis hormonais, o folículo continua a acumular líquido e forma um **cisto do corpo lúteo**. Esses cistos podem aumentar seu diâmetro em vários centímetros, sangrar e/ou romper, provocando dor abdominal intensa.

Sinais e sintomas
- Dor pélvica constante, crônica e persistente
- Dispareunia
- Sangramento uterino anormal
- Dismenorreia
- Distensão ou inchaço abdominal

Fatores predisponentes
- Fatores predisponentes não foram estabelecidos

Notas clínicas
Complicações relacionadas com os cistos ovarianos incluem:
- Desconforto abdominal
- Pressão na bexiga urinária que pode resultar em frequência urinária
- Torção ovariana – rotação/torção do ovário

Doença inflamatória pélvica
Doença inflamatória pélvica (DIP) é uma infecção bacteriana do trato reprodutor feminino. As bactérias causadoras podem ser introduzidas por atividade sexual, durante a colocação de dispositivos de contracepção ou durante procedimentos obstétricos ou ginecológicos. DIP mais frequentemente resulta de doenças sexualmente transmissíveis (DST), como *Neisseria gonorrhoeae* e *Chlamydia trachomatis*.

Sinais e sintomas
- Dor abdominal e/ou lombalgia
- Dispareunia
- Febre e calafrios
- Fadiga
- Diarreia ou vômito
- Disúria
- Corrimento vaginal purulento

Fatores predisponentes
- Sexualmente ativo(a) e < 25 anos de idade
- Atividade sexual sem proteção com múltiplos parceiros
- História anterior de doença sexualmente transmissível
- História anterior de doença inflamatória pélvica (DIP)
- Procedimentos ginecológicos recentes (p. ex., DIU)

Notas clínicas
- Pacientes infectados com *Chlamydia* podem ser assintomáticos.
- Lesões vaginais, corrimento vaginal com odor e sangramento entre períodos menstruais também são indicativos de doença inflamatória pélvica.
- Diagnóstico de doença inflamatória pélvica (DIP) baseia-se em sintomas presentes, exame pélvico e culturas vaginal e do colo do útero. Indícios da laparoscopia e biópsia endometrial podem ser usados para confirmar o diagnóstico.
- Gravidez ectópica, infertilidade e/ou dor pélvica crônica podem ocorrer após um ou mais episódios de doença inflamatória pélvica (DIP).

DIAGNÓSTICO
A apresentação da paciente, a história médica, o exame físico, os testes laboratoriais e os estudos diagnósticos por imagem confirmam um diagnóstico de **gravidez tubária (ectópica)**.

Gravidez ectópica
Gravidez ectópica refere-se à implantação de um óvulo fertilizado em um local que não seja a cavidade do útero. A tuba uterina não é concebida para se expandir e acomodar o desenvolvimento do feto. A gravidez ectópica cria o potencial para a ruptura da tuba, que leva à hemorragia maciça e morte.

Dispareunia Dor durante o ato sexual
Dismenorreia Menstruação difícil ou dolorosa
Disúria Dor durante a micção
Purulento(a) Que contém, excreta ou produz pus

- A paciente apresenta dor intensa aguda no quadrante inferior direito do abdome. Para mulheres na idade reprodutiva, os dois diagnósticos mais prováveis são apendicite aguda e gravidez tubária.
- Doença inflamatória pélvica (DIP) anterior coloca a paciente em risco maior de gravidez tubária.
- Um diagnóstico de gravidez tubária nessa paciente é consistente com os níveis elevados de hCG sérica.
- Imagem de ultrassom confirmou que a implantação não foi na cavidade do útero.

Nota clínica

Hemoperitônio confirmaria uma ruptura da gravidez tubária e estabeleceria a necessidade de intervenção cirúrgica imediata.

Apendicite

Apendicite é uma inflamação da túnica mucosa do apêndice, normalmente após obstrução de lúmen. Isso resulta no aumento da pressão intraluminal, que leva ao comprometimento vascular, perfuração da parede do apêndice e peritonite.

- Pacientes com apendicite aguda queixam-se de dor abdominal intensa no quadrante inferior direito, semelhante àquela descrita por essa paciente.
- No entanto, esses pacientes mais provavelmente teriam febre, contagem elevada de leucócitos e hipersensibilidade no ponto de McBurney, não observados nessa paciente, tornando improvável esse diagnóstico.

Cisto ovariano

Cistos ovarianos se formam na superfície do ovário como parte do ciclo menstrual normal. No entanto, um desses cistos pode persistir, aumentar e, finalmente, romper provocando dor abdominal aguda.

- Início repentino de dor pélvica unilateral indica ruptura de um cisto ovariano nessa paciente, mas o aumento de hCG sérica não é consistente com o diagnóstico.
- Ultrassom da pelve é usado para confirmar a presença de cisto ovariano.

Doença inflamatória pélvica

Doença inflamatória pélvica (DIP) é iniciada por infecção, em geral, sexualmente transmissível, que se difunde da vagina para outros órgãos genitais femininos internos.

- A queixa de apresentação mais comum com doença inflamatória pélvica (DIP) é dor na parte inferior do abdome.
- A maioria das pacientes também apresenta corrimento vaginal anormal.
- O diagnóstico de doença inflamatória pélvica (DIP) aguda baseia-se na história da paciente de doença inflamatória da pelve (DIP) anterior e achados clínicos e não é consistente com as informações dessa paciente.

CASO 4.3 | Carcinoma do colo de útero

Apresentação da paciente
Uma mulher com 56 anos de idade, na pós-menopausa, se apresenta na clínica de OB/GIN com uma queixa de episódios de sangramento vaginal.

Achados clínicos relevantes
História
A paciente relata dor moderada (branda) durante o intercurso (relação) sexual, e que limita a frequência de relações porque há sangramento depois. Um esfregaço de Papanicolau (teste de Papanicolau) dez anos atrás revelou papilomavírus humano (HPV) e células displásicas. Ela teve diversos parceiros sexuais durante os últimos 20 anos; fumou cigarros durante a maior parte da vida adulta.

Exame físico
Resultados do exame da pelve e colposcopia:

- Útero antevertido e antefletido
- Área enrugada e mosqueada na parte vaginal do colo do útero, no óstio do útero e na parte posterior do fórnice da vagina
- Sem massas anormais detectadas por avaliações vaginal e retal

Procedimentos
Células provenientes da área do óstio do útero foram coletadas por curetagem e foi realizada uma biópsia endocervical.

O relato da patologia indica:

- Células cancerosas e displásicas na amostra por curetagem
- Células cancerosas escamosas com aproximadamente 2 mm no tecido de biópsia

Problemas clínicos a considerar
- Carcinoma do colo de útero *in situ*
- Carcinoma do colo de útero com metástases
- Carcinoma endometrial

OBJETIVOS DE APRENDIZAGEM
1. Descrever a anatomia do útero.
2. Descrever a anatomia da vagina.
3. Descrever a anatomia relacionada com o exame da pelve.
4. Explicar a base anatômica para sinais e sintomas associados com esse caso.

ANATOMIA PERTINENTE
Útero
O **útero** é composto por duas partes: o **corpo** e o **colo** (Fig. 4.3.1). Um **fundo** e um **istmo** são subdivisões do corpo do útero. O colo do útero é subdividido em **parte vaginal** e **porção supravaginal**. A cavidade do útero, em forma de fenda, se situa no corpo. Essa cavidade é contínua com o **canal do colo do útero**, que conecta o "canal da vagina" com a cavidade do útero. O **óstio anatômico interno do útero** (óstio em latim significa boca) encontra-se na junção da cavidade do útero com o canal do colo do útero (Fig. 4.3.2). Na face externa do útero, a posição do óstio anatômico interno do útero é indicada pelo istmo, uma incisura rasa na qual o corpo do útero se une à porção supravaginal do colo. O canal do colo do útero se abre na parte vaginal do colo do útero como o **óstio do útero** (Fig. 4.3.2). Essa área tem uma **zona de transição** de epitélio entre as células colunares do canal do colo do útero e as células escamosas da

---

Curetagem Remoção de material (p. ex., neoplasias) da parede de um corpo/cavidade de órgão ou superfície com cureta (instrumento em forma de colher)
Displasia Desenvolvimento tecidual anormal

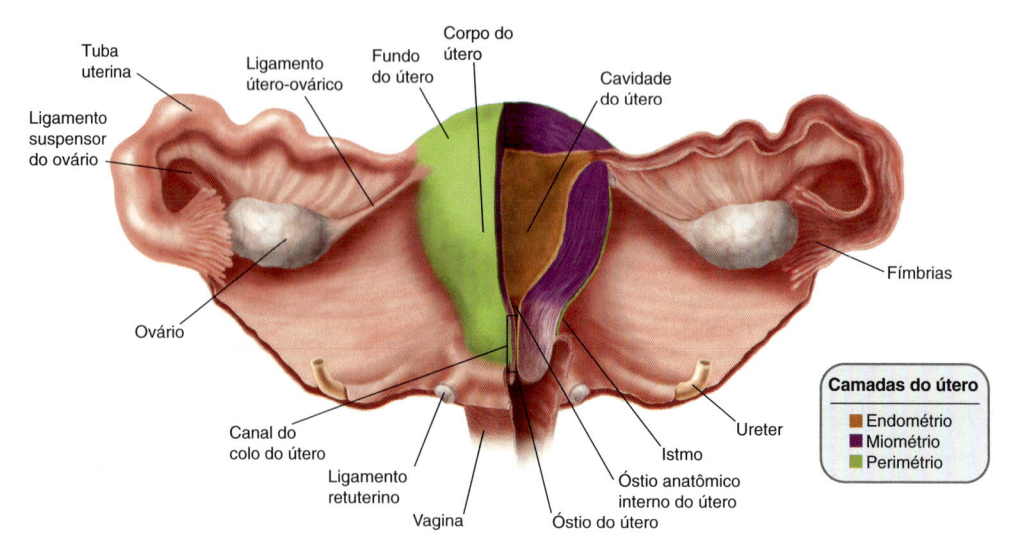

FIGURA 4.3.1 Visão posterior dos órgãos genitais femininos internos (órgãos reprodutores) e ligamento largo do útero. A tuba uterina direita, o lado direito do útero e a parte superior da vagina são mostrados em corte coronal.

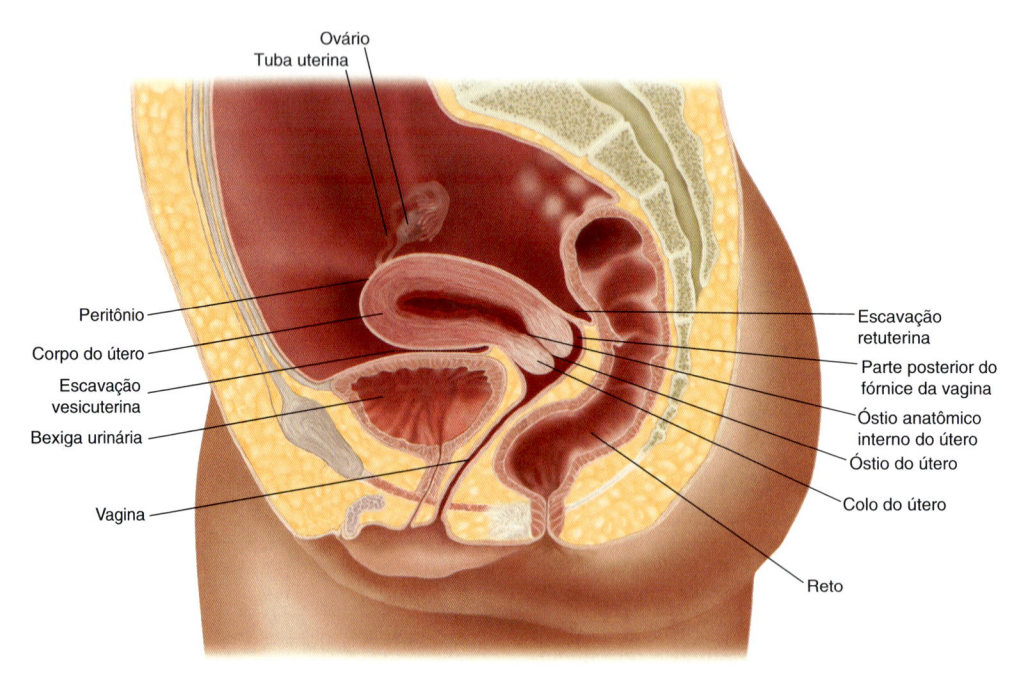

FIGURA 4.3.2 Visão sagital mediana da pelve feminina.

face vaginal do colo do útero e do revestimento da vagina.

A parede do corpo do útero não grávido é espesso e dividido em:

- **Endométrio:** revestimento epitelial
- **Miométrio:** túnica muscular lisa média
- **Perimétrio:** Túnica serosa externa

Durante os anos reprodutivos, o endométrio está em fluxo constante, conforme se espessa e sofre mudanças a cada ciclo menstrual. O canal do colo do útero também é revestido pelo endométrio, mas esse epitélio não se prolifera e nem sofre mudanças em resposta às alterações hormonais. A maior parte da espessura do corpo do útero é miométrio. Em contrapartida, a parede do colo do útero é predominantemente tecido fibroelástico.

Posição anatômica

Na sua posição anatômica, a face anterior (vesical) do corpo do útero repousa na face superior da bexiga urinária (**Fig. 4.3.2**). Isso fica mais visível quando a bexiga urinária e o reto estão vazios. No nível do óstio anatômico interno do útero, onde a cavidade do útero e o canal do colo do útero são contínuos, existe uma leve angulação entre o istmo do corpo do útero e a porção supravaginal do colo do útero. Essa angulação anterior mede aproximadamente 170° e é chamada de **anteflexão**. Um ângulo mais agudo (**anteversão**) ocorre no óstio do útero, com a junção do canal do colo do útero e o canal vaginal. Uma vez que o colo do útero perfura a parede anterior da vagina, esse ângulo se aproxima de 90°. Aumentos nesses dois ângulos são chamados de **retroflexão** e **retroversão**, respectivamente. A posição normal do útero é importante na redução da chance de prolapso.

Notas clínicas

- A posição do corpo do útero é dinâmica e influenciada pelo tônus da musculatura do diafragma da pelve (soalho da pelve), mudanças no volume da bexiga urinária e reto e, em grau menor, pelo ligamento largo do útero (para mais informações, consulte Caso 4.4).

- A implantação de um óvulo fertilizado no endométrio e a manutenção da gravidez são influenciadas pela posição do útero.

Vagina

A vagina é uma bainha musculofascial, medindo de 7 a 9 cm de comprimento. Suas paredes anterior e posterior estão normalmente em contato, exceto na extremidade superior onde são separadas pela parte vaginal do **colo do útero** (**Fig. 4.3.2**). Essa relação cria um recesso, o **fórnice da vagina**. O fórnice da vagina é dividido em partes anterior, posterior e lateral direita e esquerda. A parte posterior é a maior, porque o colo do útero perfura a parede anterior da vagina (**Fig. 4.3.2**). A parte posterior também é a mais clinicamente relevante em virtude de sua relação estreita com a **escavação** (fundo de saco) **retuterina** da cavidade do peritônio.

A vagina é revestida por um epitélio escamoso estratificado sem glândulas. A parede da vagina libera um exsudato seroso para umedecer e lubrificar a superfície.

Anatomia do exame da pelve

A avaliação dos órgãos pélvicos é uma parte importante do exame físico feminino. É usado para avaliar os órgãos genitais femininos internos e outros órgãos no períneo e na cavidade pélvica:

- Vulva
- Vagina
- Útero
- Colo do útero
- Tubas uterinas (trompas de Falópio)
- Ovários
- Bexiga urinária
- Reto

A paciente apropriadamente paramentada fica na posição de litotomia na mesa de exame.

Vulva Órgãos genitais femininos externos

Posição de litotomia Posição de decúbito dorsal com as nádegas na extremidade da mesa de cirurgia, quadris e joelhos fletidos, pés encaixados nas perneiras

Exame da vagina (canal vaginal)

- Após avaliação visual da **vulva**, o examinador introduz o indicador e o dedo médio de uma das mãos na vagina.
- As paredes da **vagina** são avaliadas em busca de irregularidades provocadas pela invasão de órgãos vizinhos ou massas patológicas.

Exame bimanual

Com os dedos ainda na vagina, os dedos da outra mão pressionam profundamente contra a parte suprapúbica da parede abdominal anterior. Essa "palpação bimanual" comprime as estruturas na linha mediana entre os dedos das duas mãos.

- Isso permite a avaliação do tamanho e posição do **colo do útero, corpo do útero** e **bexiga urinária**.
- Isso também possivelmente permite a detecção de cistos e/ou massa pélvicas.

A qualquer momento durante o exame, o examinador pode usar um espéculo e separar as paredes da vagina para inspeção visual.

O exame vaginal digital também é usado para determinar as dimensões da pelve, uma vez que diversos pontos de referência da pelve são palpáveis pela via vaginal.

- Esses incluem as **espinhas isquiáticas** e, na maioria das mulheres, o **promontório do sacro**.

Exame retovaginal

Em um segundo tipo de avaliação, o examinador introduz um dedo na vagina e outro da mesma mão no canal anal e reto. Esse procedimento permite a palpação dos **ovários** e **ligamentos uterinos**, assim como de um **útero retrovertido e/ou retrofletido**.

RACIOCÍNIO CLÍNICO

A paciente apresenta sangramento vaginal e história de HPV. Isso é consistente com os **processos patológicos do útero e/ou vagina**.

TABELA 4.3.1 Estadiamento do carcinoma do colo do útero

Estágio	Metástase
Estágio I	Células restritas ao colo do útero, < 3 mm no interior da parede do colo do útero
Estágio II	Células em outras partes do útero e na parte superior da vagina
Estágio III	Células na parte inferior da vagina e possivelmente nas paredes da pelve
Estágio IV	Células na bexiga urinária ou reto, ou órgãos mais distantes (especialmente pulmão)

Carcinoma do colo do útero *in situ*

A maioria dos cânceres de colo do útero é por malignidade das células epiteliais escamosas da parte vaginal do colo do útero (carcinoma de células escamosas). Carcinoma do colo do útero *in situ*, o estágio mais inicial de câncer de colo do útero, é caracterizado por células malignas restritas ao colo do útero e que penetram menos de 3 mm na parede do colo do útero. Esse estágio também é chamado de carcinoma de colo do útero estágio I.

Sinais e sintomas

- Frequentemente assintomático nos estágios iniciais
- Sangramento vaginal não relacionado com o ciclo menstrual ou sangramento vaginal pós-menopausa
- Dispareunia

Fatores predisponentes

- História de infecção por HPV
- Múltiplos parceiros sexuais
- Tabagismo

Notas clínicas

- Detecção de carcinoma de colo do útero estágio I resulta em taxa de sobrevivência elevada.
- Carcinoma de colo do útero deixou de ser o câncer mais comum do trato reprodutivo feminino devido à extensa detecção prematura com o esfregaço de Papanicolau.

Palpação Exame físico com a(s) mão(s) para avaliar órgãos, massas, infiltração, batimento cardíaco, pulso ou vibrações nas cavidades do corpo.

Dispareunia Dor durante o ato sexual

TABELA 4.3.2 Estadiamento do carcinoma endometrial

Estágio	Metástase
Estágio I	Células confinadas ao corpo do útero
Estágio II	Células se estendem ao colo do útero
Estágio III	Células invadem outros órgãos pélvicos
Estágio IV	Células em órgãos distantes

Carcinoma de colo do útero com metástases

Carcinoma metastático do colo do útero significa que as células cancerosas penetraram mais do que 3 mm no tecido do colo do útero e invadiram outros tecidos e/ou órgãos. Os estágios II-IV são usados para classificar o grau de difusão das células cancerosas (**Tabela 4.3.1**).

Sinais e sintomas
- Sangramento vaginal não relacionado com o ciclo menstrual ou sangramento vaginal pós-menopausa
- Dor pélvica
- Dispareunia
- Hematoquezia
- Oligúria em virtude da compressão dos ureteres

Fatores predisponentes
- História de infecção por HPV
- Múltiplos parceiros sexuais
- Tabagismo
- Não fazer regularmente o esfregaço de Papanicolau

Carcinoma endometrial

A maioria dos cânceres endometriais se desenvolve a partir de glândulas do endométrio (adenocarcinoma). Os estágios I-IV são usados para classificar os graus de difusão das células cancerosas (**Tabela 4.3.2**).

Sinais e sintomas
- Frequentemente assintomático nos estágios iniciais

Hematoquezia Fezes com sangue (vivo)
Oligúria Redução do débito urinário

- Sangramento vaginal pós-menopausa (sangramento vaginal sem relação com o ciclo menstrual nas mulheres na pré-menopausa)

Fatores predisponentes
- Idade: 50-60 anos
- Pós-menopausa
- Obesidade
- Terapia de reposição de estrogênio (sem progesterona) para sintomas da menopausa
- Outras condições médicas, incluindo câncer de mama e câncer colorretal hereditário não ligado à polipose

Notas clínicas

- A maioria (75%) das mulheres com câncer endometrial está na pós-menopausa.
- Esse é o tipo de câncer mais comum do trato reprodutivo feminino nos países desenvolvidos.

DIAGNÓSTICO

A apresentação da paciente, a história médica, o exame físico e os testes laboratoriais confirmam um diagnóstico de **carcinoma de colo do útero in situ**.

Câncer de colo do útero *in situ*

O óstio do útero da parte vaginal do colo do útero é uma zona de transição epitelial. Nesse ponto, células cuboides/colunares simples revestindo as tubas uterinas, a cavidade do útero e o canal do colo do útero mudam para epitélio escamoso estratificado da vagina. A influência hormonal cíclica (normal ou terapêutica), infecções e comportamentos modificáveis tornam o epitélio no óstio do útero suscetível à displasia e malignidade.

- Essa paciente corre risco de câncer do colo do útero em razão da história de infecção por HPV, múltiplos parceiros sexuais e tabagismo.
- Sangramento vaginal ("perdas menstruais pequenas") é uma queixa comum em mulheres na pós-menopausa, mas não confirma diagnóstico de carcinoma de colo do útero.

- O achado de células escamosas invadindo tecidos mais profundos do colo do útero confirma solidamente o diagnóstico de carcinoma de colo do útero.
- A doença está mais provavelmente no estágio I (*in situ*), como revelado pela invasão de 2 mm do tecido de colo do útero por células malignas. Além disso, deve-se considerar também um carcinoma de colo do útero, no estágio II inicial, em virtude do comprometimento da vagina.

Carcinoma de colo do útero com metástases

Esta condição significa que as células malignas invadiram profundamente os tecidos do colo do útero e podem ter se difundido para outros órgãos adjacentes ou distantes.

- Carcinoma de colo do útero com metástases é descartado, pelo fato de que a biópsia mostra que as células malignas penetraram menos de 3 mm no tecido do colo do útero.

Nota clínica

Quase todas as mulheres que desenvolvem carcinoma de colo do útero tiveram infecções pelo HPV antes. O método mais comum de infecção com HPV é a relação sexual. A relação sexual com múltiplos parceiros e sem o uso de preservativos aumenta o risco de infecção. Mulheres com HPV que fumam têm maiores probabilidades de desenvolver carcinoma de colo do útero. Os fatores causais que aumentam a incidência de carcinoma de colo do útero nas mulheres com HPV que fumam são desconhecidos.

Carcinoma endometrial

O endométrio reveste a cavidade do útero e suas camadas superficiais são descartadas, como parte do líquido menstrual. O endométrio contém uma rica rede de glândulas.

- **Carcinoma endometrial** é improvável, porque as células cancerosas são escamosas. Quase todos os carcinomas endometriais são adenocarcinomas, comprometendo as células glandulares do endométrio (cuboide simples/epitélio colunar).

CASO 4.4 | Uretrocele com incontinência de estresse

Apresentação da paciente
Uma paciente com 59 anos de idade, multípara, queixa-se de dificuldade de controlar o fluxo de urina.

Achados clínicos relevantes
História
A paciente descreve "gotejamento" de urina quando espirra, tosse, ri ou faz exercício de levantamento de pesos na academia. Ela revela que, ao longo do último ano, o volume de urina perdida durante um "episódio" aumentou progressivamente, até o ponto de provocar constrangimento. Além disso, descreve um desconforto brando durante o ato sexual.

Exame físico
Resultados do exame da pelve:

- Protuberância mole na parte inferior da parede anterior da vagina
- O teste com cotonete indica que a uretra teve mudança de 40° na angulação (**Fig. 4.4.1**).

Nota clínica
O **teste com cotonete** é usado para avaliar o suporte adequado para a uretra. Um cotonete estéril é inserido na uretra e o desvio da haste do cotonete, à medida que se protrai do óstio externo da uretra, é comparado com uma situação relaxada e tensionada. Um desvio de > 30° é considerado um teste positivo. Isso indica suporte fraco do diafragma da pelve (soalho da pelve) e mudança na orientação da uretra.

Testes laboratoriais
- A cultura de urina é negativa para agentes infecciosos.

Problemas clínicos a considerar
- Cistite bacteriana
- Cistocele
- Síndrome uretral (uretrite sem indícios de infecção bacteriana/viral)
- Uretrocele

OBJETIVOS DE APRENDIZAGEM
1. Descrever a anatomia dos órgãos pélvicos femininos e o diafragma da pelve (soalho da pelve).
2. Listar os fatores que podem contribuir para o enfraquecimento do diafragma da pelve (soalho da pelve).
3. Explicar os exercícios que ajudam a tonificar e reforçar a musculatura do diafragma da pelve (soalho da pelve).
4. Explicar a base anatômica para os sinais e sintomas associados com esse caso.

ANATOMIA PERTINENTE
Uretra feminina
A uretra feminina (**Fig. 4.3.2**) mede aproximadamente 4 cm de comprimento e se estende desde o óstio interno da uretra, da bexiga urinária, até o óstio externo da uretra, no vestíbulo do períneo. Pode estar incorporada à parede anterior da vagina ao longo de todo o seu trajeto ou apenas em parte deste. Os ductos das muitas glândulas uretrais pequenas, produtoras de muco, se abrem no lúmen da uretra.

Cistite Inflamação da bexiga urinária
Multípara Mulher que deu à luz mais de uma vez

Uretrite Inflamação da uretra

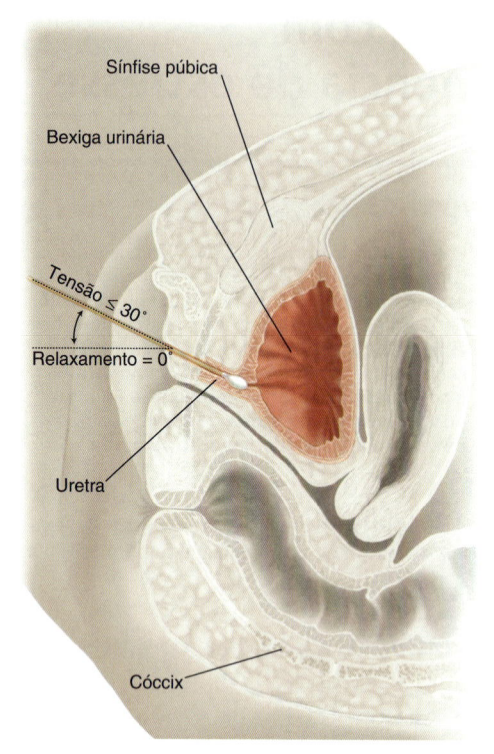

FIGURA 4.4.1 Visão sagital mediana da pelve feminina. A angulação de um cotonete, à medida que se protrai a partir do óstio externo da uretra, é comparada em situações de relaxamento e tensão para avaliação do suporte para a uretra.

A uretra feminina, ao contrário da masculina, não é dividida em regiões anatômicas.

Diafragmas "urogenital" e da pelve

A abertura inferior da pelve é fechada por dois diafragmas ("urogenital" e da pelve), composta por músculos esqueléticos e suas fáscias de revestimento (**Fig. 4.4.2**). Esses formam o soalho da pelve.

1. **Diafragma "urogenital"** (**UG**) é menor e posicionado anterior e superior ao diafragma da pelve. É assim chamado porque a uretra feminina e a vagina perfuram-no para entrar no vestíbulo no períneo. Situa-se no plano horizontal, conectando os **ramos isquiopúbicos**. O músculo primário do diafragma "urogenital" é o músculo **esfincter da uretra**, que comprime a uretra para permitir o controle voluntário do fluxo de urina.

2. O **diafragma da pelve**, maior, forma o restante do soalho da pelve. É composto por quatro pares de músculos que se prendem às paredes da pelve. São de anterior para posterior: **puborretal**, **pubococcígeo**, **iliococcígeo** e **isquiococcígeo** (**coccígeo**). O puborretal, pubococcígeo e iliococcígeo são coletivamente denominados de músculo **levantador do ânus**. Fibras desses músculos sofrem decussação com o mesmo músculo do lado oposto, inserem-se em uma rafe fibrosa na linha mediana ou se fixam ao cóccix. O canal anal atravessa o diafragma da pelve.

O diafragma da pelve é côncavo na sua perspectiva pélvica, ao contrário do diafragma "UG" achatado. Existe um espaço no diafragma da pelve entre os dois músculos puborretais. Esse espaço é o **hiato urogenital**. A uretra e a vagina deixam a pelve atravessando o hiato urogenital para atingir e perfurar o diafragma UG. *Portanto, nenhum dos dois diafragmas fecha completamente a abertura inferior da pelve.* Apesar de suas orientações distintas, coletivamente formam o "soalho" que fornece o suporte primário para as vísceras pélvicas.

Fáscia da pelve

A **fáscia parietal da pelve** preenche os interstícios entre os órgãos e outras estruturas da pelve. É espessada em pontos específicos para formar os **ligamentos da pelve** (p. ex., ligamento transverso do colo, ligamento retuterino), faixas musculofibrosas que contêm os fascículos de músculo liso. Esses ligamentos se estendem entre as paredes da pelve e superfícies dos órgãos, especialmente da bexiga urinária e da porção supravaginal do colo do útero. Esses ligamentos oferecem um pouco de sustentação para os órgãos pélvicos.

Em resumo, os músculos do **soalho da pelve** são básicos na manutenção das posições normais e relações dos órgãos da pelve feminina (útero, vagina, bexiga urinária, uretra e reto).

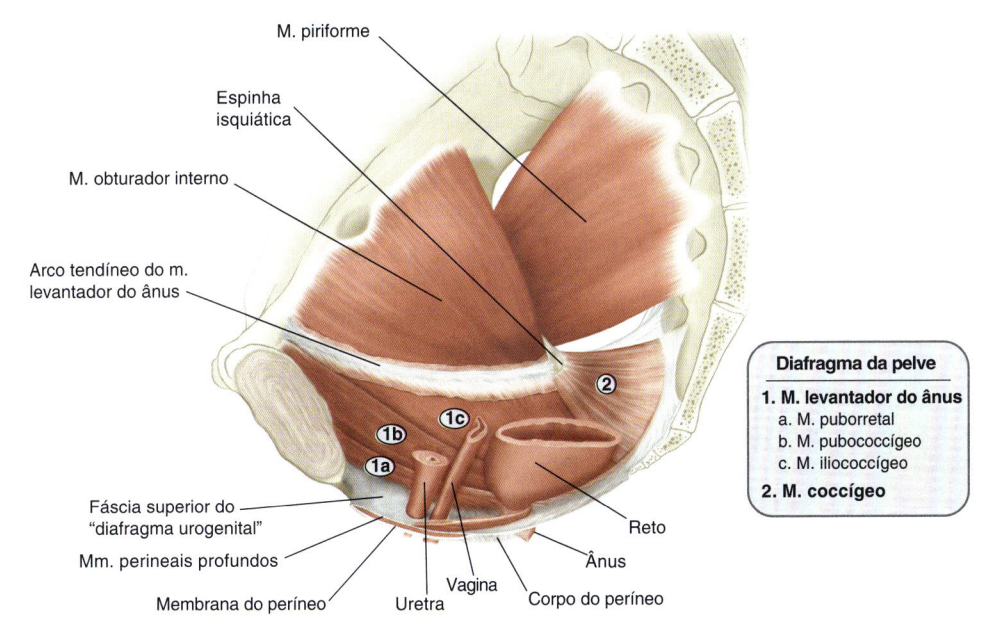

FIGURA 4.4.2 Corte parassagital da pelve feminina mostrando os diafragmas urogenital e da pelve.

Um soalho da pelve enfraquecido pode resultar em posições alteradas das vísceras pélvicas que comumente herniam as paredes da vagina.

RACIOCÍNIO CLÍNICO

Essa paciente apresenta perda involuntária de urina, protuberância na parede anterior da vagina e desconforto durante o ato sexual. Esses sinais e sintomas são consistentes com uma condição geniturinária.

Cistite bacteriana

Cistite bacteriana é uma infecção comum da bexiga urinária que pode comprometer a uretra. A urina será positiva para bactérias gram-negativas, geralmente *Escherichia coli*. Cistite bacteriana é parte de um espectro de infecções conhecidas como infecções do trato urinário (ITUs). Essas infecções normalmente se resolvem dentro de 2 a 3 dias com o uso de medicamentos simples que contenham citrato.

Sinais e sintomas
- Urgência e frequência urinária aumentada
- Disúria
- Piúria
- Hematúria
- Urina com odor fétido
- Cultura de urina positiva
- Febre sistêmica baixa
- Hipersensibilidade suprapúbica
- Dispareunia

Fatores predisponentes
- Comprimento da uretra feminina
- Relação estreita do óstio da uretra com o ânus
- Gravidez e alterações hormonais relacionadas
- Menopausa e alterações hormonais relacionadas
- Diabetes
- Dieta rica em açúcar
- Uso de sabonetes aromáticos e lubrificantes

Dispareunia Dor durante o ato sexual
Disúria Dor durante a micção
Hematúria Sangue na urina
Piúria Pus na urina

Notas clínicas

- Infecções bacterianas sexualmente transmissíveis, tais como *Neisseria gonorrhoeae* e *Chlamydia trachomatis* podem apresentar sintomas semelhantes ao das infecções do trato urinário e pode ser necessário descartar esse diagnóstico antes de desenvolver um plano de tratamento.
- É muitas vezes chamada de "cistite de lua de mel", já que a infecção costuma ocorrer após ato sexual vigoroso ou frequente.

Cistocele

Esta condição existe quando a bexiga urinária sofre herniação na parede anterior da vagina (**Fig. 4.4.3**). Embora provavelmente seja o resultado de trauma ou cirurgia, a causa mais comum é o estiramento (distensão) e subsequente enfraquecimento da musculatura do soalho da pelve e dos ligamentos pubovesicais secundários ao parto vaginal. À medida que o feto entra na parte inferior do canal de nascimento, os músculos dos diafragmas "UG" e da pelve relaxam para permitir distensão máxima, conforme o bebê atravessa o soalho da pelve.

A distensão excessiva, laceração ou outro trauma a essas estruturas durante o parto têm efeitos de longo prazo na posição e função dos órgãos da pelve feminina. Exercícios pré- e pós-natais (p. ex., de Kegel) tonificam os músculos do soalho da pelve, reduzindo significativamente a probabilidade de trauma a esses músculos durante o parto.

Sinais e sintomas
- Incontinência de estresse – vazamento involuntário de urina durante o aumento de pressão intra-abdominal (espirro, tosse, riso, lesão por esforço, levantamento de peso)
- Dispareunia

Fatores predisponentes
- Parto
- Tosse (asma ou bronquite crônica)
- Envelhecimento
- Estilo de vida sedentário

Nota clínica

A cistocele está frequentemente associada com uretrocele, e imagem clínica pode ser necessária para diferenciar entre elas ou para confirmar que ambas existem.

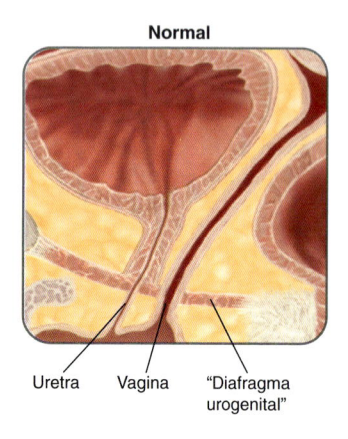

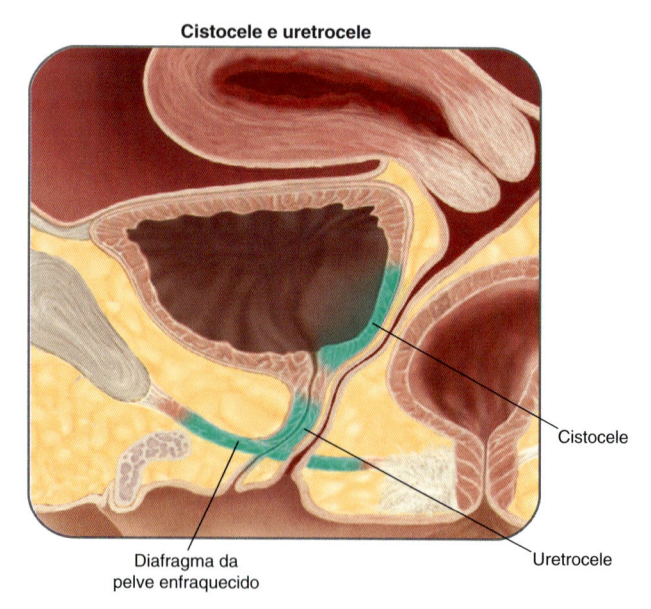

FIGURA 4.4.3 Visão sagital mediana da pelve feminina mostrando a anatomia normal e o prolapso da bexiga urinária (cistocele) e da uretra (uretrocele) na vagina. Uma musculatura enfraquecida do diafragma da pelve é o principal fator nessas condições.

Síndrome uretral

Síndrome uretral é uretrite sem indícios de infecção bacteriana ou viral (por urinálise).

Sinais e sintomas
- Disúria
- Aumento na frequência de micção
- Urgência constante
- Sem piúria ou corrimento uretral

Nota clínica

Dados atuais indicam que a síndrome uretral inclui infecção baixa nas glândulas uretrais (glândulas de Skene). Essas glândulas são homólogas à próstata e, portanto, a síndrome uretral na mulher é considerada equivalente à prostatite.

Fatores predisponentes
- Idade: 30 a 50 anos
- Sexualmente ativo(a)

Uretrocele

Esta condição existe quando a uretra sofre herniação na parede anterior da vagina (**Fig. 4.4.3**). Embora provavelmente seja o resultado de trauma ou cirurgia, a causa mais comum é o estiramento (distensão) excessivo e subsequente **perda de tônus na musculatura do soalho da pelve** secundária ao parto vaginal.

Como os músculos do soalho da pelve não sustentam adequadamente as vísceras da pelve, isso permite que esses órgãos, com o tempo, "inclinem-se" na direção do soalho da pelve, invadindo a vagina. No caso da uretra, a diminuição do suporte físico e sua estreita ligação com a parede anterior da vagina podem causar herniação na vagina. A herniação altera o alinhamento da uretra com o soalho da pelve (diafragma da pelve) e sua passagem pelo diafragma UG. Isso compromete a eficiência dos músculos e tecidos elásticos que contribuem para a continência urinária.

Sinais e sintomas e fatores predisponentes

Os sinais e sintomas e fatores predisponentes para uretrocele são os mesmos que para a cistocele (ver anteriormente). De fato, essas duas condições em geral estão presentes simultaneamente, e pode ser necessária imagem clínica para determinar qual está presente ou se ambas estão.

Notas clínicas

- O termo "incontinência de estresse" é usado para descrever o principal sintoma da uretrocele. O aumento na pressão intra-abdominal ("estresse") comprime as paredes da bexiga urinária e provoca vazamento indesejado ("incontinência") da urina na uretra e corrimento no óstio externo da uretra.
- Exercícios que trabalham a musculatura do soalho da pelve (diafragma da pelve) (basicamente o levantador do ânus e o esfíncter da uretra) são conhecidos como exercícios de Kegel. Esses exercícios incluem contração e relaxamento alternados do esfíncter da uretra para iniciar e interromper a micção diversas vezes, enquanto se contrai o levantador do ânus para evitar o escape de flatos.
- Embora o parto seja um fator contribuinte para a uretrocele, mulheres nulíparas também podem desenvolver uretrocele porque não mantêm o tônus da musculatura do soalho da pelve.

DIAGNÓSTICO

A apresentação da paciente, a história médica, o exame físico e os testes laboratoriais confirmam um diagnóstico de **uretrocele com possível cistocele**.

Uretrocele com possível cistocele

A perda do tônus dos músculos no soalho da pelve é uma causa principal de prolapso dos órgãos geniturinários na mulher. Partos vaginais distendem os músculos da abertura inferior da pelve e, sem os exercícios pós-natais apropriados, podem perder a capacidade de manter os órgãos da pelve na posição e relações adequadas.

- Incontinência de estresse é um sinal principal de enfraquecimento do soalho da pelve (diafragma da pelve).
- A idade da mulher e o fato de ser multípara a tornam predisposta a essa condição.

Flato Gás ou ar no trato gastrintestinal que é expelido pelo ânus

Nulípara Mulher que nunca deu à luz

- Uma protuberância mole na parte inferior da parede anterior da vagina confirma o diagnóstico de uretra herniada e, potencialmente, de bexiga urinária também herniada.
- O teste com cotonete positivo indica suporte do soalho da pelve enfraquecido e alteração na orientação da uretra.
- Diferenciação entre uretrocele e cistocele é difícil por meio do exame físico e essas duas condições frequentemente coexistem.
- Estudos diagnósticos por imagem são necessários para fazer um diagnóstico preciso.

Síndrome uretral ou cistite

Considera-se que ambas as condições são provocadas por agentes infecciosos. Pacientes com síndrome uretral apresentam sintomas de infecção uretral (uretrite), embora isso não seja detectado pela urinálise.

- A falta de disúria e corrimento uretral, e a falha em detectar uma bactéria ou vírus na urinálise, ajuda a descartar síndrome uretral ou cistite.

CASO 4.5 | Carcinoma de colo

Apresentação do paciente
Um afro-americano de 54 anos de idade vai a uma clínica de medicina familiar queixando-se de constipação e sangue vermelho vivo nas fezes. É encaminhado a uma clínica de gastrenterologia para coloscopia.

Achados clínicos relevantes
História
O paciente relata mudança recente nos hábitos intestinais, junto com constipação e câimbra. Fumava um pacote e meio de cigarros por dia durante os últimos 35 anos. O paciente não tem história familiar de câncer.

Exame físico
Sinais vitais importantes:
- Altura: 1,73 m
- Peso: 99,8 kg
- IMC: 31,9 (normal: 18,5-24,9; obeso: > 30)

Resultados do exame abdominal:
- Não foram observadas massas na palpação profunda
- Sem hipersensibilidade ou defesa muscular
- Sons intestinais hipoativos

Resultados do exame de toque retal (ETR):
- Sangue vermelho vivo

Testes laboratoriais

Teste	Valor	Valor de referência
Hemoglobina	10,6	14-17 gm/dL
Antígeno carcinoembrionário (CEA)	560	0-3,0 ng/mL

Nota clínica
Antígeno carcinoembrionário é uma proteína expressa no feto. Pode apresentar níveis elevados no sangue como marcador tumoral, especialmente em associação com câncer colorretal, pancreático, de estômago, de mama e de pulmão. Antígeno carcinoembrionário também pode estar elevado com condições "benignas", incluindo tabagismo, infecção, doença inflamatória intestinal (DII), pancreatite e cirrose hepática (nessas condições, o nível sérico de CEA é geralmente <10 ng/mL).

Estudos diagnósticos por imagem
- Imagem com contraste revelou colo sigmoide distendido, com estreitamento luminal e espessamento acentuado da parede.

Colonoscopia e biópsia
- Colonoscopia com biópsia indicaram um adenocarcinoma.

Problemas clínicos a considerar
- Câncer colorretal
- Diverticulose
- Vólvulo sigmoide
- Colite ulcerativa

> **OBJETIVOS DE APRENDIZAGEM**
>
> 1. Descrever a anatomia do intestino grosso.
> 2. Explicar a base anatômica para os sinais e sintomas associados com esse caso.

ANATOMIA PERTINENTE

Intestino grosso

O intestino grosso mede aproximadamente 1,5 m de comprimento. Começa no lado direito da cavidade abdominopélvica, no quadrante inferior direito, na junção ileocecal e termina no ânus (**Fig. 4.5.1**). O intestino grosso possui três divisões (de proximal para distal):

1. **Ceco** e **apêndice vermiforme**
2. **Colo** (ascendente, transverso, descendente e sigmoide)
3. **Reto** e **canal anal**

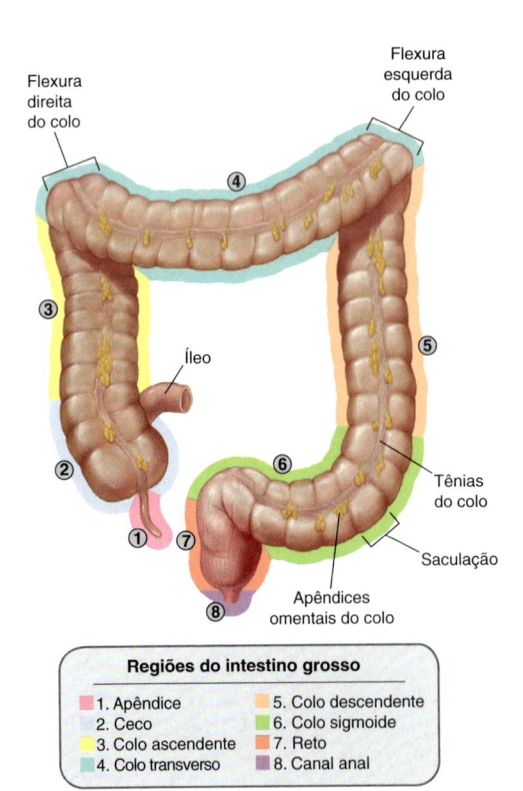

Ceco e apêndice vermiforme

O ceco, a parte mais proximal do intestino grosso, é um fundo cego. Estende-se inferiormente desde a junção ileocecal e é contínuo superiormente com o colo ascendente. O apêndice, um divertículo do ceco, é mais fino e tem comprimento variável (2-20 cm). É mais frequentemente retrocecal. Tanto o ceco quanto o apêndice possuem um mesentério.

Colo

O colo possui quatro divisões:

1. O **colo ascendente**, retroperitoneal, começa na sua junção com o ceco e estende-se superiormente até a flexura direita do colo. Essa flexura se situa imediatamente inferior ao lobo direito do fígado, profunda à 9ª e 10ª costelas. Nessa flexura, o colo ascendente curva-se acentuadamente para a esquerda e continua como o colo transverso.
2. O **colo transverso** é a parte mais longa do intestino grosso. É suspenso pelo mesentério e pode formar uma alça inferiormente na cavidade da pelve. Estende-se da flexura direita do colo até a flexura esquerda do colo. A flexura esquerda do colo se situa mais superiormente (profunda à 8ª e 9ª costelas) e é mais aguda. Na flexura esquerda do colo, o colo transverso curva-se inferiormente para continuar como o colo descendente.
3. O **colo descendente** é retroperitoneal. Estende-se inferiormente até a fossa ilíaca esquerda, onde é contínuo com o colo sigmoide.
4. O **colo sigmoide** tem formato de S, termina no reto (anterior à vértebra S3) e tem um mesentério.

Aspectos característicos do intestino grosso incluem:

- **Tênias do colo** são faixas longitudinais de músculo liso. As três tênias de expandem nas superfícies do apêndice e do reto para formar uma camada muscular completa.
- **Saculações** são bolsas recorrentes ao longo do colo.
- **Apêndices omentais** são projeções de gordura fixadas nas tênias do colo.

FIGURA 4.5.1 Anatomia do intestino grosso.

Regiões do intestino grosso
1. Apêndice
2. Ceco
3. Colo ascendente
4. Colo transverso
5. Colo descendente
6. Colo sigmoide
7. Reto
8. Canal anal

Reto e canal anal

O **reto** mede aproximadamente 12 cm de comprimento. Começa na cavidade da pelve, oposto ao corpo vertebral S3 e é contínuo com o canal anal no soalho da pelve (diafragma da pelve), anterior ao cóccix. O reto não tem saculações, tênias do colo e apêndices omentais.

O **canal anal**, medindo 4 cm de comprimento, é a parte distal do intestino grosso. Começa superiormente onde o reto atravessa o soalho da pelve (diafragma da pelve) e se abre inferiormente como **ânus**.

O intestino grosso se desenvolve a partir de três regiões do canal alimentar embrionário:

1. **Colo direito** (do ceco até o meio do colo transverso) é derivado do intestino médio embrionário.
2. O **colo esquerdo** (do meio do colo transverso pela parte superior do canal anal) é derivado do intestino posterior embrionário.
3. A **parte inferior do canal anal** é derivada do proctódio.

Suprimentos sanguíneo e nervoso do intestino grosso

A rede vascular e a inervação do intestino grosso (**Tabela 4.5.1**) são determinadas pela origem embrionária de cada segmento.

Vasos sanguíneos do intestino grosso são mostrados na **Figura 4.5.2**. Sangue é fornecido para a maior parte do intestino pelos ramos e pelas tributárias das artérias mesentéricas superior e inferior e pelas veias, respectivamente.

As artérias cólica direita, média e esquerda suprem o intestino grosso por meio das arcadas anastomóticas que derivam do arco justacólico (a. marginal de Drummond). Esse arco está localizado ao longo da face mesentérica do intestino grosso. Veias mesentéricas superior e inferior se unem à veia esplênica para formar a veia porta hepática. Ramos e tributárias dos vasos pudendos internos (i.e., retal inferior) suprem a parte inferior do canal anal.

RACIOCÍNIO CLÍNICO

Esse paciente apresenta sintomas obstrutivos e sinais clínicos de sangue nas fezes. Isso é consistente com a doença que estreita o lúmen da parte distal do intestino grosso e sangramento decorrente da parede do intestino (**Fig. 4.5.3**).

Carcinoma colorretal

A vasta maioria (98%) do câncer do intestino grosso se desenvolve a partir de pólipos adenomatosos (também conhecidos como adenomas). Adenoma é um pequeno tumor benigno das glândulas (criptas) intestinais que podem se protrair no lúmen intestinal. São mais comuns na parte distal do colo e reto do que na parte proximal do intestino grosso. Esses pólipos colônicos têm potencial maligno; especialmente aqueles

TABELA 4.5.1 Rede vascular e suprimento nervoso do intestino grosso

Intestino grosso	Suprimento sanguíneo	Linfonodos	Inervação
Intestino médio embrionário Ceco Apêndice Colo ascendente Colo transverso (parte proximal)	Vasos mesentéricos superiores	▪ Mesentéricos superiores	**Simpática** ▪ Plexo mesentérico superior **Parassimpática** ▪ Nervo vago (NC X)
Intestino posterior embrionário Colo transverso (parte distal) Colo descendente Colo sigmoide Reto Canal anal (parte superior)	Vasos mesentéricos inferiores	▪ Mesentéricos superiores ▪ Mesentéricos inferiores ▪ Ilíacos internos	**Simpática** ▪ Plexo mesentérico inferior **Parassimpática** ▪ Nervos esplâncnicos pélvicos
Proctódio Canal anal (parte inferior)	Vasos retais inferiores	▪ Inguinais superficiais	**Somática**[a] ▪ Nervo anal inferior

[a]Nervos somáticos para a parte inferior do canal anal também contêm fibras simpáticas.

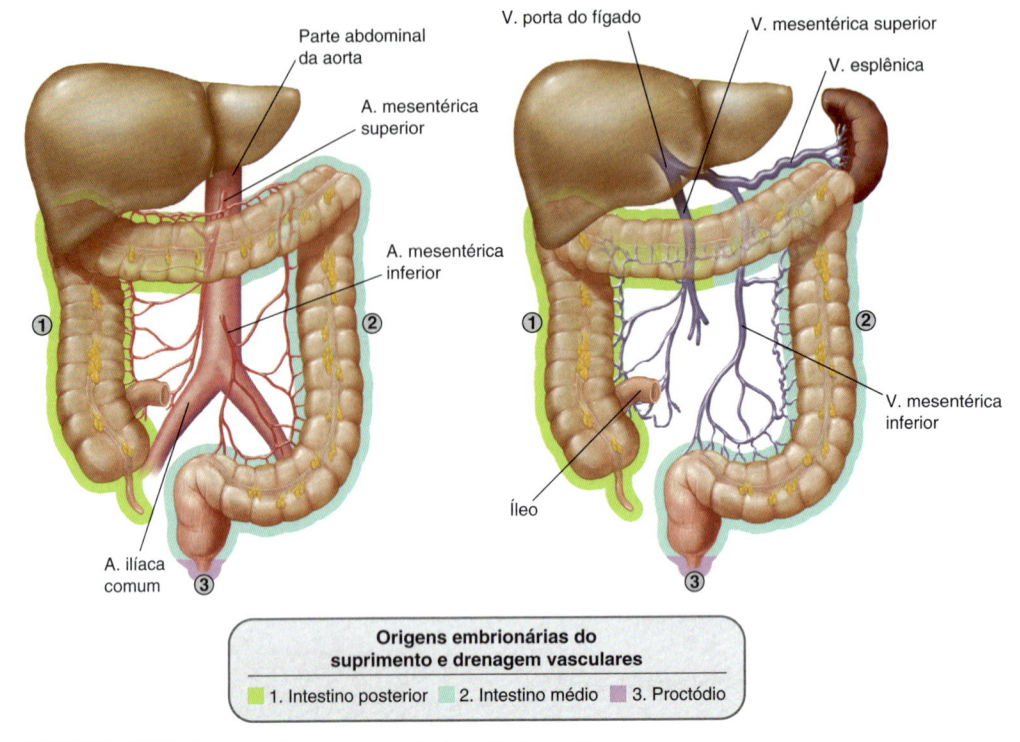

FIGURA 4.5.2 Suprimento sanguíneo do intestino grosso.

que são achatados e invadiram a tela submucosa da parede do intestino.

Nota clínica

Câncer de colo é a segunda causa principal de morte por câncer – após câncer de pulmão – nos Estados Unidos. A maioria (> 90%) dos cânceres de colo ocorre após os 50 anos de idade.

Sinais e sintomas

Sinais e sintomas clínicos variam, dependendo da localização do tumor.

Colo direito (do ceco até a parte proximal do colo transverso)
- Perda de peso inesperada ou sem explicação
- Desconforto abdominal direito persistente
- Dispepsia
- Sangue oculto nas fezes
- Fadiga e/ou anemia
- Massa abdominal palpável (se o tumor for grande o suficiente)

As fezes na parte proximal do colo são líquidas e, consequentemente, uma lesão não impede sua passagem. Como resultado, esses tumores frequentemente aumentam sem sintomas de obstrução intestinal ou mudanças nos hábitos intestinais. Lesões no ceco e colo ascendente podem ulcerar e provocar sangramento intermitente crônico. Embora esse sangramento não possa ser detectado pelo teste de sangue oculto nas fezes, os pacientes talvez apresentem sintomas de fadiga e anemia.

Dispepsia Indigestão
Oculto Escondido

Anemia Redução dos eritrócitos, da hemoglobina ou do volume de sangue

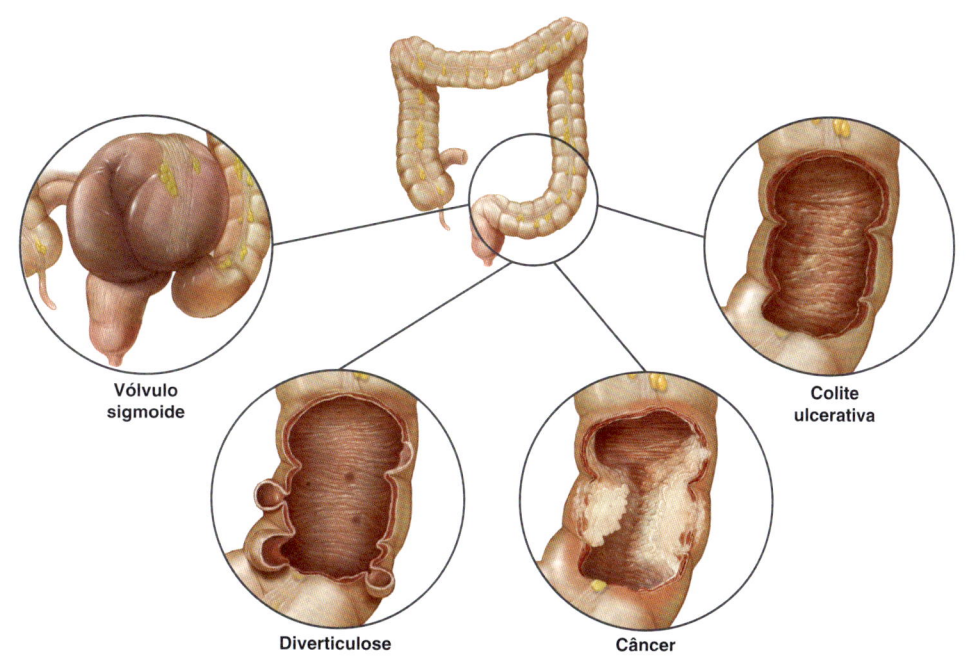

FIGURA 4.5.3 Doenças do intestino grosso.

Colo esquerdo (parte distal do colo transverso até o colo sigmoide)
- Mudança nos hábitos intestinais
- Sintomas obstrutivos
- Sangramento comum, mas raramente intenso (maciço)
- Fezes podem ter muco e sangue macroscópicos

As fezes se tornam mais sólidas nessa parte do colo e tumores podem impedir sua passagem. Isso resulta em **sintomas obstrutivos** (p. ex., câimbra abdominal, esforço e constipação). Imagens radiográficas, colonoscopia ou sigmoidoscopia são usadas para detectar e diagnosticar lesões constritoras anulares (lesão com aspecto de "maçã mordida") (**Fig. 4.5.4**).

Reto
- Mudança nos hábitos intestinais
- Hematoquezia
- Tenesmo retal
- Tumor palpável no exame de toque retal

Anemia não é comum e esses sintomas também são consistentes com hemorroidas.

Fatores predisponentes
- Idade: > 90% ocorrem em indivíduos > 50 anos de idade
- Sexo: maior incidência nos homens
- Raça: afro-americanos têm incidência, morbidade e mortalidade mais elevadas
- Dieta rica em gordura, baixa em fibras, carne vermelha
- Tabagismo
- Alcoolismo excessivo (de acordo com o *Center for Disease Control and Prevention*, consumir em média mais de duas doses por dia)

Tenesmo Esforço e espasmo doloroso do esfincter relacionado com a sensação de evacuação incompleta do intestino ou da bexiga

Palpação Exame físico com a(s) mão(s) para avaliar órgãos, massas, infiltração, batimento cardíaco, pulso ou vibrações nas cavidades do corpo.

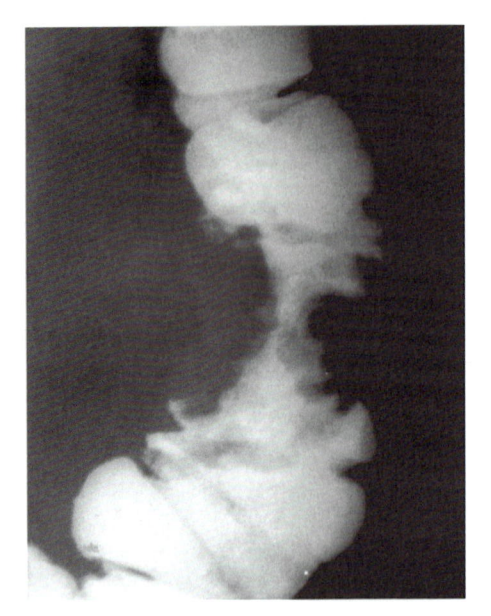

FIGURA 4.5.4 Carcinoma anular obliterando o colo descendente. Esta aparência radiográfica, referida como lesão com aspecto de "maçã mordida", é sempre muito indicativa de malignidade.

Fonte: Fig. 91-2 em Longo et al. *Harrison's Principle of Internal Medicine*, 18e. www.accessmedicine.com.

- História familiar, especialmente polipose adenomatosa familiar

Notas clínicas

Câncer de colo comumente não produz sinais e sintomas clínicos até que a doença esteja avançada. É frequentemente detectado por exame de rotina incluindo:

- Teste de fezes imunoquímico (FIT) ou teste de sangue oculto nas fezes (FOBT)
- Exame de toque retal (ETR)
- Sigmoidoscopia ou colonoscopia (o último tem maior eficiência, porque o escopo é maior, portanto, examina mais do colo)

FIT e **FOBT** detectam sangue nas fezes que não é visível a olho nu. FIT é um teste mais sensível, porque usa reações antígeno-anticorpo. Sangue nas fezes pode ser o único sintoma de câncer colorretal, embora esteja também associado com outras condições gastrintestinais, por exemplo, hemorroidas, fissuras anais, úlceras ou doença de Crohn.

Com a detecção prematura e a remoção de pólipos adenomatosos que não se difundiram pela túnica mucosa, a taxa de sobrevivência atual de 5 anos é > 90%. Se o tumor invadiu a túnica muscular, a sobrevivência de 5 anos é de 85% e se linfonodos regionais foram comprometidos, é de 35-65%. Metástase pelos linfonodos (linfatogênico) é a via mais comum; no entanto, células tumorais também podem se difundir pela rede vascular sanguínea (hematogênica) ou diretamente para e ao longo de estruturas contíguas.

- A *American Cancer Society* (ACS) recomenda que indivíduos em risco comecem o exame diagnóstico aos 50 anos de idade; para afro-americanos, aos 45 anos.
- Câncer colorretal tem incidência elevada em populações economicamente prósperas, talvez relacionada a fatores alimentares e ambientais.

Diverticulose

Diverticulose é uma evaginação anormal (invaginação) do colo, mais comumente (95%) no colo sigmoide. Esses divertículos normalmente consistem em túnica mucosa e tela subserosa que sofrem herniação pelas túnicas musculares.

Sinais e sintomas

Diverticulose é normalmente assintomática (80%). Complicações da diverticulose são diverticulite (infecção, inflamação, ruptura) e sangramento.

Sintomas de diverticulite incluem:

- Dor abdominal episódica aguda
- Hipersensibilidade branda no quadrante inferior esquerdo
- Mudanças nos hábitos intestinais (constipação, diarreia)
- Leucocitose

Fatores predisponentes

- Idade: presente em 10% dos estadunidenses > 40 anos; incidência aumenta com a idade
- Dieta pobre em fibras
- Constipação
- Obesidade

Hematogênico Disseminação via rede vascular
Linfatogênico Disseminação via rede vascular linfática

Volvo sigmoide

Volvo é uma torção de parte do intestino (mais frequentemente no colo sigmoide) ou em torno de si mesmo ou de seu mesentério.

Sinais e sintomas
- Dor abdominal cólica (colicativa)
- Distensão abdominal
- Obstipação
- Náusea e vômito (sintomas tardios)

Fatores predisponentes
- Idade: 60% são neonatos < 2 meses de idade; 40% são idosos > 70 anos
- Reto e colo sigmoide alongados

Nota clínica

Se o fluxo de sangue para o volvo for obstruído (estrangulamento), o tecido se torna gangrenoso e necrótico. Como a gangrena se desenvolve rapidamente e leva à perfuração intestinal, um volvo se torna uma emergência cirúrgica.

Colite ulcerativa

Colite ulcerativa é uma doença inflamatória grave que mais comumente afeta o colo sigmoide e o reto.

Sinais e sintomas
- Sangramento retal
- Diarreia contendo sangue, pus e muco
- Tenesmo (esforço) retal e urgência
- Dor e câimbra abdominais
- Sintomas sistêmicos (febre, vômito, perda de peso, desidratação)

Fatores predisponentes
- Idade: início entre 15 e 30 anos e depois entre 50 e 70 anos
- Sexo: mulheres afetadas ligeiramente mais do que os homens
- Raça: mais frequentemente em brancos e indivíduos descendentes de judeus Ashkenazic

DIAGNÓSTICO

A apresentação do paciente, história médica, exame físico, testes laboratoriais e procedimentos confirmam um diagnóstico de **adenocarcinoma do colo sigmoide**.

Adenocarcinoma do colo sigmoide

A maioria dos carcinomas colorretais começa no tecido glandular. Geralmente, começam como pequenos pólipos adenomatosos benignos que podem progredir para câncer.

- Esse paciente corre risco de contrair câncer de colo, em virtude de sua raça, idade, sexo, obesidade e tabagismo.
- Tumores no colo direito geralmente não estão associados com mudanças nos hábitos intestinais, porque não provocam obstrução, e o sangue nas fezes é geralmente oculto.
- Mudanças nos hábitos intestinais, sintomas obstrutivos e sangue macroscópico nas fezes são consistentes com um tumor no colo esquerdo.
- Tumores no reto que estiverem associados com mudanças nos hábitos intestinais são geralmente palpáveis no exame de toque retal.
- Diagnóstico é confirmado pelo achado de obstrução tumoral macroscópica do colo sigmoide e histopatologia após colonoscopia.

Diverticulose

Diverticulose, caracterizada por pequenas herniações da túnica mucosa do trato gastrintestinal, afeta mais comumente o colo sigmoide (*a inflamação desses divertículos é conhecida como* **diverticulite**).

- Assim como em alguns casos de colo de câncer, a diverticulose também resulta em mudanças nos hábitos intestinais.

Volvo sigmoide

Um volvo intestinal é formado pela torção de parte do trato gastrintestinal, incluindo seu mesentério. Consequentemente, isso pode levar à obstrução e necrose vascular. O volvo mais comumente ocorre no colo sigmoide e ceco.

- Volvo é acompanhado por dor abdominal cólica (colicativa), distensão e obstipação. Além disso, o volvo é encontrado mais frequentemente em neonatos e idosos.

Obstipação Obstrução intestinal; constipação grave

Colite ulcerativa

Colite ulcerativa é uma doença inflamatória intestinal (IBD), que comumente afeta o colo, especialmente o reto.

- Colite ulcerativa provoca diarreia e sintomas sistêmicos.

QUESTÕES DE REVISÃO

1. Durante um exame da pelve, um obstetra/ginecologista residente distingue um pulso adjacente à parte lateral do fórnice da vagina. Esse é o pulso na:
    A. Artéria ilíaca interna
    B. Artéria pudenda interna
    C. Artéria ovárica
    D. Artéria uterina
    E. Artéria vaginal

2. Durante o exame de toque retal de um homem, um urologista avalia estruturas na face posteroinferior da bexiga urinária. Quais estruturas pareadas estão mais próximas da linha mediana?
    A. Ampolas dos ductos deferentes
    B. Artérias vesicais superiores
    C. Glândulas seminais
    D. Artérias retais (anais) superiores
    E. Ureteres

3. Imagens clínicas revelam uma coleção de líquido na parte pélvica da cavidade peritoneal de uma mulher de 39 anos de idade. Para coletar o líquido, uma agulha estéril é introduzida na cavidade peritoneal, perfurando a parede da parte posterior do fórnice da vaginal. Adequadamente posicionada, a ponta da agulha deve estar em qual parte da cavidade peritoneal?
    A. Sulco paracólico esquerdo
    B. Bolsa omental
    C. Escavação (fundo de saco) retuterina
    D. Escavação retovesical
    E. Escavação vesicuterina

4. Durante uma consulta de acompanhamento, 30 dias após uma ressecção transuretral da próstata, um paciente de 63 anos de idade relata que agora está impotente. O plexo nervoso perivascular que se situa imediatamente fora da cápsula da próstata contém fibras responsáveis pela ereção do pênis. Essas fibras nervosas teriam seus corpos celulares parassimpáticos pré-ganglionares no(s):
    A. Pênis
    B. Gânglios sacrais da raiz posterior
    C. Plexo sacral
    D. Parte sacral da medula espinal
    E. Tronco simpático

5. Uma mulher de 44 anos de idade submete-se a uma histerectomia total, na qual o útero é removido, incluindo o colo do útero. Durante o procedimento, o cirurgião identifica e corta transversalmente todas as estruturas associadas com o útero. Qual estrutura não é cortada transversalmente?
    A. Mesométrio
    B. Mesovário
    C. Ligamento redondo do útero
    D. Ligamento transverso do colo
    E. Artéria uterina

6. Durante um exame físico anual de uma mulher com 45 anos de idade, o fundo do útero só pode ser palpado pelo exame de toque retal. Essa situação ocorre *mais provavelmente* quando:
    A. O colo do útero está antevertido e o corpo do útero está antefletido
    B. O colo do útero está antevertido e o corpo do útero está retrovertido
    C. O colo do útero está retrovertido e o corpo do útero está antefletido
    D. O colo do útero está retrovertido e o corpo do útero retrofletido
    E. O útero está deslocado por uma bexiga urinária parcialmente cheia

7. Em 1948, o ginecologista Arnold Kegel propôs uma série de exercícios para reforçar os músculos do soalho (diafragma) da pelve de mulheres com incontinência urinária após o parto. Qual músculo *não* mostraria um aumento no tônus quando esses exercícios de Kegel fossem realizados adequadamente?
    A. Esfincter externo da uretra
    B. Iliococcígeo

C. Obturador interno
D. Pubococcígeo
E. Puborretal

8. Duas semanas atrás, uma mulher de 43 anos de idade submeteu-se a uma histerectomia eletiva. Está em uma clínica, hoje, queixando-se de aumento no corrimento vaginal. Exame físico estabelece vazamento descontrolado de urina na vagina e imagem radiológica com contraste confirma uma fístula vesicovaginal. Durante a cirurgia, a artéria vesical superior foi inadvertidamente ligada, o que levou à necrose da parede da bexiga e à formação de fístula. Qual artéria geralmente dá origem à artéria vesical superior?
   A. Pudenda interna
   B. Obturatória
   C. Retal superior
   D. Umbilical
   E. Uterina

9. Uma paciente, com 22 anos de idade, revela que ela e o parceiro estão planejando uma gravidez. A avaliação da pelve indica que a dimensão do diâmetro diagonal é de 12 cm. Isso representa a distância entre:
   A. A face inferior da sínfise púbica e a espinha isquiática
   B. A face inferior da sínfise púbica e o promontório do sacro
   C. As espinhas isquiáticas
   D. Tuberosidades isquiáticas
   E. A face superior da sínfise púbica e o promontório do sacro

10. Durante a primeira colonoscopia, um paciente com 58 anos de idade teve três pólipos removidos do colo sigmoide. A avaliação patológica revela que dois dos pólipos contêm células malignas. Qual grupo de linfonodos deve ser avaliado na determinação do tratamento?
    A. Ilíacos externos
    B. Femorais
    C. Inguinais profundos esquerdos
    D. Inguinais superficiais esquerdos
    E. Lombares

Capítulo **5**

Períneo

CASO 5.1 | Uretra rota

Apresentação do paciente
Um menino de 12 anos de idade é admitido no serviço de emergência com queixas de escroto aumentado, doloroso e com distensão moderada da parte inferior do abdome.

Achados clínicos relevantes
História
O paciente relata que 30 horas antes, enquanto fazia corridas de bicicleta com seus amigos, escorregou o pé do pedal e caiu feio com as pernas abertas sobre o quadro da bicicleta. Observou o seguinte após o acidente:
- Fluxo fraco de urina
- Dor branda no pênis durante a micção
- Hematúria

Exame físico
Resultados do exame físico dos órgãos genitais externos, parede abdominal anterior e região anal:
- Contusões no escroto
- Infiltração de líquido subcutâneo no escroto e corpo do pênis
- Infiltração de líquido subcutâneo na parte inferior da parede abdominal anterior
- Região perianal e canal anal normais

Testes laboratoriais
- Urinálise revela eritrócitos e leucócitos.

Problemas clínicos a considerar
- Hérnia inguinal
- Ruptura da parte esponjosa da uretra com extravasamento de urina
- Abuso sexual

OBJETIVOS DE APRENDIZAGEM
1. Descrever as camadas fasciais da parede abdominal anterior e região urogenital (UG) masculina.
2. Descrever as subdivisões da uretra masculina.
3. Explicar os conteúdos do espaço superficial do períneo da região urogenital masculina.
4. Explicar a base anatômica para os sinais e sintomas associados com esse caso.

ANATOMIA PERTINENTE
Períneo masculino
O **períneo masculino** é dividido em duas regiões (**Fig. 5.1.1**):

1. **Trígono anal** (posterior)
2. **Trígono urogenital** (UG) (anterior)

O plano que separa essas regiões atravessa o corpo do períneo, na linha mediana, e faces anteriores dos túberes isquiáticos lateralmente. O ânus é o ponto de referência proeminente da região anal, enquanto os órgãos genitais externos dominam a região UG. O corpo do pênis e o escroto são considerados parte da região UG.

Fáscia da região urogenital masculina
Fáscia superficial do períneo
Duas lâminas distintas da **fáscia superficial** (**subcutânea**) são reconhecidas na parede abdominal anterior e são contínuas na região urogenital (**Tabela 5.1.1**). A terminologia para essas lâminas é diferente em cada região.

Hematúria Sangue na urina
Contusão Lesão mecânica abaixo da pele que resulta em hemorragia subcutânea (i.e., escoriação)
Extravasamento Escape de líquido corporal para tecidos adjacentes

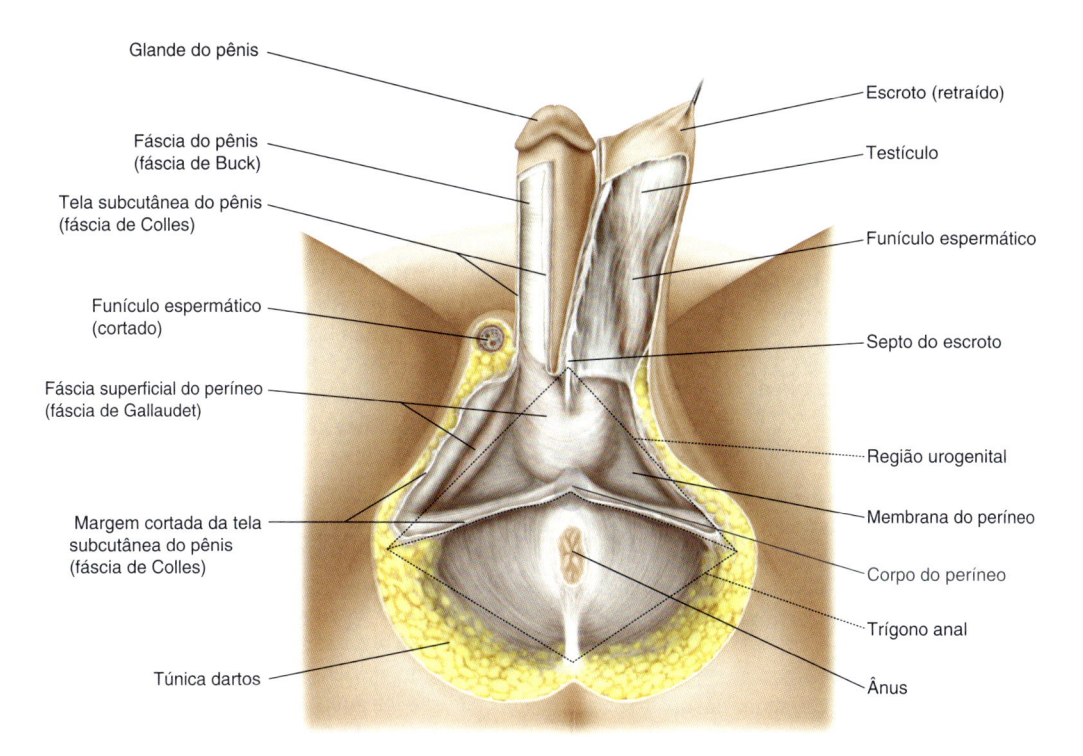

FIGURA 5.1.1 Visão inferior do períneo masculino mostrando as regiões urogenital e anal. O espaço superficial do períneo está aberto para revelar seus conteúdos.

Existe uma diferença notável entre as lâminas superficiais na parede abdominal anterior e na região UG:

- Na **parede abdominal anterior**, a lâmina superficial, fáscia intermédia de revestimento (fáscia de Camper) é composta basicamente por gordura.
- No escroto, a lâmina superficial, túnica dartos, contém numerosos fascículos de músculo liso que se inserem na derme.

TABELA 5.1.1 Lâminas da fáscia superficial (do períneo)

Camada	Parede abdominal anterior	Região UG masculina
Superficial	Fáscia intermédia de revestimento (fáscia de Camper)	Camada muscular (m. dartos)
Profunda	Estrato membranáceo (fáscia de Scarpa)	Camada membranácea (fáscia de Colles)

- No corpo do pênis, a fáscia superficial é, na sua maior parte, tecido conectivo frouxo com pouco ou nenhum músculo liso. Essa lâmina também é chamada de túnica dartos.

A contração do músculo dartos, que se insere na derme, altera as dimensões do escroto e, assim, puxa o testículo na direção da parede do corpo. Isso afeta a temperatura do testículo e contribui para a regulação da espermatogênese.

Fáscia profunda

A fáscia profunda (de revestimento ou muscular) forma uma lâmina membranácea contínua, de espessura variável, na parede abdominal anterior e na região UG. Termos diferentes são aplicados à fáscia profunda na região UG (**Tabela 5.1.2**).

Espaços perineais no homem

A região UG masculina é dividida em dois espaços potenciais (**Fig. 5.1.1**):

1. O **espaço superficial do períneo** localiza-se entre a camada membranácea (fáscia de Colles) e a membrana do períneo.
2. O **espaço profundo do períneo** é superior à membrana do períneo.

Portanto, a membrana do períneo separa os conteúdos do espaço superficial do períneo daqueles do trígono anal. Estruturas importantes no interior desse espaço incluem:

- Corpos eréteis e músculos associados
- Pênis e parte esponjosa da uretra
- Conteúdos do escroto
- Nervos e vasos sanguíneos perineais

Os corpos eréteis incluem o **bulbo do pênis** (e sua extensão até o corpo do pênis como o **corpo esponjoso**), na linha mediana, e os **ramos** direito e esquerdo **do pênis** (que se estendem no corpo do pênis como **corpos cavernosos** pares).

Uretra masculina

A **uretra masculina** é dividida em quatro partes:

1. **Parte intramural:** dentro do colo da bexiga urinária
2. **Parte prostática:** atravessa o núcleo da próstata
3. **Parte membranácea** (intermediária)**:** atravessa o diafragma (soalho) da pelve
4. **Parte esponjosa:** dentro do bulbo e do corpo esponjoso

A parte esponjosa da uretra é a parte mais longa e se situa inteiramente dentro do espaço superficial do períneo, terminando na ponta da **glande do pênis** como o **óstio externo da uretra**.

TABELA 5.1.2 Fáscia profunda da região urogenital

Fáscia profunda da região UG	Relações anatômicas
Membrana do períneo	Forma a fáscia inferior do diafragma "UG"
Fáscia superficial do períneo (fáscia de Gallaudet)	Envolve os músculos bulboesponjoso, isquiocavernoso, transverso superficial do períneo
Fáscia profunda do pênis (fáscia de Buck)	Envolve o corpo do pênis

RACIOCÍNIO CLÍNICO

Este paciente se apresenta com acúmulo de líquido subcutâneo nos órgãos genitais externos (escroto e pênis) e na parte inferior da parede abdominal anterior. Isso é consistente com comprometimento do trato urinário.

Hérnia inguinal indireta

Uma **hérnia inguinal indireta** normalmente compromete uma porção do intestino delgado e peritônio associado. Essa hérnia se estende pelos **anéis inguinais superficial e/ou profundo**, áreas de fraqueza estrutural da parede abdominal anterior.

A causa subjacente para esse tipo de hérnia é uma falha de fechamento do **processo vaginal**, no anel inguinal profundo, durante o período fetal. Consequentemente, uma hérnia inguinal indireta é considerada **congênita**, embora possa não se desenvolver até a segunda ou terceira década. Por fim, devido à pressão intra-abdominal, uma alça do intestino delgado entra no processo vaginal patente, forçando o saco herniário para dentro do canal inguinal.

Uma hérnia inguinal indireta entra no anel inguinal profundo, lateral aos vasos epigástricos inferiores, e passa ao longo do canal inguinal (ver Fig. 3.1.4B). Pode protrair-se pelo anel inguinal superficial e estender-se até o escroto.

Sinais e sintomas
- Protuberância subcutânea no anel inguinal superficial do canal inguinal
- Aumento assimétrico do escroto
- Protuberância pode tornar-se conspícua com esforço
- Uma variedade de dor e hipersensibilidade: nenhuma; dor acentuada, persistente, regional; dor aguda localizada

Fatores predisponentes
- Sexo: masculino (9:1)
- Idade: < 25 anos
- História familiar
- História pregressa de hérnia inguinal
- Tosse crônica
- Tabagismo
- Excesso de peso

Notas clínicas

- Uma hérnia em homens com menos de 25 anos de idade é quase sempre indireta.
- Intestino encarcerado no canal inguinal pode sofrer estrangulamento e necrose, que é uma emergência médica.
- A diferenciação entre hérnias inguinais direta e indireta pelo exame físico é extremamente imprecisa.

Ruptura da parte esponjosa da uretra

A parte esponjosa da uretra entra na face superior (profunda) do bulbo do pênis. A uretra então se curva para acompanhar o eixo longo do bulbo do pênis e o corpo esponjoso. O bulbo do pênis, na linha mediana, e a uretra no seu interior estão vulneráveis a traumatismo contuso à região UG. Mais comumente, o traumatismo resulta de quedas que terminam com a vítima acavalgada em um objeto, como galho de árvore, travessa de cerca ou quadro de bicicleta (lesão "escanchada"). O traumatismo pode lacerar um ou mais dos seguintes:

- Músculo bulboesponjoso e sua fáscia de revestimento (superficial do períneo; fáscia de Gallaudet)
- Bulbo do pênis
- Parte esponjosa da uretra no bulbo do pênis

Se o traumatismo lacerar todas as estruturas acima, a urina extravasa da parte esponjosa da uretra durante a micção e ocupa o espaço potencial entre a fáscia profunda (fáscia superficial do períneo [Gallaudet], membrana do períneo, fáscia do pênis) e a fáscia superficial (camada membranácea [fáscia de Colles]) (**Fig. 5.1.2**). Essas lâminas fasciais são contínuas dentro da parede do escroto e na parede abdominal anterior. Portanto, a urina extravasada, limitada pelos planos fasciais, segue no escroto a na parede abdominal anterior. Na parede abdominal anterior, a urina ocupa o plano entre a fáscia (de revestimento) profunda do músculo oblíquo externo do abdome e o estrato membranáceo (fáscia de Scarpa) da fáscia superficial.

Sinais e sintomas

- Expansão progressiva da "intumescência" subcutânea na região UG e na parede abdominal anterior
- Fluxo de urina fraco
- Contusões no escroto
- Hematúria
- Disúria

Fator predisponente

- Sexo: masculino

Notas clínicas

- Risco de infecção decorrente da urina extravasada é baixo, uma vez que a urina é estéril.
- Uma lesão traumática escanchada na mulher não resulta em extravasamento de urina entre os planos fasciais, porque a uretra feminina não segue com o corpo erétil, mas esvazia-se diretamente no vestíbulo da região UG.
- A camada membranácea da fáscia superficial da parede abdominal anterior se funde com a fáscia profunda da coxa (fáscia lata), aproximadamente 2 cm abaixo do ligamento inguinal. Isso oblitera o espaço potencial entre as duas lâminas fasciais e impede a urina extravasada de entrar na coxa.

Abuso sexual

Em geral, o abuso sexual deve ser considerado em qualquer criança que se apresenta com contusão ou sangramento na área anorretal, na parte proximal da coxa ou nos órgãos genitais externos. Esses pacientes devem ser avaliados por profissionais da saúde credenciados.

Sinais e sintomas

- Contusão/sangramento do períneo
- Resíduo lubrificante
- Criança retraída socialmente

Encarcerado Aprisionado
Estrangulado Constringido ou torcido para evitar o fluxo de ar ou de sangue
Necrose Morte patológica de células, tecidos ou órgãos
Lacerado Roto, rasgado
Disúria Dor durante a miccção

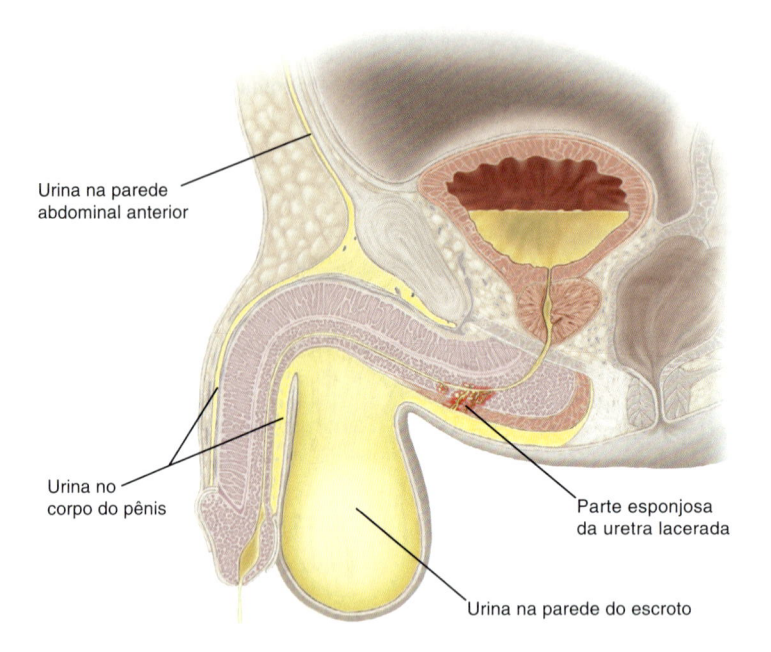

FIGURA 5.1.2 Uretra lacerada com vazamento de urina no espaço superficial do períneo.

Fatores predisponentes
- Isolamento social e/ou geográfico da família
- Abuso ou dependência de drogas em casa

Nota clínica

A lista de sinais e sintomas para abuso sexual é longa, e a descoberta pode necessitar de intervenção de longo prazo por profissionais.

DIAGNÓSTICO
A apresentação do paciente, a história médica, exame físico e testes laboratoriais confirmam um diagnóstico de **ruptura traumática da parte esponjosa da uretra**.

Ruptura traumática da parte esponjosa da uretra
A uretra, nos homens, entra no bulbo do pênis passando pela membrana do períneo do diafragma UG. Essa parte esponjosa da uretra, com os outros componentes dos órgãos genitais externos, se situa no espaço superficial do períneo da região UG do períneo. Traumatismo contuso ao bulbo do pênis pode romper a parte esponjosa da uretra, permitindo que a urina escape para esse espaço. O extravasamento da urina é limitado pelas fáscias superficial e profunda que definem o espaço superficial do períneo.

- O paciente corre risco porque é homem e devido ao traumatismo contuso grave durante o acidente por acavalgamento na bicicleta.
- O trauma produziu laceração na parte esponjosa da uretra que se estende pelo tecido erétil do bulbo do pênis, músculo bulboesponjoso e fáscia profunda (fáscia superficial do períneo, fáscia de Gallaudet) que reveste o músculo bulboesponjoso.
- A distensão subcutânea é distribuída para o escroto, corpo do pênis e parede abdominal anterior. Isso é consistente com o extravasamento de urina nos espaços interfasciais, em decorrência da ruptura traumática da parte esponjosa da uretra.

Hérnia inguinal indireta
Hérnias inguinais indiretas resultam da falha de fechamento do processo vaginal durante o período fetal. Esse divertículo peritoneal se estende do anel inguinal profundo, ao longo do canal in-

guinal, até o anel inguinal superficial. A partir do anel superficial, o processo se estende no escroto/lábio maior em desenvolvimento. Um processo vaginal patente tem nove vezes mais probabilidade de ocorrer nos homens, embora a hérnia real possa não se desenvolver até a adolescência ou idade adulta jovem. Em geral, uma alça do intestino delgado entra na abertura do anel inguinal profundo e se estende por uma distância considerável ao longo do canal inguinal. Potencialmente, a hérnia se estende até o escroto.

- A distensão do escroto associada com **hérnia inguinal indireta** seria assimétrica.
- Muitas vezes, essa hérnia é reduzida (pelo menos temporariamente) por manipulação digital no anel inguinal superficial.
- Contusões no escroto não seriam esperadas com hérnia inguinal indireta.

Abuso sexual

Profissionais da saúde devem estar sempre alertas para a possibilidade de abuso, sempre que uma criança apresentar trauma perineal. Nesse paciente, o examinador não percebeu quaisquer sinais físicos ou comportamentais indicativos de abuso.

CASO 5.2 | Neuralgia do pudendo

Apresentação do paciente

Um homem, branco, com 27 anos de idade apresenta-se na clínica queixando-se de dor genital constante durante os últimos cinco meses. Além disso, relata disfunção urinária e sexual.

Achados clínicos relevantes

História

O paciente relata que anda de bicicleta ergométrica e levanta peso cinco dias por semana. Isso é uma continuação do programa de treinamento que seguiu no colégio e na faculdade, onde pertencia às equipes de futebol americano e luta romana.

Ele descreve sintomas progressivos que incluem queimação, dormência e dores pungentes no pênis, escroto e região perianal. A dor é agravada sentando-se, aliviada ficando de pé e ausente deitando-se.

Exame físico
- Resultados do exame digital retal (DRE) estavam normais.
- Órgãos genitais externos estavam normais.

Testes laboratoriais

Teste	Valor	Valor de referência
Urinálise (leucócitos)	0	0
Antígeno específico da próstata (PSA)	2,1	0,0-4,0 ng/mL
Análise de secreção da próstata (leucócitos)	0	0-1/campo de grande aumento

Notas clínicas

- **PSA** é uma proteína produzida pelas células da próstata. Os níveis de PSA ficam elevados com prostatite, hiperplasia prostática benigna ou câncer de próstata. No entanto, níveis séricos de PSA não diferenciam diagnosticamente entre hiperplasia e câncer.
- Análise de secreção da próstata examina microscopicamente os líquidos prostáticos por sinais de infecção ou inflamação. Amostras são cultivadas para análise das bactérias.

Problemas clínicos a considerar

- Prostatite crônica
- Cistite intersticial (CI)
- Neuralgia do pudendo

OBJETIVOS DE APRENDIZAGEM

1. Descrever a anatomia do nervo pudendo.
2. Descrever a anatomia da bexiga urinária.
3. Descrever a anatomia da próstata.
4. Explicar a base anatômica para sinais e sintomas associados com esse caso.

ANATOMIA PERTINENTE

Nervo pudendo

O **nervo pudendo** é um ramo do plexo sacral. Origina-se no interior da pelve, a partir dos ramos anteriores do segundo, terceiro e quarto nervos sacrais espinais (**Fig. 5.2.1**).

Trajeto do nervo pudendo

O nervo pudendo deixa a pelve passando entre os músculos piriforme e coccígeo para entrar na região glútea, na parte inferior do **forame**

Hiperplasia Aumento no tamanho de um tecido ou órgão em virtude do aumento no número de células (antônimo: hipertrofia)

Forames isquiáticos

Os limites do **forame isquiático maior** são:

- **Incisura isquiática maior** do ílio
- Ligamento **sacrotuberal**
- Ligamento **sacrospinal**

Os limites do **forame isquiático menor** são (**Fig. 5.2.2**):

- **Incisura isquiática menor** do ísquio
- Ligamento **sacrotuberal**
- Ligamento **sacrospinal**

O forame isquiático menor direciona o nervo para o períneo, ao longo da parede lateral da fossa isquioanal. Aqui, o nervo se situa no interior do **canal do pudendo**, como uma bainha da fáscia obturatória. O nervo pudendo é acompanhado pelos **vasos pudendos internos** ao longo de seu trajeto.

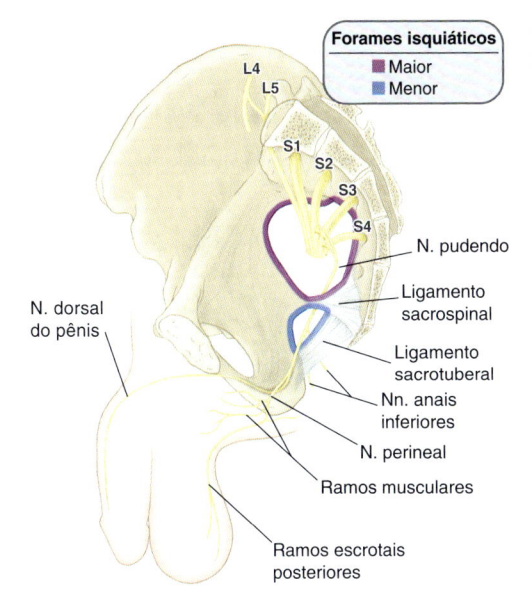

FIGURA 5.2.1 Visão medial do nervo pudendo, seu trajeto e suas relações com os ligamentos sacrotuberal e sacrospinal.

Ramos e distribuição do nervo pudendo

O nervo pudendo inerva a maioria das estruturas do períneo (**Figs. 5.2.1** e **5.2.3**). Uma exceção notável é o testículo. Os primeiros ramos do nervo pudendo são os nervos anais inferiores – geralmente dois ou três. O nervo pudendo termina no canal pudendo, dando origem a seus ramos

isquiático maior (**Figs. 5.2.1** e **5.22**). O nervo cruza a face posterior da **espinha isquiática** e entra no **forame isquiático menor**.

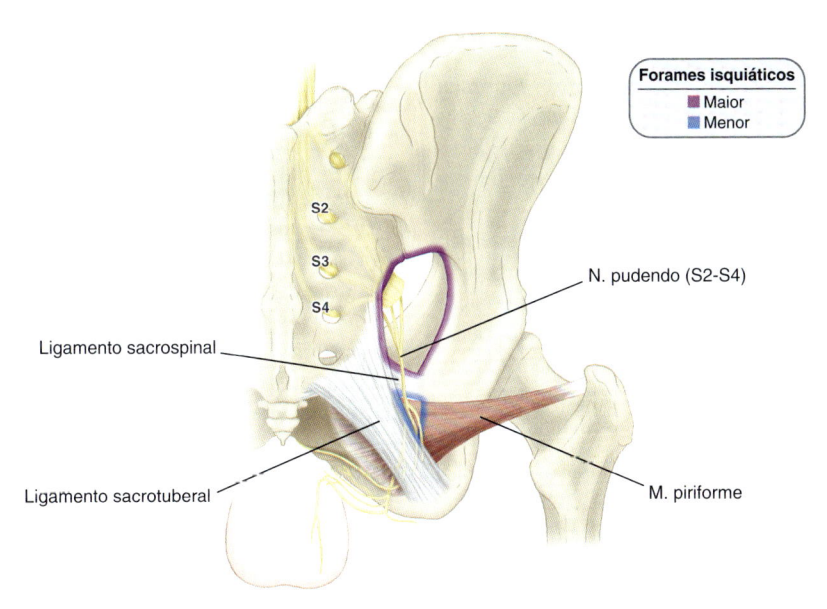

FIGURA 5.2.2 Visão posterior do nervo pudendo e suas relações com os forames isquiáticos.

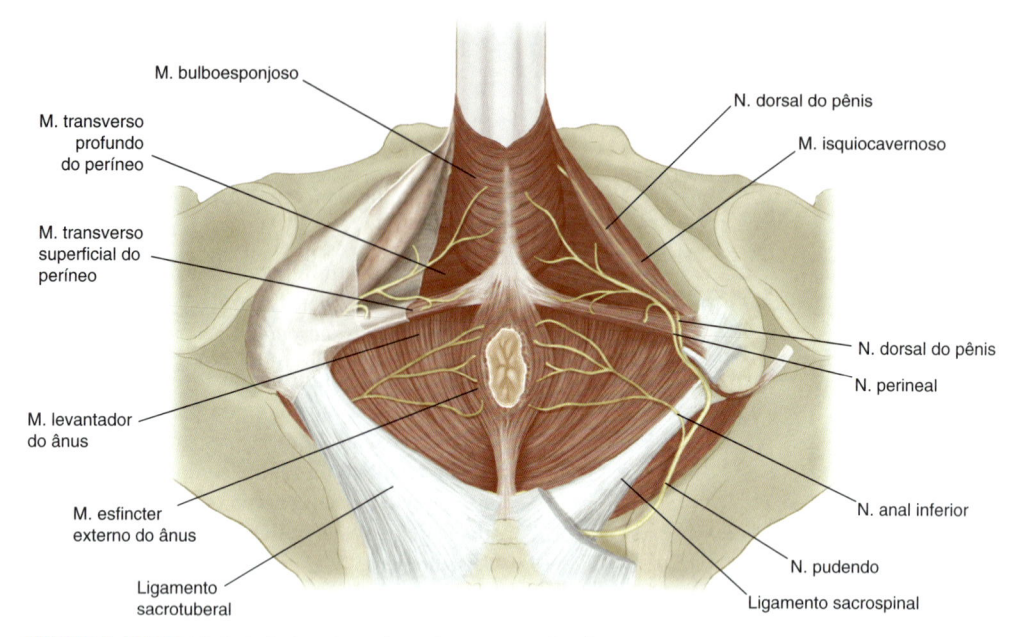

FIGURA 5.2.3 Visão inferior do trajeto do nervo pudendo e relações com os ligamentos sacrotuberal e sacrospinal.

terminais: o nervo perineal e o nervo dorsal do pênis/clitóris. As estruturas inervadas pelo nervo pudendo são delineadas na **Tabela 5.2.1**.

Bexiga urinária

A bexiga urinária é um reservatório muscular expansível. O músculo liso da parede da bexiga é o **músculo detrusor**. A face superior da bexiga é recoberta por peritônio. Consequentemente, a bexiga urinária é retroperitoneal.

Quando vazia, localiza-se na cavidade pélvica, imediatamente posterior à sínfise púbica. À medida que se enche, se expande superiormente na cavidade abdominal. Na mulher, se situa anteroinferior ao útero e anterior à vagina. No homem, se situa anterior ao reto e superior à próstata.

A bexiga urinária consiste em quatro partes:

1. O **ápice** é a extremidade anterior pontiaguda, direcionada para a sínfise púbica.
2. O **corpo** se situa entre o ápice e o fundo.
3. O **fundo** (base) forma a parede posterior da bexiga. Os ureteres entram na bexiga na margem superior do fundo da bexiga.
4. O **colo** é a parte mais inferior e é contínuo com a uretra. O colo é sustentado pelo ligamento pubovesical que fixa o colo aos ossos púbicos.

Suprimento sanguíneo

O suprimento sanguíneo para a bexiga urinária é derivado dos ramos da **artéria ilíaca interna**. Uma ou mais **artérias vesicais superiores** se ramificam a partir da artéria umbilical e irrigam as partes anterior e superior da bexiga urinária. No homem, a **artéria vesical inferior** leva sangue para o fundo e o colo da bexiga. Na mulher, essa área é irrigada pelos ramos da **artéria vaginal**. As artérias obturatória e glútea inferior também podem fornecer sangue para a bexiga urinária.

As veias que drenam a bexiga urinária têm um padrão semelhante ao das artérias. No homem, essas veias drenam para o **plexo venoso prostático** e, em seguida, para a **veia ilíaca interna**. Veias vesicais, na mulher, drenam para os **plexos venosos vaginal** e **uterovaginal**, antes de entrar na **veia ilíaca interna**.

TABELA 5.2.1 Distribuição sensorial e motora do nervo pudendo

Ramo	Distribuição sensorial	Distribuição motora
Nervo para o levantador do ânus		▪ Levantador do ânus
Anal inferior	▪ Pele perianal	▪ Esfincter externo do ânus
Perineal		
Escrotais/labial posteriores	▪ Pele da parte posterior do escroto/lábio maior ▪ Pele do lábio menor	
Ramos musculares		▪ Esfincter externo da uretra ▪ Músculos transversos superficial e profundo do períneo ▪ M. bulboesponjoso ▪ M. isquiocavernoso
Dorsal do pênis/clitóris	▪ Pele do pênis/clitóris	

Suprimento nervoso

Inervação autônoma para a bexiga urinária inclui fibras simpáticas e parassimpáticas.

- **Simpática** (eferente visceral). Axônios simpáticos pré-ganglionares se originam das células situadas nos cornos laterais T12-L2 da medula espinal. Essas fibras deixam a medula espinal via **nervos esplâncnicos lombares** e logo seguem pelos **plexos aórtico e hipogástrico superior**. Após fazer sinapse nos **gânglios** situados no **plexo hipogástrico superior**, as fibras pós-ganglionares entram no **nervo hipogástrico** e, em seguida, penetram no **plexo hipogástrico inferior**. As fibras deixam esse plexo ao longo dos plexos periarteriais para inervar a bexiga urinária.
- **Parassimpática** (aferente visceral). Axônios parassimpáticos pré-ganglionares se originam das células situadas nos cornos laterais S2 a S4. Emergem como nervos esplâncnicos pélvicos e contribuem para o plexo hipogástrico inferior. Essas fibras acompanham os plexos periarteriais até os gânglios terminais, próximo da bexiga urinária. As fibras pós-ganglionares entram na bexiga urinária e inervam o músculo detrusor.
- Impulsos aferentes viscerais são conduzidos nos **nervos esplâncnicos pélvicos**. Receptores na bexiga urinária que detectam **estiramento e distensão** ou **dor** têm suas **fibras aferentes nos nervos esplâncnicos pélvicos**. Seus corpos celulares estão localizados nos gânglios da raiz posterior S2-S4. A dor proveniente da bexiga urinária é referida aos dermátomos S2-S4.

Próstata

A próstata é a maior glândula acessória do sistema genital masculino (sistema reprodutor). No adulto, a próstata mede 4 cm (transversal), 3 cm (superoinferior) e 2 cm (anteroposterior).

A próstata saudável do adulto pesa aproximadamente 20 g, é simétrica e não tem nódulos palpáveis. Um sulco mediano se situa entre os dois lobos laterais. Com o envelhecimento, a próstata pode aumentar: por volta dos 40 anos, pode atingir o tamanho de um damasco; por volta dos 60 anos, pode ter o tamanho de um limão.

A **parte prostática da uretra** atravessa a próstata; recebe os ductos ejaculatórios e prostáticos.

Relações anatômicas

As relações anatômicas da próstata estão delineadas na **Tabela 5.2.2** (ver também Fig. 4.1.3). Em virtude de suas relações com o reto, a próstata é palpada durante um exame retal digital.

Suprimento sanguíneo

O suprimento arterial para a próstata é proveniente dos ramos da **artéria ilíaca interna**, incluindo as **artérias vesical inferior, pudenda interna** e **retal média**. A drenagem venosa é realizada pelo **plexo venoso prostático,** que drena para a **veia ilíaca interna**. O sangue pro-

TABELA 5.2.2 Relações anatômicas da próstata

Direção	Estrutura(s) relacionada(s)	Nota
Anterior	Sínfise púbica	Parte inferior
Posterior	Ampola do reto Sacro e cóccix	
Superior	Bexiga urinária	Palpável se distendido
	Glândulas seminais Ampola do ducto deferente	Palpável se aumentado
Inferior	Músculos profundos do períneo	
Lateral	Levantador do ânus	

veniente desse plexo também se anastomosa com o **plexo venoso vesical**, assim como com o **plexo venoso vertebral**.

Suprimento nervoso

A próstata recebe inervação autônoma do **plexo (nervoso) prostático**.

- **Simpática (eferente visceral)**. Axônios simpáticos pré-ganglionares se originam das células localizadas nos cornos laterais T12-L1 da medula espinal. Essas fibras deixam a medula espinal via **nervos esplâncnicos lombares** e seguem pelos plexos **aórtico e hipogástrico superior**, nos quais fazem sinapse. Fibras pós-ganglionares se unem ao nervo hipogástrico e passam para o **plexo hipogástrico inferior**. As fibras deixam esse plexo ao longo dos plexos periarteriais para chegar à próstata. As fibras simpáticas são vasomotoras. Além disso, são motoras para o músculo esfíncter interno da uretra, que é importante para evitar a entrada do ejaculado na bexiga urinária.
- Axônios **parassimpáticos pré-ganglionares** se originam das células presentes nos cornos laterais S2 a S4. Emergem como nervos esplâncnicos pélvicos e contribuem para o plexo hipogástrico inferior. Essas fibras seguem os plexos periarteriais até os gânglios terminais, próximo da próstata. Fibras parassimpáticas pós-ganglionares inervam o músculo liso da próstata e sua cápsula.

RACIOCÍNIO CLÍNICO

Esse paciente apresenta dor perineal crônica, consistente com doença das estruturas da parte inferior da pelve ou do períneo.

Prostatite crônica

Prostatite crônica é uma inflamação da próstata que afeta homens de qualquer idade. É considerada crônica se persiste por mais de três meses. Existe nas formas bacteriana e não bacteriana:

- **Prostatite não bacteriana crônica** é a forma mais comum, respondendo por 90% dos casos.
- **Prostatite bacteriana crônica** resulta de infecções do trato urinário (ITUs) recorrentes que invadem a próstata.

Nota clínica

De acordo com os *National Institutes of Health* (Institutos Nacionais de Saúde), a prostatite crônica é a razão principal que leva homens com menos de 50 anos de idade a consultar um urologista.

Sinais e sintomas
- Dor pélvica intensa
- Dor perineal
- Dor na ejaculação
- Hematúria
- Sangue no sêmen
- Prostatismo (frequência, noctúria, urgência, hesitação, diminuição do fluxo, sensação de não ser capaz de esvaziar a bexiga urinária)

Fatores predisponentes
- História de infecções do trato urinário recorrentes
- História de prostatite aguda
- Transtorno nervoso comprometendo a parte inferior do trato urinário

---

Hematúria Sangue na urina
Noctúria Miccção excessiva à noite

- Exposição a patógenos
- Abuso sexual

Cistite intersticial

Cistite intersticial (CI) é uma forma dolorosa persistente de cistite crônica relacionada com inflamação e fibrose da parede da bexiga urinária. CI não tem etiologia ou fisiopatologia clara. É caracterizada mais comumente por fissuras na túnica mucosa da bexiga urinária (detectada por cistoscopia durante distensão da bexiga urinária). Sintomas de CI assemelham-se àqueles da infecção bacteriana, mas a urinálise é negativa para organismos.

Sinais e sintomas
- Dor de branda a intensa na bexiga urinária e na área da pelve
- Urgência diurna e noturna e aumento na frequência de micção
- Hematúria
- Disúria sem indícios de infecção bacteriana
- Sintomas pioram durante a menstruação

Fatores predisponentes
- Sexo: feminino mais comum do que o masculino
- História de síndrome intestinal irritável
- História de fibromialgia
- História de lúpus eritematoso ou outros transtornos autoimunes

Neuralgia do pudendo

Neuralgia do pudendo (NP) é uma síndrome neuropática dolorosa provocada por inflamação do nervo pudendo. Irritação e traumatismo a esse nervo são as duas principais causas de uma resposta inflamatória que, normalmente, resulta em cicatrização ou espessamento do nervo. Uma vez danificado, o nervo pudendo pode "informar erroneamente" dor proveniente da região perineal, causando problemas de micção, defecação e/ou sexuais semelhantes àqueles vistos nas síndromes prostáticas crônicas.

Cistite Inflamação da bexiga urinária
Disúria Dor durante a micção

Notas clínicas

- Uma causa de neuralgia do pudendo é o aprisionamento do nervo pudendo (PNE), que ocorre quando o nervo torna-se comprimido e/ou estirado ao longo de seu trajeto. Supõe-se que a hipertrofia dos músculos do soalho (diafragma) da pelve provoque a remodelagem da espinha isquiática e o estreitamento significativo do forame isquiático menor. Como resultado, o nervo pudendo é comprimido à medida que cruza entre os ligamentos sacrotuberal e sacrospinal.
- A remodelagem da espinha isquiática também pode alterar o trajeto do nervo, de modo que o nervo é estirado sobre o ligamento sacrospinal ou espinha isquiática durante a flexão repetida do quadril (p. ex., durante o ciclismo) ou flexão do quadril durante períodos muito prolongados (p. ex., dirigir um caminhão por longa distância).

Sinais e sintomas
- Dor pélvica e/ou perineal intensas
- Constipação
- Disúria
- Disfunção erétil

Fatores predisponentes
- Traumatismo secundário ao parto
- Disfunção da articulação sacroilíaca e/ou soalho (diafragma) da pelve
- Competição de remo ou ciclismo
- Treino para emagrecimento
- Ficar sentado muito tempo

DIAGNÓSTICO

A apresentação do paciente, a história médica, o exame físico e os testes laboratoriais confirmam um diagnóstico de **neuralgia do pudendo**.

Neuralgia do pudendo

O nervo pudendo corre risco de irritação ou aprisionamento conforme passa pelo forame isquiático menor. Aqui, os ligamentos são firmemente fixados aos ossos adjacentes e o nervo pode tornar-se estirado ou comprimido entre os ligamentos, resultando em inflamação. A dor relacionada a essa neuralgia é posicional e piora ao sentar.

- A distribuição da dor perineal nesse paciente é consistente com comprometimento do nervo pudendo.

- O paciente corre risco de "aprisionamento" do nervo, em virtude de treinamento e atividades atléticas prolongadas e resultantes de alterações físicas no soalho (diafragma) da pelve.

Cistite ou prostatite

Cistite e prostatite são inflamações da bexiga urinária e próstata, respectivamente. A inflamação decorrente de infecção em ambos os órgãos resulta em dor pélvica e perineal semelhantes àquela descrita pelo paciente.

- Não houve indícios laboratoriais ou físicos de infecção ou inflamação para confirmar o diagnóstico de **cistite** ou **prostatite**.

Prostatite Inflamação da próstata

CASO 5.3 | Hemorroidas

Apresentação da paciente
Uma paciente latina de 54 anos de idade queixa-se de ataques de dor, prurido e sensações de queimação na região anal.

Achados clínicos relevantes
História
A paciente teve quatro gravidezes durante a terceira e quarta décadas de vida. Periodicamente, durante os últimos cinco anos, observou estrias de sangue vivo nas fezes. Sofre constantes episódios de constipação e as fezes duras frequentemente apresentam manchas de sangue e áreas de muco espesso. O trabalho dela exige que permaneça longos períodos sentada, diante de uma mesa, ocasião em que a dor, o prurido e a queimação se desenvolvem.

Exame físico
Resultados do exame da pelve:
O médico assistente examina o ânus e tecidos adjacentes e faz as seguintes observações:
- Pele perianal apresenta uma série de nódulos duros escuros subcutâneos consistentes com tromboses venosas.
- A abertura do ânus está ocupada por uma série de tumefações escuras globulares úmidas.

Problemas clínicos a considerar
Com base na descrição dos sintomas da paciente e nas observações do exame físico, os problemas mais prováveis a considerar são:
- Fissura anal
- Hemorroidas
- Abscesso perianal

OBJETIVOS DE APRENDIZAGEM
1. Descrever a anatomia do ânus e do reto.
2. Explicar a base anatômica para os sinais e sintomas associados com esse caso.

ANATOMIA PERTINENTE
Canal anal e reto
O **canal anal** é a parte distal medindo 4 cm do intestino grosso, começando superiormente onde o reto atravessa o diafragma da pelve e abrindo inferiormente como o **ânus**. As partes superior e inferior do canal anal diferem em termos de origem embrionária, características internas, rede vascular e inervação (**Fig. 5.3.1**).

Parte superior do canal anal
Esta parte é **derivada do intestino posterior** (endoderma) e revestida por **epitélio colunar simples**, semelhante àquele de regiões mais proximais do trato gastrintestinal. É caracterizada pelas **colunas anais** (colunas de Morgagni), 6 a 10 cristas verticais formadas por vasos sanguíneos subjacentes. Cada coluna contém um ramo terminal da veia e da artéria retais superiores. As extremidades superiores das colunas anais estão localizadas na **junção anorretal**. As extremidades inferiores das colunas são acompanhadas por pregas semilunares finas de túnica mucosa para formarem as **válvulas anais**.

O recesso superior a cada válvula é conhecido como **seio anal**. Os seios contêm as aber-

---

Trombo Massa fixa de plaquetas e/ou fibrina (coágulo) que oclui parcial ou totalmente um vaso sanguíneo ou câmara do coração. Embolia é um coágulo móvel no sistema circulatório

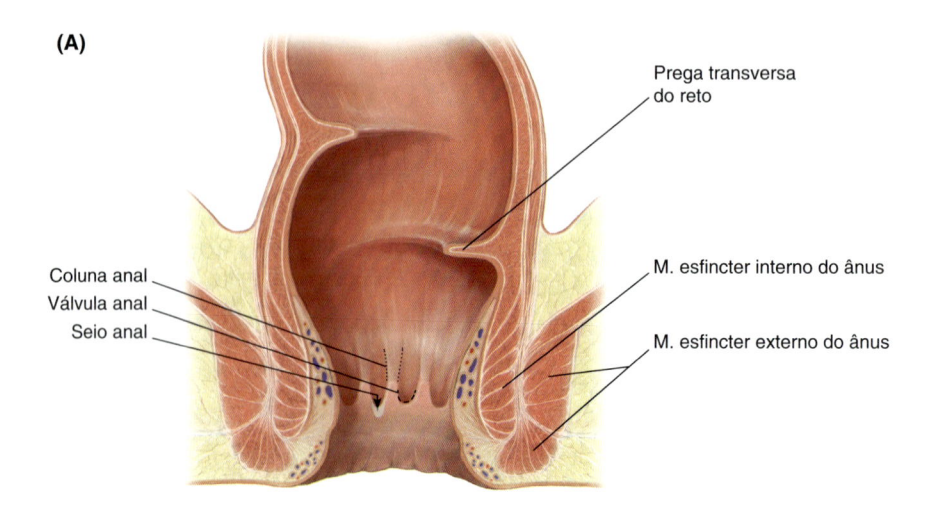

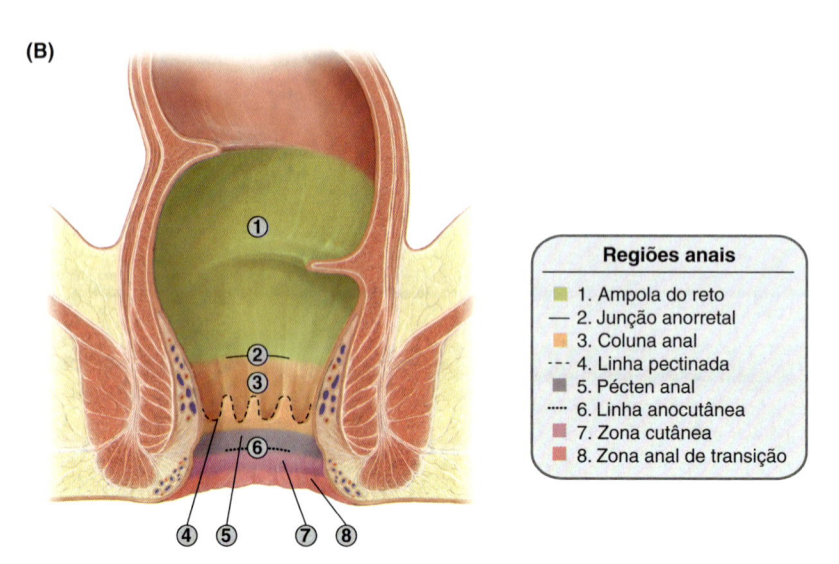

FIGURA 5.3.1 Cortes coronais através do canal anal e tecidos adjacentes. (**A**) Anatomia do canal anal e (**B**) regiões do canal anal.

turas das bolsas (criptas) anais, que são ductos das glândulas anais que produzem muco para facilitar a passagem das fezes. As válvulas e os seios anais formam uma **linha pectinada** (ou **denteada**) recortada circunferencial; a linha delineia a junção das partes superior e inferior do canal anal.

O suprimento sanguíneo para a parte superior do canal anal é fornecido pela **veia** e **artéria retais superiores** (**Fig. 5.3.2**). A drenagem linfática é para os **linfonodos ilíacos internos**. O suprimento nervoso é fornecido pelo plexo hipogástrico inferior (ver Capítulo 1). Assim, a parte superior do canal anal é semelhante a outras regiões do trato gastrintestinal, no sentido de que distensão excessiva, isquemia e exposição a substâncias químicas cáusticas provocam uma resposta de dor visceral.

SUPERIOR à linha pectinada

ARTERIAL	VENOSO	LINFÁTICO
Aorta ↳A. mesentérica inferior ↳A. retal superior	Plexo venoso retal interno ↳V. retal superior ↳V. mesentérica inferior ↳V. esplênica ↳V. porta do fígado	Linfonodos ilíacos internos

INERVAÇÃO AUTÔNOMA: reto e parte proximal do canal anal

SIMPÁTICA
Pré-ganglionar:
  Cornos laterais T12-L2 → Nn. esplâncnicos → Plexo (aórtico) intermesentérico → Gânglios pré-vertebrais
                (imo/lombares)
Pós-ganglionar:
  Parte proximal do reto: **Artéria retal superior** *(vasomotora)*
  Parte distal do reto e parte proximal do canal anal: Plexos hipogástricos → **Artéria retal média** *(vasomotora)*

PARASSIMPÁTICA
Pré-ganglionar:
  Cornos laterais S2-S4 → Nn. esplâncnicos → Plexo hipogástrico inferior → Plexo retal → Gânglios terminais
                pélvicos (*nervi eregentes*)
Pós-ganglionar:
  Plexo entérico → **Músculo liso da parede do reto e m. esfíncter interno do ânus**

SENSORIAL VISCERAL
Receptores de estiramento → Axônios seguem com os parassimpáticos

INFERIOR à linha pectinada

ARTERIAL	VENOSO	LINFÁTICA
A. ilíaca interna ↳A. pudenda interna ↳A. retal inferior	V. retal externa ↳V. retal inferior ↳V. pudenda interna ↳V. ilíaca interna ↳V. cava inferior	Linfonodos inguinais superficiais

INERVAÇÃO SOMÁTICA: parte distal do canal anal

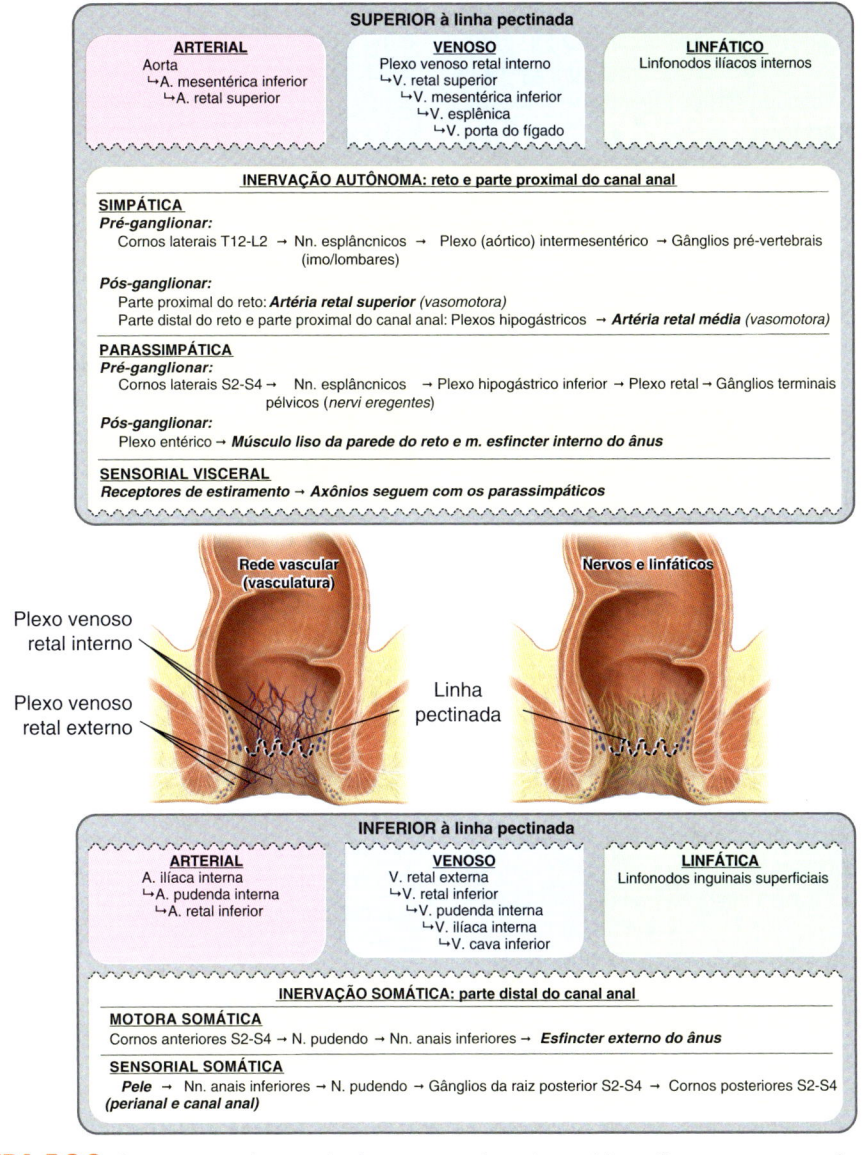

MOTORA SOMÁTICA
Cornos anteriores S2-S4 → N. pudendo → Nn. anais inferiores → **Esfíncter externo do ânus**

SENSORIAL SOMÁTICA
Pele → Nn. anais inferiores → N. pudendo → Gânglios da raiz posterior S2-S4 → Cornos posteriores S2-S4
(perianal e canal anal)

FIGURA 5.3.2 Cortes coronais através do reto, canal anal e tecidos adjacentes mostrando a rede vascular e a inervação com relação à linha pectinada. Vias arteriais, venosas, linfáticas e nervosas são delineadas.

Parte inferior do canal anal

Esta parte do canal anal começa na linha pectinada e estende-se até o ânus. É derivada embrionariamente do proctódio (ectoderma) e, por isso, é revestida por epitélio escamoso estratificado, que é liso e não tem colunas anais. Imediatamente abaixo da linha pectinada encontra-se uma zona de transição estreita – o **pécten** – onde o epitélio colunar simples da parte superior do canal muda para epitélio escamoso estratificado não queratinizado. Uma segunda zona de transição, a **linha anocutânea** (**Fig. 5.3.1**), marca a junção dos epitélios escamosos estratificados queratinizado e não queratinizado; a linha anocutânea, também conhecida como a **linha branca** (linha de **Hilton**), localiza-se no **sulco interesfinctérico**.

O suprimento sanguíneo para a parte inferior do canal anal é fornecido pela **artéria e veia retais inferiores**; quando presentes, **vasos retais médios** se anastomosam com os vasos retais superiores e inferiores. A drenagem linfática é em **nódulos inguinais superficiais**. Inervação sensorial é fornecida pelos nervos anais inferiores (S2-S4). Portanto, a parte inferior do canal anal possui receptores para todos os modos de sensação geral, semelhante à pele.

Plexos venosos retais

Enquanto o termo "plexo venoso retal" indica associação anatômica com o reto, esses plexos são, na realidade, encontrados predominantemente na parede do canal anal. A linha pectinada serve como ponto de referência para o fluxo preferencial de sangue proveniente do canal anal:

Superior à linha pectinada
- O **plexo venoso retal interno** se situa profundo ao epitélio (i.e., submucoso) das colunas anais e drena preferencialmente para as veias retais superiores. Essas veias são normalmente um tanto varicosas e sem válvulas. Essa distensão permite que as colunas anais atuem como coxins aposicionais, auxiliando os esfincteres do ânus a manter o canal anal fechado.

Inferior à linha pectinada
- O **plexo venoso retal externo** situa-se profundo à pele perianal (i.e., subcutâneo) e drena preferencialmente para as veias retais inferiores.

As interconexões desses plexos sem válvulas representam uma anastomose portocava. As anastomoses entre os plexos venosos retais interno e externo estabelecem uma conexão entre a veia porta do fígado (plexo venoso interno) e a veia cava inferior (plexo venoso externo). Já que essas veias não possuem válvulas, o fluxo sanguíneo é dependente das pressões vasculares relativas em cada plexo e, portanto, o sangue flui em qualquer direção. Esse é um exemplo de anastomose portocava.

Nota clínica

Anastomoses arteriovenosas também ocorrem nos plexos retais do canal anal. Isso explica o sangue vermelho vivo quando há hemorragia decorrente da distensão excessiva das veias das colunas anais.

Músculos esfincteres do ânus

O canal anal é circundado por dois músculos esfincteres. O **músculo esfincter interno do ânus** circunda os dois terços superiores do canal e é composto por músculo liso; a inervação simpática mantém a contração tônica e o músculo relaxa em resposta aos estímulos parassimpáticos. O **músculo esfincter externo do ânus** circunda os dois terços inferiores do canal e é composto por músculo esquelético; superiormente, o músculo se funde com a parte puboprostática do músculo levantador do ânus. O músculo recebe inervação do nervo anal inferior (S4) – um ramo do nervo pudendo. Um sulco raso na túnica mucosa do ânus, o sulco interesfinctérico (**Fig. 5.3.1**), é um ponto de referência palpável para a zona de sobreposição desses dois músculos esfincteres.

RACIOCÍNIO CLÍNICO

Essa paciente apresenta sinais e sintomas indicativos de uma condição clínica da parte terminal do intestino grosso.

Varicosa Relaciona-se a uma veia dilatada ou distendida
Hemorragia Evasão de sangue dos vasos:
- Petéquia: < 2 milímetros de diâmetro
- Equimose (contusão): > 2 milímetros
- Púrpura: um grupo de petéquias ou equimoses
- Hematoma: hemorragia resultante da elevação da pele ou da túnica mucosa

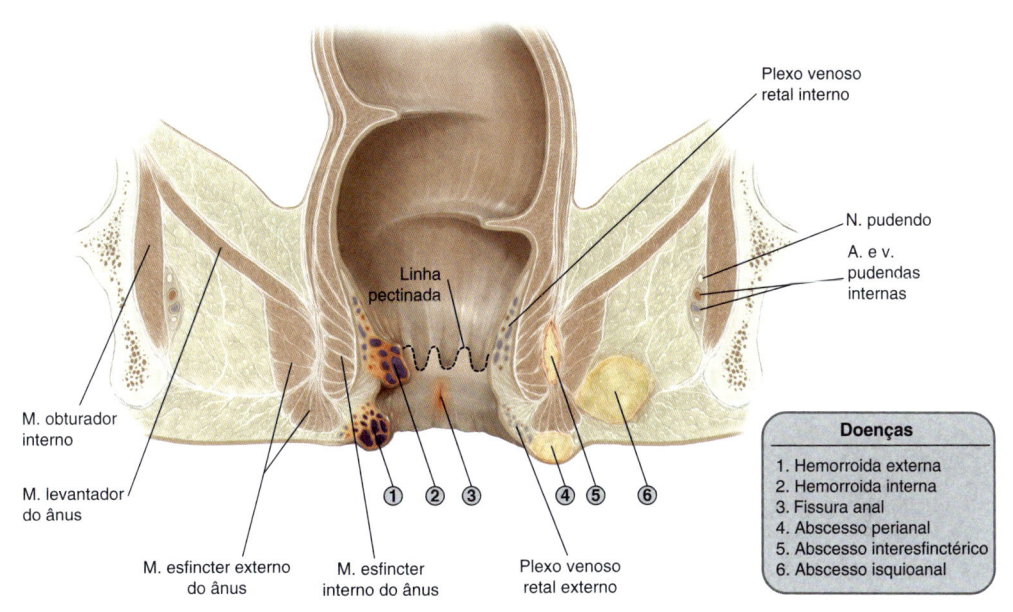

FIGURA 5.3.3 Doenças do canal anal.

Fissura anal

Uma **fissura anal** é uma laceração longitudinal curta na túnica mucosa do ânus que pode ser restrita ao epitélio, mas compromete toda a espessura da túnica mucosa. A maioria das fissuras ocorre na parte posterior da linha mediana, entre a linha pectinada (denteada) e a margem do ânus (**Fig. 5.3.3**).

Sinais e sintomas
- Dor intensa (sensação de queimação) durante a defecação
- Sangue vermelho vivo nas fezes ou no papel higiênico
- Prurido

Fatores predisponentes
- Idade: mais comum entre 30 e 50 anos
- Constipação
- Baixa ingestão de fibras na alimentação

As fissuras anais são comumente provocadas por fezes duras à medida que passam pela parte inferior do canal anal. Essa região é sensível à sensação geral (conduzida pelo nervo anal inferior) e responde pela dor e prurido. O risco de desenvolver uma fissura anal aumenta pela constipação e esforço durante os movimentos intestinais, conforme a túnica mucosa é distendida e esfolada por material fecal compactado. As fissuras anais, menos frequentemente, resultam de objetos estranhos inseridos no canal anal e reto.

A dor recorrente da fissura não cicatrizada é exacerbada com cada movimento intestinal e leva a um ciclo de piora dos sintomas. Para compensar, o paciente pode tentar reduzir a frequência dos movimentos intestinais, reduzindo a ingestão de alimentos, levando à perda de peso.

Prurido Coceira

Notas clínicas

- Fissuras anais têm uma incidência igual em ambos os sexos.
- Em pacientes com fissura anal, existe uma boa correlação com alterações fisiopatológicas no canal anal (i.e., aumento na hipertonicidade e hipertrofia do músculo esfíncter interno do ânus; aumento nas pressões de repouso do canal anal e músculos esfincteres). Com constipação, os músculos esfincteres hipertrofiados e os aumentos nas pressões comprimem ainda mais as fezes contra o epitélio, provocando dor a cada movimento do intestino.
- Mais de 90% das lacerações anais cicatrizam-se no período de poucos dias a semanas, com o auxílio de cremes tópicos. Em geral, pacientes são aconselhados a respeito de modificações no estilo de vida para redução do risco de recorrência (aumento de fibra na alimentação e ingestão de água, exercício e o uso de laxantes).

Hemorroidas

Hemorroidas são classificadas como internas e externas (**Fig. 5.3.2**). **Hemorroidas internas** comprometem o plexo venoso retal interno. Essas veias tornam-se muito distendidas e as túnicas mucosas vulneráveis à abrasão e ulceração durante a defecação. As veias podem aumentar até o ponto de prolapso do ânus e podem se assemelhar a um cacho de pequenas uvas. Pacientes frequentemente descrevem apenas desconforto anal vago, consistente com a inervação visceral.

Hemorroidas externas estão associadas com o plexo venoso externo da pele perianal. São caracterizadas por massas nodulares duras, com coloração púrpura vivo, muito suscetíveis à trombose (**Fig. 5.3.4**). Pacientes frequentemente descobrem essas hemorroidas enquanto fazem a higiene após a defecação. Hemorroidas raramente se tornam ulceradas em decorrência de abrasões pelas fezes.

A pele perianal é ricamente provida com receptores de dor somáticos, e uma dor hemorroidal aguda é mais frequentemente relacionada às hemorroidas externas.

Hemorroidas internas e externas podem ocorrer simultaneamente, uma vez que esses plexos venosos têm anastomoses extensas e não têm válvulas.

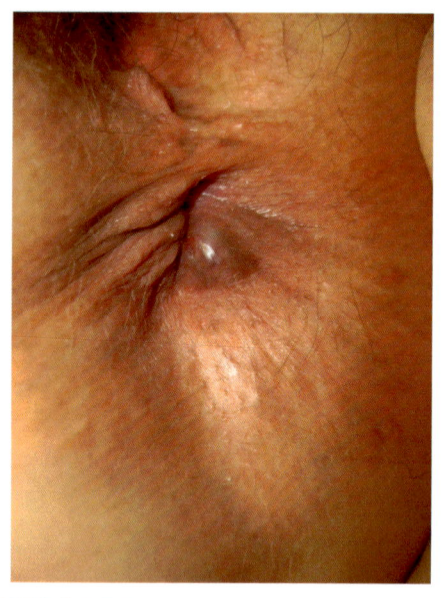

FIGURA 5.3.4 Hemorroida externa com pequena ruptura cutânea que resultou em sangramento.
Fonte: Lâmina 28 em *DeGowin's Diagnostic Examination*, 9e.

Sinais e sintomas
Hemorroidas internas
- Sangue nas fezes ou no papel higiênico
- Prurido
- Dolorosas (viscerais) quando sofrem prolapso

Hemorroidas externas
- Dor (somática) perianal
- Tumefação ou inflamação perianal
- Sangramento
- Massa perianal dura (plexo venoso externo trombosado)

Hipertonicidade do músculo Aumento anormal no tônus muscular

Hipertrofia Aumento no tamanho de um tecido ou órgão, decorrente do aumento no tamanho das células, isto é, sem aumentar o número de células (antônimo: hiperplasia)

Úlcera Lesão na superfície da pele ou na túnica mucosa que se estende pela epiderme ou endotélio, respectivamente

Fatores predisponentes
- Diarreia ou constipação crônica
- Alimentação com pouca fibra
- Gravidez
- Hepatopatia (hipertensão portal)

Notas clínicas
- Hemorroidas têm incidência igual em ambos os sexos.
- A maioria dos casos de hemorroidas se resolve tão logo o fator que provocou o aumento de pressão venosa pélvica seja removido (i.e., mudança na alimentação; fim da gravidez). O objetivo de qualquer tratamento é reduzir a distensão venosa nos plexos, de modo que os sintomas sejam aliviados.

Abscesso perianal

Um **abscesso perianal** é uma infecção nos tecidos moles que circundam o canal anal, normalmente em uma cavidade discreta (**Fig. 5.3.2**). Abscessos perianais normalmente resultam de **criptite**, bloqueio e infecção dos ductos que drenam as glândulas mucosas anais. Esses ductos (criptas de Morgagni) se abrem nos seios anais, imediatamente acima da linha pectinada (denteada). Como essas glândulas se estendem no plano entre os músculos esfincteres interno e externo, uma infecção que se torna supurativa e extravasa para o músculo esfíncter interno do ânus pode difundir-se para espaços potenciais adjacentes, como, por exemplo, a fossa isquioanal, para criar um abscesso isquioanal.

Sinais e sintomas
- Desconforto perianal acentuado e prurido
- Dor perianal frequentemente exacerbada por longos períodos na posição sentada ou durante a defecação
- Massa eritematosa flutuante subcutânea pequena próxima do ânus

---

Abscesso Coleção de exsudato purulento (pus)
Supurar Formar pus
Flutuação Indicação de pus em uma infecção bacteriana, na qual ocorre vermelhidão e induração (endurecimento) na pele infectada
Eritematoso Pele avermelhada

Fatores predisponentes
- Idade: pico de incidência em adultos, entre 20 e 40 anos; recém-nascidos também costumam ser afetados
- Sexo: masculino (2:1 a 3:1)
- Constipação crônica
- História prévia de abscesso anorretal

Notas clínicas
- A maioria dos abscessos anorretais é perianal (60%) ou isquiorretal (20%). O restante dos abscessos ocorre em locais interesfinctéricos, submucosos ou acima do músculo levantador.
- A maioria dos abscessos se resolve espontaneamente, embora alguns possam necessitar de intervenção cirúrgica.

DIAGNÓSTICO

A apresentação da paciente, história médica e o exame físico confirmam o diagnóstico de **hemorroidas externas** e **internas**.

O canal anal é dividido em partes superior e inferior, em virtude de suas origens evolucionárias. Portanto, o suprimento sanguíneo, drenagem linfática e suprimento nervoso são diferentes para as duas partes. No caso do sistema venoso, existem interconexões extensas ao longo de todo o comprimento do canal anal, formando uma anastomose portocava. Veias associadas com a parte superior do canal anal são submucosas e drenam preferencialmente para a veia porta do fígado, enquanto as veias da parte inferior são subcutâneas e, preferencialmente, drenam para a veia cava inferior.

Hemorroidas externas
- Intumescências escuras subcutâneas duras, em torno do ânus, são diagnósticas de trombose de sangue no plexo venoso externo, isto é, hemorroidas externas. A dor descrita é consistente com esse tipo de hemorroida.

Hemorroidas internas
- Intumescências globulares escuras úmidas que ocupam o ânus são veias que sofreram prolapso no plexo venoso interno, isto é, hemorroidas internas. A presença de sangue e muco nas fezes e o desconforto anal são consistentes com esse tipo de hemorroida.

Abscesso perianal

Abscessos do canal anal ou reto são infecções nos tecidos moles adjacentes que normalmente evoluem a partir de um bloqueio e subsequente infecção dos ductos que drenam as glândulas mucosas. São classificados com base na localização: perianal (60%), isquiorretal (20%), interesfinctérico, acima do músculo levantador e submucoso.

Sinais clínicos de abscesso perianal não estão presentes nessa paciente. Esses incluiriam:

- Massa eritematosa flutuante subcutânea pequena próxima do ânus

Fissura anal

Fissuras anais são lacerações curtas na túnica mucosa do ânus. Ao contrário da fístula perianal, não se estendem até a pele perianal. A maioria das fissuras ocorre na parte posterior da linha mediana do canal anal. Podem se desenvolver com a passagem de fezes duras, muitas vezes associadas com constipação.

- Dor intensa com defecação.
- Sangue vermelho vivo nas fezes ou no papel higiênico.
- Fissura anal é descartada, uma vez que não foram encontrados indícios de laceração durante o exame físico.

CASO 5.4 | Fístula perianal

Apresentação do paciente
Um homem branco com 45 anos de idade vai à clínica de medicina da família com queixas principais de prurido e irritação ao redor do ânus e dor na defecação. Teve febre de 37,8°C durante os últimos dois dias.

Achados clínicos relevantes

História
O paciente relata constipação durante diversos meses e que a cada defecação sofre dor intensa. Relata que isso lhe deixou com medo de defecar. Relata também que algumas vezes encontra sangue vermelho vivo no papel higiênico e nas fezes; também observou pus após higiene há aproximadamente quatro semanas. Relata ser ativo e manter um peso relativamente estável.

Exame físico
Sinais vitais importantes:
- Temperatura: 37,8°C (normal: 36,0-37,5°C)

Resultados do exame físico:
- Tumefação e irritação perianais no lado direito, incluindo uma pequena massa subcutânea eritematosa, escoriação, flutuação e inflamação
- Pequena abertura na região perianal direita, a partir da qual uma drenagem purulenta ocorre por meio de exame digital retal.

Testes laboratoriais

Teste	Valor	Valor de referência
Leucócitos (contagem)	15	3,54-9,06 × 10^3/mm^3
Proteína C reativa (PCR)	2,7	0-10 mg/dL

Nota clínica
Proteína C reativa é um marcador geral de infecção e inflamação.

Problemas clínicos a considerar
- Fissura anal
- Abscesso perianal
- Fístula perianal

OBJETIVOS DE APRENDIZAGEM
1. Descrever a anatomia do canal anal e da fossa isquioanal.
2. Explicar a base anatômica para sinais e sintomas associados com esse caso.

ANATOMIA PERTINENTE

Canal anal
O **canal anal** é a parte distal medindo 4 cm do intestino grosso, começando superiormente onde o reto atravessa o diafragma da pelve e abrindo inferiormente como o **ânus**. As partes superior e inferior do canal anal diferem em termos de origem embrionária, características internas, rede vascular e inervação.

Parte superior do canal anal
Esta parte é **derivada do intestino posterior** (endoderma) e revestida por **epitélio colunar simples**, semelhante àquele de regiões mais proximais do trato gastrintestinal. É caracterizada pelas **colunas anais** (colunas de Morgagni), 6

Eritematoso Pele avermelhada
Escoriação Área de pele arranhada ou esfolada
Flutuação Indicação de pus em uma infecção bacteriana, na qual ocorre vermelhidão e induração (endurecimento) na pele infectada
Purulento Que contém, excreta ou produz pus

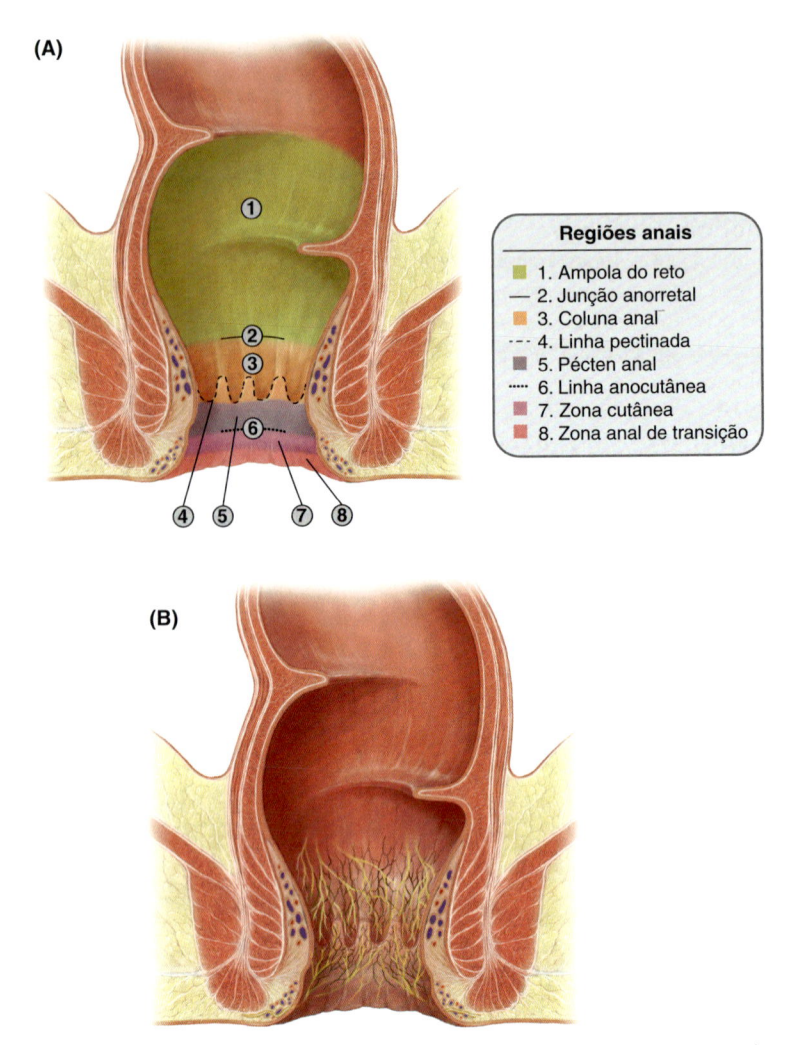

Regiões anais
1. Ampola do reto
2. Junção anorretal
3. Coluna anal
4. Linha pectinada
5. Pécten anal
6. Linha anocutânea
7. Zona cutânea
8. Zona anal de transição

FIGURA 5.4.1 Cortes coronais através do canal anal e tecido adjacente. **(A)** Regiões do canal anal e **(B)** inervação (amarelo) e rede vascular linfática (verde) do canal anal.

a 10 cristas verticais formadas por vasos sanguíneos subjacentes (**Fig. 5.4.1A**). Cada coluna contém um ramo terminal da veia e artéria retais superiores. As extremidades superiores das colunas anais estão localizadas na **junção anorretal**. As extremidades inferiores das colunas são acompanhadas por pregas semilunares finas de túnica mucosa para formarem as **válvulas anais**. O recesso superior a cada válvula é conhecido como **seio anal**. Os seios contêm as aberturas das bolsas (criptas) anais, que são ductos das glândulas anais que produzem muco para facilitar a passagem das fezes. As válvulas e seios anais formam uma **linha pectinada** (ou **denteada**) recortada circunferencial; a linha delineia a junção das partes superior e inferior do canal anal.

O suprimento sanguíneo para a parte superior do canal anal é fornecido pela **veia** e **artéria retais superiores**. A drenagem linfática é para os **linfonodos ilíacos internos** (**Fig. 5.4.1B**). O suprimento nervoso é fornecido pelo plexo hipogástrico inferior (ver Capítulo 1). Assim, a parte superior do canal anal é semelhante a outras regiões do trato gastrintestinal, com relação à distensão excessiva e isquemia, e a exposição a substâncias químicas cáusticas provocam uma resposta de dor visceral.

Parte inferior do canal anal

Esta parte do canal anal começa na linha pectinada e estende-se até o ânus. É derivada embrionariamente do proctódio (ectoderma) e, consequentemente, é revestida por epitélio escamoso estratificado, que é liso e não possui colunas anais (**Fig. 5.4.1A**). Imediatamente abaixo da linha pectinada encontra-se uma zona de transição estreita – o **pécten** – onde o epitélio colunar simples da parte superior do canal muda para epitélio escamoso estratificado não queratinizado. Uma segunda zona de transição, a **linha anocutânea** (**Fig. 5.4.1A**), marca a junção dos epitélios escamosos estratificados queratinizado e não queratinizado; a linha anocutânea, também conhecida como a **linha branca** (linha de **Hilton**), localiza-se no **sulco interesfinctérico**.

O suprimento sanguíneo para a parte inferior do canal anal é fornecido pela **artéria** e **veia retais inferiores**; se presentes, **vasos retais médios** se anastomosam com os vasos retais superiores e inferiores. A drenagem linfática acontece para os **linfonodos inguinais superficiais** (**Fig. 5.4.1B**). Inervação sensorial é fornecida pelos nervos anais inferiores, que recebem contribuições dos nervos espinais S2 a S4. Portanto, a parte inferior do canal anal tem receptores para todos os modos de sensação geral, semelhante à pele.

Consulte um estudo dos plexos venosos retais no Caso 5.3.

Músculos esfincteres do ânus

O canal anal é circundado por dois músculos esfincteres. O **músculo esfincter interno do ânus** circunda os dois terços superiores do canal e é composto por músculo liso; a inervação simpática mantém a contração tônica e o músculo relaxa em resposta aos estímulos parassimpáticos. O **músculo esfincter externo do ânus** circunda os dois terços inferiores do canal e é composto por músculo esquelético; superiormente, o músculo se funde com a parte puborretal do músculo levantador do ânus. O músculo recebe inervação do nervo anal inferior (S4) – um ramo do nervo pudendo. Um sulco raso na túnica mucosa do ânus – o sulco interesfinctérico – é um ponto de referência palpável para a zona de sobreposição desses dois músculos esfincteres.

Fossas isquioanais

As fossas isquioanais são recessos piramidais pares preenchidos com gordura que flanqueiam o canal anal (**Fig. 5.4.2**). Os limites para cada fossa são:

- **Inferior** (**base**) – pele sobre a região anal
- **Medial** – músculos esfincter externo do ânus e levantador do ânus
- **Lateral** – túberes isquiáticos; e músculo obturador interno e sua fáscia

O ápice dessa região piramidal é formado onde as fibras do músculo levantador do ânus têm origem a partir da fáscia obturatória do músculo obturador interno.

As fossas se comunicam umas com as outras em posição posterior ao canal anal (via espaço retroanal profundo) e têm recessos anteriores que se estendem acima do diafragma urogenital.

O nervo pudendo e os vasos pudendos internos estão inclusos no canal do pudendo, na parede lateral de cada fossa. Os nervos anais inferiores (ramos do nervo pudendo) e vasos (ramos da veia e artéria pudendas internas) atravessam cada fossa para alcançar o canal anal.

RACIOCÍNIO CLÍNICO

Esse paciente apresenta sinais e sintomas indicativos de uma condição clínica da parte terminal do intestino grosso.

Fissura anal

Uma **fissura anal** é uma laceração longitudinal curta na túnica mucosa do ânus que pode estar restrita ao epitélio, mas compromete toda a espessura da túnica mucosa. A maioria das fissuras ocorre na parte posterior da linha mediana, entre a linha pectinada (denteada) e a margem do ânus (**Fig. 5.4.2**).

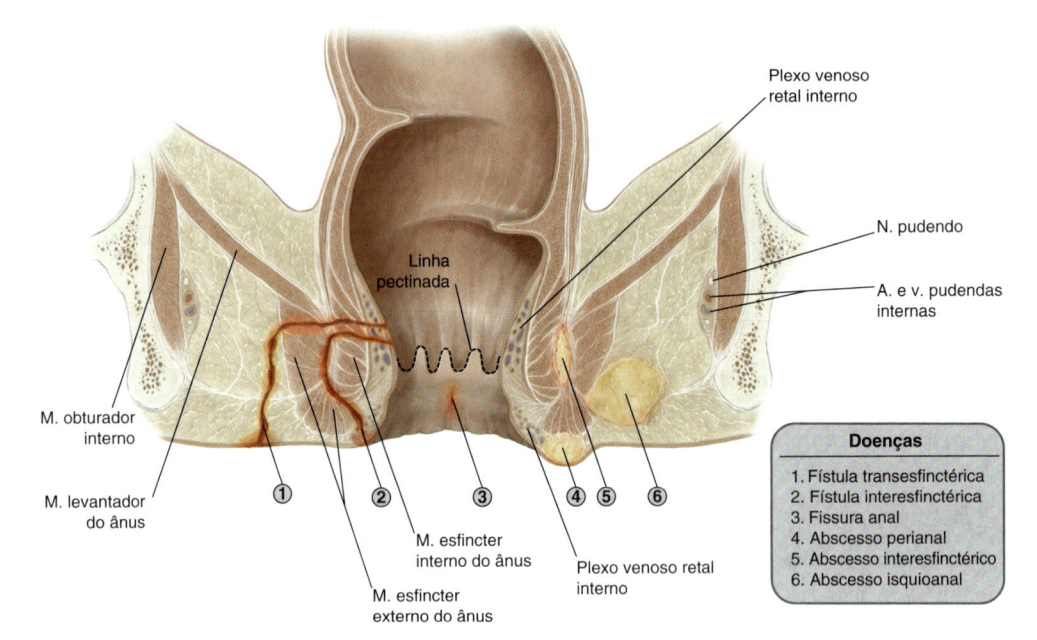

FIGURA 5.4.2 Doenças do canal anal.

Legendas da figura:
- Plexo venoso retal interno
- Linha pectinada
- N. pudendo
- A. e v. pudendas internas
- M. obturador interno
- M. levantador do ânus
- ① ② ③ ④ ⑤ ⑥
- M. esfincter interno do ânus
- M. esfincter externo do ânus
- Plexo venoso retal interno

Doenças
1. Fístula transesfinctérica
2. Fístula interesfinctérica
3. Fissura anal
4. Abscesso perianal
5. Abscesso interesfinctérico
6. Abscesso isquioanal

Sinais e sintomas
- Dor intensa (sensação de queimação) durante a defecação
- Sangue vermelho vivo nas fezes ou no papel higiênico
- Prurido

Fatores predisponentes
- Idade: mais comum entre 30 e 50 anos
- Constipação
- Baixa ingestão de fibras na alimentação

As fissuras anais são comumente provocadas por fezes duras à medida que passam pela parte inferior do canal anal. Essa região é sensível à sensação geral (conduzida pelo nervo anal inferior) e responde pela dor e prurido. O risco de desenvolver uma fissura anal aumenta pela constipação e esforço durante os movimentos intestinais, conforme a túnica mucosa é distendida e esfolada por material fecal compactado. As fissuras anais, menos frequentemente, resultam de objetos estranhos inseridos no canal anal e reto.

A dor recorrente da fissura não cicatrizada é exacerbada com cada movimento intestinal e leva a um ciclo de piora dos sintomas. Para compensar, o paciente pode tentar reduzir a frequência dos movimentos intestinais, reduzindo a ingestão de alimentos, levando à perda de peso.

Notas clínicas
- Fissuras anais têm igual incidência em ambos os sexos.
- Em pacientes com fissura anal, existe uma boa correlação com alterações fisiopatológicas no canal anal (i.e., aumento na hipertonicidade e hipertrofia do músculo esfincter interno do ânus; aumento nas pressões de repouso do canal anal e músculos esfincteres). Com constipação, os músculos esfincteres hipertrofiados e os aumentos nas pressões comprimem ainda mais as fezes contra o epitélio, provocando dor a cada movimento do intestino.

Hipertonicidade do músculo Aumento anormal no tônus muscular

Hipertrofia Aumento no tamanho de um tecido ou órgão, decorrente do aumento no tamanho das células, isto é, sem aumentar o número de células (antônimo: hiperplasia)

Prurido Coceira

- Mais de 90% das lacerações anais cicatrizam-se no período de poucos dias a semanas, com auxílio de cremes tópicos. Em geral, pacientes são aconselhados a respeito de modificações no estilo de vida para redução do risco de recorrência (aumento de fibra na alimentação e ingestão de água, exercício e o uso de laxantes).

Abscesso perianal

Um **abscesso perianal** é uma infecção nos tecidos moles que circundam o canal anal, normalmente em uma cavidade discreta (**Fig. 5.4.2**).

Sinais e sintomas
- Desconforto perianal acentuado e prurido
- Dor perianal frequentemente exacerbada por longos períodos na posição sentada ou durante a defecação
- Massa eritematosa flutuante subcutânea pequena próxima do ânus

Fatores predisponentes
- Idade: pico de incidência em adultos, entre 20 e 40 anos; recém-nascidos frequentemente também são afetados
- Sexo: masculino (2:1 a 3:1)
- Constipação crônica
- História prévia de abscesso anorretal

Abscessos perianais normalmente resultam de **criptite**, bloqueio e infecção dos ductos que drenam as glândulas mucosas anais. Esses ductos (criptas de Morgagni) se abrem nos seios anais, imediatamente acima da linha pectinada (denteada). Como essas glândulas se estendem no plano entre os músculos esfincteres interno e externo, uma infecção que se torna supurativa e extravasa para o músculo esfincter interno do ânus pode difundir-se para espaços potenciais adjacentes, como, por exemplo, a fossa isquioanal, para criar um abscesso isquioanal.

Abscesso Coleção de exsudato purulento (pus)
Supurar Formar pus
Fístula Passagem anormal entre duas superfícies epiteliais (p. ex., ânus e pele)

Notas clínicas

- A maioria dos abscessos anorretais é perianal (60%) ou isquiorretal (20%). O restante dos abscessos ocorre em locais interesfinctéricos, submucosos ou acima do músculo levantador.
- A maioria dos abscessos se resolve espontaneamente, embora alguns possam necessitar de intervenção cirúrgica.

Fístula perianal

Uma **fístula** perianal (*fístula in ano*) é uma comunicação entre o canal anal e a pele perianal (**Fig. 5.4.2**).

Sinais e sintomas
- Abertura perianal externa (abertura interna correspondente no canal anal pode ser detectada por exame digital retal, anoscopia ou proctoscopia)
- Drenagem perianal purulenta espontânea ou expressiva (pode incluir também material fecal)
- Prurido, hipersensibilidade, dor e tumefação perianais

Fatores predisponentes
- Sexo: masculino (aproximadamente 2:1)
- Abscesso perianal ou fístula anorretal prévios
- Constipação crônica
- Doença de Crohn
- Menos comumente, trauma, tuberculose, carcinoma

As fístulas anais são nomeadas de acordo com sua relação com os músculos esfincteres do ânus. Os dois tipos mais comuns são:

1. **Fístulas interesfinctéricas** (70%) passam através do músculo esfincter interno e, em seguida, inferiormente entre os esfincteres para alcançar a pele perianal.
2. **Fístulas transesfinctéricas** (25%) estendem-se pelos dois esfincteres do ânus antes de entrarem na fossa isquioanal e só depois se abrem na pele perianal.

Notas clínicas

- A maioria das fístulas perianais se desenvolve subjacente ao abscesso perianal que desenvolve um "túnel" de drenagem para a pele perianal.

> Em geral, o tratamento de uma fístula perianal simples (i.e., reta), inclui uma fistulotomia para abrir o trato fistuloso, limpá-lo e suturá-lo aberto para que cicatrize.

DIAGNÓSTICO

A apresentação do paciente, a história médica, o exame físico e os testes laboratoriais confirmam o diagnóstico de **fístula perianal**.

Fístula perianal

A fístula perianal é uma comunicação entre o canal anal e a pele perianal.

- A presença de uma abertura fistulosa na pele perianal, a partir da qual material purulento e fecal são comprimidos pelo exame digital retal, é diagnóstico dessa condição.

Fissura anal

Uma fissura anal é uma laceração longitudinal curta na túnica mucosa do ânus que pode estar restrita ao epitélio, mas compromete toda a espessura da túnica mucosa. A maioria das fissuras ocorre na parte posterior da linha mediana, entre a linha pectinada (denteada) e a margem do ânus. Podem se desenvolver com a passagem de fezes duras, muitas vezes associadas com constipação.

- Dor intensa durante a defecação
- Sangue vermelho vivo nas fezes ou no papel higiênico

Abscesso perianal

Abscessos no canal anal ou reto são infecções nos tecidos moles adjacentes que normalmente evoluem de um bloqueio e subsequente infecção dos ductos que drenam as glândulas mucosas do ânus. São classificadas com base na localização: perianal (60%), isquiorretal (20%), interesfinctérica, acima do músculo levantador do ânus e submucosa.

Sinais clínicos de um abscesso perianal estão ausentes nesse paciente. Esses incluiriam massa eritematosa flutuante subcutânea pequena próxima do ânus.

QUESTÕES DE REVISÃO

1. Como parte de uma avaliação física pré-escolar de um menino de cinco anos de idade, um reflexo cremastérico é provocado. Qual dos seguintes *não* está associado com o reflexo cremastérico?
   A. Nervo genitofemoral
   B. Camada média da fáscia espermática
   C. Nervo obturatório
   D. Pele da porção proximal da parte medial da coxa
   E. Segmento L1 da medula espinal

2. Um homem de 38 anos de idade apresenta queixas de dor perianal. Imagem radiológica revela um grande abscesso em contato com a parede lateral da fossa isquioanal esquerda. Qual dos seguintes contribui para a parede lateral da fossa isquioanal?
   A. Fáscia obturatória
   B. Músculo levantador do ânus
   C. Membrana do períneo
   D. Músculo piriforme
   E. Pele

3. Um menino de 13 anos de idade é levado à clínica pediátrica com preocupações relacionadas com um aumento progressivo do escroto. A transiluminação do escroto revela hidrocele testicular. Qual estrutura *não* seria penetrada por uma agulha usada para drenar a hidrocele?
   A. Fáscia cremastérica
   B. Túnica dartos
   C. Fáscia espermática externa
   D. Lâmina parietal da túnica vaginal do testículo
   E. Túnica albugínea

4. Uma paciente apresenta queixas de dor anal intensa durante a defecação. O exame físico revela linfonodos inguinais superficiais aumentados, que drenam a parte inferior do canal anal. Qual das estruturas *não* teria drenagem linfática para esses linfonodos?
   A. Fáscia intermédia de revestimento (fáscia de Camper) do quadrante inferior direito do abdome
   B. Clitóris

C. Terço inferior do reto
D. Lábios menores
E. Telas subcutâneas sobre a parte lateral da coxa

5. Durante o exame ginecológico anual de uma paciente com 36 anos de idade, ela relata que o espéculo vaginal "parece frio". Impulsos aferentes provenientes dos receptores de temperatura, situados nas paredes do vestíbulo da vagina, seguem no(s):
   A. Nervos hipogástricos
   B. Nervos esplâncnicos pélvicos
   C. Nervo pudendo
   D. Nervos esplâncnicos sacrais
   E. Plexo nervoso vaginal

6. Uma mulher de 28 anos de idade, no terceiro trimestre de gravidez, queixa-se de dor perianal. Exame físico revela hemorroidas externas. Sangue nesses vasos flui preferencialmente para:
   A. Veias retais inferiores
   B. Veias retais médias
   C. Veia dorsal superficial do clitóris
   D. Veias retais superiores
   E. Plexo venoso uterovaginal

7. Um estudante do terceiro ano de medicina escreve uma observação no prontuário de um paciente com 81 anos de idade que o escroto está caído e a pele é lisa. O residente de medicina interna diz ao estudante que isso é normal em um idoso, porque:
   A. O músculo cremaster perde o tônus
   B. O músculo dartos perde o tônus
   C. A condução de impulsos em ramos do nervo pudendo é mais lenta
   D. A membrana do períneo se atrofia
   E. Os testículos aumentam de tamanho e peso com o envelhecimento

8. Durante trabalho de parto, a equipe obstétrica decide que uma episiotomia mediolateral deve ser realizada. Qual músculo tem *menos probabilidade* de ser danificado pela incisão cirúrgica?
   A. Bulboesponjoso
   B. Transverso profundo do períneo
   C. Esfíncter externo do ânus
   D. Isquiocavernoso
   E. Transverso superficial do períneo

9. Um homem com 37 anos de idade queixa-se de incontinência fecal. Exame digital retal revela que a parte direita do músculo esfíncter externo do ânus está flácida. Qual nervo supre esse músculo?
   A. Nervo dorsal do pênis
   B. Ilioinguinal
   C. Anais inferiores
   D. Perineais
   E. Pudendo

10. Uma mulher de 43 anos de idade apresenta dor nos órgãos genitais externos. O exame físico revela uma tumefação inflamada, no lado direito do vestíbulo da vagina, consistente com Bartolinite. A glândula vestibular maior (glândula de Bartolin):
    A. É um tecido erétil modificado
    B. É um homólogo da próstata
    C. Está localizada profunda ao músculo bulboesponjoso
    D. Possui um ducto que se abre no espaço profundo do períneo
    E. Não tem ductos

Capítulo 6

Pescoço

CASO 6.1 | Cateterismo da veia jugular interna

Apresentação do paciente
Um paciente com 45 anos de idade é admitido no serviço de emergência queixando-se de diarreia intensa, vômito, desidratação, fraqueza e perda de peso. Está mal alimentado e um cateter venoso central é colocado para fornecer nutrição parenteral.

Achados clínicos relevantes
História
O paciente relata perda de 11 kg durante os últimos nove meses. Ele tem história de doença de Crohn, com duas ressecções anteriores do intestino delgado. Isso resultou na síndrome do intestino curto, caracterizada por má absorção, diarreia, esteatorreia, desequilíbrios hidroeletrolíticos e má nutrição.

Nota clínica
A **doença de Crohn** é uma doença inflamatória autoimune crônica que afeta o trato gastrintestinal, normalmente os intestinos. A doença resulta em fibrose transmural e sintomas obstrutivos.

Exame físico
Sinais vitais importantes:
- Altura: 1,78 m
- Peso: 54,4 kg

Resultado do exame físico:
- Hipersensibilidade abdominal difusa
- Firmeza no quadrante inferior direito do abdome (consistente com apendicite ou doença de Crohn, que mais comumente compromete a parte terminal do íleo).

Testes laboratoriais

Teste	Valor	Valor de referência
Eritrócito (contagem)	3,6	$4,3$-$5,6 \times 10^6/mm^3$
Hematócrito	32,2	38,8-46,4%
Hemoglobina	10	14-17 gm/dL
Albumina sérica	3,2	4,0-5,0 mg/dL

Estudos diagnósticos por imagem
- A colocação de um cateter venoso central, introduzido via veia jugular interna direita, foi confirmada radiograficamente.

Problemas clínicos a considerar
- Cateterismo da veia jugular interna
- Cateterismo da veia subclávia

OBJETIVOS DE APRENDIZAGEM
1. Descrever a anatomia da veia jugular interna.
2. Descrever a anatomia da veia subclávia.
3. Explicar a base anatômica para os sinais e sintomas associados com esse caso.

Parenteral Via diferente do trato gastrintestinal (p. ex., subcutânea, intramuscular e intravenosa) para introduzir alimento, medicamento ou outra substância no corpo (do grego *para* = em torno + *enteron* = intestino)

Esteatorreia Presença de excesso de gordura nas fezes

Transmural Que se estende por, ou que afeta, toda a espessura da parede de um órgão ou cavidade

ANATOMIA PERTINENTE
Veia jugular interna

A **veia jugular interna** (VJI) é formada no forame jugular, onde é a continuação do seio sigmoide, um seio venoso da dura-máter (**Fig. 6.1.1**). Termina na parte superior (teto) do pescoço, onde se une à **veia subclávia** para formar a **veia braquiocefálica**. A veia braquiocefálica direita é mais curta e mais vertical. As veias braquiocefálicas direita e esquerda se unem atrás da articulação esternoclavicular para formar a veia cava superior (VCS). Além do encéfalo, a veia jugular interna drena sangue da face, das vísceras do pescoço e dos músculos profundos do pescoço. Suas principais tributárias incluem:

- Seio sigmoide venoso da dura-máter
- Seio petroso inferior venoso da dura-máter
- Veia facial
- Veia lingual
- Veia faríngea
- Veias tireóideas superior e média

A veia jugular interna também pode se conectar com a veia jugular externa via veia "facial comum" e divisões da veia retromandibular.

O "**ângulo venoso**" é formado pela intersecção das veias jugular interna e subclávia. O ângulo normalmente se situa posterior à extremidade medial da clavícula. A linfa retorna à circulação venosa nesse local.

- O **ducto torácico** se une ao ângulo venoso esquerdo.
- O **ducto linfático direito** se une ao ângulo venoso direito.

O ângulo venoso está associado com o ápice do pulmão e com a cúpula da pleura, que se estendem até a raiz do pescoço.

Relações anatômicas

A veia jugular interna se situa na bainha carótica, um dos compartimentos do pescoço definidos pela fáscia cervical. A bainha se situa lateral ao compartimento visceral e também forma o

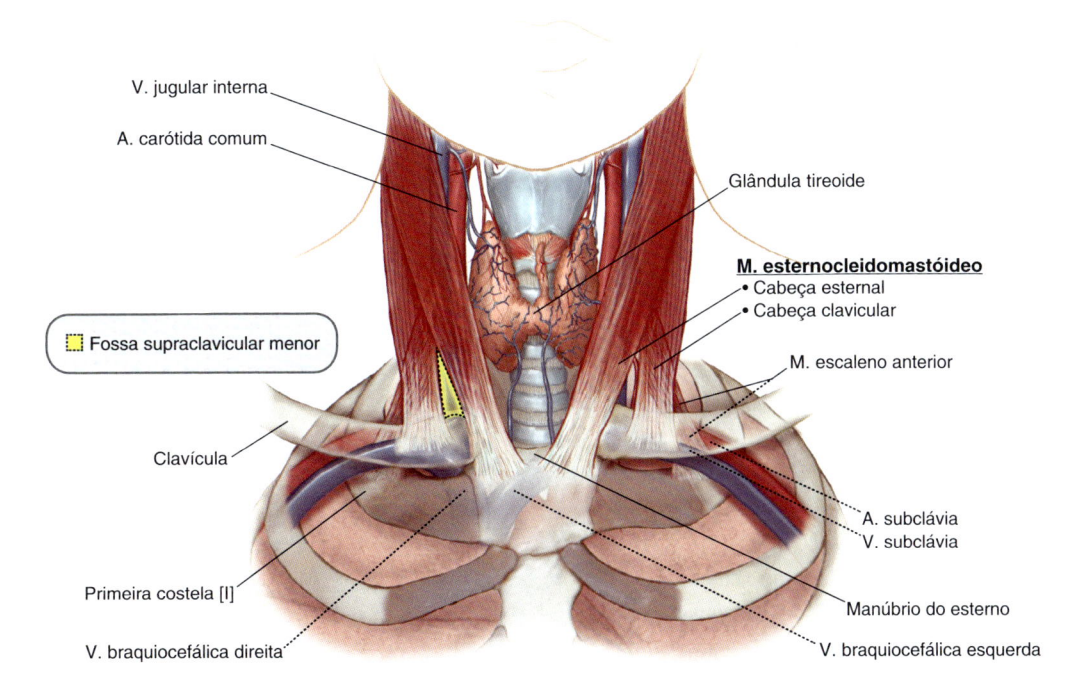

FIGURA 6.1.1 Visão anterior da anatomia das veias jugular interna e subclávia.

limite lateral do espaço retrofaríngeo. Na parte inferior do pescoço, a bainha carótica é profunda ao músculo esternocleidomastóideo.

Dentro da bainha carótica, a veia jugular interna se situa lateral e ligeiramente anterior às artérias carótida comum/interna (ACC/ACI). O nervo vago (NC X) se situa entre e posterior aos vasos, na bainha carótica.

Anatomia de superfície

A parte inferior da veia jugular interna se situa na **fossa supraclavicular menor** (triângulo de Sedillot). A clavícula e as cabeças esternal e clavicular do músculo esternocleidomastóideo limitam essa depressão rasa estreita (**Fig. 6.1.1**).

Veia subclávia

A **veia subclávia** é a continuação direta da veia axilar que drena o membro superior. A veia subclávia se origina na margem lateral da primeira costela [I] e termina onde se une à veia jugular interna para formar a veia braquiocefálica (**Fig. 6.1.1**). Suas tributárias incluem:

- Veia axilar
- Veia jugular externa
- Veia jugular anterior
- Veia dorsal da escápula

Relações anatômicas

Conforme a veia subclávia se curva sobre a primeira costela, situa-se posterior e inferior à clavícula e ao músculo subclávio.

- A parte lateral da veia subclávia localiza-se anterior e ligeiramente inferior à artéria subclávia.
- Mais medialmente, o músculo escaleno anterior se separa da veia e artéria subclávias. O nervo frênico segue entre o músculo e a veia antes de entrar no tórax, na face anterior do músculo, e entre esse músculo e a veia subclávia antes de entrar no tórax.

A patência (desobstrução) da veia subclávia é mantida pelas conexões entre sua túnica adventícia e tecidos conectivos adjacentes:

- Fáscia de revestimento dos músculos escaleno anterior e subclávio
- Ligamento costoclavicular
- Periósteo na face posterior da clavícula

Nota clínica

A patência (desobstrução) da veia subclávia é mantida nas condições hipovolêmica e hipotensiva por seus suportes de tecido conectivo com as estruturas adjacentes. Isso é vantajoso para o cateterismo venoso.

RACIOCÍNIO CLÍNICO

Com base no exame físico e na história médica, o paciente requer a administração de uma fórmula nutricional e medicamentos via **cateter venoso central**. Indicações para cateterismo venoso central incluem:

- Administração de medicamentos vasoativos, agentes quimioterápicos e outros agentes cáusticos e nutrição parenteral
- Monitoração hemodinâmica
- Acesso venoso calibroso para rápida administração de líquido
- Acesso venoso prolongado

As veias jugular interna, subclávia e femoral são locais comuns para colocação desses cateteres.

Notas clínicas

Principais tipos de cateteres venosos centrais incluem:

- Um **cateter central inserido perifericamente (PICC)** é um cateter que se estende da veia, no membro superior, até a veia cava superior. O cateter prové acesso central durante semanas a meses.
- Um **cateter não tunelizado** é comumente colocado nas veias jugular interna, subclávia e femoral. O ponto de entrada para esse cateter na pele é próximo de sua entrada na veia.
- Um **cateter tunelizado** passa sob a pele por alguma distância antes de entrar na veia. Isso ajuda a segurar o cateter, reduz o índice de infecção e permite movimento livre da porta de acesso. Proporciona acesso central durante semanas a meses.
- Uma **via subcutânea** é um dispositivo permanente composto de um cateter com um pequeno reservatório. A pele do paciente é perfurada a cada vez que o cateter é utilizado.

Hipovolêmico Relativo ao volume sanguíneo baixo ou inadequado

Hipotensão Diminuição anormal na pressão arterial

> Uma **porta de acesso subcutânea** é um dispositivo composto por um cateter com um pequeno reservatório. A pele do paciente é puncionada toda vez que o cateter é usado.

Cateterismo da veia jugular interna

Vantagens do uso da **veia jugular interna direita** incluem:

- Normalmente é maior do que a esquerda.
- O trajeto até a veia cava superior é direto.

Desvantagens e risco do uso da **veia jugular interna esquerda** incluem:

- A veia curva-se para se unir à veia subclávia para formar a veia braquiocefálica e, novamente, entra na veia cava superior.
- O **ducto torácico** se une ao ângulo venoso. Um cateter mal posicionado pode danificar o ducto e resultar em quilotórax.
- A **cúpula da pleura** estende-se mais no interior do pescoço no lado esquerdo. Um cateter mal posicionado pode puncionar essa cúpula e resultar em pneumotórax.

Procedimento para cateterismo das veias jugulares internas direitas

O procedimento para cateterismo das veias jugulares internas direitas está delineado na Figura **6.1.2**.

- O corpo é colocado na posição de Trendelenburg (supina [decúbito dorsal] com a cabeça mais baixa 10-15°). Isso distende a veia jugular interna e diminui o risco de embolia gasosa.
- A cabeça é virada ligeiramente para a esquerda porque:
  - Achata ligeiramente a veia jugular interna, o que aumenta sua área transversal.
  - Distende o músculo esternocleidomastóideo e destaca a fossa supraclavicular menor.
  - O pulso da artéria carótida comum é mais facilmente palpado no ápice da fossa.

Quilotórax Acúmulo de linfa na cavidade pleural
Pneumotórax Ar ou gás na cavidade pleural
Embolia Coágulo móvel no sistema circulatório, frequentemente derivado de um trombo obstrutivo

- As **principais relações anatômicas são:**
  - A posição da bainha carótica na **fossa supraclavicular menor**.
  - A posição no interior da bainha carótica da veia jugular interna e artéria carótida comum: **a veia jugular interna está lateral à artéria carótida comum**.
- Após a preparação estéril e cobertura do campo cirúrgico do paciente, aplica-se anestesia local subcutânea na fossa supraclavicular menor.
- Uma agulha, disposta em ângulo de 30-45°, é inserida no ápice da fossa supraclavicular menor. A veia jugular interna e a artéria carótida comum são localizadas por ultrassom ou palpação. A agulha é inserida imediatamente lateral à artéria.
- Aplica-se uma aspiração suave durante a inserção da agulha até que sangue venoso não pulsátil escuro esteja evidente. A aspiração de sangue pulsátil vermelho vivo indica punção arterial e um local alternativo deve ser escolhido.
- Uma vez que se consegue o acesso venoso, os seguintes passos são necessários para a colocação do cateter:
  1. Um fio-guia é introduzido pela agulha.
  2. A agulha é removida.
  3. Um cateter é inserido pelo fio-guia.
  4. O fio-guia é removido.
  5. O cateter é conectado a uma linha intravenosa.

Nota clínica

Indícios atuais indicam que o uso de ultrassom para guiar o cateterismo da veia jugular interna pode reduzir significativamente o número de tentativas necessárias, assim como o risco de complicações.

Cateterismo da veia subclávia

Uma abordagem infraclavicular é comumente usada para a inserção de um cateter na veia subclávia (**Fig. 6.1.3**).

Resumo do procedimento

O procedimento para cateterismo da veia subclávia é delineado na Figura 6.1.3.

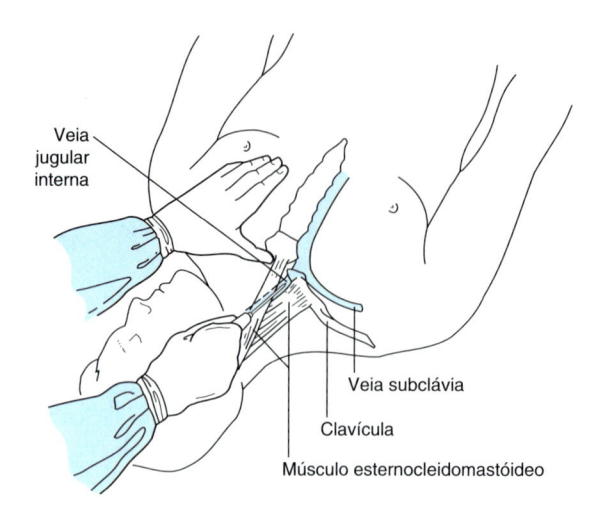

FIGURA 6.1.2 Cateterismo da veia jugular interna direita.
Fonte: Fig.13-7 em *Clinician's Pocket Reference*.

- O posicionamento do paciente é semelhante àquele usado para o cateterismo da veia jugular interna: posição de Trendelenburg, com a cabeça virada para o lado oposto.
- Após a preparação estéril e cobertura do campo cirúrgico do paciente, aplica-se anestesia local subcutânea 3 cm lateral ao ponto médio da clavícula.
- **Principais pontos de referência anatômicos:**
  - **Ponto médio da clavícula**
  - **Incisura jugular do esterno**
- O intubador com agulha é inserido ao longo da margem inferior da clavícula, 2-4 cm lateral ao seu ponto médio. A agulha é inserida na direção da incisura jugular do esterno.
- Aplica-se uma aspiração suave durante a inserção da agulha até que sangue venoso não pulsátil escuro esteja evidente.
- A colocação do cateter é semelhante àquela descrita para o cateterismo da veia jugular interna.

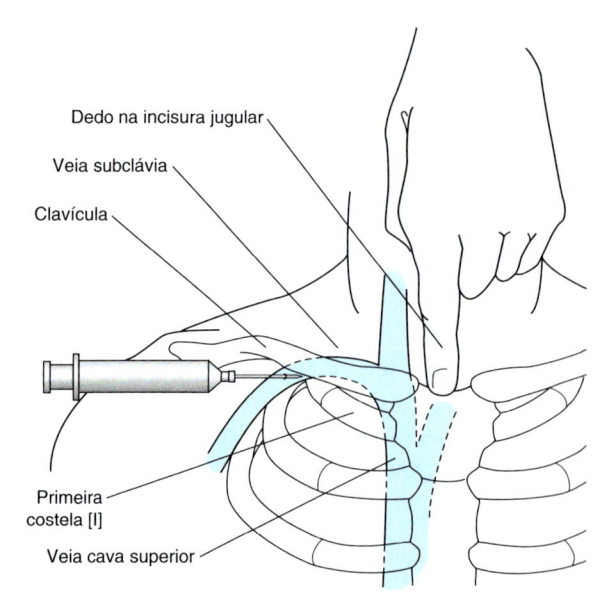

FIGURA 6.1.3 Cateterismo da veia subclávia direita usando abordagem infraclavicular.
Fonte: Fig.13-6 em *Clinician's Pocket Reference*. www.accessmedicine.com.

TABELA 6.1.1 Risco de complicações com cateterismo venoso central[a]

Complicação	Jugular interna	Subclávia	Femoral
Pneumotórax (%)	< 0,1–0,2	1,5–3,1	NA (não aplicável)
Hemotórax (%)	NA (não aplicável)	0,4–0,6	NA (não aplicável)
Infecção (por 1.000 dias/cateter)	8,6	4	15,3
Trombose (por 1.000 dias/cateter)	1,2–3,0	0–13	8–34
Punção arterial (%)	3	0,5	6,25
Posição anômala/anormal (risco)	Baixo	Alto	Baixo

[a]Adaptada de Graham et al (2007).

COMPLICAÇÕES POTENCIAIS

Riscos infecciosos, mecânicos e trombóticos estão associados com cateterismo venoso central.

- **Complicações infecciosas** podem ser reduzidas usando-se uma técnica estéril apropriada, selecionando-se um local ideal para o cateter e mantendo-se o cateter somente pelo tempo necessário.
- **Complicações mecânicas** incluem estruturas adjacentes ou próximas da veia selecionada para o cateterismo. Um cateter colocado inapropriadamente pode lesionar estruturas adjacentes. As complicações incluem:
- Punção arterial
  - Hematoma
  - Pneumotórax
  - Hemotórax
  - Quilotórax
  - Arritmia

As veias jugular interna e subclávia são preferidas porque estão associadas com risco menor de infecção e poucas complicações mecânicas (**Tabela 6.1.1**).

Complicações trombóticas. O cateterismo venoso central aumenta o risco de trombose e o risco resultante de tromboembolia venosa. A veia subclávia apresenta o menor risco de complicações trombóticas.

Nota clínica

Se não contraindicado, o CDC recomenda que a veia subclávia seja usada para cateterismo venoso central em adultos.

CONCLUSÃO

Conhecer a anatomia das veias jugular interna e subclávia, incluindo sua anatomia de superfície e relações anatômicas, é essencial para a segurança delas e para um cateterismo bem-sucedido. Técnicas estéreis cuidadosas, assim como manipulação apropriada do cateter, podem minimizar as infecções relacionadas ao cateter. Complicações mecânicas incluem estruturas adjacentes a essas veias, no lado de inserção do cateter ou ao longo do trajeto dos vasos.

Hematoma Extravasamento localizado de sangue, geralmente coagulado
Hemotórax Sangue na cavidade pleural
Arritmia Batimento cardíaco irregular

Trombo Massa fixa de plaquetas e/ou fibrina (coágulo) que oclui parcial ou totalmente um vaso sanguíneo ou câmara do coração. Embolia é um coágulo móvel no sistema circulatório

CASO 6.2 | Hipertireoidismo

Apresentação do paciente

Uma mulher com 41 anos de idade vai à clínica de medicina de família queixando-se de fadiga, cansaço visual (astenopia) e perda de peso durante os últimos 16 meses.

Achados clínicos relevantes

História

A paciente descreve que não tolera mais calor, como no passado. Além disso, recorda sentir palpitações no coração.

A paciente relata não ter problemas médicos anteriores, mas, na realidade, percebe que o irmão mais velho teve sintomas semelhantes e necessitou de medicação.

Exame físico

Sinais vitais importantes:
- Altura: 1,75 m
- Peso: 52 kg – isso representa uma perda de 23 kg desde a última avaliação médica.
- Pulso: 110 bpm
    Frequência em repouso no adulto: 60-100 bpm
- Pressão arterial: 166/72 mm Hg
    Normal no adulto: 120/80

Resultados do exame físico:
- Bócio sem sensibilidade, difusamente aumentado
- Diaforese
- Exoftalmia (**Fig. 6.2.1**)
- Hiper-reflexia
- Tremor com os braços esticados

Testes laboratoriais

Teste	Valor	Valor de referência
Tireotrofina (hormônio tireoestimulante, TSH)	0,1	0,34-4,25 mIU/L
Tri-iodotironina total (T3)	277	77-135 ng/dL
Tirotoxina livre (T4)	42,4	9,0-16,0 pmol/L

Estudos diagnósticos por imagem

- Exame de iodo radioativo e mensurações de iodo mostraram aumento na sua absorção, distribuída difusamente na glândula tireoide.

Biópsia

- Aspiração por agulha fina confirmou a doença da glândula tireoide, incluindo epitélio folicular hiperplásico, hipertrofia folicular e pouco coloide.

Problemas clínicos a considerar

- Doença de Graves
- Linfadenopatia supraclavicular

OBJETIVOS DE APRENDIZAGEM

1. Descrever a anatomia e as relações das glândulas tireoide e paratireoide.
2. Descrever a anatomia do nervo laríngeo recorrente.
3. Descrever a anatomia dos linfáticos da cabeça e do pescoço.
4. Explicar a base anatômica para os sinais e sintomas associados com esse caso.

Palpitação Pulsação irregular ou forçada do coração, perceptível para o paciente
Diaforese Sudorese
Exoftalmia Protrusão do bulbo do olho (sinônimo: proptose)
Hiper-reflexia Reflexo tendinoso profundo exagerado
Hiperplasia Aumento no tamanho de um tecido ou órgão em virtude do aumento no número de células (antônimo: hipertrofia)
Hipertrofia Aumento no tamanho de um tecido ou órgão decorrente do aumento no tamanho das células, isto é, sem aumentar o número de células (antônimo: hiperplasia)
Linfadenopatia Doença dos linfonodos; usada como sinônimo para indicar linfonodos aumentados ou tumefatos

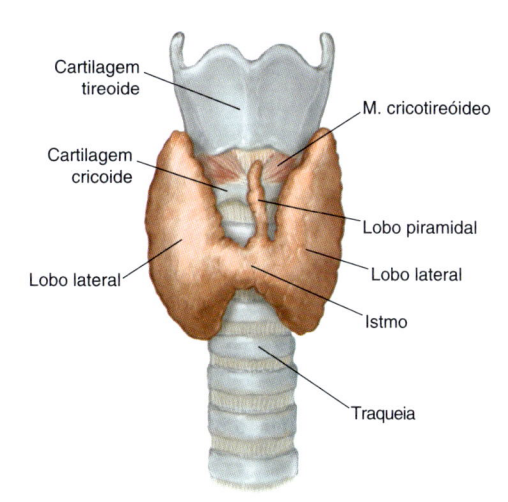

FIGURA 6.2.2 Visão anterior da glândula tireoide.

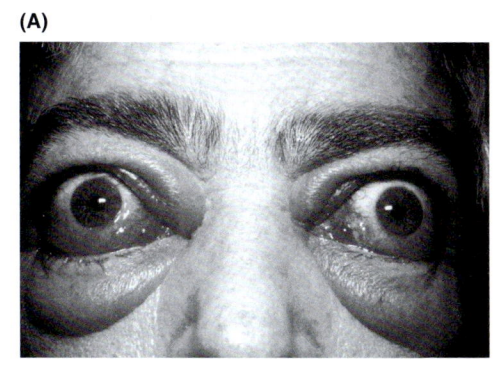

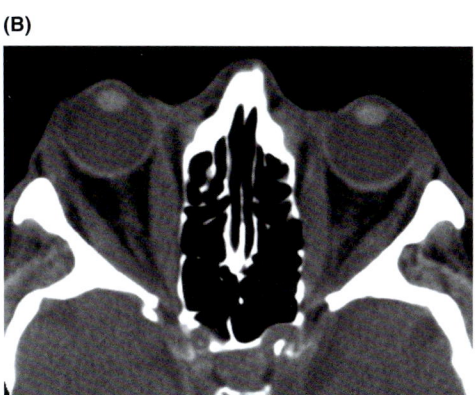

FIGURA 6.2.1 Paciente com exoftalmia e edema periorbital acentuados.

Fonte: Fig. 15-23 em *Vaughan & Asbury's General Ophtalmology*, 18e.

ANATOMIA PERTINENTE

Glândula tireoide

A **glândula tireoide** está localizada na parte anteroinfeior do pescoço, estendendo-se a partir dos níveis vertebrais C5-T1. Encontra-se no compartimento visceral do pescoço e, consequentemente, está incluída na parte visceral da lâmina pré-vertebral da fáscia cervical. Uma cápsula fibrosa também envolve a glândula.

A glândula consiste em lobos laterais pareados que estão conectados através da linha mediana pelo istmo da tireoide (**Fig. 6.2.2**). Os lobos laterais se estendem desde as lâminas da cartilagem tireoide até o nível da 4ª ou 5ª cartilagens traqueais. O istmo cruza a linha mediana imediatamente inferior à cartilagem cricoide.

Um lobo piramidal, presente em aproximadamente 50% da população, se projeta superiormente a partir do istmo, imediatamente à esquerda da linha mediana e representa um resquício evolucionário do ducto tireoglosso.

Hormônios tireóideos (tireoidianos; da tireoide)

Sob o estímulo da tireotrofina (hormônio tireoestimulante, TSH), a **glândula tireoide** produz dois **hormônios**: **tri-iodotironina (T3)** e **tirotoxina (T4)**. T4 é a forma predominante em termos de níveis relativos no sangue (T4:T3 proporção é 20:1). No entanto, o T4 quando liberado pela glândula é convertido em T3, que é 3-4 vezes mais potente do que o T4. Esses hormônios exercem uma função importante no metabolismo do corpo. Os folículos da glândula tireoide são compostos por uma lâmina de células epiteliais que envolvem material proteico (predominantemente tireoglobulina) chamado **coloide**. A quantidade de coloide folicular reflete a atividade geral da glândula:

- **Quando a glândula está inativa:** os folículos são grandes, o coloide é abundante e as células epiteliais achatadas.
- **Quando a glândula está ativa:** os folículos são pequenos, a presença de coloide é relativamente pequena e as células epiteliais são cuboides ou colunares.

TABELA 6.2.1 Relações anatômicas da glândula tireoide

Direção	Estrutura
Anterior	Músculos esternotireóideo e esterno-hióideo
Posterior	Glândulas paratireoides Anéis traqueais 2-3 Nervo laríngeo recorrente
Posteromedial	Traqueia e laringe
Posterolateral	Bainha carótica (associada intimamente com a artéria carótida comum)

TABELA 6.2.2 Suprimento sanguíneo da glândula tireoide

Vaso	Origem/término	Notas
Artérias		
Tireóidea superior	Carótida externa	
Tireóidea inferior	Subclávia → Tronco tireocervical	
Tireóidea ima	Tronco braquiocefálico ou arco da aorta	Presente em 10% dos indivíduos
Veias		
Tireóidea superior	Jugular interna	
Tireóidea média	Jugular interna	
Tireóidea inferior	Tronco braquiocefálico esquerdo	Veias provenientes de ambos os lados formam plexo

Relações anatômicas

A glândula tireoide está intimamente relacionada com estruturas na face anteroinferior do pescoço (**Tabela 6.2.1**).

A glândula tireoide está fixada às cartilagens laríngeas subjacentes e à traqueia por tecido conectivo frouxo. O músculo esternotireóideo, que se estende sobre a glândula tireoide, está fixado à linha oblíqua da cartilagem tireoide. Esse músculo ajuda a manter a glândula tireoide contra a traqueia e a laringe, e limita a capacidade da glândula de se mover independentemente da laringe. Consequentemente, a glândula tireoide se move para cima e para baixo com a deglutição.

Suprimento sanguíneo

A glândula tireoide é irrigada por duas artérias e drenada por três veias (**Fig. 6.2.3A**). Uma terceira artéria, a tireóidea ima, está presente em aproximadamente 10% dos indivíduos. O suprimento sanguíneo para a glândula tireoide é delineado na **Tabela 6.2.2**.

Linfáticos

A linfa proveniente da glândula tireoide drena basicamente para os **linfonodos cervicais profundos** e, por meio deles, para os troncos linfáticos jugulares. A linfa proveniente da glândula tireoide também drena diretamente para o ducto torácico. Linfonodos pré-laríngeos, pré-traqueais, paratraqueais e braquiocefálicos também estão incluídos.

Deglutição Engolir, absorver, engolfar

Suprimento nervoso

A secreção endócrina proveniente da glândula tireoide é regulada *hormonalmente* pela **tireotrofina** (hormônio tireoestimulante, TSH), liberada pela hipófise. Fibras vasoconstritoras **simpáticas** provenientes dos corpos celulares situados nos gânglios paravertebrais cervicais acompanham as artérias tireóideas superior e inferior. Os nervos laríngeos recorrentes se situam imediatamente posteriores à glândula tireoide (**Fig. 6.2.3B**), mas não inervam o parênquima da glândula.

Glândulas paratireoides

Quatro **glândulas paratireoides**, do tamanho de uma ervilha, são geralmente encontradas na face posterior dos lobos laterais da glândula tireoide. Normalmente, se situam 1 cm para dentro da intersecção da artéria tireóidea inferior e do nervo laríngeo recorrente.

Suprimento sanguíneo

As glândulas paratireoides são supridas basicamente pelas **artérias tireóideas inferiores**, que podem receber contribuições das artérias tireóidea superior, tireóidea ima (se presente), laríngea, traqueal ou esofágica. O sangue proveniente das glândulas paratireoides drena para o

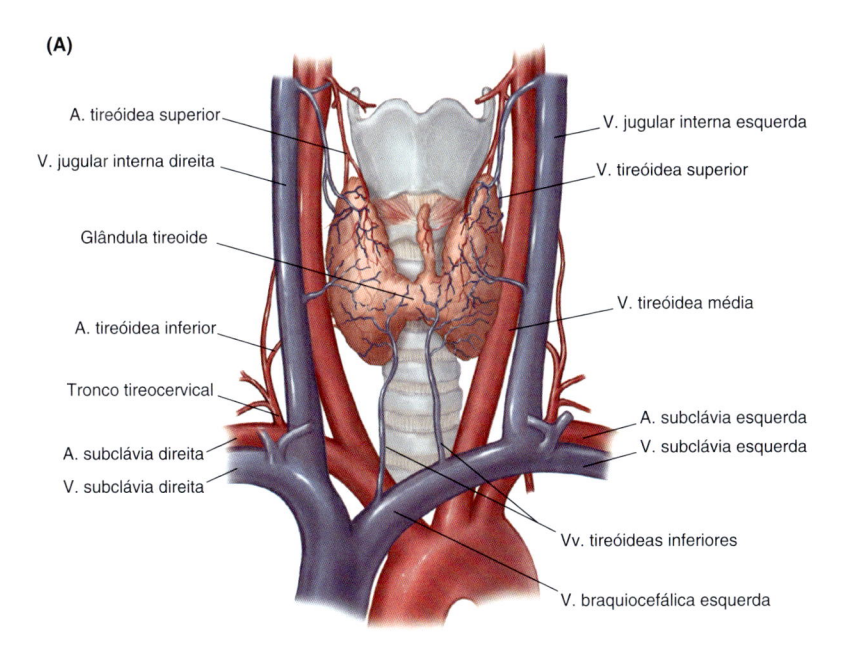

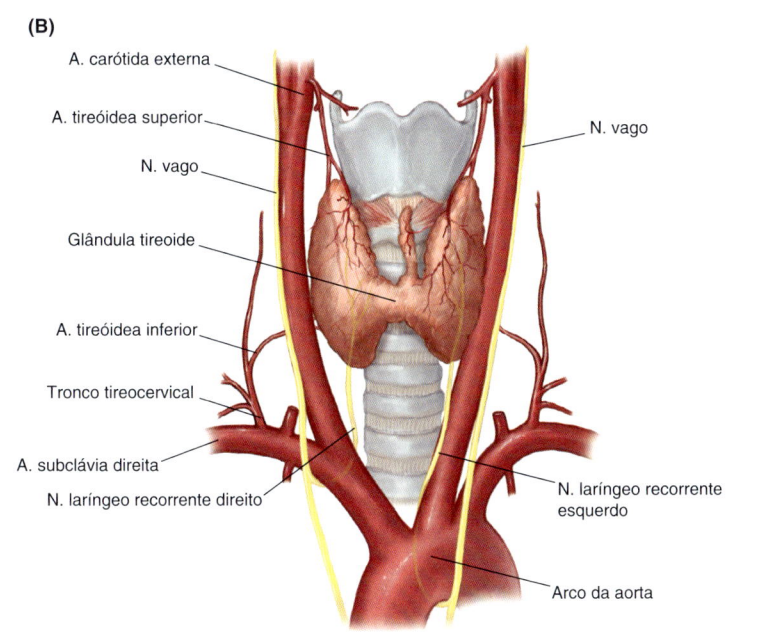

FIGURA 6.2.3 (**A**) Suprimento sanguíneo da glândula tireoide e (**B**) relação da glândula tireoide com os nervos laríngeos recorrentes direito e esquerdo.

TABELA 6.2.3 Distribuição laríngea do nervo laríngeo recorrente

Ramo	Estrutura inervada	Notas
Anterior	Todos os músculos laríngeos intrínsecos (exceto o cricotireóideo)	Frequentemente chamado de "nervo laríngeo inferior" Cricotireóideo inervado pelo ramo externo do nervo laríngeo superior (ramo do NC X)
Posterior	Sensorial a partir da túnica mucosa [da cavidade] infraglótica	Restante da túnica mucosa da laringe inervada pelo ramo interno do nervo laríngeo superior

plexo venoso tireóideo e para a veia braquiocefálica esquerda.

Suprimento nervoso

A inervação das glândulas paratireoides é semelhante àquela da glândula tireoide, isto é, fibras simpáticas e vasoconstritoras. A secreção de paratormônio é regulada basicamente pela retroalimentação (*feedback*) negativa por meio de receptores situados nas células paratireóideas.

Nervo laríngeo recorrente

O nervo laríngeo recorrente é um ramo do nervo vago (NC X). No tórax, o trajeto é diferente de cada lado (**Fig. 6.2.3B**).

- O **nervo laríngeo recorrente esquerdo** se ramifica à medida que o NC X cruza o arco da aorta. Em seguida, passa posterior ao ligamento arterial, forma uma alça abaixo do arco e sobe no pescoço, no sulco traqueoesofágico.
- O **nervo laríngeo recorrente direito** deixa o NC X à medida que passa anterior à primeira parte da artéria subclávia direita. O nervo forma uma alça na artéria subclávia e, como o esquerdo, sobe no sulco traqueoesofágico.

Os nervos laríngeos recorrentes inervam a parte superior do esôfago antes de terminarem na laringe; esse nervo termina como ramos anteriores e posteriores que se distribuem diferencialmente no interior da laringe (**Tabela 6.2.3**). O nervo laríngeo recorrente e o ramo interno do nervo laríngeo superior também fornecem inervação parassimpática para as glândulas mucosas da laringe.

Nota clínica

A proximidade do nervo laríngeo recorrente com a artéria tireóidea inferior coloca esse nervo em risco de lesão quando essa artéria é dissecada e os ramos são ligados durante cirurgia da tireoide ou paratireoide.

Linfáticos da cabeça e do pescoço

A linfa proveniente da cabeça e do pescoço drena sequencialmente pelos **linfonodos cervicais superficiais** e **linfonodos cervicais profundos**:

- Linfonodos no **grupo superior** estão relacionados com a parte superior da veia jugular interna. Esses incluem os **linfonodos jugulodigástricos** que drenam parte da língua.
- Linfonodos no **grupo inferior** estão relacionados com a parte inferior da veia jugular interna, o plexo braquial e os vasos subclávios.
  - O **linfonodo júgulo-omo-hióideo**, associado com o tendão intermediário do músculo omo-hióideo, também drena a linfa proveniente da língua.
  - **Linfonodos supraclaviculares** estão localizados posteriores à origem do músculo esternocleidomastóideo. Além da cabeça e do pescoço, também possuem aferentes linfáticos provenientes do membro superior, parede do tórax e mama.
- **Linfonodos retrofaríngeos** recebem linfa da parte nasal da faringe e tuba auditiva.
- **Linfonodos paratraqueais** drenam a traqueia e o esôfago.
- **Linfonodos infra-hióideos, pré-laríngeos e pré-traqueais** drenam estruturas na parte anteroinferior do pescoço.

Nota clínica

Metástases provenientes dos órgãos abdominais, pulmão e mama, frequentemente incluem os linfáticos do pescoço, notavelmente os linfonodos supraclaviculares.

A linfa proveniente dos linfonodos cervicais profundos é coletada nos **troncos linfáticos jugulares** que terminam no ângulo venoso (a junção das veias jugular interna e subclávia).

RACIOCÍNIO CLÍNICO

Com base na história, no exame físico e em estudos laboratoriais da paciente e na biópsia por aspiração com agulha fina, a paciente apresenta **glândula tireoide aumentada**.

Doença de Graves

Bócio é a glândula tireoide aumentada; a glândula pode estar difusamente aumentada ou pode apresentar bócio multinodular ou isolado. O bócio pode estar associado com hipo ou hipertireoidismo. Contudo, a presença de um bócio não reflete a malignidade da tireoide.

Hipertireoidismo ocorre quando a glândula produz níveis elevados de hormônios tireoidianos circulantes (T3 ou T4). **Tireotoxicose** refere-se às manifestações clínicas associadas com níveis elevados de hormônios tireoidianos.

- **Hipertireoidismo primário** é provocado pela produção excessiva de hormônios tireoidianos produzidos pela glândula tireoide.
  - **Doença de Graves**, forma primária de hipertireoidismo, é um transtorno autoimune no qual a glândula tireoide sintetiza e libera níveis elevados de hormônios tireoidianos, respondendo por 60 a 80% dos casos de tireotoxicose. Outras formas de hipertireoidismo primário incluem bócio multinodular tóxico (a segunda causa mais comum) e bócio nodular tóxico (adenoma).
- **Hipertireoidismo secundário** é provocado pela produção excessiva de hormônios liberadores da tireotrofina (TRH), a partir do hipotálamo, ou TSH, a partir da hipófise.

Causas de hipertireoidismo secundário incluem:

- Adenoma hipofisário produtor de tireotrofina – o TSH estimula a glândula tireoide a produzir excesso de hormônio.
- Tireoidite de Hashimoto – a glândula tireoide é no início demasiadamente ativa (hipertireoidismo) seguida por um estado de hipotireoidismo.

Sinais e sintomas
Sinais
- Taquicardia
- Tremor
- Bócio
- Pele úmida e quente
- Hiper-reflexia
- Fraqueza muscular
- Retração ou atraso da pálpebra (relacionado à excessiva atividade simpática)

Sinais específicos da doença de Graves
- Oftalmopatia (**Fig. 6.2.4A**): exoftalmia, retração da pálpebra superior, edema periorbital e injeção conjuntival
- Acropaquia tireóidea [da tireoide] (**Fig. 6.2.4B**)
- Dermopatia caracterizada por mixedema pré-tibial que se assemelha em cor e textura à casca de laranja (**Fig. 6.2.4C**)

Inflamação e edema orbital dos músculos extraoculares são a causa básica de exoftalmia. Restrição do olhar fixo, diplopia e perda visual decorrente da compressão do nervo óptico podem ocorrer se os músculos tornam-se suficientemente inflamados.

Sintomas
- Hiperatividade, irritabilidade, disforia
- Intolerância ao calor e sudorese
- Palpitações

Taquicardia Frequência cardíaca elevada: > 100 bpm (frequência cardíaca normal no adulto: 55-100 bpm)
Oftalmopatia Doença do olho
Edema Tumefação da pele decorrente de acúmulo anormal de líquido na tela subcutânea
Acropaquia Baqueteamento dos dedos das mãos e/ou pés provocado por edema e alterações periosteais

Dermopatia Doença da pele
Mixedema Dermopatia associada com hipotireoidismo, provocada pelo acúmulo de material mucoso subcutâneo. Pode ser pronunciado na face e na pele
Disforia Distúrbio de humor generalizado
Diplopia Visão dupla

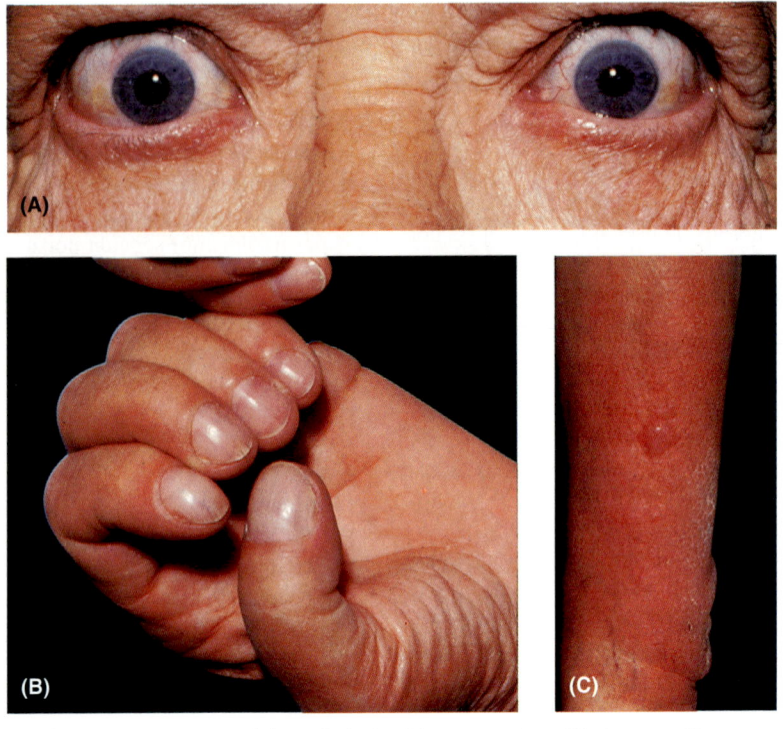

FIGURA 6.2.4 Doença de Graves. **(A)** Exoftalmia, **(B)** acropaquia e **(C)** dermopatia.
Fonte: Fig. 152-11 em *Fitzpatrick's Dermatology in General Medicine*, 7e. accessmedicine.com.

- Fadiga e fraqueza
- Perda de peso com aumento do apetite
- Movimentos intestinais frequentes ou diarreia
- Poliúria
- Oligomenorreia ou amenorreia (mulheres); perda de libido nos homens

Fatores predisponentes
- Sexo: mulheres (8:1)
- Idade: 20-50 anos

- História familiar de hipertireoidismo, especialmente irmãos
- Ingestão elevada de iodo
- Estresse
- Uso de esteroides sexuais
- Tabagismo

Linfadenopatia supraclavicular

Os **linfonodos supraclaviculares**, localizados na **fossa supraclavicular maior** (na porção inferior da parte lateral da região cervical), não são palpáveis sob condições normais. Os linfonodos supraclaviculares são importantes clinicamente porque drenam estruturas no tórax e abdome.

Nota clínica

- Estima-se que existam 600 linfonodos no corpo, mas apenas aqueles nos grupos submandibular, axilar ou inguinal são normalmente palpáveis.

Poliúria Excreção excessiva de urina

Oligomenorreia Menstruação reduzida/escassa (hemorragia periódica relacionada com o ciclo menstrual)

Amenorreia Ausência ou cessação anormal da menstruação (hemorragia periódica relacionada com o ciclo menstrual)

Libido Desejo sexual (feminino ou masculino)

Notas clínicas

- **Linfonodos supraclaviculares direitos** aumentados são indicativos de metástase de pulmão e tumores de mama.
- **Linfonodos supraclaviculares esquerdos** aumentados são mais frequentemente relacionados com difusão de malignidades do abdome (comumente o estômago) por meio do ducto torácico. Uma dessas é especialmente grande e chamada de **linfonodo de Virchow**. A detecção desse linfonodo, chamada de **sinal de Troisier**, é fortemente indicativa de metástases na região cervical (do pescoço). Consequentemente, esse linfonodo também é chamado de **linfonodo sentinela** ou **linfonodo sinalizador**.
- Locais na cabeça e no pescoço (especialmente faringe, tonsilas e língua) também podem ser invadidos por metástase na parte inferior do pescoço.
- Aumento dos linfonodos supraclaviculares está associado com metástase em 54-85% dos casos.

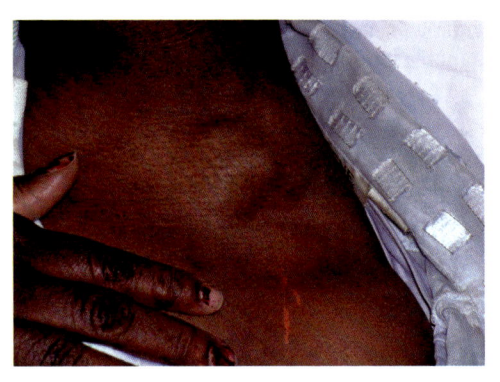

FIGURA 6.2.5 Paciente com tumefação na parte lateral do pescoço, revelada na forma de linfonodo de Virchow.
Fonte: Fig. 7.34 em *The Atlas of Emergency Medicine*.

Sinais e sintomas

- Linfonodos supraclaviculares palpáveis aumentados (**Fig. 6.2.5**).
- Pedir ao paciente que execute a manobra de Valsalva pode intensificar a capacidade de palpar esses linfonodos.

Nota clínica

Na **manobra de Valsalva**, o paciente expira com força moderada, com as vias respiratórias fechadas (como se estivesse realizando contração expulsiva durante a defecação). Isso aumenta as pressões intra-abdominal e intratorácica, elevando a cúpula da pleura e as estruturas – incluindo os linfonodos supraclaviculares – mais para dentro da raiz do pescoço. Como resultado, os linfonodos supraclaviculares podem ser palpados (**Fig. 6.2.5**).

Fatores predisponentes

- Fatores de risco estão relacionados com o tumor primário e sua predileção específica para sofrer metástase.

DIAGNÓSTICO

A apresentação da paciente, a história médica, o exame físico, os testes laboratoriais e os estudos diagnósticos por imagem confirmam o diagnóstico de **doença de Graves**.

Doença de Graves

A função básica do hormônio tireoidiano é regular a taxa de metabolismo basal. Uma disfunção da tireoide que resulte em níveis hormonais tireoidianos elevados ou reduzidos, consequentemente, aumenta ou diminui o metabolismo.

- Hipertireoidismo e taxa de metabolismo basal aumentada respondem pela maioria dos sinais e sintomas (p. ex., aumento na pressão sanguínea e pulsação, perda de peso, diaforese, hiper-reflexia e tremor).
- Bócio (glândula tireoide aumentada).
- Biópsia da tireoide mostrou hipertrofia folicular e pouco coloide, o que indica aumento na atividade glandular.
- Uma tríade de sinais e sintomas é patognômica para a doença de Graves: oftalmopatia, dermopatia e acropacia tireóidea. Sinais clínicos relacionados com a órbita é provavelmente o resultado de infiltração linfocítica dos tecidos da órbita.

Linfadenopatia supraclavicular

Linfonodos supraclaviculares são importantes porque drenam estruturas do tórax e abdome. Quando aumentados, podem ser palpáveis e servem como indicador de doença metastática ori-

---

Patognomônico Sintoma característico que aponta inequivocamente para uma doença específica

ginária na cabeça e no pescoço, assim como de tumores primários distantes.

- Linfadenopatia supraclavicular, com linfonodos supraclaviculares palpáveis, se apresenta em forma de massa na parte anterolateral do pescoço.

A presença de massa palpável no pescoço é um sinal clínico compartilhado pelo bócio e pela linfadenopatia supraclavicular. No entanto, a última condição não está associada com a ampla constelação de sinais e sintomas adicionais que caracterizam a doença de Graves.

CASO 6.3 | Abscesso retrofaríngeo

Apresentação do paciente
Um menino com 23 meses de idade é levado à clínica de medicina de família com febre recorrente, dor e tumefação no pescoço e dificuldade de deglutir.

Achados clínicos relevantes
História
Os pais relatam que a criança teve infecções respiratórias recorrentes. Eles perceberam que o menino parecia ter dificuldade de comer e beber, e que toca a garganta e as orelhas.

Exame físico
Sinais vitais importantes:
- Temperatura (retal): 40°C
  Normal: 36,6-38°C

Resultados do exame físico:
- Tumefação no pescoço
- Torcicolo
- Disfagia
- Inflamação das tonsilas
- Linfadenopatia cervical

Testes laboratoriais

Teste	Valor	Valor de referência
Leucócitos (contagem)	17,4	3,54-9,06 × 10^3/mm^3

Estudos diagnósticos por imagem
- Uma radiografia lateral revela deslocamento anterior da traqueia (**Fig. 6.3.1**).

Problemas clínicos a considerar
- Bronquite aguda
- Epiglotite
- Abscesso retrofaríngeo

OBJETIVOS DE APRENDIZAGEM
1. Descrever as fáscias cervicais e compartimentos do pescoço.
2. Descrever a anatomia do espaço retrofaríngeo.
3. Descrever a anatomia da faringe, esôfago, laringe e árvore bronquial.
4. Explicar a base anatômica para os sinais e sintomas associados com esse caso.

ANATOMIA PERTINENTE
Fáscias cervicais e compartimentos do pescoço
Lâmina superficial da fáscia cervical
A tela subcutânea do pescoço contém quantidades variáveis de gordura e estruturas, delineadas na **Tabela 6.3.1**.

Fáscia cervical
Quatro subdivisões da fáscia cervical são identificadas: **lâmina superficial**, **lâmina pré-traqueal**, **lâmina pré-vertebral** e **bainha carótica**.

Torcicolo Contração espasmódica dos músculos do pescoço (frequentemente aqueles inervados pelo NC XI)
Disfagia Dificuldade de deglutição
Linfadenopatia Doença dos linfonodos; usada como sinônimo para indicar linfonodos aumentados ou tumefatos
Abscesso Coleção de exsudato purulento (pus)

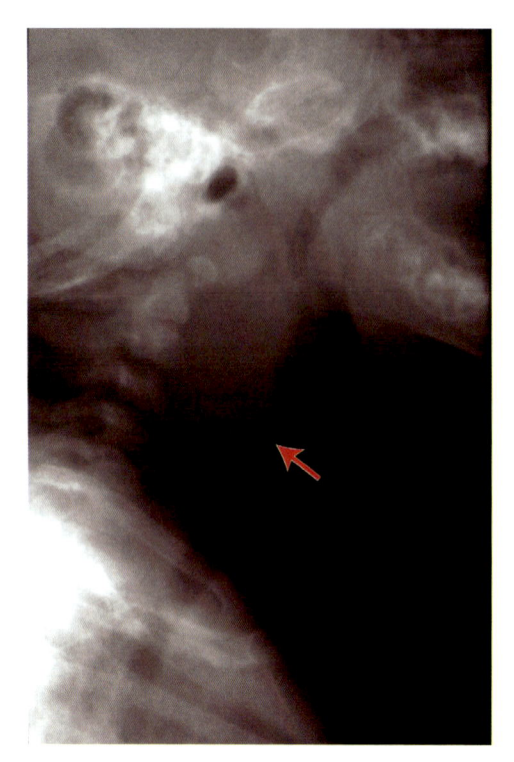

FIGURA 6.3.1 Radiografia lateral do pescoço mostrando a traqueia (seta vermelha) que foi deslocada anteriormente.
Fonte: Fig. 119-9 em *Tintinalli's Emergency Medicine: A Comprehensive Study Guide*, 7e.

TABELA 6.3.1 Estruturas relacionadas com a lâmina superficial da fáscia cervical

Tecido	Estrutura(s)
Nervos	Ramos cutâneos dos ramos anteriores C2-C4 (plexo cervical) • Nervo occipital menor (C2) • Nervo auricular magno (C2, C3) • Nervo cervical transverso (C2, C3) • Nervos supraclaviculares (C3, C4) Ramos cutâneos dos ramos posteriores C2-C8 • Nervo occipital maior (C2) • "Nervo cutâneo occipital" (C3-C8) Ramo cervical do nervo facial (NC VII)
Vasos sanguíneos	• Veia jugular externa • Veia jugular anterior
Linfáticos	Linfonodos cervicais superficiais
Músculo	Músculo platisma

Cada fáscia envolve grupos de estruturas e define cinco compartimentos cervicais (do pescoço) (**Tabela 6.3.2**).

As interfaces criadas pelas fáscias cervicais facilitam o movimento das estruturas adjacentes no pescoço. As fáscias cervicais, os compartimentos que criam e as estruturas associadas com cada compartimento são mostrados na **Figura 6.3.2**.

Espaço retrofaríngeo

O **espaço retrofaríngeo** é um espaço potencial limitado pela fáscia cervical, situando-se entre os compartimentos vertebral e visceral e contendo tecido conectivo frouxo (**Fig. 6.3.2**). As relações anatômicas desse espaço estão delineadas na **Tabela 6.3.3**.

A nomenclatura para esse espaço é variável:

- Em uma perspectiva geral, todo o espaço, do crânio ao mediastino, é chamado de *retrofaríngeo*.
- Outros subdividem esse espaço na "junção faringoesofágica":
  - Posterior à faringe: **espaço retrofaríngeo**
  - Posterior ao esôfago: **"espaço retrovisceral"**

Nota clínica

O espaço retrofaríngeo e as interfaces entre todas as lâminas da fáscia cervical são planos de clivagem naturais. Estes são úteis para dissecção cirúrgica, mas também servem como trajetos para a disseminação de infecção.

Fáscia bucofaríngea

A fáscia que reveste a face posterior da faringe e do esôfago (i.e., a parede anterior do espaço retrofaríngeo) é comumente chamada de **bucofaríngea**. Alguns autores observam que a fáscia se estende anteriormente nos músculos bucinadores. A **"fáscia alar"** é uma lâmina fina que cruza

TABELA 6.3.2 Fáscias cervicais e compartimentos

Fáscia	Compartimento	Localização
Fáscia de revestimento	**Compartimento muscular** • Músculo esternocleidomastóideo • Músculo trapézio	Imediatamente profundo à lâmina superficial da fáscia cervical
Lâmina pré-traqueal *Parte visceral* *Parte muscular*	**Compartimento visceral** • Glândula tireoide • Glândulas paratireoides • Traqueia • Esôfago • Músculos infra-hióideos	Envolve as estruturas anteriores às vértebras cervicais e músculos associados
Pré-vertebral	**Compartimento vertebral** • Vértebras cervicais • Músculos longos do pescoço e cabeça • Músculos escalenos • Músculo esplênio da cabeça • Músculo levantador da escápula • Músculos posteriores profundos do pescoço	Envolve as vértebras cervicais e músculos associados
Bainhas caróticas (2)	**Compartimentos vasculares (pareados)** • Artéria carótida comum • Artéria carótida interna • Veia jugular interna • Nervo vago (NC X) • Linfonodos cervicais profundos	Lateral ao compartimento visceral Linfonodos profundos se situam ao longo da veia jugular interna

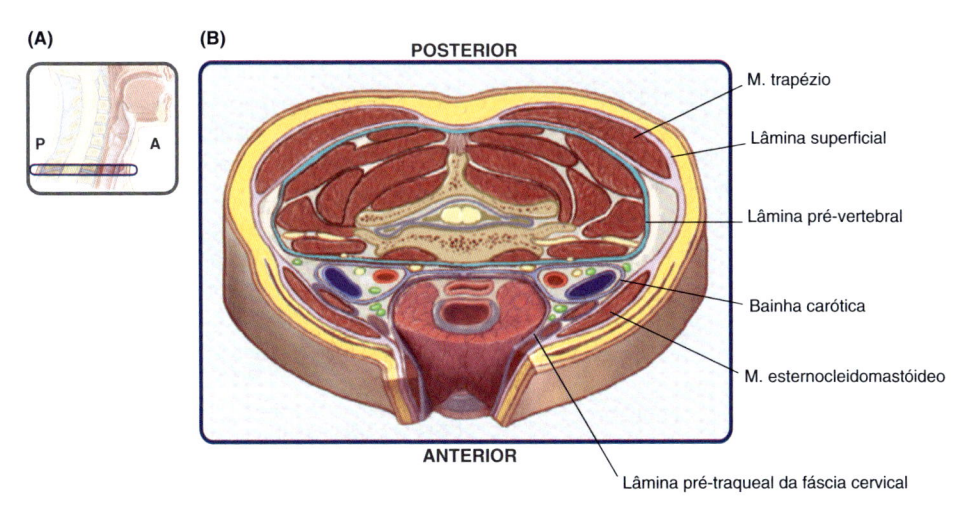

FIGURA 6.3.2 Fáscias cervicais e compartimentos do pescoço. (**A**) Corte mediossagital e (**B**) corte transverso.

TABELA 6.3.3 Relações anatômicas do espaço retrofaríngeo

Direção	Fáscia	Estrutura(s) relacionada(s)	Notas
Anterior	Parte visceral da lâmina pré-traqueal da fáscia cervical (bucofaríngea)	*Compartimento visceral* • Faringe • Esôfago	
Posterior	Lâmina pré-vertebral	*Compartimento vertebral* • Corpos vertebrais cervicais • Músculos longos do pescoço e cabeça • Tronco simpático	Tronco simpático engastado na lâmina pré-vertebral da fáscia cervical, anterior aos músculos longos do pescoço e cabeça
Lateral	Bainhas caróticas	*Compartimentos vasculares* • Artérias carótidas comum e interna (ACC/ACI) • Veia jugular interna (VJI) • Nervo vago (NC X) • Linfonodos cervicais profundos	
Superior		Base do crânio	
Inferior		• Mediastino superior	• No mediastino superior, a lâmina pré-traqueal da fáscia cervical se estende ao longo dos vasos maiores e se funde com o pericárdio fibroso.
		• Mediastino posterior	• No tórax, a lâmina pré-vertebral da fáscia cervical se funde com o ligamento longitudinal anterior.

o espaço retrofaríngeo da base do crânio até o nível da vertebra C7. Está fixada lateralmente às bainhas caróticas e ao longo da linha mediana à fáscia bucofaríngea.

Faringe

A faringe é um tubo fibromuscular que se estende da base do crânio (esfenoide e occipital) até o esôfago. Abre-se anteriormente nas cavidades nasal e oral, situando-se posterior à laringe. Possui três partes (de superior para inferior) (**Fig. 6.3.3**):

1. A **parte nasal da faringe** se situa posterior às cavidades nasais, com as quais se comunica via cóanos (aberturas nasais posteriores). Estende-se inferiormente até o nível do palato mole, onde é contínua com a parte oral da faringe. A **tonsila faríngea** (adenoides) se situa na tela submucosa da porção superior (teto) da parte nasal da faringe. A **tuba auditiva** (tuba faringotimpânica ou de Eustáquio) se abre na parede lateral da tuba auditiva.

2. A **parte oral da faringe** se situa posterior à cavidade oral e contém o terço posterior da língua. Estende-se inferiormente até o nível da margem superior da epiglote. Comunica-se com a cavidade oral por meio de uma abertura margeada lateralmente pelos arcos palatoglosso e palatofaríngeo. As **tonsilas palatinas** se situam no leito tonsilar entre esses arcos. As **tonsilas linguais** estão na tela submucosa do terço posterior da língua.

3. A **parte laríngea da faringe** se situa posterior à laringe. Estende-se da face superior da epiglote até a margem inferior da cartilagem cricoide, onde se torna contínua com o esôfago.

Parede muscular

A parede da faringe é formada por músculos circulares e longitudinais.

Circular
• Músculos constritores superior, médio e inferior da faringe

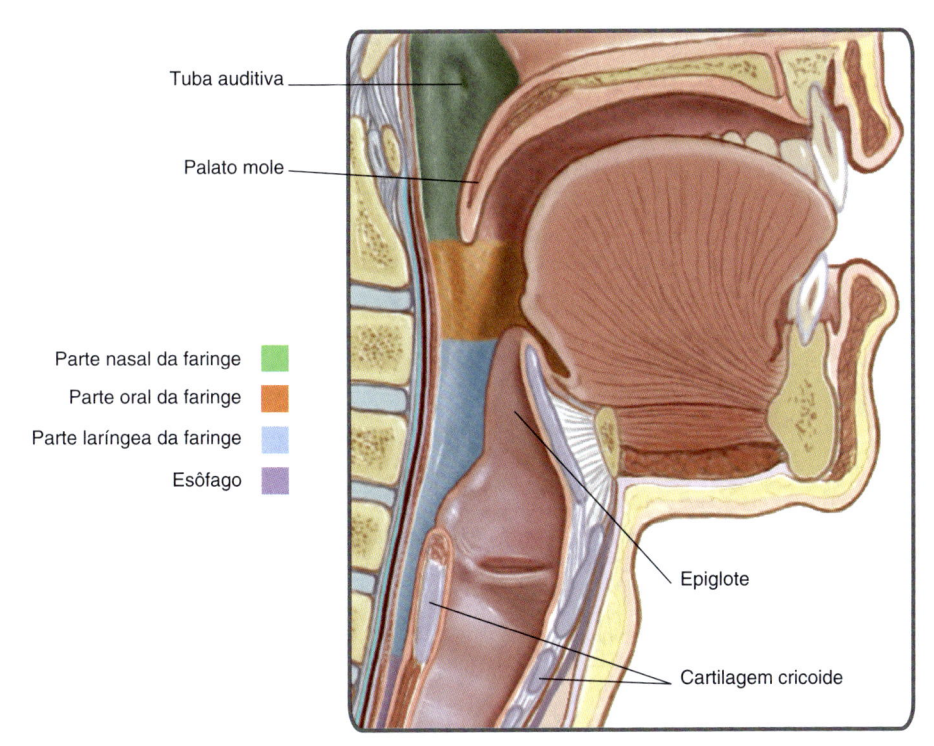

FIGURA 6.3.3 Corte mediossagital da faringe.

Longitudinal
- Palatofaríngeo
- Estilofaríngeo
- Salpingofaríngeo

Suprimento sanguíneo e linfáticos

A faringe é irrigada por ramos da **artéria carótida externa** e drena para a **veia jugular interna**. O suprimento sanguíneo e os vasos linfáticos estão delineados na **Tabela 6.3.4**.

Suprimento nervoso

A faringe recebe inervação somática e visceral via **plexo faríngeo**. Esse plexo localiza-se na face externa da parte posterior da faringe e recebe contribuições do nervo glossofaríngeo (NC IX), nervo vago (NC X) e nervos simpáticos.

Sensorial
- A **parte nasal da faringe** é inervada pelo **nervo maxilar (NC V2)**.
- A **parte oral da faringe** é inervada pelo **NC IX** via plexo faríngeo.
- A **parte laríngea da faringe** é inervada pelo **NC X** via plexo faríngeo.

Motor
- **Ramos faríngeos do NC X** inervam a maioria dos músculos da faringe.
- O **ramo externo do nervo laríngeo superior** inerva o músculo constritor inferior da faringe.
- O **NC IX** inerva o músculo **estilofaríngeo**.

Autônomo
- **Simpático (eferente visceral)**. Axônios provenientes dos corpos celulares pós-ganglionares, presentes nos gânglios cervicais médios e inferiores, acompanham a rede vascular até a faringe.
- **Parassimpático (eferente visceral)**. Fibras parassimpáticas pré-ganglionares provenientes do NC X fazem sinapse nos gânglios presentes no plexo faríngeo.
  Fibras pós-ganglionares inervam as glândulas mucosas da faringe.

TABELA 6.3.4 Suprimento sanguíneo e linfáticos da faringe, esôfago, laringe e árvore traqueobronquial

	Suprimento arterial	Drenagem venosa	Linfáticos
Faringe	**Artéria carótida externa** • Artéria faríngea ascendente • Artéria facial (a. palatina ascendente, ramo tonsilar) • Artéria maxilar (a. palatina maior, ramo faríngeo, a. do canal pterigóideo) • Artéria lingual (ramos dorsais da língua)	**Veia jugular interna** • Plexo venoso faríngeo	**Linfonodos** • Cervicais profundos • Retrofaríngeos • Paratraqueais **Anel linfático da faringe** (anel de Waldeyer) • Tonsilas palatina, faríngea e lingual formam um anel incompleto de tecido linfático submucoso nas paredes da parte nasal da faringe e na parte oral da faringe
Esôfago			
Parte cervical	**Artéria subclávia** • Artéria laríngea inferior (da artéria tireóidea inferior/tronco tireocervical)	**Veia braquiocefálica esquerda** • Plexo tireóideo inferior	**Linfonodos** • Paratraqueais • Cervicais profundos inferiores
Parte torácica	**Parte torácica da aorta** • Ramos bronquiais • Ramos esofágicos **Parte abdominal da aorta** • Artéria gástrica esquerda (do tronco celíaco)	**Veia ázigo** • Veia hemiázigo • Veia intercostal • Veias bronquiais	**Linfonodos** • Mediastinos posteriores
Parte abdominal	**Parte abdominal da aorta** • Ramos esofágicos (da artéria gástrica esquerda/tronco celíaco) • Artéria frênica inferior	**Veia porta do fígado** • Veia gástrica esquerda • Veias gástricas curtas	**Linfonodos** • Gástricos esquerdos (para linfonodos celíacos)
Laringe	**Artéria carótida externa** • Artéria laríngea superior (da artéria tireóidea superior) **Artéria subclávia** • Artéria laríngea inferior (da artéria tireóidea inferior/tronco tireocervical)	**Veia jugular interna** • Veia laríngea superior **Veia braquiocefálica esquerda** • Veias laríngeas inferiores	**Linfonodos** • Cervicais profundos
Via aérea/respiratória			
Traqueia	**Artéria subclávia** • Artéria tireóidea inferior **Parte torácica da aorta** • Ramos bronquiais (direitos e esquerdos)	**Veia braquiocefálica esquerda** • Plexo tireóideo inferior	**Linfonodos** • Pré-traqueais • Paratraqueais
Brônquios	Intercostal superoposterior ou bronquial superior esquerdo • Bronquial direito	**Vv. pulmonares ou átrio esquerdo** • Vv. bronquiais profundas **Direita:** ázigo **Esquerda:** hemiázigo e intercostal superior • Vv. bronquiais superficiais	**Linfonodos** • Broncopulmonares (hilares) • Pulmonares • Traqueobronquiais (a linfa drena para os troncos linfáticos broncomediastinais) • Alvéolos não possuem vasos linfáticos

Esôfago

O **esôfago** é um tubo muscular com aproximadamente 25 cm de comprimento, começando no nível da vértebra C6 como continuação da parte laríngea da faringe. No nível da vértebra T10, o esôfago passa através do hiato esofágico, no pilar direito do diafragma. O esôfago tem partes **cervical**, **torácica** e **abdominal**. A parte abdominal termina na cárdia do estômago. O esôfago é dividido em terços, com base no tipo de músculo:

- **Terço superior:** esquelético
- **Terço médio:** esquelético e liso
- **Terço inferior:** liso

Suprimento sanguíneo e linfáticos

O esôfago é irrigado por ramos da **artéria subclávia** e **aorta**. O sangue é drenado basicamente para a **veia braquiocefálica esquerda** e **sistema venoso ázigo**. As veias esofágicas abdominais são tributárias da **veia porta do fígado**. O suprimento sanguíneo e linfático do esôfago está delineado na **Tabela 6.3.4**.

Suprimento nervoso

O **terço superior do esôfago** é inervado pelos **nervos laríngeos recorrentes**. Os *dois terços inferiores do esôfago* são inervados pelo **plexo esofágico**. Esse plexo recebe contribuições de ambos os nervos vagos e de ambos os troncos simpáticos torácicos (níveis T6-T10 da medula espinal).

Sensorial
- Fibras **aferentes viscerais** acompanham os nervos simpáticos até os níveis T1-T4 da medula espinal. Fibras aferentes adicionais são transportadas pelo NC X e possuem corpos celulares no gânglio vagal inferior.

Motor (eferente somático)
- **Músculo esquelético** é inervado pelo nervo laríngeo recorrente.

Parassimpático (eferente visceral)
- **Músculo liso** é inervado pelo NC X, via ramos que fazem sinapse no plexo esofágico e passam pelo plexo.
- Fibras secretomotoras provenientes do NC X inervam as glândulas mucosas do esôfago.

Simpático (eferente visceral)
- **Partes cervical e torácica do esôfago:** Fibras simpáticas pré-ganglionares se originam a partir dos corpos celulares situados no corno lateral no nível das vertebras T1-T4/6 da medula espinal. As fibras pós-ganglionares são vasomotoras.
- **Parte abdominal do esôfago:** Fibras simpáticas pré-ganglionares se originam a partir dos cornos laterais T5-T9 da medula espinal. Esses axônios acompanham o **nervo esplâncnico torácico maior** até o **gânglio celíaco**. Fibras pós-ganglionares são vasomotoras.

Nota clínica

Pode ser difícil diferenciar entre dor esofágica e cardíaca, porque as fibras aferentes viscerais simpáticas provenientes de ambos os órgãos incluem as vértebras T1-T4 da medula espinal.

Laringe

A **laringe** é parte do sistema respiratório. Localiza-se entre a parte oral da faringe e a traqueia, anterior à parte laríngea da faringe. O esqueleto da laringe é formado por nove cartilagens (**Tabela 6.3.5**) e cada uma delas possui uma túnica mucosa espessa.

Cavidade da laringe

A **cavidade da laringe** começa no **ádito da laringe** (**Tabela 6.3.6** e **Fig. 6.3.4**). A cavidade se estende inferiormente até a margem inferior da cartilagem cricoide, que marca o início da traqueia.

A cavidade da laringe é subdividida em três regiões (**Tabela 6.3.6**).

Músculos

O movimento da laringe é controlado pelos músculos extrínsecos e intrínsecos:

- **Músculos extrínsecos** elevam (músculos supra-hióideos) e abaixam (infra-hióideos) a laringe. A elevação da laringe é essencial para o fechamento da epiglote durante a deglutição.
- **Músculos intrínsecos** incluem os músculos cricotireóideo, tireoaritenóideo, cricoa-

TABELA 6.3.5 Cartilagens laríngeas

Cartilagem	Descrição	Notas
Não pareadas		
Epiglótica	Foliada; posterior à raiz da língua, anterior ao ádito da laringe; fixada à cartilagem tireóidea	Forma a **epiglote** com suas túnicas mucosas; recobre o ádito da laringe durante a deglutição
Tireóidea	A maior cartilagem; duas lâminas fundidas na parte anterior da linha mediana; possui cornos superior e inferior; possui articulações cricotireóideas	Forma a proeminência laríngea ("pomo de Adão"); conectada ao hioide e à cartilagem cricoide pelas membranas tireo-hióidea e "cricotireóidea", respectivamente. A rotação (movimento em pivô) da cartilagem tireóidea na articulação cricotireóidea regula a tensão nos ligamentos vocais
Cricoide	Formato de anel de sinete; maior posteriormente; única cartilagem laríngea circular	Conectada à traqueia pelo ligamento cricotraqueal; articula-se com as cartilagens aritenóideas
Pareadas		
Aritenóidea	Piramidal, com dois processos: 1. Processo vocal – fixação do ligamento vocal 2. Processo muscular – fixação dos músculos cricoaritenóideos	Movimentos em pivô e de deslizamento na cartilagem cricoide ajustam os ligamentos vocais
Corniculada	No ápice das cartilagens aritenóideas	
Cuneiforme	Linfonodos na prega ariepiglótica	

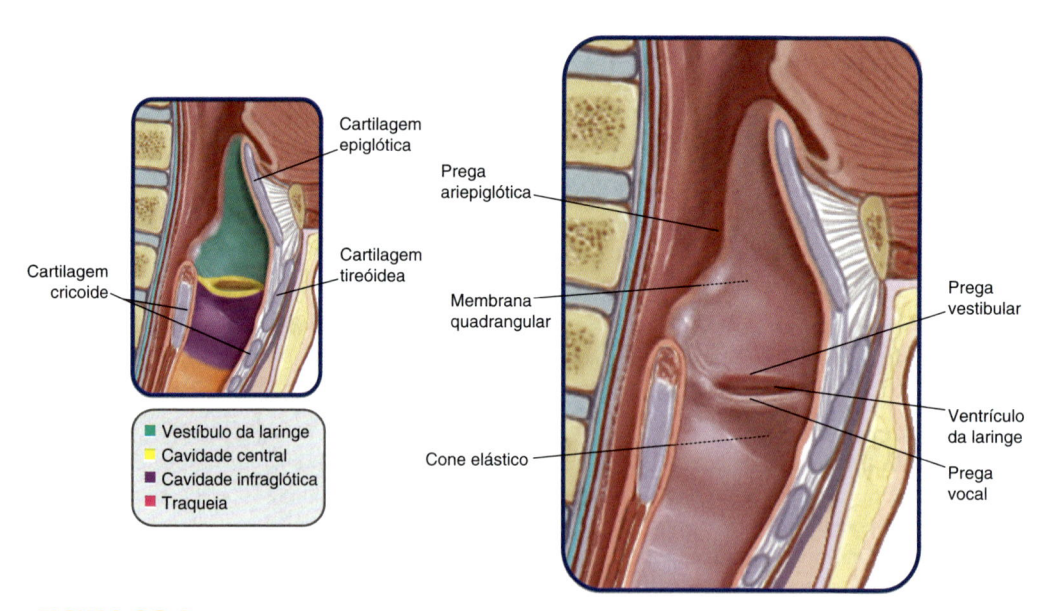

FIGURA 6.3.4 Corte mediossagital da laringe.

TABELA 6.3.6 Regiões da laringe

Região	Descrição
Vestíbulo da laringe Ádito da laringe Membrana quadrangular	Espaço do ádito da laringe (superiormente) até a prega vestibular (inferiormente) Abertura entre a parte laríngea da faringe e a laringe Membrana fibroelástica (recoberta por túnica mucosa) • **Anterior**: fixada na margem lateral da cartilagem epiglótica • **Posterior**: fixada na margem anterolateral da cartilagem aritenóidea • **Margem (livre) superior** forma a prega ariepiglótica • **Margem (livre) inferior** forma a prega vestibular
Cavidade central (da laringe) Prega vestibular Rima do vestíbulo Ventrículo da laringe Prega vocal Rima da glote	Espaço entre as pregas vestibular e vocal Margem (livre) inferior da membrana quadrangular Espaço entre as *pregas vestibulares* Divertículo lateral entre as pregas vestibular e vocal Margem (livre) superior do cone elástico; contém o músculo vocal Espaço entre as *pregas vocais*
Cavidade infraglótica Membrana cricotireóidea lateral (Cone elástico)	Espaço das pregas vocais até a margem inferior da cartilagem cricoide Membrana fibroelástica (recoberta pela túnica mucosa); conecta a margem superior da cartilagem cricoide com a cartilagem tireóidea • **Margem (livre) superior** forma o ligamento vocal

ritenóideos posterior e lateral e vocal. Esses músculos movem as cartilagens da laringe para ajustar comprimento, tensão e posição dos ligamentos vocais.

Suprimento sanguíneo e linfáticos

O suprimento arterial para a laringe é derivado das **artérias carótida externa e subclávia**. A drenagem venosa é para as **veias jugular interna** e **braquiocefálica esquerda**. A drenagem linfática da laringe é realizada por meio dos **linfonodos cervicais profundos**. O suprimento sanguíneo e os vasos linfáticos da laringe estão delineados na **Tabela 6.3.4**.

Suprimento nervoso

A laringe é inervada pelos **nervos laríngeos superior e "inferior"**, que são ramos do **NC X**.

Sensorial
- O **ramo interno do nervo laríngeo superior** atravessa a membrana tireo-hióidea (com os vasos sanguíneos laríngeos superiores) e fornece sensação geral para a túnica mucosa acima das pregas vocais. Além disso, transporta o ramo aferente do reflexo da tosse.
- O "**nervo laríngeo inferior**", um ramo do **nervo laríngeo recorrente**, fornece sensação geral inferior às pregas vocais.
- A distribuição dos nervos laríngeos superior e "inferior" se sobrepõe na região das pregas vocais.

Motor
- O "**nervo laríngeo inferior**" inerva todos os músculos intrínsecos da laringe, exceto o cricotireóideo.
- O **ramo esterno do nervo laríngeo superior** inerva o músculo cricotireóideo.

Autônomo
- **Simpático** (**eferente visceral**). Axônios provenientes dos corpos celulares pós-ganglionares situados nos gânglios cervicais superior e médio fornecem inervação motora para a rede vascular da laringe.
- **Parassimpático** (**eferente visceral**). Fibras parassimpáticas pré-ganglionares situadas nos nervos laríngeos superior e "inferior" fazem sinapse nos gânglios situados no plexo faríngeo. Fibras parassimpáticas pós-ganglionares inervam as glândulas mucosas da laringe.

Árvore bronquial

A **traqueia** começa na margem inferior da cartilagem cricoide e termina no mediastino, onde se bifurca em **brônquios principais direito e esquerdo**. Esse tubo oco tem um diâmetro de aproximadamente 2,5 cm no adulto. Sua patência é mantida por uma série de "anéis" cartilagíneos ao longo de toda a sua extensão. Esses anéis são incompletos posteriormente e o espaço em cada cartilagem é ocupado pelo músculo **traqueal**.

Suprimento sanguíneo e linfáticos

O suprimento arterial para a traqueia e brônquios é derivado das **artérias subclávias** e da **parte torácica da aorta**. Muitas veias recebem sangue proveniente da árvore bronquial (**Tabela 6.3.4**).

Linfonodos pré- e paratraqueais drenam a linfa da traqueia. Um plexo linfático pulmonar profundo transporta a linfa da árvore bronquial para os troncos linfáticos broncomediastinais (**Tabela 6.3.4**).

Suprimento nervoso à traqueia

O **plexo pulmonar**, extensão do plexo cardíaco, inerva a traqueia, os brônquios e os pulmões. O plexo pulmonar possui componentes simpáticos e parassimpáticos:

- "Nervos cardíacos" ("esplâncnicos cardiopulmonares") transportam **fibras simpáticas pós-ganglionares** provenientes dos gânglios cervicais e dos quatro gânglios paravertebrais torácicos superiores para o plexo cardíaco. A estimulação desses **eferentes viscerais** aumenta a frequência respiratória e leva à broncodilatação e à diminuição da secreção glandular. Essas fibras também conduzem impulsos aferentes viscerais (reflexivos e nociceptivos).
- **Fibras parassimpáticas pré-ganglionares** (ramos cardíacos) se originam do NC X. A estimulação parassimpática diminui a frequência respiratória e leva à broncoconstrição e aumento da secreção glandular.

Nocicepção Modalidade nervosa relacionada à dor

RACIOCÍNIO CLÍNICO

Esse paciente pediátrico apresenta **infecção e inflamação do trato respiratório**.

Bronquite aguda

Bronquite é uma inflamação das túnicas mucosas da árvore bronquial, que frequentemente acompanha uma infecção do trato respiratório. A resposta inflamatória é acompanhada por estreitamento das passagens respiratórias, provocado por aumento na produção de muco e desobstrução deficiente pelos cílios respiratórios.

Sinais e sintomas

- Manifesta-se inicialmente como resfriado comum
- Tosse pode progredir a partir de não produtiva para produtiva
- Dispneia
- Dor retroesternal em casos graves incluindo a traqueia
- Sintomas constitucionais: mal-estar, calafrios, febre baixa, dor de garganta, lombalgia e dor muscular

Fatores predisponentes

- Idade: mais comum < 2 anos e 9-15 anos
- Associado mais comumente com infecções respiratórias virais
- Pode ocorrer em crianças com sinusite crônica, alergias e tonsilas aumentadas

Notas clínicas

- Crianças mais novas têm dificuldade de expectorar o muco e tendem a engolir o muco. Por isso, têm ânsia de vômito ou vomitam o muco.
- Bronquite pediátrica aguda é geralmente autolimitada, 10-14 dias após o início dos sintomas.

Epiglotite

Epiglotite (supraglotite) é uma inflamação da epiglote e da região supraglótica. A epiglotite

---

Dispneia Dificuldade de respirar; falta de ar
Mal-estar Sensação de fraqueza corporal geral ou desconforto, frequentemente marcando o início de uma enfermidade

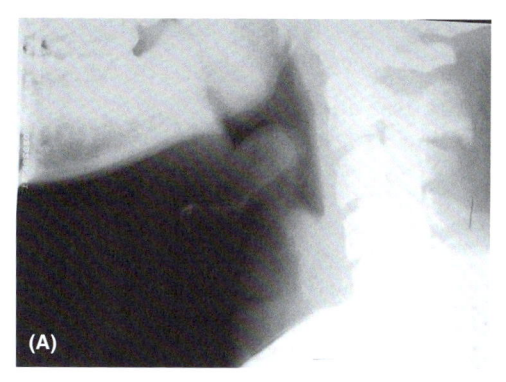

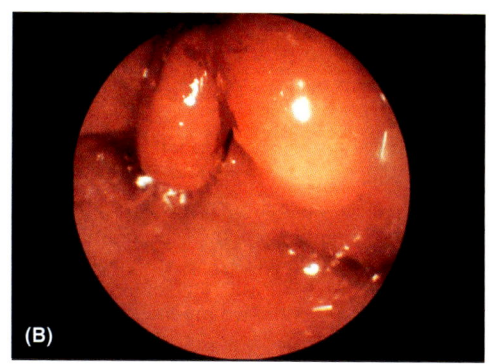

FIGURA 6.3.5 Imagem clínica da epiglote em um paciente pediátrico com epiglotite.
(**A**) Radiografia lateral mostrando o sinal "impressão do polegar" (seta).
Fonte: Fig. 50-4 em *Current Diagnosis and Treatment Emergency Medicine,* 7e.
(**B**) Laringoscopia da epiglote em "cereja vermelha" edematosa.
Fonte: Fig. 119-3 em *Tintinalli's Emergency Medicine.*

pode levar à parada respiratória se a via respiratória se torna obstruída.

Sinais e sintomas
- Sintomas constitucionais: febre alta de início repentino, dor de garganta grave e toxicidade sistêmica
- Epiglote edematosa em "cereja vermelha"
- Sinal de "impressão do polegar" (refere-se ao formato da epiglote em uma radiografia lateral do pescoço)
- Taquicardia
- Salivação/sialorreia
- "Posição olfatória/de inalação"
- Sinais e sintomas de obstrução respiratória (p. ex., dispneia e estridor inspiratório)
- Disfagia
- Odinofagia
- Cianose

Taquicardia Frequência cardíaca elevada: > 100 bpm (frequência cardíaca normal no adulto: 55-100 bpm)

Estridor Respiração ruidosa, geralmente sinal de via respiratória obstruída (especialmente comprometendo a traqueia ou a laringe)

Odinofagia Dor à deglutição

Cianose Coloração azulada da pele e das túnicas mucosas decorrente da oxigenação deficiente do sangue

Notas clínicas
- Diagnóstico de epiglotite pode ser confirmado por radiografias laterais (**"sinal em impressão do polegar"**) ou laringoscopia direta por fibra óptica. (epiglotite edematosa em "cereja vermelha") (**Fig. 6.3.5**).
- A **"posição olfatória/de inalação"** em crianças com epiglotite e via respiratória comprometida é uma posição corporal adotada para tornar a respiração mais fácil. Nessa posição, a criança está sentada, com o corpo inclinado ligeiramente para frente e o pescoço hiperestendido. A boca pode ser mantida aberta e a língua pode se protrair.
- Salivação é comum em virtude da dificuldade e/ou dor associada com a deglutição.

Fatores predisponentes
- Infecção bacteriana em crianças, mais comumente *Streptococcus*

Nota clínica
Anteriormente, *Haemophilus influenzae* tipo b (Hib) era o principal agente infeccioso. A imunização com a vacina Hib reduziu significativamente o impacto dessa bactéria.

Abscesso retrofaríngeo
Um abscesso retrofaríngeo resulta de uma infecção do espaço retrofaríngeo. Um inóculo entra nesse espaço de diversas maneiras:

1. Pode entrar no espaço diretamente a partir de uma lesão penetrante (p. ex., normalmente, por meio da parede da parte oral da faringe).
2. Pode disseminar-se pelas paredes dos tecidos adjacentes.
3. Pode originar-se dos linfonodos retrofaríngeos que se degeneram e supuram, o que leva à formação de abscesso.

A fáscia é, em geral, firmemente aderente às superfícies dos tecidos que limitam o espaço retrofaríngeo (p. ex., parede posterior da faringe e face anterior do compartimento vertebral cervical). Microrganismos infecciosos acompanhados por inflamação e supuração se disseminam nesse espaço potencial. Além disso, os linfonodos retrofaríngeos se degeneram e supuram, levando à formação de abscesso.

Nota clínica

> Linfonodos retrofaríngeos laterais (linfonodos de Rouviere) são a drenagem linfática primária da parte nasal da faringe. Como tal, esses linfonodos podem supurar e levar à formação de abscesso retrofaríngeo.

Em virtude do potencial de comprometimento da via respiratória, um abscesso retrofaríngeo se torna fatal.

Sinais e sintomas
- Sintomas constitucionais: febre, calafrios, dor de garganta, mal-estar, diminuição do apetite e irritabilidade.
- Linfadenopatia cervical
- Massa palpável no pescoço
- Disfagia
- Odinofagia
- Trismo
- Torcicolo
- Parede da parte oral da faringe pode se protrair
- Deslocamento da via respiratória pode ser vista com estudos diagnósticos por imagem
- Angústia respiratória (se a via respiratória está comprometida)

Fatores predisponentes
- Idade: 6 meses – 6 anos (média: 3-5 anos)
  - < 2 anos: infecção na parte superior do trato respiratório
  - > 2 anos: lesão penetrante na parte oral da faringe
- Infecções predisponentes: faringite; adenite, tonsilite e/ou adenoidite; otite; sinusite; infecções nasal, salivar e dental.

Notas clínicas

> - Pneumonia acompanhada por asfixia pode resultar na ruptura da parede da faringe e na aspiração de pus
> - Infecção proveniente do espaço retrofaríngeo pode estender-se para:
>   - Mediastino (inferiormente)
>   - Bainha carótida (lateralmente)
>   - Coluna vertebral (posteriormente)

DIAGNÓSTICO

A apresentação do paciente, a história médica, o exame físico, os testes laboratoriais e os estudos diagnósticos por imagem confirmam o diagnóstico de **abscesso retrofaríngeo**.

Abscesso retrofaríngeo

Abscessos retrofaríngeos são provocados mais comumente por lesão penetrante na garganta ou secundários a infecções que comprometem o pescoço e as vias respiratórias. A expansão do abscesso retrofaríngeo ou sua invasão dos compartimentos cervicais adjacentes pode levar a sinais e sintomas secundários à infecção:

- Disfagia e odinofagia
- Massa palpável no pescoço ou linfadenopatia cervical
- Trismo ou torcicolo
- Imagem clínica pode mostrar um espaço retrofaríngeo expandido

---

Supurar Formar pus
Trismo Rigidez mandibular
Tonsilite Inflamação das tonsilas palatinas

Adenite Inflamação de um linfonodo ou linfonodos
Adenoidite Inflamação das tonsilas faríngeas (adenoides)

Epiglotite

Sinais e sintomas de epiglotite estão relacionados com inflamação do ádito da laringe.

- Febre é normalmente o primeiro sintoma.
- O paciente geralmente apresenta a tríade de sinais e sintomas: sialorreia, disfagia e angústia.
- Estridor, angústia respiratória e voz abafada podem se desenvolver. A maioria das crianças parece intoxicada e ansiosa e pode assumir a posição olfatória/de inalação para manter a via respiratória.
- Diagnóstico pode ser confirmado com radiografias laterais ("sinal de impressão do polegar") ou por laringoscopia direta por fibra óptica (epiglote edematosa em "cereja vermelha"). Em uma radiografia lateral do pescoço, o sinal de "impressão do polegar" refere-se à forma da epiglote com epiglotite.

Pacientes com epiglotite ou abscesso retrofaríngeo apresentam sintomas constitucionais semelhantes e disfagia relacionada à infecção e inflamação. Na epiglotite, a via respiratória pode estar comprometida em decorrência de inflamação e edema dos tecidos no ádito da laringe. Pacientes podem assumir a posição olfatória/de inalação para compensar e manter a via respiratória. Com abscessos retrofaríngeos, o comprometimento da via respiratória pode ocorrer quando o abscesso se expande e comprime ou desloca a faringe, laringe ou traqueia.

Bronquite aguda

Bronquite aguda inclui inflamação da traqueia e árvore bronquial. A condição pediátrica é normalmente associada com infecção viral autolimitada do trato respiratório (normalmente, resfriado comum).

- Bronquite é comumente diagnosticada com base na história e no exame físico.

Na bronquite, o espaço retrofaríngeo e a epiglote não estão comprometidos. Disfagia e odinofagia não se desenvolveriam.

CASO 6.4 | Síndrome do roubo subclávio

Apresentação do paciente
Um paciente afro-americano de 45 anos de idade consulta o médico de família, queixando-se de dor no braço esquerdo ao desempenhar seu trabalho na construção civil.

Achados clínicos relevantes
História
O paciente, um instalador de *drywall* (gesso acartonado), relata que a extremidade superior esquerda torna-se dolorosa quando trabalha com o braço acima da cabeça. O paciente relata episódios frequentes de tontura, pré-síncope e visão embaçada. Esses sintomas não estão presentes em repouso.

O paciente fumou desde a adolescência e, atualmente, fuma > 25 cigarros/dia. Não há história prévia de doença coronária ou vascular.

Exame físico
Sinais vitais importantes
- Pressão arterial (normal no adulto: 120/80)
  - Braço esquerdo: 50/70 mm de Hg
  - Braço direito: 115/80 mm de Hg
- Pulso (frequência em repouso no adulto: 60-100 bpm)
  - Pulsos radial e braquial esquerdo fracos
  - Pulsos carotídeo e femoral normais

Resultados do exame físico:
- Extremidade superior esquerda estava pálida e fria.

Testes laboratoriais

Teste	Valor	Valor de referência
Colesterol total	220	< 200 mg/dL
Lipoproteína de alta densidade (HDL)	30	Ótimo: >60 mg/dL
Lipoproteína de baixa densidade (LDL)	140	Ótimo: <100 mg/dL
Triglicerídeos	205	<150 mg/dL
Relação do colesterol (colesterol total:HDL)	7,3:1	≤ 4:1

Estudos diagnósticos por imagem
- Angiorressonância nuclear (MRA) 3-D com realce por contraste mostrou oclusão da artéria subclávia esquerda.

Problemas clínicos a considerar
- Dissecção espontânea da artéria carótida
- Síndrome do roubo subclávio

OBJETIVOS DE APRENDIZAGEM
1. Descrever a artéria subclávia.
2. Descrever a artéria vertebral.
3. Descrever a artéria carótida.
4. Descrever o círculo arterial do cérebro (círculo de Willis).
5. Explicar a base anatômica para os sinais e sintomas associados com esse caso.

ANATOMIA PERTINENTE
Artéria subclávia
A **artéria subclávia** se origina como um ramo direto do **arco da aorta**. A artéria **subclávia direita** é um ramo do tronco braquiocefálico. Essas artérias entram na raiz do pescoço e arqueiam-se sobre a face superior da primeira costela [I] (**Fig. 6.4.1**). Na margem lateral da

---

Pré-síncope Sensação de desmaio ou obnubilação (síncope é, na realidade, perda de consciência)

Oclusão Bloqueio (p. ex., de vaso sanguíneo e canal)

primeira costela [I], a artéria subclávia continua como a artéria axilar.

Para fins descritivos, a artéria subclávia é dividida em três regiões (**Tabela 6.4.1**).

Artéria vertebral

A artéria vertebral é um ramo da primeira parte da artéria subclávia, que se origina oposta à artéria torácica interna (**Fig. 6.4.1**). Cada artéria vertebral ajuda a irrigar a medula espinal, o tronco encefálico, o cerebelo e a parte posterior do hemisfério cerebral.

Para propósitos descritivos, cada artéria vertebral é dividida em quatro partes (**Tabela 6.4.2**). Próximo da margem medula-ponte, as artérias vertebrais se unem para formar a **artéria basilar**. A artéria basilar termina como **artérias cerebrais posteriores**.

Artéria carótida

A **artéria carótida comum** sobe na bainha carótica e se bifurca no nível da vértebra C3, para formar as **artérias carótidas externa** e **interna** (**Fig. 6.4.1**).

TABELA 6.4.1 A artéria subclávia e seus ramos

Parte	Localização	Ramos
Parte 1	Medial ao músculo escaleno anterior	■ A. vertebral ■ A. torácica interna ■ Tronco tireocervical
Parte 2	Posterior ao músculo escaleno anterior	■ Tronco costocervical
Parte 3	Lateral ao músculo escaleno anterior	■ A. dorsal da escápula

- A **artéria carótida externa** (**ACE**) possui oito ramos que irrigam estruturas no pescoço e cabeça (**Tabela 6.4.3**).
- A **artéria carótida interna** (**ACI**) não possui ramos no pescoço. Passa pelo **canal carótico**, na parte petrosa do temporal, para entrar na cavidade do crânio. Termina como **artérias cerebrais anterior e média**. A artéria carótida interna é dividida em quatro partes (**Tabela 6.4.4**).

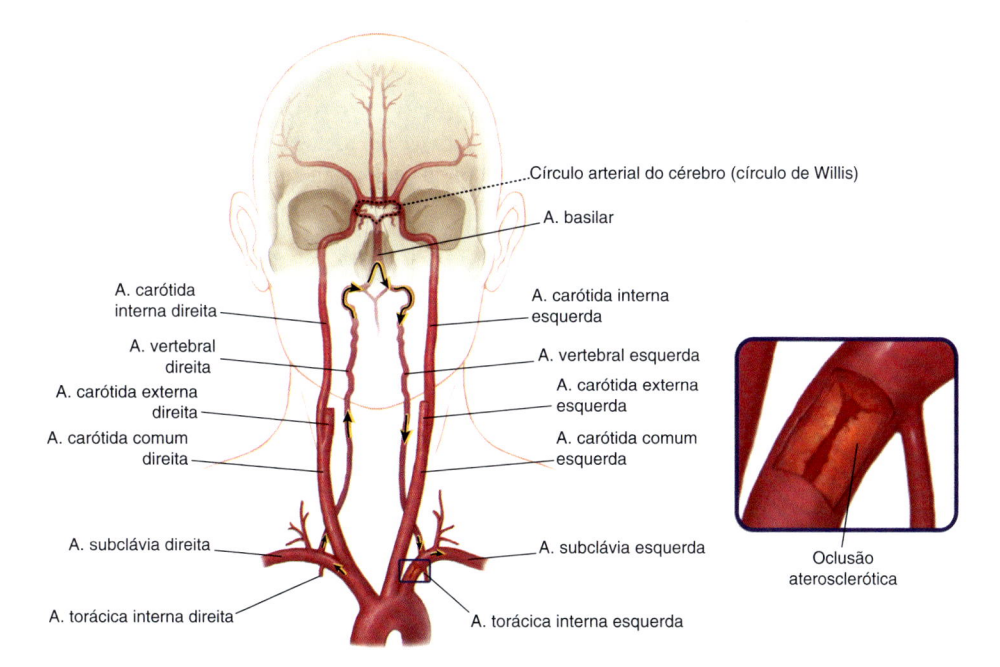

FIGURA 6.4.1 Visão anterior da rede vascular arterial do pescoço. Uma oclusão aterosclerótica da artéria subclávia esquerda (inserção) é mostrada entre as origens das artérias carótida comum e vertebral. As direções resultantes do fluxo de sangue alterado são indicadas pelas setas.

TABELA 6.4.2 A artéria vertebral

Parte	Nome alternativo	Descrição
Parte pré-vertebral	"Cervical"	Segmento proximal proveniente da origem até o forame transversário de C6 (geralmente, a artéria não atravessa o forame transversário de C7, embora a veia e os nervos simpáticos atravessem)
Parte transversária	"Vertebral"	Segmento que sobre no pescoço por meio dos forames transversários de C6-C1
Parte atlântica	"Suboccipital"	Segmento entre o forame transversário de C1 e o forame magno. Passa pela membrana atlantoccipital posterior para entrar na fossa posterior do crânio
Parte intracraniana		Segmento distal que sobe ao longo da face anterior da medula oblonga/bulbo

Círculo arterial do cérebro

O **círculo arterial do cérebro** (**círculo de Willis**), anel vascular na face anterior do encéfalo, representa as anastomoses entre os sistemas arteriais carótico interno e vertebrobasilar (**Fig. 6.4.2**). O *círculo arterial do cérebro* irriga a maior parte do prosencéfalo.

- A **parte anterior do círculo** é formada pelas partes cerebrais das artérias carótidas internas direita e esquerda e seus ramos **cerebrais anterior e médio**. A **artéria comunicante anterior** conecta as artérias cerebrais direita e esquerda e, assim, completa a parte anterior do círculo.
- A **parte posterior do círculo** recebe sangue proveniente das **artérias cerebrais posteriores** que são ramos da artéria basilar.

As **artérias comunicantes posteriores** completam a parte posterior do círculo, conectando essas artérias com as artérias carótidas internas.

RACIOCÍNIO CLÍNICO

O paciente apresenta **sintomas neurológicos e dor no membro superior dependente de atividade**.

Dissecção espontânea da artéria carótida

A **dissecção arterial** refere-se a uma laceração oblíqua entre as lâminas da parede do vaso, per-

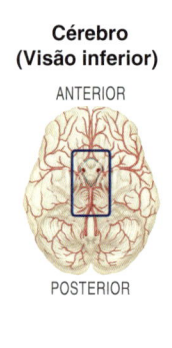

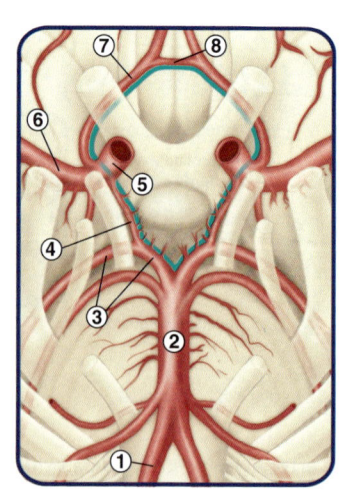

Cérebro (Visão inferior)
ANTERIOR
POSTERIOR

Anel vascular

Artérias do círculo arterial do cérebro
1. A. vertebral
2. A. basilar
3. A. cerebral posterior
4. A. comunicante posterior
5. A. carótida interna
6. A. cerebral média
7. A. cerebral anterior
8. A. comunicante anterior

FIGURA 6.4.2 Círculo arterial do cérebro (círculo de Willis).

TABELA 6.4.3 Ramos da artéria carótida externa

Ramo	Estruturas/área suprida	Comentários
A. tireóidea superior	• Glândula tireoide • Músculos infra-hióideos • Músculo esternocleidomastóideo • Laringe (via artéria laríngea superior)	Profunda aos músculos infra-hióideos
A. faríngea ascendente	• Faringe • Músculos pré-vertebrais • Orelha média • Meninges do crânio	Apenas ramo medial da ACE
A. lingual	• Língua • Soalho da cavidade oral	Situa-se no músculo constritor médio da faringe Passa profunda ao ventre posterior do m. digástrico, m. estilo-hióideo e m. hioglosso
A. facial	• Face • Palato mole • Tonsila palatina	Pode ter uma origem comum com a a. lingual Possui trajeto semelhante ao da a. lingual, mas passa posterior à glândula submandibular e, em seguida, curva-se em torno da margem inferior da mandíbula (anterior ao músculo masseter) para entrar na face Termina como a artéria angular
A. occipital	• Parte posterior do escalpo • Músculo esternocleidomastóideo	
A. auricular posterior	• Glândula parótida • Nervo facial (NC VII) • Temporal • Orelha • Escalpo	
A. maxilar	• Tecidos em torno da maxila	Ramo terminal da ACE; origem dos ramos para as fossas temporal infratemporal e pterigopalatina; meninges, dentes, cavidade nasal, cavidade oral, faringe, face, escalpo
A. temporal superficial	• Regiões parótida e temporal • Escalpo	Ramo terminal da ACE

mitindo que o sangue passe entre as lâminas e, consequentemente, resultando em hematoma intramural ou aneurisma. A dissecção da artéria carótida interna ocorre mais frequentemente na sua parte cervical.

Sinais e sintomas

- Cefaleia
- Dor no pescoço e/ou na face
- Amaurose fugaz: perda da visão unilateral temporária/transitória (de segundos a minutos) repentina; pode ser episódica
- Outros transtornos do campo visual (p. ex., escotoma cintilante, aura visual semelhante à enxaqueca com arcos de luz trêmula).
- Síndrome parcial de Horner (ptose com miose); geralmente dolorosa com dissecção da artéria carótida interna

---

Intramural No interior de um órgão ou vaso
Aneurisma Dilatação circunscrita de uma artéria em comunicação direta com o lúmen
Amaurose fugaz Cegueira transitória (do grego *amauros* = escuro; e do latim *fugax* = passageiro/transitório)

Escotoma Perda ou ausência da visão de uma área do campo visual
Aura Sintoma que precede ataques epiléticos parciais ou enxaqueca
Ptose Queda da pálpebra
Miose Constrição pupilar excessiva (oposto de midríase)

TABELA 6.4.4 A artéria carótida interna

Parte	Descrição
Cervical	Segmento proximal entre a bifurcação da carótida e o canal carótico
Petrosa	Atravessa o canal carótico e a parte superior do forame lacerado (i.e., superior à sua cartilagem cheia, abertura inferior)
Cavernosa	Atravessa o seio venoso cavernoso da dura-máter
Cerebral ("intracraniana")	Segmento digital entre o seio cavernoso e o círculo arterial do cérebro (círculo de Willis). Termina como as **artérias cerebrais anterior e média**. ■ A **artéria oftálmica**, um de seus ramos, se une ao nervo óptico (NC II) e atravessa o canal óptico.

- Tumefação no pescoço
- Tinido pulsátil
- Hipoageusia

Fatores predisponentes
- Idade: mais frequente no grupo etário de 40 a 50 anos; aproximadamente 25% sofrem acidente vascular encefálico.

Nota clínica

A dissecção de carótida também pode resultar de traumatismo. Um cenário comum inclui um acidente de carro, no qual a extensão do pescoço é combinada com flexão lateral para o lado oposto. Além disso, pode incluir também o posicionamento incorreto do cinto de segurança no ombro, que aperta o pescoço transversalmente. Os movimentos forçados do pescoço provocam o estiramento da artéria sobre os processos transversos do pescoço, enquanto o cinto de segurança pode lesionar a artéria diretamente.

Síndrome do roubo subclávio

A síndrome do roubo subclávio *pode* ocorrer com estenose da artéria subclávia proximal à origem da artéria vertebral. Com a oclusão, a síndrome *ocorre* e o fluxo sanguíneo para o membro superior (axilar) e encéfalo (vertebral) no lado ipsilateral é comprometido (ver **Fig. 6.4.1**). Isso tem duas consequências:

1. Em decorrência das diferenças de pressão nas duas artérias vertebrais, o sangue que chega à artéria basilar, proveniente da artéria vertebral (não afetada) contralateral, pode entrar na artéria vertebral (afetada) ipsilateral. O sangue flui de forma retrógrada (para trás) para chegar à artéria subclávia e espalha-se no membro superior no lado da oclusão (**Fig. 6.4.1**).
2. Ao mesmo tempo, o fluxo proveniente da artéria vertebral contralateral, de forma retrógrada na artéria vertebral, "rouba" o sangue da artéria basilar e, assim, da rede vascular vertebrobasilar. Isso induz à isquemia encefálica e leva a sintomas neurológicos.

Sinais e sintomas

Sinais e sintomas associados com essa síndrome resultam da oclusão da artéria subclávia e podem ser exacerbados durante atividade envolvendo a extremidade superior afetada.

Extremidade superior ipsilateral decorrente da redução do fluxo sanguíneo
- Diminuição dos pulsos e pressão arterial
- Palidez e pele fria
- Dor e/ou hemiparesia

Sintomas neurológicos decorrentes de isquemia
- Vertigem
- Síncope ou pré-síncope
- Disartria
- Disfunção ou perda visual (p. ex., diplopia)

Tinido Sensação de ruído de campainha ou outros ruídos nas orelhas (nos ouvidos)
Hipoageusia Diminuição ou ausência da sensação gustatória (paladar)
Estenose Estreitamento de canal (p. ex., vaso sanguíneo e canal vertebral)

Palidez Pele pálida
Hemiparesia Fraqueza unilateral
Síncope Perda da consciência (desmaio)
Disartria Distúrbio da fala
Diplopia Visão dupla

Fatores predisponentes
- Aterosclerose

Fatores de risco não modificáveis para aterosclerose
- Idade: >40 anos
- Sexo: mais comum em homens (diferença não aparente após a menopausa)
- História familiar

Fatores de risco modificáveis para aterosclerose
- Tabagismo
- Hipercolesterolemia
- Diabetes melito
- Hipertensão
- Hiper-homocisteinemia

Nota clínica

A maioria dos pacientes com oclusão arterial significativa da parte proximal da artéria subclávia é assintomática. O termo "síndrome do roubo subclávio" é aplicado a pacientes que tiveram isquemia cerebral, com sintomas neurológicos ocorrendo durante ou imediatamente após exercício ou atividade incluindo a extremidade superior ipsilateral.

DIAGNÓSTICO

A história do paciente, o exame físico, os testes laboratoriais e os estudos diagnósticos por imagem confirmam o diagnóstico de **síndrome do roubo subclávio.**

Síndrome do roubo subclávio

A artéria subclávia irriga o pescoço, a cabeça (incluindo o encéfalo), as paredes anteriores do tórax e abdome, e o membro superior. Lesões ateroscleróticas são uma causa comum de estenose ou oclusão vascular. A síndrome do roubo subclávio inclui o bloqueio da artéria subclávia proximal à origem da artéria vertebral. Como resultado, o sangue é "roubado" da artéria vertebral contralateral e direcionado para a artéria vertebral ipsilateral. Isso pode resultar em sintomas neurológicos.

- O exame físico pode revelar pressão arterial significativamente baixa no membro afetado. Sem a oclusão da artéria subclávia, as pressões arteriais nas extremidades superiores em um indivíduo saudável devem ser semelhantes.
- A estenose ou oclusão da parte proximal da artéria vertebral (i.e., não incluindo a artéria subclávia) pode produzir *sintomas neurológicos* semelhantes, mas não haveria diferença nas pressões arteriais no membro superior.
- Sintomas, quando presentes, são comumente exacerbados por atividades ou exercícios que incluem a extremidade superior afetada, especialmente aquelas nas quais o braço é elevado (erguido) acima da cabeça.

Dissecção espontânea da artéria carótida

A artéria carótida interna irriga o encéfalo e estruturas na órbita, incluindo o olho.

- O sintoma presente mais comum de dissecção espontânea da artéria carótida interna é cefaleia lateral.
- Amaurose fugaz indica comprometimento da artéria oftálmica.
- Síndrome parcial de Horner pode estar presente, indicando lesão ao tronco simpático cervical ou comprometimento dos plexos perivasculares simpáticos.
- O exame físico pode revelar hemiparesia. No entanto, seria uma atividade independente e não estaria restrita à extremidade superior (como ocorreria na síndrome do roubo subclávio).
- Diagnóstico é confirmado por imagens de tomografia computadorizada ou angiorressonância nuclear ou ultrassonografia Doppler.

Nota clínica

Alguns médicos e hospitais podem usar angiografia por cateterismo para diagnóstico de dissecção de artéria carótida.

Hipercolesterolemia Nível elevado de colesterol sérico (nível de colesterol total > 200 mg/dL)
Hipotensão Diminuição anormal na pressão arterial
Hiper-homocisteinemia Homocistina sérica elevada

QUESTÕES DE REVISÃO

As questões de 1 a 3 referem-se ao seguinte caso clínico.

Um homem de 44 anos de idade foi encaminhado à clínica de cirurgia ambulatorial com diagnóstico de massa nodular no lobo esquerdo da tireoide. Após biópsia por agulha, câncer de tireoide foi diagnosticado e o paciente submeteu-se a uma tireoidectomia total.

1. Qual nervo estimula a secreção do hormônio tireoidiano?
    A. Fibras motoras na alça cervical
    B. Fibras parassimpáticas seguindo no nervo laríngeo recorrente
    C. Fibras parassimpáticas seguindo no nervo laríngeo superior
    D. Fibras simpáticas provenientes do gânglio cervical médio
    E. Nenhuma das alternativas acima

2. Além das veias jugulares internas, qual veia comumente também recebe sangue da glândula?
    A. Braquiocefálica esquerda
    B. Subclávia esquerda
    C. Braquiocefálica direita
    D. Subclávia direita
    E. Nenhuma das alternativas acima

3. Após a cirurgia, o paciente relatou rouquidão persistente. Exame laringoscópico revela paralisia da prega vocal direita. Qual nervo foi mais provavelmente danificado durante a cirurgia?
    A. Laríngeo externo
    B. Laríngeo interno
    C. Laríngeo recorrente
    D. Laríngeo superior
    E. Nenhuma das alternativas acima

4. Um residente de medicina, no primeiro ano, insere um cateter venoso subclávio usando abordagem infraclavicular. Depois, o paciente tem dificuldade de respirar. Qual estrutura nervosa pode ter sido lesionada?
    A. Nervo laríngeo externo
    B. Nervo frênico
    C. Nervo laríngeo recorrente
    D. Tronco simpático
    E. Nervo vago (NC X)

5. Cateter venoso jugular interno é normalmente introduzido por meio da(o):
    A. Fossa supraclavicular maior
    B. Fossa supraclavicular menor
    C. Trígono cervical lateral
    D. Trígono omoclavicular
    E. Nenhuma das alternativas acima

6. Um paciente de 14 anos é atendido na clínica pediátrica, queixando-se de dor de garganta. O exame físico revela aumento e inflamação do tecido linfoide localizado entre os arcos palatoglosso e palatofaríngeo. Qual tecido está inflamado?
    A. Linfonodos cervicais profundos
    B. Tonsila lingual
    C. Tonsila palatina
    D. Tonsila faríngea

As questões 7-8 referem-se ao seguinte caso clínico.

Uma mulher com 49 anos de idade submete-se à fusão das vértebras C4 e C5. O cirurgião usa uma abordagem lateral por meio de uma porção "segura" da região cervical lateral/trígono cervical lateral.

7. Uma vez atravessada a pele e a fáscia superficial, quais lâminas fasciais o cirurgião cortou para chegar à coluna vertebral?
    A. Apenas a de revestimento
    B. De revestimento e bucofaríngea
    C. De revestimento e parte muscular da lâmina pré-traqueal
    D. De revestimento e pré-vertebral
    E. Parte visceral da lâmina pré-traqueal e pré-vertebral

8. Qual estrutura o cirurgião usaria como ponto de referência para identificar a porção "segura" dessa região cervical?
    A. Nervo acessório (NC XI)
    B. Veia jugular externa
    C. Ventre inferior do m. omo-hióideo
    D. Ponto nervoso do pescoço
    E. Nenhuma das alternativas acima

Capítulo **7**

Cabeça

CASO 7.1 | Fratura do crânio

Apresentação do paciente
Um homem de 18 anos de idade foi levado ao serviço de emergência após ser encontrado inconsciente na pista de esqui. Os amigos disseram ao socorrista de pista que enquanto esquiavam em uma difícil pista íngreme, ele perdeu o controle e colidiu com uma árvore.

Achados clínicos relevantes
História
No caminho para o hospital, o paciente recuperou a consciência. Quando chegou ao serviço de emergência, parecia confuso e queixou-se de cefaleia. Respondeu adequadamente às perguntas (p. ex., se sabia hora, data e lugar) e confirmou que perdeu o controle enquanto esquiava e foi de encontro a uma árvore.

Exame físico
Sinais vitais importantes
- Pressão arterial: 120/80 mm de Hg (normal no adulto: 120/80)
- Pulso: 75 bpm (frequência no adulto em repouso: 60-100 bpm)
- Frequência respiratória: 17 ciclos/min (no adulto normal: 14-18 ciclos/min; ligeiramente mais elevado em mulheres)

Resultados importantes do exame físico:
- Abrasões faciais
- Tumefação acima da orelha direita

Resultados importantes do exame neurológico:
- As pupilas estavam iguais, redondas e reativas à luz
- Movimentos extraoculares normais
- Dormência no lado direito da face

Estudos diagnósticos por imagem
- A radiografia na admissão ao serviço de emergência confirmou uma pequena fratura na lateral do crânio.
- Uma tomografia computadorizada (TC) revelou massa (lentiforme) biconvexa hiperdensa entre o encéfalo e o crânio.

O paciente foi mantido em observação no serviço de emergência. Diversas horas mais tarde, o paciente perdeu a consciência e a pupila direita estava dilatada. O paciente tornou-se bradicárdico, hipertenso, com redução na frequência respiratória.

Problemas clínicos a considerar
- Hematoma epidural
- Hematoma subdural

OBJETIVOS DE APRENDIZAGEM
1. Descrever a anatomia da parte lateral do crânio.
2. Descrever a anatomia das meninges cranianas e dos espaços associados.
3. Descrever a anatomia das pregas da dura-máter e dos seios venosos.
4. Explicar a base anatômica para sinais e sintomas associados com esse caso.

Bradicardia Diminuição da frequência cardíaca: < 55 bpm (frequência cardíaca normal no adulto: 55-100 bpm)

Hipertensão Aumento anormal na pressão venosa e/ou arterial

Hematoma Extravasamento localizado de sangue, geralmente coagulado

ANATOMIA PERTINENTE
Parte lateral do crânio

O crânio forma o esqueleto da cabeça (**Tabela 7.1.1**), sendo dividido em duas partes:

1. O **neurocrânio** é composto por oito ossos "planos" que circundam e protegem o encéfalo.
2. O **viscerocrânio**, ou esqueleto da face, é composto por 15 ossos irregulares que formam a boca, o nariz, as cavidades nasais e grande parte das órbitas.

A mandíbula é o único osso móvel do crânio. Todos os outros ossos articulam entre si em articulações imóveis, conhecidas como **suturas**.

A **face lateral do crânio** é formada por partes do neurocrânio e esplancnocrânio (**Fig. 7.1.1**). O **osso parietal** e a **parte escamosa do osso temporal** formam a maior parte da face lateral do crânio e são unidos na **sutura escamosa**.

TABELA 7.1.1 Ossos associados com o neurocrânio e o viscerocrânio

Parte do crânio	Ossos contribuintes
Neurocrânio	• Frontal (1) • Etmoide (1) • Esfenoide (1) • Occipital (1) • Temporal (2) • Parietal (2)
Viscerocrânio	• Etmoide (1) • Vômer (1) • Mandíbula (1) • Maxila (2) • Zigomático (2) • Concha nasal inferior (2) • Osso nasal (2) • Lacrimal (2) • Palatino (2)

O parietal também se articula com o frontal na **sutura coronal** e com o occipital na **sutura lambdóidea**.

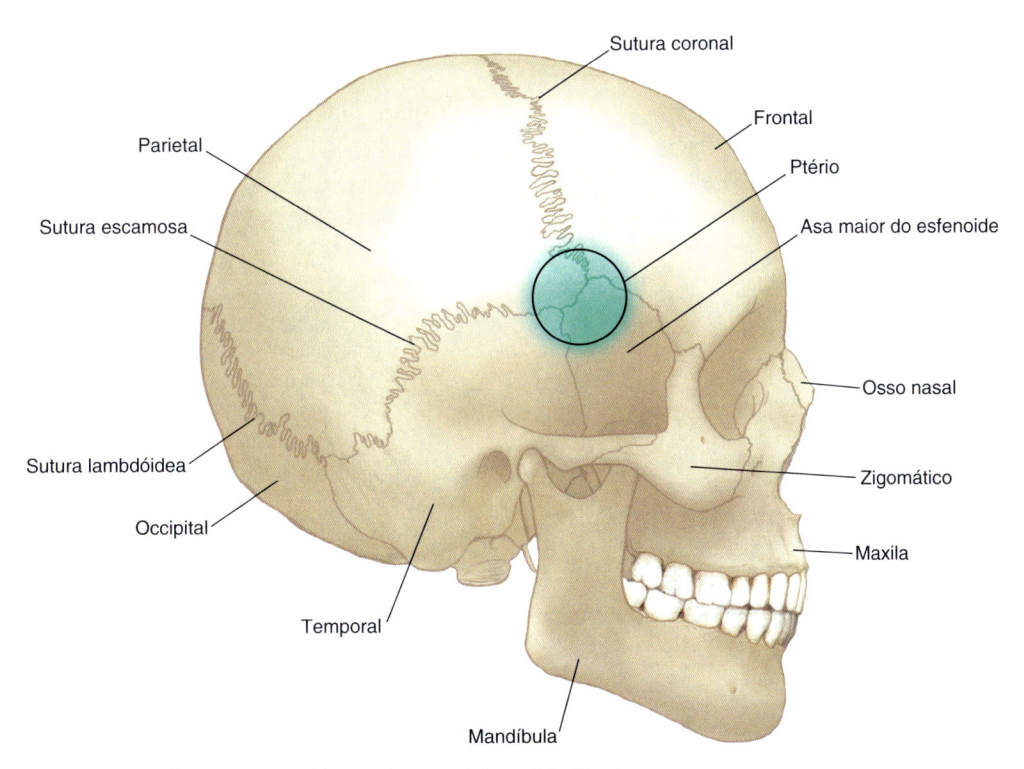

FIGURA 7.1.1 Visão lateral do crânio. O ptério está indicado.

A face lateral da **asa maior do osso esfenoide** está localizada imediatamente anterior ao temporal. O **ptério**, ponto de importância clínica, é uma pequena região na parte lateral do crânio, onde o frontal, parietal, temporal e esfenoide (asa maior) se articulam. As suturas que participam nessas articulações descrevem um padrão em forma de "H".

Nota clínica

O **ptério** é uma das partes mais fracas do crânio, uma vez que o osso é muito fino. É clinicamente importante, porque o ramo frontal (anterior) da **artéria meníngea média** se situa imediatamente profundo a esse ponto, na face interna do crânio. Traumatismo nesse local pode romper esse vaso e provocar hematoma epidural (hemorragia extradural).

Meninges cranianas e espaços associados

O encéfalo é protegido por três lâminas de tecido conectivo, coletivamente conhecidas como **meninges**, localizadas imediatamente no interior do neurocrânio (**Fig. 7.1.2**). As meninges são, de fora para dentro:

1. A **dura-máter** (do latim, *mãe dura*), a mais externa, é composta por uma lâmina espessa de tecido conectivo denso. A dura-máter é composta por duas lâminas: a externa, a **lâmina periosteal**, é aderente à face interna do crânio, e a interna, a **lâmina meníngea**, está em contato com a aracnoide-máter.
2. A **aracnoide-máter** (do grego *arachne*, aranha) é uma membrana avascular transparente fina que reveste a face interna da dura-máter. Numerosos filamentos finos, conhecidos como **trabéculas aracnóideas** estendem-se dessa membrana até a pia-máter. Essa rede filamentosa dá a essa lâmina a aparência de uma teia de aranha.
3. A **pia-máter** (do latim, *mãe delicada*) é composta por uma membrana fina que é diretamente aderente à superfície do encéfalo.

Três espaços são formados entre as lâminas meníngeas (de fora para dentro):

1. **Espaço epidural** é um espaço potencial entre os ossos do neurocrânio e a lâmina periosteal da dura-máter.
2. **Espaço subdural** é um espaço potencial entre a lâmina meníngea da dura-máter e a aracnoide-máter.
3. **Espaço subaracnóideo** está localizado entre a aracnoide-máter e a pia-máter. Esse espaço é atravessado pelas trabéculas arac-

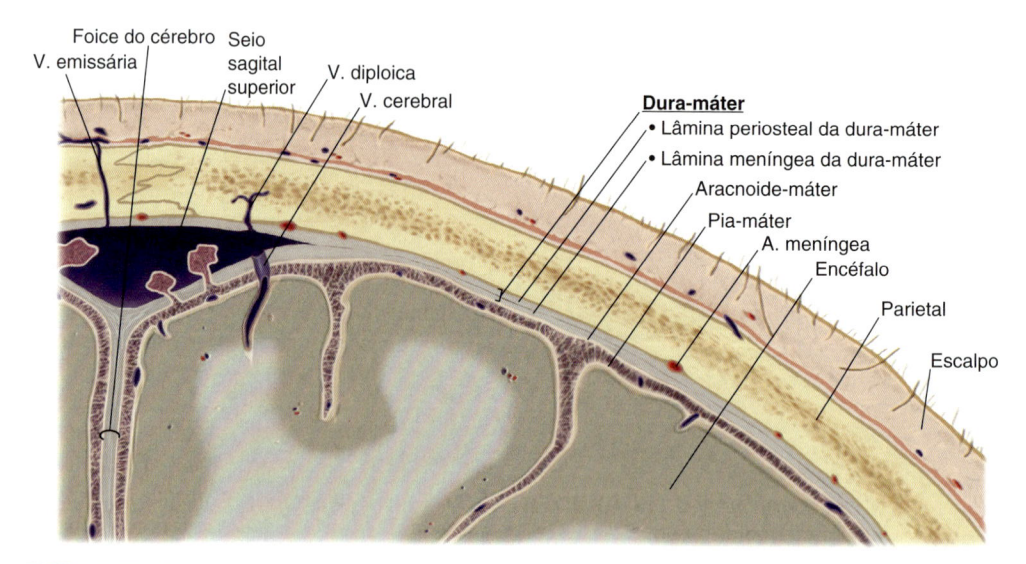

FIGURA 7.1.2 Corte coronal no crânio mostrando o encéfalo, as meninges do crânio e os espaços associados.

nóideas e é preenchido com líquido cerebrospinal (LCE). Também contém vasos sanguíneos que irrigam o encéfalo.

Suprimento sanguíneo

A dura-máter é a única camada das meninges que possui um suprimento sanguíneo. Em contrapartida, a aracnoide-máter e a pia-máter são mantidas pelo líquido cerebrospinal.

A **artéria meníngea média** é o suprimento sanguíneo básico para a dura-máter. A artéria ramifica-se a partir da artéria maxilar, na fossa infratemporal, passa entre as raízes do nervo auriculotemporal e entra na cavidade do crânio por meio do **forame espinhoso** (**Fig. 7.1.3**). Na cavidade do crânio, a artéria se situa entre a lâmina periosteal da dura-máter e a face interna do neurocrânio. A artéria meníngea média possui dois ramos principais, frontal (anterior) e parietal (posterior), que se distribuem pela face lateral da dura-máter. Os ramos anastomosam-se com os ramos provenientes do lado contralateral (oposto) e com outras artérias meníngeas.

O **ramo acessório da artéria meníngea média**, se presente, também é um ramo auxiliar da artéria maxilar. O ramo entra na cavidade do crânio por meio do **forame oval**. Outras pequenas artérias meníngeas originam-se das artérias etmoidais anterior e posterior, carótida interna, faríngea ascendente e occipital.

As **veias meníngeas** que drenam a dura-máter reúnem-se na lâmina periosteal, abrindo-se diretamente no seio sagital superior e em outros seios venosos da dura-máter. Um pequeno componente da veia meníngea média pode atravessar o forame espinhoso e drenar para o plexo venoso pterigóideo, na face profunda.

Suprimento nervoso

A dura-máter recebe inervação sensorial basicamente de três ramos do **nervo trigêmeo** (**NC V**). Outros pequenos ramos meníngeos originam-se dos nervos facial (NC VII), glossofaríngeo

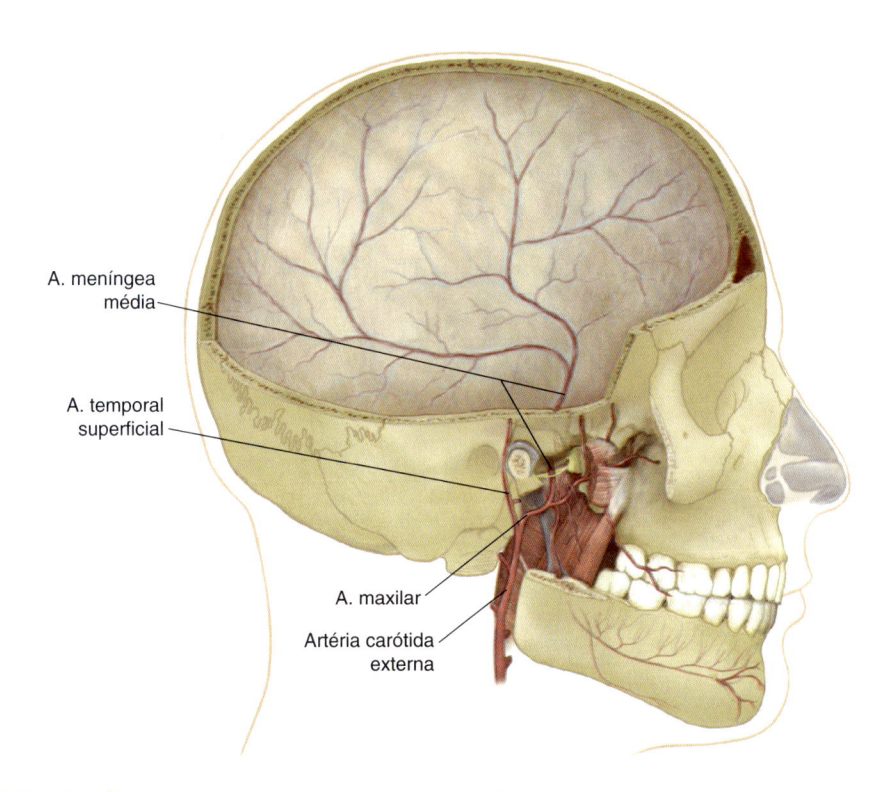

FIGURA 7.1.3 Visão lateral da artéria meníngea média.

(NC IX) e vago (NC X). Os três nervos espinais superiores (C1-C3) também contribuem para a inervação da dura-máter.

Pregas da dura-máter

As lâminas periosteal e meníngea da parte encefálica da dura-máter são fundidas, exceto em quatro áreas nas quais a lâmina meníngea se reflete na cavidade do crânio para formar divisões entre as regiões do encéfalo. Essas lâminas suportam, estabilizam e separam partes do encéfalo (**Tabela 7.1.2**).

Seios venosos da dura-máter

Os **seios venosos da dura-máter** (também chamados de seios da dura-máter, seios cerebrais ou seios cranianos) são espaços revestidos com endotélio entre as lâminas periosteal e meníngea da parte encefálica da dura-máter (**Tabela 7.1.3**). Os espaços são criados quando a lâmina meníngea se separa da lâmina periosteal para formar uma prega da dura-máter. Os seios da dura-máter diferem da maioria das veias (a maioria das veias superiores ao coração não possui válvulas), visto que não possuem as camadas características de uma veia.

Os seios da dura-máter recebem sangue proveniente das veias cerebrais (**Fig. 7.1.2**), veias do cerebelo e das veias que drenam o tronco encefálico. Também recebem sangue das veias diploicas (**Fig. 7.1.2**), que drenam o núcleo esponjoso (i.e., díploe) dos ossos do neurocrânio e das veias emissárias que drenam o escalpo e outras estruturas da cabeça. Os seios da dura-máter também recebem líquido cerebrospinal proveniente do espaço subaracnóideo. O sangue (e líquido cerebrospinal) nos seios da dura-máter entra na **veia jugular interna**.

Nota clínica

Os seios da dura-máter são lesionados por traumatismo (p. ex., fratura do crânio). A lesão de um seio pode provocar **trombose do seio venoso cerebral (TSVC)**, um coágulo no interior de um seio da dura-máter. Embora rara, uma trombose do seio venoso cerebral pode levar a complicações graves com déficits neurológicos associados.

RACIOCÍNIO CLÍNICO

Esse paciente apresenta **fratura lateral do crânio**.

TABELA 7.1.2 Pregas da dura-máter

Prega da dura-máter	Descrição
Foice do cérebro	Maior prega da dura-máter Prega vertical falciforme (semilunar) no plano mesossagital Projeta-se na fissura longitudinal (entre os hemisférios cerebrais direito e esquerdo) Fixação anterior: crista etmoidal do etmoide Fixação posterior: protuberância occipital interna
Foice do cerebelo	Prega vertical falciforme (semilunar) pequena Divide os hemisférios cerebelares direito e esquerdo Inferior ao tentório do cerebelo Fixação posterior: crista occipital interna
Tentório do cerebelo "tenda" sobre o cerebelo	Prega horizontal Separa os hemisférios cerebrais (occipitais) do cerebelo Margem anterior cria a incisura do tentório – abertura para o tronco encefálico Fixação anterior: parte petrosa do temporal Fixação posterior: occipital
Diafragma da sela	Prega horizontal circular pequena Forma o teto (parte superior) sobre a sela turca (fossa hipofisial) e recobre a hipófise Possui uma pequena abertura para o pedúnculo/pedículo hipofisial/hipofisário

TABELA 7.1.3 Seios venosos da dura-máter

Seio da dura-máter	Localização	Descrição
Seios não pareados		
Sagital superior	Fixado à margem superior da foice do cérebro	Termina posteriormente na confluência dos seios (normalmente se esvazia no seio transverso direito)
Sagital inferior	Margem inferior livre da foice do cérebro	Termina posteriormente na margem anterior do tentório do cerebelo, onde se une ao seio reto Aumenta de tamanho posteriormente
Reto	Junção da foice do cérebro com o tentório do cerebelo	Termina posteriormente na confluência dos seios (normalmente se esvazia no seio transverso esquerdo)
Occipital	Fixado na margem da foice do cerebelo	Termina na confluência dos seios
Confluência dos seios	Protuberância occipital interna	Junção dos seios sagital superior, reto, occipital e transverso
Seios pareados		
Transverso	Margem posterior do tentório do cerebelo	Começa na confluência dos seios Estende-se anterolateralmente Drena para o seio sigmoide
Sigmoide	Sulco ao longo do parietal, temporal e occipital	Começa no seio transverso Estende-se inferomedialmente Termina no bulbo jugular, que é contínuo com a veia jugular interna
Cavernoso	Adjacente ao corpo do esfenoide e fossa hipofisial	Recebe sangue venoso da órbita e face profunda Comunica-se com o seio contralateral via seios intercavernosos Drena para os seios petrosos superior e inferior
Petroso superior	Margem anterior do tentório do cerebelo (ao longo da parte petrosa do temporal)	Conecta os seios cavernoso e transverso
Petroso inferior	Sulco entre o temporal e occipital	Conecta o seio cavernoso com a veia jugular interna

Hematoma epidural

Hematoma epidural (hemorragia extradural) é um acúmulo de sangue no **espaço epidural** – normalmente um espaço potencial entre a lâmina periosteal da parte encefálica da dura-máter e os ossos do neurocrânio (**Fig. 7.1.4A**). Um hematoma epidural (hemorragia extradural) pode ocorrer com fratura do crânio, quando os fragmentos de ossos laceram diretamente os vasos. Esse tipo de hematoma também pode ocorrer quando o traumatismo craniano (mesmo sem fratura do crânio) provoca a separação da lâmina periosteal da dura-máter do osso e, indiretamente, dilacera (lacera) os vasos meníngeos.

A **região temporoparietal** e a **artéria meníngea média** são mais comumente comprometidas. Podem ser comprometidos a artéria etmoidal anterior nas lesões frontais, os seios transverso ou sigmoide em lesões occipitais e o seio sagital superior no traumatismo do vértice.

Sinais e sintomas
- Confusão
- Tontura/vertigem
- Sonolência ou níveis alterados de alerta/vigilância
- Pupila não reativa dilatada
- Cefaleia intensa
- Náusea e/ou vômito

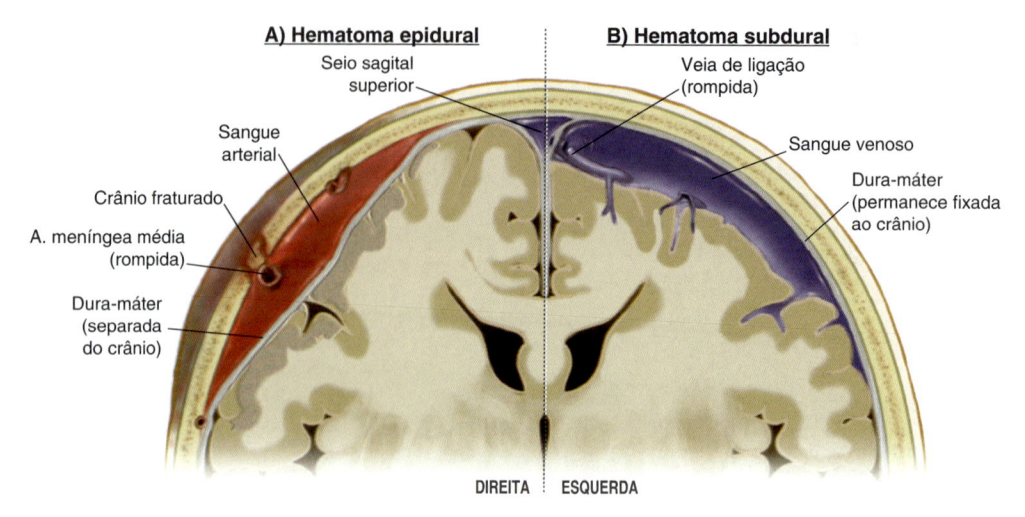

FIGURA 7.1.4 Corte coronal no crânio mostrando hematomas epidural (**A**) e subdural (**B**).

- Fraqueza muscular (normalmente contralateral ao lado lesionado)

Fatores predisponentes
- Traumatismo craniocerebral
- Sexo: masculino (4:1)

Notas clínicas

- Dois terços dos hematomas epidurais (hemorragias extradurais) incluem fraturas unilaterais na região temporoparietal.
- A maioria dos hematomas epidurais (hemorragias extradurais) no adulto é arterial. Em crianças, aproximadamente metade se origina a partir de lesão venosa.
- A mortalidade é maior com hematoma epidural (hemorragia extradural) do que com hematoma subdural (hemorragia subdural).

Cintilografias/exames da cabeça com TC sem contraste podem ser usados para fazer uma imagem de hematoma epidural (hemorragia extradural). Hematoma epidural agudo normalmente aparece como massa (as margens externa e interna são convexas) biconvexa hipodensa entre o encéfalo e o crânio (**Fig. 7.1.5**).

Hematoma subdural

Um **hematoma subdural** (hemorragia subdural) é um acúmulo de sangue no **espaço subdural** (**Fig. 7.1.4B**). O espaço subdural é um espaço potencial entre a lâmina meníngea da parte encefálica da dura-máter e a aracnoide-máter (membrana). Hematomas subdurais (hemorragias subdurais) ocorrem mais comumente subjacentes ao traumatismo craniocerebral de alta velocidade, incluindo impacto direto do crânio ou aceleração e/ou desaceleração forçada da cabeça. Isso resulta em dano vascular:

- Uma veia de ligação, que drena o sangue proveniente do córtex cerebral para o seio venoso da dura-máter, pode ser rompida.
   Essas veias podem ser cortadas quando o encéfalo se move em relação à dura-máter e aos seios venosos da dura-máter, que são fixos.
- Um vaso cortical, veia ou artéria, é danificado por lesão ou laceração direta quando a superfície do encéfalo se choca com as meninges sobrejacentes e o crânio. A formação de um hematoma pode resultar de uma lesão relativamente menor e pode desenvolver-se lentamente.
- As causas menos comuns incluem terapia com anticoagulante, aneurisma intracraniano roto e tumores intracranianos.

Aneurisma Dilatação circunscrita de uma artéria em comunicação direta com o lúmen

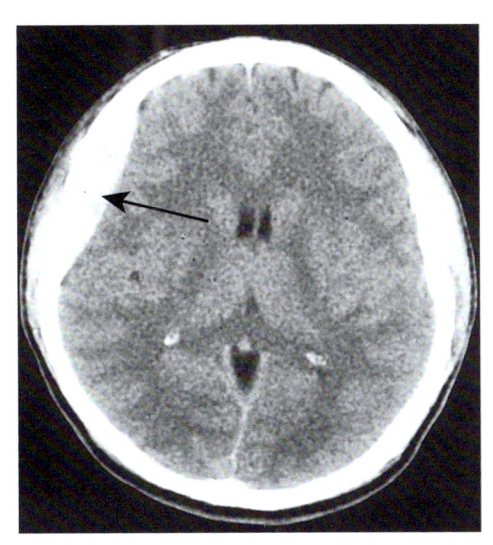

FIGURA 7.1.5 Imagem de TC sem contraste mostrando hematoma epidural direito (seta).
Fonte: Fig. 378-4 em *Harrison's Online*.

Notas clínicas

- O hematoma subdural é o tipo mais comum de hematoma intracraniano após um traumatismo cranioencefálico.
- Em adultos mais velhos, a diminuição no volume do encéfalo distende as veias de ligação cerebrais e os seios venosos da dura-máter se tornam mais fixos no crânio. Consequentemente, essas pequenas veias podem romper-se mesmo sem traumatismo. Isso produz um hematoma subdural (hemorragia subdural) crônico que se expande lentamente, com sinais e sintomas retardados.
- Hematomas subdurais (hemorragias subdurais) podem ser caracterizados por tamanho e localização e classificados com base na quantidade de tempo decorrido desde o evento precipitante (caso exista):
  - **Hematoma subdural agudo** ocorre no período de 72 horas após a lesão.
  - **Hematoma subdural subagudo** ocorre 3 a 7 dias após a lesão.
  - **Hematoma subdural crônico** ocorre semanas a meses após o traumatismo.

Sinais

Sinais clínicos provavelmente sejam inespecíficos, não localizados ou ausentes e podem ser estáveis ou rapidamente progressivos.

- Cefaleia
- Confusão
- Diminuição do nível de consciência; 50% dos pacientes apresentam-se comatosos

Fatores predisponentes
- Sexo: masculino (3:1)
- Idade: > 60 anos
- Traumatismo cranioencefálico
- Alcoolismo
- Hipertensão
- Medicamento anticoagulante (p. ex., aspirina e warfarina)
- Transtornos de coagulação (p. ex., hemofilia)
- Diabetes
- Pós-cirurgia (p. ex., craniotomia e derivação de líquido cerebrospinal)

Nota clínica

Os exames da cabeça por TC fornecem os indícios mais conclusivos para hematoma subdural (hemorragia subdural). Esses exames frequentemente mostram uma coleção (margem externa convexa, margem interna côncava) semilunar hiperdensa de sangue, que raramente cruza a foice do cérebro ou o tentório do cerebelo (Fig. 7.1.6).

DIAGNÓSTICO

A apresentação do paciente, a história, o exame físico e os estudos diagnósticos por imagem confirmam um diagnóstico de **fratura lateral do crânio com hematoma epidural** (hemorragia extradural).

Hematoma epidural

Um hematoma epidural (hemorragia extradural) ocorre quando há dano intracraniano às artérias meníngeas como resultado de traumatismo cranioencefálico. Mais comumente, o traumatismo localiza-se na região temporoparietal (ptério) e inclui a artéria meníngea média. O sangue proveniente dos vasos lacerados se reúne no espaço potencial entre a lâmina periosteal da parte encefálica da dura-máter e o crânio.

Comatoso Inconsciência profunda

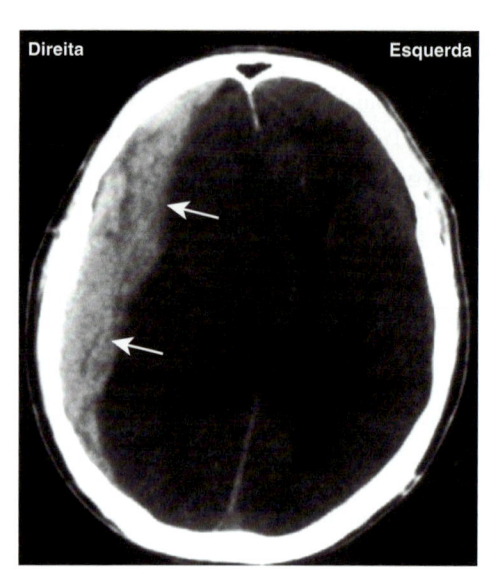

FIGURA 7.1.6 Imagem de TC sem contraste mostrando hematoma subdural direito (seta).
Fonte: Fig. 10-6A em *Clinical Neurology*, 7e.

- Pacientes normalmente sofrem perda breve de consciência imediatamente após o traumatismo. Essa é seguida por um período de lucidez de horas (comumente) a dias (raramente).
- A expansão rápida do hematoma provoca aumento na pressão intracraniana. Isso provoca alterações na consciência e leva a déficits neurológicos.
- Com um hematoma em expansão, o encéfalo pode se "deslocar" dentro do crânio. Em alguns casos, parte do encéfalo pode ser forçada para dentro de um compartimento craniano adjacente (herniação encefálica). Sinais e sintomas graves relacionados com a herniação encefálica incluem perda secundária de consciência, hipertensão e bradicardia.
- O **hematoma epidural** (hemorragia extradural) **foi confirmado nesse paciente** com imagem de TC que revelou hemorragia biconvexa característica na região temporoparietal.

Nota clínica

A descompressão do hematoma é uma emergência cirúrgica.

Hematoma subdural (hemorragia subdural)

Um hematoma subdural (hemorragia subdural) também representa sangue que entrou em um espaço potencial. Nesse caso, o sangue é encontrado no espaço subdural, entre a dura-máter e a aracnoide.

- A fonte de sangramento em um hematoma subdural (hemorragia subdural) é frequentemente de veias de ligação e veias cerebrais que atravessam o espaço subaracnóideo em direção ao seio sagital superior.
- Os pacientes podem apresentar hematomas crônicos grandes com déficit neurológico mínimo.
- Os hematomas podem ocorrer com ou sem história de traumatismo.
- Dormência, desatenção e incoerência são sinais e sintomas frequentes.
- Imagem de TC sem contraste normalmente mostra uma massa semilunar subjacente ao crânio.

Os sinais, sintomas e radiografia nesse paciente não são consistentes com hematoma subdural (hemorragia subdural).

CASO 7.2 | Epistaxe

Apresentação do paciente

Um homem com 38 anos de idade é admitido no serviço de emergência com cefaleia e sangramentos nasais frequentes. Queixou-se que o nariz fica dolorido quando tocado.

Achados clínicos relevantes

História

O paciente relata ter sofrido frequentes sangramentos nasais durante as últimas 3-4 semanas. Também teve dificuldade de dormir, uma vez que sempre parecia "congestionado", e recorreu à respiração pela boca. Mais recentemente, desenvolveu cefaleias e o nariz tornou-se hipersensível ao toque. Não relata qualquer traumatismo grave na face, mas bateu o nariz na porta aberta do guarda-louça, diversas semanas atrás. Na época, teve pouca tumefação ou escoriação, assim não procurou atendimento médico. Não relatou alergias e não tem asma.

Exame físico

Os seguintes achados foram observados no exame físico:
- Nariz sensível ao toque
- Pele pálida e anestesia branda no ápice do nariz
- Deformidade "nariz em sela" (vista no perfil lateral)

Rinoscopia revelou:
- Tumefação redonda, vermelha e grande que oclui a maior parte da cavidade nasal direita
- A massa é hipersensível à palpação

Estudos diagnósticos por imagem
- Um clichê radiográfico não foi conclusivo sobre a presença de fraturas relacionadas com a cavidade nasal

Problemas clínicos a considerar
- Doença adenotonsilar
- Fratura do septo nasal
- Pólipos nasais
- Sinusite

OBJETIVOS DE APRENDIZAGEM

1. Descrever a anatomia do nariz e dos seios paranasais.
2. Descrever a anatomia das partes nasal e oral da faringe.
3. Explicar a base anatômica para sinais e sintomas associados com esse caso.

Anestesia Perda de sensação
Rinoscopia Procedimento para inspecionar a cavidade nasal
Pólipo Massa de tecido que se projeta para fora da túnica mucosa. Pólipos fixados por um pedículo estreito são denominados pediculados

ANATOMIA PERTINENTE

Nariz

O **nariz** é composto pela **parte externa (nariz)** e pela **cavidade nasal**.

Nariz

O **nariz** é uma projeção piramidal na face. Osso, cartilagem e tecidos fibroareolares determinam seu formato (**Tabela 7.2.1**).

Ramos dos nervos oftálmico (NC V1) e maxilar (NC V2) inervam a pele do nariz. As **narinas, aberturas nasais anteriores,** se abrem nas cavidades nasais direita e esquerda.

TABELA 7.2.1 Esqueleto do nariz

Osso	Cartilagem
Osso nasal	Processos laterais da cartilagem do septo nasal
Processos frontais da maxila	Cartilagens alares
Processos nasais do frontal	Cartilagem do septo nasal

Cavidade nasal

A **cavidade nasal** é a primeira parte do trato respiratório e é dividida pelo **septo nasal**. As cavidades são contínuas posteriormente com a parte nasal da faringe por meio dos **cóanos** (**aberturas nasais posteriores**). As cavidades nasais são cuneiformes, com grande base inferior e ápice superior estreito. Cada cavidade nasal consiste em três regiões (**Tabela 7.2.2**).

A parede (septo) medial de cada cavidade nasal é formada pelo septo nasal recoberto com túnica mucosa (**Fig. 7.2.1A**). Essa túnica mucosa é contínua com aquela da cavidade nasal e da parte nasal da faringe. O septo consiste em três partes (**Fig. 7.2.1B**):

1. Anterior: **cartilagem do septo nasal**
2. Superior: **lâmina perpendicular do etmoide**
3. Posteroinferior: **vômer**

As **cristas nasais** da **maxila** e do **palatino** completam a parte inferior do septo nasal (**Fig. 7.2.1B**).

As paredes nasais laterais são caracterizadas por três saliências curvadas de ossos (conchas nasais) que se projetam medial e inferiormente na cavidade nasal (**Fig. 7.2.2A**). As **conchas nasais superior** e **média** são projeções do etmoide. A **concha nasal inferior** é um osso distinto. As conchas são revestidas com túnica mucosa respiratória e, consequentemente, aumentam a área de superfície para facilitar o aquecimento e umidificação do ar inspirado (inalado).

Nota clínica

Um termo comum para concha nasal é **turbina**.

A forma e posição das conchas criam quatro recessos na parede nasal lateral (**Tabela 7.2.3**), nas quais os seios paranasais e o ducto lacrimonasal se abrem (**Fig. 7.2.2B**).

Suprimento sanguíneo

As túnicas mucosas do nariz contêm um plexo vascular denso formado por ramos anastomosantes das **artérias oftálmica**, **maxilar** e **facial** (**Fig. 7.2.3**).

- As **artérias etmoidais anterior** e **posterior**, ramos da artéria oftálmica, irrigam a parte superior do septo nasal e as paredes nasais laterais.
- A **artéria esfenopalatina**, o ramo terminal da artéria maxilar, irriga a parte posterior do septo nasal e a parede nasal lateral.
- Ramos da **artéria palatina maior**, um ramo da artéria maxilar, irriga a parte inferoposterior da parede nasal lateral. Essa artéria também sobe pelo canal incisivo, no palato duro, para se anastomosar com os vasos no septo nasal.
- O **ramo do septo nasal da artéria labial superior**, um ramo da artéria facial, irriga a parte anteroinferior do septo.

Nota clínica

O **"plexo de Kiesselbach"**, ou **"área de Little"**, representa uma região no terço anteroinferior do septo nasal, onde três artérias convergem: esfenopalatina, palatina maior e labial superior. De todos os sangramentos do nariz (epistaxe), 90% ocorrem na "área de Little". Essa área está exposta ao efeito de secagem do ar inspirado (inalado) que a predispõe à "rachadura" e ao sangramento.

TABELA 7.2.2 Regiões da cavidade nasal

Região	Descrição
Vestíbulo	Pequeno espaço dilatado imediatamente no interior das narinas Revestido por pele contendo folículos pilosos Transição para a túnica mucosa da parte respiratória
Parte olfatória	Pequena parte superior da cavidade nasal Revestida por epitélio olfatório (contém receptores olfatórios)
Parte respiratória	Parte central maior da cavidade nasal Revestida por túnica mucosa ricamente vascular, com epitélio respiratório

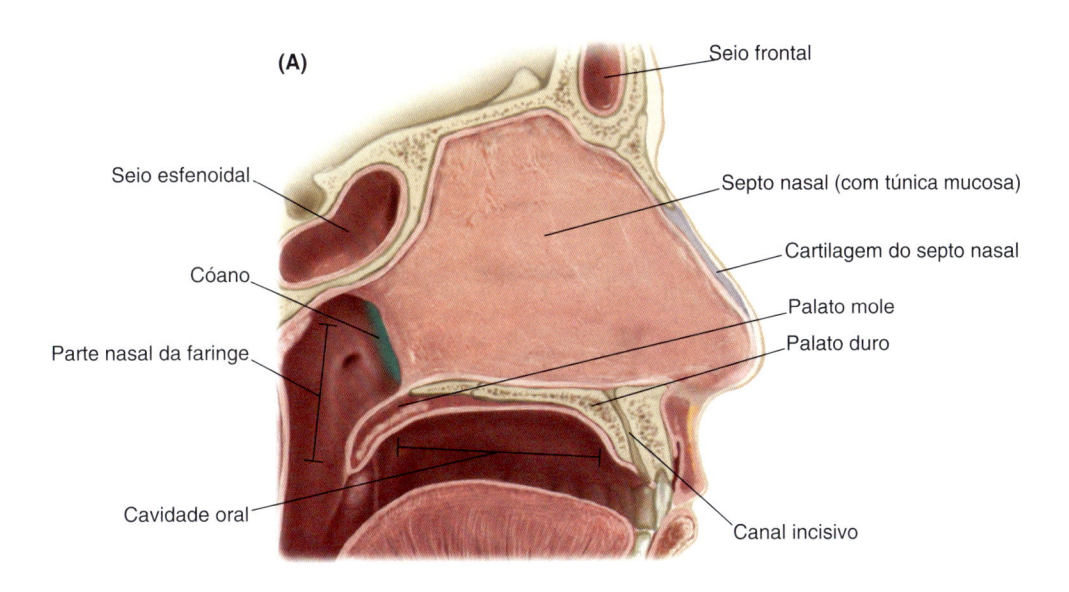

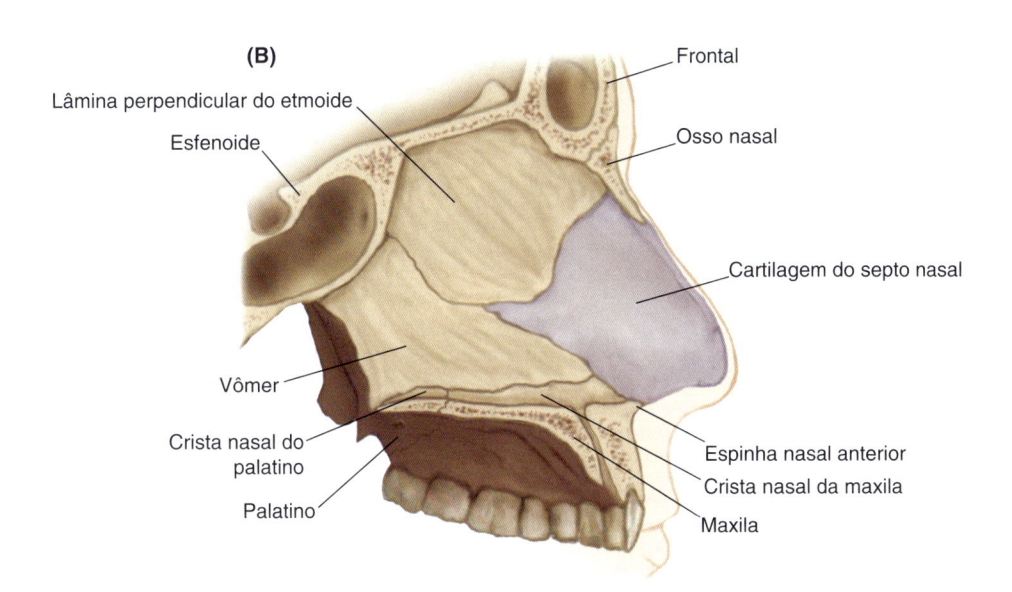

FIGURA 7.2.1 (**A**) Visão sagital mediana mostrando o septo nasal (com a túnica mucosa), parte nasal da faringe e cavidade oral. (**B**) Visão sagital mediana mostrando o esqueleto do septo nasal.

Suprimento nervoso

A túnica mucosa que reveste a cavidade nasal é inervada por múltiplos nervos com origens e funções variadas, incluindo:

- **Nervo olfatório** (NC I): olfato (odor/cheiro)
- Ramos do **nervo trigêmeo** (NC V1 e NC V2): sensação geral
- **Fibras parassimpáticas**: ramos do **nervo facial** (NC VII): inervação das glândulas mucosas
- **Fibras simpáticas**, que são vasoconstritivas.

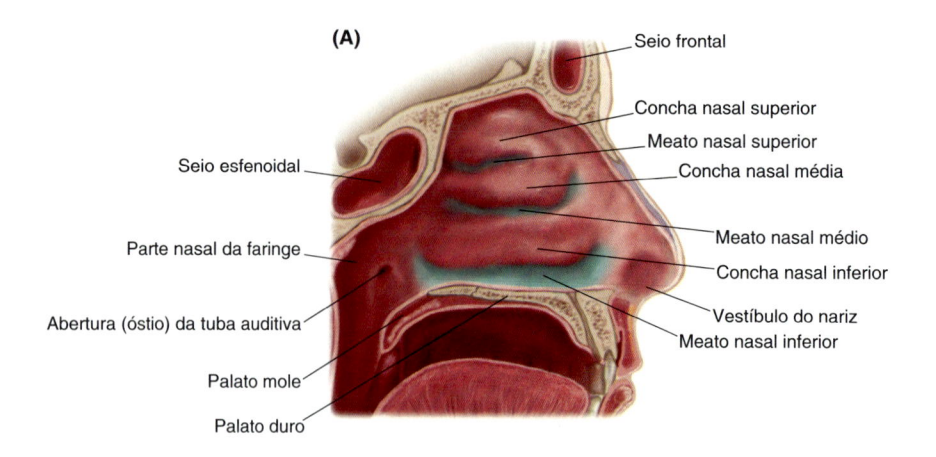

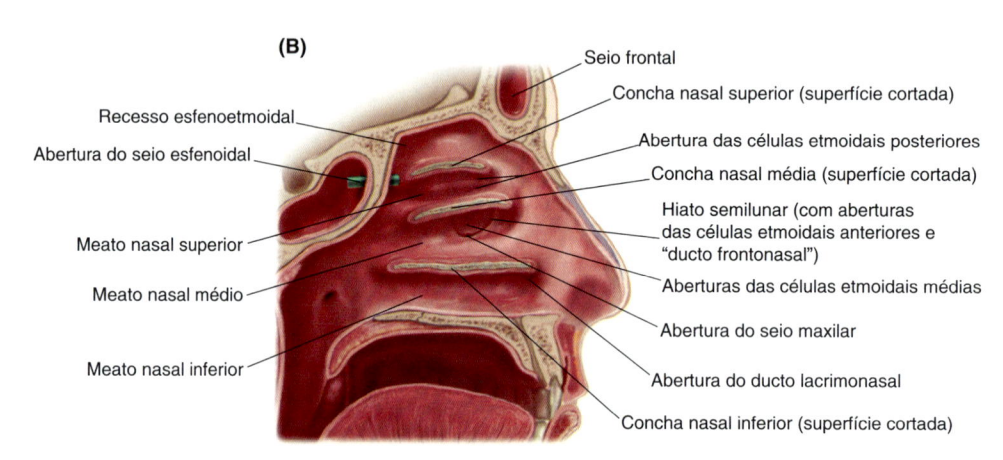

FIGURA 7.2.2 (A) Parede lateral do nariz (conchas nasais intactas). (B) Parede lateral do nariz (conchas removidas) mostrando as aberturas dos seios paranasais e ducto lacrimonasal.

Os **nervos olfatórios** são compostos por axônios dos neurônios olfatórios, localizados na túnica mucosa do nariz da parte superior da cavidade nasal. Feixes desses axônios atravessam a **lâmina cribriforme do etmoide** para entrar na fossa anterior do crânio e fazer sinapse no **bulbo olfatório**.

Os **nervos etmoidais anterior** e **posterior** são ramos do **nervo oftálmico** (**NC V1**). Recebem informações sensoriais das partes

TABELA 7.2.3 Localização e aberturas das câmaras da cavidade nasal

Nome	Localização	Abertura
Meato nasal inferior	Inferior à concha nasal inferior	▪ Ducto lacrimonasal
Meato nasal médio	Inferior à concha nasal média	▪ Seio maxilar ▪ Ducto frontonasal ▪ Células etmoidais anteriores ▪ Células etmoidais médias
Meato nasal superior	Inferior à concha nasal superior	▪ Células etmoidais posteriores
Recesso esfenoetmoidal	Superior à concha nasal superior	▪ Seio esfenoidal

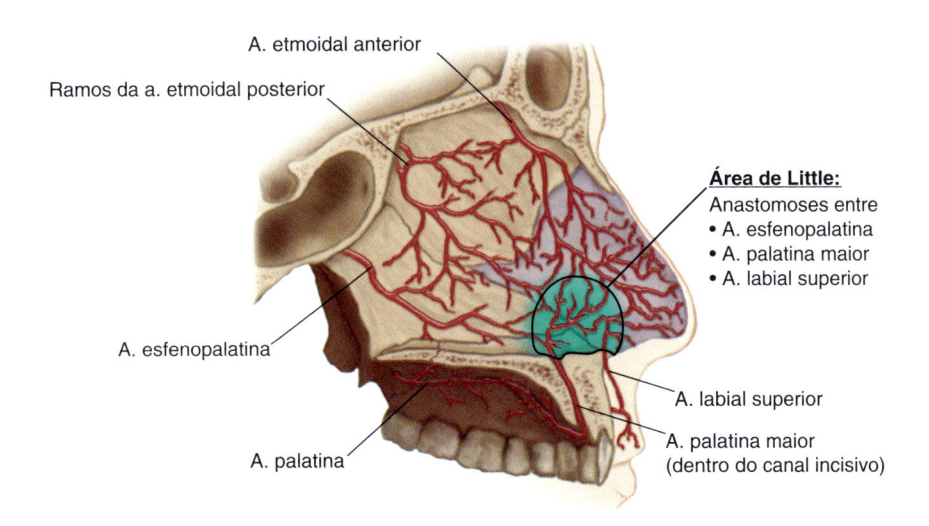

FIGURA 7.2.3 Suprimento sanguíneo para septo nasal.

anterior e superior da cavidade nasal. O **nervo maxilar** (**NC V2**) dá origem a numerosos pequenos ramos **nasais posteriores superomediais** e **superolaterais** que inervam o septo e a parede nasal posterior, respectivamente. O **nervo nasopalatino** também é um ramo do nervo maxilar e inerva a parte inferior do septo nasal. Além disso, atravessa o canal incisivo para inervar a túnica mucosa na parte anterior do palato duro.

Fibras parassimpáticas pré-ganglionares situadas no **nervo petroso maior**, ramo do nervo facial, fazem sinapse no gânglio pterigopalatino. **Fibras parassimpáticas pós-ganglionares** são distribuídas com os ramos do nervo maxilar para as túnicas mucosas situadas na cavidade nasal.

Fibras simpáticas pré-ganglionares se originam dos neurônios presentes no corno lateral da parte superior do segmento torácico da medula espinal. Essas fibras entram no tronco simpático e sobem para fazer sinapse no gânglio cervical superior.

Fibras simpáticas pós-ganglionares acompanham a artéria carótida interna (plexo carótico interno) para dentro da cavidade nasal.

As fibras deixam o plexo carótico interno como **nervo petroso profundo** e se unem ao nervo petroso maior. Como as fibras parassimpáticas, as fibras simpáticas são distribuídas ao longo dos ramos do nervo maxilar.

Seios paranasais

Os quatro **seios paranasais** (espaços aeríferos) se desenvolvem como divertículos da cavidade nasal (**Fig. 7.2.4**). Cada um é nomeado de acordo com o osso no qual é encontrado (**Tabela 7.2.4**). Todos são revestidos com túnica mucosa respiratória, contínua com a cavidade nasal, e são inervados pelos ramos do nervo trigêmeo (NC V). Cada seio é contínuo com a cavidade nasal por meio de aberturas na parede nasal lateral (**Fig. 7.2.2B**).

Faringe

A faringe é um tubo fibromuscular semicircular que se abre anteriormente nas cavidades nasal e oral, situando-se posterior à laringe. É contínua inferiormente com o esôfago. Sua túnica mucosa é contínua com a cavidade nasal, cavidade oral ou laringe. A faringe é subdividida em três regiões: **parte nasal da faringe, parte oral da faringe** e **parte laríngea da faringe**.

Parte nasal da faringe

A parte nasal da faringe é contínua com as cavidades nasais nos cóanos. O teto (parede superior) da parte nasal da faringe é formado pela

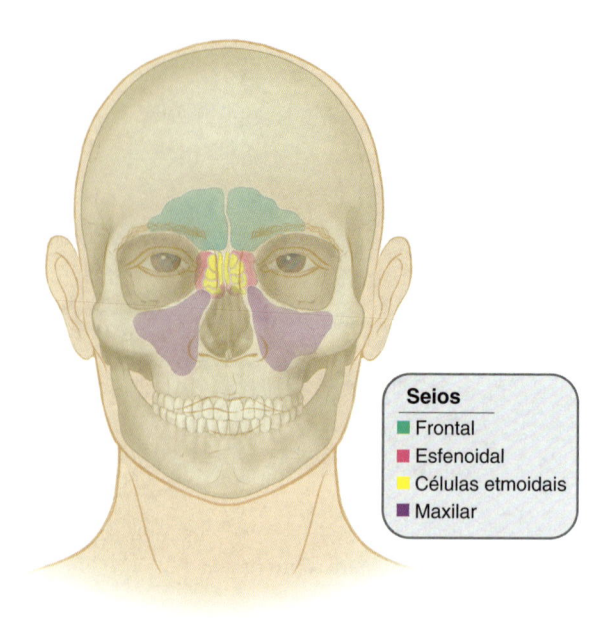

FIGURA 7.2.4 Visão anterior dos seios paranasais.

base do crânio (esfenoide e occipital). Imediatamente profundo à túnica mucosa do teto (parede superior) da parte nasal da faringe encontra-se uma coleção de tecido linfoide chamada **tonsila faríngea** (adenoides) (**Fig. 7.2.5**).

A **tuba auditiva** é a estrutura mais óbvia na parede lateral da parte nasal da faringe. A tuba conecta a cavidade timpânica (orelha média) com a parte nasal da faringe e permite a equalização da pressão em ambos os lados da membrana timpânica. A tuba auditiva é composta por uma **parte óssea,** direcionada lateralmente, e por uma **parte cartilagínea,** direcionada medialmente. O **toro tubário** é a extremidade visível da parte cartilagínea situada na parte nasal da faringe.

Parte oral da faringe

A parte oral da faringe se situa posterior à cavidade oral, inferior ao nível do palato mole e superior à epiglote. O terço posterior da língua está localizado na parte oral da faringe. As duas pregas pareadas da túnica mucosa, ou arcos, marcam a transição da cavidade oral para a parte oral da faringe.

1. Os **arcos palatoglossos** estão posicionados mais anteriormente e são formados pelos músculos palatoglossos e pela túnica mucosa sobrejacente.
2. Os **arcos palatofaríngeos** estão situados mais posteriormente e são formados pelos músculos palatofaríngeos e pela túnica mucosa sobrejacente.

As **tonsilas palatinas** são coleções de tecido linfoide submucoso que se situam nos leitos tonsilares, entre os arcos palatoglossos e palatofaríngeos. A **tonsila lingual** é tecido linfoide submucoso, situado no terço posterior da língua.

Notas clínicas

O **anel linfático da faringe (anel de Waldeyer)** descreve um "anel" de tecido linfoide nas paredes das partes nasal e oral da faringe. O anel consiste em (de cima para baixo):

- Tonsila faríngea (adenoides)
- Tonsilas tubárias (próximas da abertura [óstio] da tuba auditiva)
- Tonsilas palatinas
- Tonsila lingual

TABELA 7.2.4 Características dos seios paranasais

Nome	Localização	Características
Seio frontal	Osso frontal	Triangular Drena pelo ducto frontonasal para o hiato semilunar no meato nasal médio
Seio maxilar	Maxila (corpo)	Maior seio paranasal ▪ Parede medial direcionada para a parede lateral do nariz ▪ O teto (parte superior) forma o soalho (parte inferior) da orbita ▪ O soalho (parte inferior) é relacionado com as raízes dos pré-molares e molares maxilares Abre-se no centro do hiato semilunar no meato nasal médio
Seio esfenoidal	Esfenoide (corpo); inferior à fossa hipofisial, medial aos seios cavernosos	Abre-se no recesso esfenoetmoidal
Células etmoidais	Etmoide Superolateral à cavidade nasal, ao longo da parede medial da órbita	8-12 pequenos seios (células aeríferas/aéreas) ▪ **Células etmoidais anteriores** abrem-se no hiato semilunar no meato nasal médio ▪ **Células etmoidais médias** abrem-se na bolha etmoidal no meato nasal médio ▪ **Células etmoidais posteriores** abrem-se na parede lateral do nariz no meato nasal superior

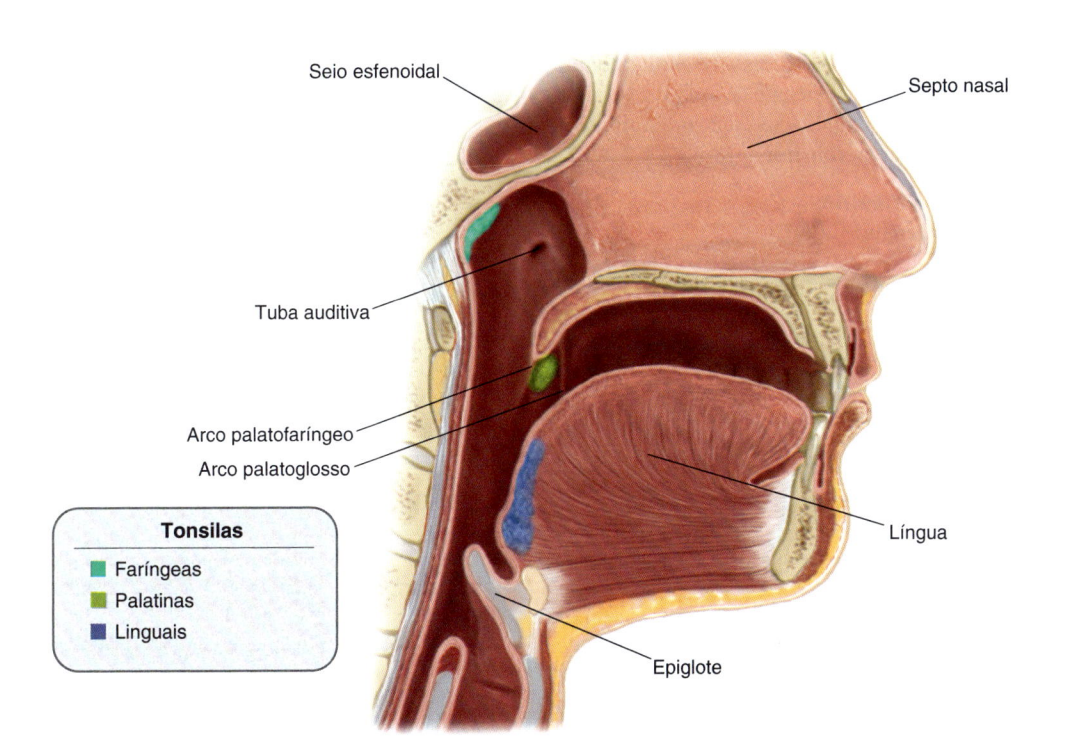

FIGURA 7.2.5 Visão sagital mediana mostrando as tonsilas.

> O anel linfático da faringe está localizado na parte proximal dos tratos respiratório e alimentar, e é considerado tecido linfoide associado à mucosa (MALT). Essas tonsilas seriam o primeiro local de contato dos microrganismos inalados ou ingeridos e, consequentemente, são consideradas a primeira linha de defesa contra patógenos.

RACIOCÍNIO CLÍNICO

A apresentação do paciente, a história, o exame físico e os testes laboratoriais levam à conclusão de que o paciente possui uma **irregularidade na cavidade nasal ou na parte nasal da faringe**.

Doença adenotonsilar

Adenoidite é a inflamação da **tonsila faríngea**, normalmente provocada por infecção viral ou bacteriana. Adenoidite pode apresentar sintomas de resfriado; no entanto, os sintomas frequentemente persistem por dez ou mais dias. Adenoidite recorrente ou grave pode requerer remoção cirúrgica das adenoides (adenotonsilectomia).

Tonsilite ocorre quando as **tonsilas palatinas** se tornam subjugadas por uma infecção viral ou bacteriana, o que provoca tumefação ou inflamação local. Além disso, é muito comum ter inflamação concorrente de ambos os conjuntos de tonsilas, conhecidos como **adenotonsilite** ou **doença adenotonsilar**.

Sinais e sintomas
- Temperatura: >38°C
- Linfadenopatia cervical anterior hipersensível
- Excreção nasal semelhante a pus
- Exsudato faringotonsilar
- Tonsila púrpura-claro tumefaciada, frequentemente estendendo-se para dentro da parte nasal da faringe e/ou parte oral da faringe
- Dor de garganta com odinofagia
- Ausência de tosse ou rouquidão

Fatores predisponentes
- Idade: mais comum em crianças (5-15 anos)
- História familiar de tonsilite

Fratura do septo nasal

O nariz está predisposto à lesão traumática em função de sua posição central e projeção anterior na face. A fratura do nariz é o tipo mais comum de fratura facial e a maioria das fraturas nasais envolve o septo. As partes óssea e/ou cartilagínea do septo podem ser fraturadas com ou sem inclusão do osso nasal. Essas fraturas normalmente resultam de lesões isoladas; no entanto, podem estar associadas com outras lesões na cabeça, face e pescoço (p. ex., lesão encefálica traumática, fraturas do segmento cervical da medula espinal, complexo naso-orbital-etmoidal ou complexo zigomaticomaxilar). Geralmente são fraturas simples ou cominutivas, mas raramente compostas.

Notas clínicas
- Fraturas do nariz não são frequentemente reconhecidas e tratadas na época da lesão.
- A confirmação da presença de um hematoma septal após uma fratura do septo nasal é importante para evitar dano compressivo ao tecido local. Hematoma septal resulta de hemorragia (sangramento) no interior do plano subpericondrial/subperiosteal do septo. Se não for tratado, pode ocorrer fibrose da cartilagem do septo nasal. Necrose e perfuração subsequentes levam à perda estrutural e a colapso do septo. Isso resulta na característica **deformidade de nariz em sela** (**Fig. 7.2.6**). Pode-se suspeitar de um hematoma, caso haja edema septal excessivo e hipersensibilidade localizada intensa ao exame.

Adenoidite Inflamação das tonsilas faríngeas (adenoides)
Tonsilite Inflamação das tonsilas palatinas
Linfadenopatia Doença dos linfonodos; usada como sinônimo para indicar linfonodos aumentados ou tumefatos
Exsudato Liberação de líquido do tecido em virtude de inflamação ou lesão
Odinofagia Dor à deglutição
Fratura simples Fratura na qual a pele ou túnica mucosa permanece intacta (sinônimo: fratura fechada)

Fratura cominutiva Fratura com três ou mais pedaços
Fratura composta Fratura na qual o fragmento ósseo penetra na pele ou túnica mucosa (sinônimo: fratura aberta)
Necrose Morte patológica de células, tecidos ou órgãos
Hematoma Extravasamento de sangue localizado, normalmente coagulado
Edema Tumefação da pele decorrente de acúmulo anormal de líquido na tela subcutânea

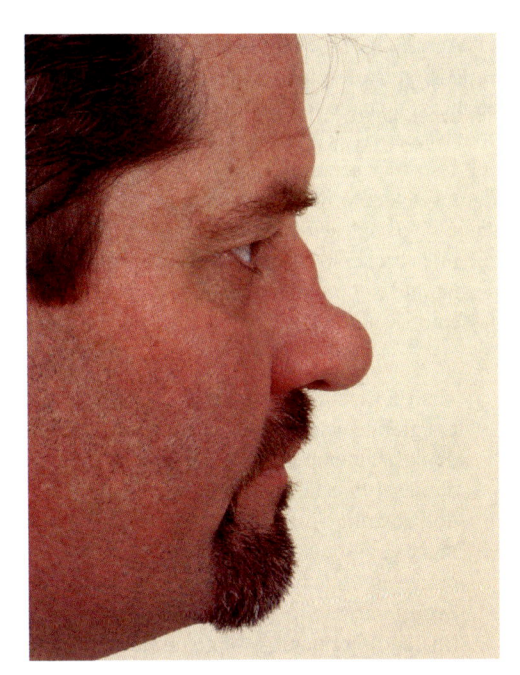

FIGURA 7.2.6 Deformidade nariz em sela.
Fonte: Fig. 1-11B em The *Atlas of Emergency Medicine*.

Sinais e sintomas
- Epistaxe
- Equimose infraorbital
- Dificuldade de respirar pelo nariz
- Aparência disforme do nariz
- Dor local
- Edema nasal

Fatores predisponentes
- História de traumatismo

Pólipos nasais
Pólipos nasais são massas pediculadas revestidas com túnica mucosa que se originam basicamente da cavidade nasal e dos seios paranasais. Pólipos são livremente móveis e sem hipersensibilidade. A patogênese dos pólipos nasais não é conhecida, mas acredita-se que os pólipos sejam provocados por alergias crônicas ou estão associados com asma adulta não alérgica.

Epistaxe Hemorragia nasal
Equimose Hemorragia na pele (hematoma)

Notas clínicas

Em geral, pólipos nasais são associados com seios paranasais. Os dois tipos mais comuns são:
1. **Pólipos etmoidais** se originam dos seios etmoidais. São geralmente múltiplos e bilaterais. Pólipos múltiplos são referidos como polipose.
2. **Pólipos antrocoanais** se originam dos seios maxilares. São menos comuns que os pólipos etmoidais, e normalmente são simples e unilaterais.

Sinais e sintomas
- Congestão nasal
- Sinusite
- Anosmia
- Cefaleia
- Epistaxe

Fatores predisponentes
- Sinusite crônica
- Asma
- Intolerância à aspirina
- Fibrose cística
- Síndrome de Kartagerner (síndrome dos cílios imóveis)
- Síndrome de Churg-Strauss (vasculite autoimune)
- Mastocitose nasal (mastócitos em excesso)
- Exposição ao crômio

Sinusite
Sinusite (**rinosinusite**) é uma inflamação da túnica mucosa dos seios paranasais. A sinusite aguda geralmente ocorre após uma infecção viral da parte superior do trato respiratório. A inflamação da túnica mucosa associada bloqueia as aberturas de um ou mais seios paranasais. Isso provoca estase das secreções sinusais e disfunção ciliar, o que promove proliferação bacteriana e inflamação aguda do seio.

Sinusite Inflamação de um ou mais seios paranasais
Anosmia Perda da sensação do olfato
Estase Redução ou cessação (estagnação) do fluxo de um líquido corporal

Notas clínicas

Sinusite é classificada pela frequência e duração da inflamação.

- **Sinusite aguda** é uma nova infecção que pode durar até quatro semanas.
- **Sinusite aguda recorrente** refere-se a quatro ou mais episódios separados de sinusite aguda que ocorrem no período de um ano.
- **Sinusite subaguda** é uma infecção que dura de 4-12 semanas e representa uma transição entre infecção aguda e crônica.
- **Sinusite crônica** ocorre quando sinais e sintomas duram mais do que 12 semanas.

Sinusite aguda é a forma mais comum, mas todas têm sinais e sintomas semelhantes e, por isso, são difíceis de distinguir.

Sinais e sintomas
- Congestão, dor ou pressão facial
- Drenagem nasal
- Obstrução nasal
- Epistaxe
- Febre
- Tosse
- Dor de dente
- Fadiga
- Purulência (avaliada por endoscópio nasal)

Fatores predisponentes
- Infecção da parte superior do trato respiratório
- Alergias
- Infecção dentária
- Sinusite prévia
- Pólipos nasais
- Fibrose cística
- Síndrome de Kartagerner (síndrome dos cílios imóveis)
- Fatores ambientais (p. ex., pó, poluentes e tabagismo passivo)
- Anormalidades estruturais da cavidade nasal (p. ex., desvio de septo) ou da tuba auditiva

DIAGNÓSTICO

A apresentação do paciente, a história e o exame físico confirmam um diagnóstico de **fratura do septo nasal**.

Fratura do septo nasal

O paciente sofreu uma pancada direta no dorso do nariz, no canto da porta do armário da cozinha. Na época, ocorreu apenas tumefação local, por isso não procurou assistência médica e a fratura do septo não foi detectada. Depois, um hematoma se desenvolveu no local da fratura, o que interferiu com o suprimento sanguíneo para o septo nasal e provocou necrose da cartilagem do septo nasal.

- O hematoma unilateral no septo nasal foi visto no exame rinoscópico. A tumefação era grande o suficiente para quase bloquear completamente o fluxo de ar pela cavidade nasal direita, com o paciente se sentindo "obstruído" ou congestionado. A túnica mucosa associada com o hematoma, como outras áreas da túnica mucosa do nariz, está exposta ao efeito secagem do ar inspirado (inalado), tornando o septo um local provável para epistaxe.
- Necrose tecidual na região do hematoma provocou dor e hipersensibilidade locais.
- A deformidade nariz em sela é **patognomônica** para necrose da cartilagem do septo nasal.

Doença adenotonsilar

O **anel linfático da faringe** (**anel de Waldeyer**) está localizado em torno das aberturas posteriores das cavidades nasal e oral. A inflamação de quaisquer partes desse tecido linfoide pode resultar no comprometimento do fluxo de ar na parte superior do trato respiratório. Inflamação crônica das tonsilas faríngeas (adenoidite) resulta em edema e congestão vascular na face superior da parte nasal da faringe. As tonsilas faríngeas podem crescer o suficiente para bloquear os cóanos em um ou nos dois lados da cavidade nasal. Isso pode fazer o paciente ter problemas com a respiração pelo nariz.

Purulento Que contém, excreta ou produz pus
Patognomônico Sintoma característico que aponta inequivocamente para uma doença específica

- O paciente não teve febre, linfadenopatia cervical ou indícios de inflamação das tonsilas faríngeas ou palatinas.

Pólipos nasais

Pólipos nasais comumente começam próximo dos seios etmoidais, localizados superolaterais à cavidade nasal e expandem-se dentro da cavidade nasal. Pólipos grandes bloqueiam os seios, um ou ambos os lados da cavidade nasal.

- A tumefação na cavidade nasal desse paciente estava na linha mediana e fixado ao septo nasal. Não era móvel e era claramente dolorosa, o que excluía o diagnóstico de pólipos nasais.

Sinusite

Seios paranasais são divertículos da cavidade nasal. Assim, suas secreções mucosas drenam para a cavidade nasal. A sinusite interfere com a drenagem do seio, e muco pode se acumular em um ou mais seios paranasais, tornando difícil para os pacientes respirar pelo nariz. A congestão do seio pode ser percebida como congestão facial, dor ou cefaleia.

- A sinusite pode ser um fator contribuinte para a epistaxe frequente, porque provoca irritação da túnica mucosa e torna a rede vascular friável.
- A sinusite aguda é mais frequentemente provocada por resfriado comum, alergias ou infecções fúngicas. Esse paciente não teve infecção da parte superior do trato respiratório recentemente, não teve febre e não tem alergias. Isso descarta sinusite como provável diagnóstico.

CASO 7.3 | Neuralgia do trigêmeo

Apresentação do paciente

Um homem com 52 anos de idade é atendido na clínica de neurologia com queixas de dores agudas intermitentes intensas no lado direito da face.

Achados clínicos relevantes

História

O paciente relata "ataques" de dor na face que começaram há aproximadamente seis meses e, recentemente, aumentaram de frequência. A dor ocorre diversas vezes ao dia, mas dura apenas poucos segundos por vez. O paciente é incapaz de barbear-se, pois o toque na bochecha direita e no mento desencadeia uma dor excruciante. Algumas vezes, beber ou comer inicia a dor e, quando está fora de casa em dias de ventania, os ataques parecem ocorrer mais frequentemente. O paciente emagreceu recentemente e consultou um dentista que confirmou que o paciente não tinha problemas dentários.

Exame físico

Os seguintes achados foram observados no exame neurológico:
- "Ataque" de dor foi desencadeado todas as vezes que a bochecha e o mento direito eram tocados.
- A dor estava associada com um tique facial.

Estudos diagnósticos por imagem

- Exame de tomografia computadorizada com contraste não revelou anormalidade característica, nenhuma área focal de hiperintensidade ou lesões expansivas no encéfalo.

Problemas clínicos a considerar

- Arterite temporal
- Síndrome da articulação temporomandibular (ATM)
- Neuralgia do trigêmeo

OBJETIVOS DE APRENDIZAGEM

1. Descrever a anatomia da fossa infratemporal e seus conteúdos.
2. Descrever a anatomia da articulação temporomandibular.
3. Explicar a base anatômica para sinais e sintomas associados com esse caso.

ANATOMIA PERTINENTE

Fossa infratemporal

A **fossa infratemporal**, também conhecida como face profunda, é um espaço com formato irregular localizado inferior e medial ao arco zigomático. É contínua com a fossa temporal superiormente e se abre no pescoço posteroinferiormente. Os limites da fossa infratemporal são descritos na **Tabela 7.3.1**.

Os conteúdos da fossa infratemporal incluem:

- Os **músculos pterigóideos medial e lateral**, dois músculos da mastigação.
- A **artéria maxilar**, uma dos dois ramos terminais da artéria carótida externa.
- Ramos da artéria maxilar.

Tique Contração repetida habitual de músculos específicos (p. ex., tique facial); pode ser suprimido voluntariamente

Neuralgia Dor grave, pulsante ou pungente ao longo do trajeto ou distribuição de um nervo

TABELA 7.3.1 Limites e aberturas da fossa infratemporal

Limite	Descrição
Anterior	Face posterior da maxila
Superior (teto)	Face inferior da asa maior do esfenoide • Forame oval – transmite o nervo mandibular (NC V3), nervo petroso menor (ramo do NC IX) e ramo acessório da artéria meníngea média • Forame espinhoso – transmite a artéria meníngea média • Fissura petrotimpânica – transmite a corda do tímpano (ramo do NC VII)
Medial	Lâmina lateral do processo pterigoide
Lateral	Ramo da mandíbula • Forame da mandíbula (abertura para o canal da mandíbula) – transmite o nervo, artéria e veia alveolares inferiores

- O **plexo venoso pterigóideo**, uma rede de veias da fossa infratemporal.
- O **nervo mandibular** (**NC V3**), a terceira divisão do nervo trigêmeo (NC V).
- Ramos do nervo mandibular.
- A **corda do tímpano**, ramo do nervo facial (NC VII).
- O **nervo petroso menor**, ramo do nervo glossofaríngeo (NC IX).
- O **gânglio ótico**, gânglio parassimpático associado com a inervação da glândula parótida.
- O **ligamento esfenomandibular**, ligamento extracapsular da articulação temporomandibular.

Músculos da mastigação

A mandíbula é o único osso móvel do crânio. O movimento da mandíbula ocorre durante a mastigação e a fala. Quatro músculos parea-

TABELA 7.3.2 Músculos da mastigação

Músculo	Origem	Inserção	Ação da mandíbula
Temporal	• Fossa temporal entre as linhas temporais inferior e superior • Fáscia temporal	• Processo coronoide da mandíbula • Margem anterior do ramo da mandíbula	Elevação Retração (fibras posteriores)
Masseter			
Parte superficial	• Arco zigomático e processo maxilar do zigomático	Face lateral do ramo da mandíbula	Elevação Protração
Parte profunda	• Face medial do arco zigomático		
Pterigóideo medial			
Lâmina superficial	• Túber da maxila • Processo piramidal do palatino	Face medial do ramo da mandíbula	Elevação Protração
Lâmina profunda	• Face medial da lâmina lateral do processo pterigoide		
Pterigóideo lateral			
Cabeça superior	• Face infratemporal do esfenoide	• Disco articular e cápsula da articulação temporomandibular da mandíbula	Protração
Cabeça inferior	• Face lateral da lâmina lateral do processo pterigoide	• Colo da mandíbula (na fóvea pterigóidea)	

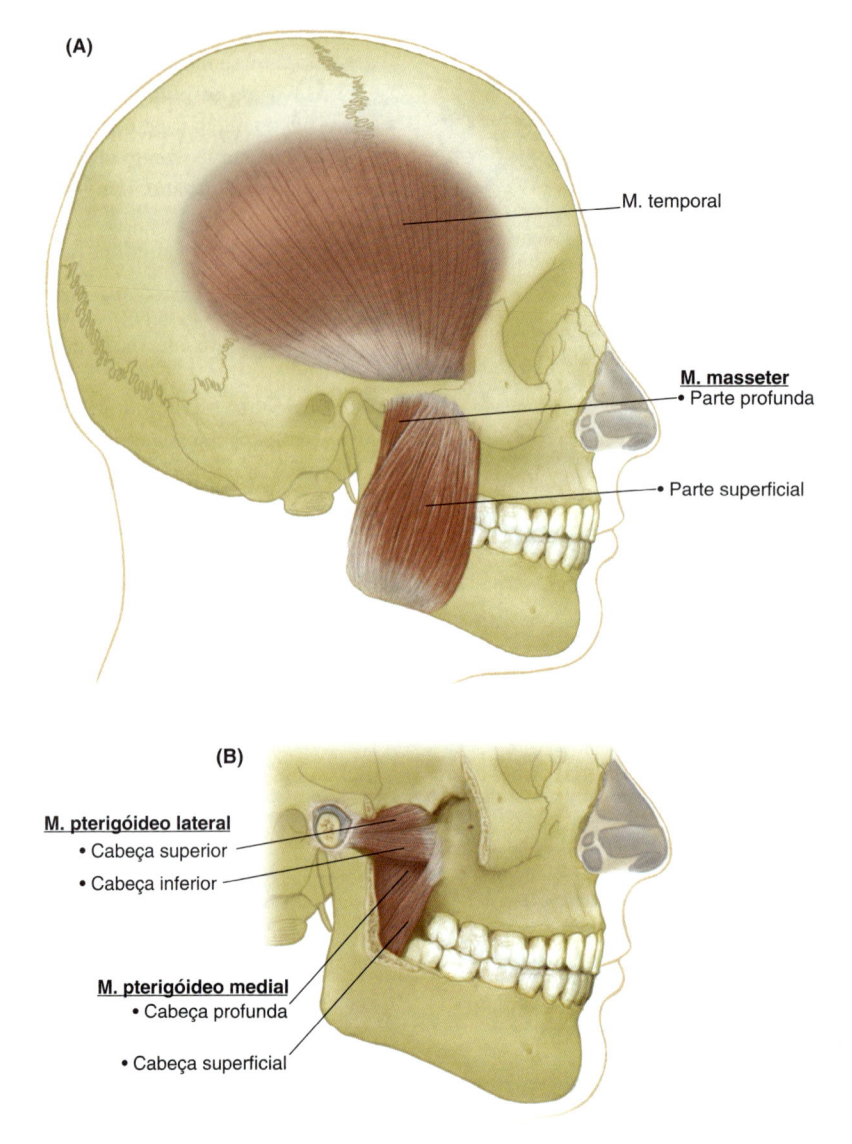

FIGURA 7.3.1 Visão lateral da cabeça mostrando os músculos (A) superficiais e (B) profundos da mastigação.

dos compõem os **músculos da mastigação** (**Fig. 7.3.1**). São responsáveis pela elevação, protração (protrusão) e retração da mandíbula (**Tabela 7.3.2**). Os músculos da mastigação são derivados embrionariamente do primeiro arco faríngeo e são inervados pelo **nervo mandibular** (**NC V3**). O abaixamento da mandíbula (abertura da boca) contra a resistência requer músculos associados com o hioide (músculos supra- e infra-hióideos).

Artéria maxilar

A artéria maxilar (**Fig. 7.3.2**) é o maior ramo da artéria carótida externa e fornece a irrigação sanguínea básica para a parte encefálica da dura-máter, estruturas na fossa infratemporal, cavidade

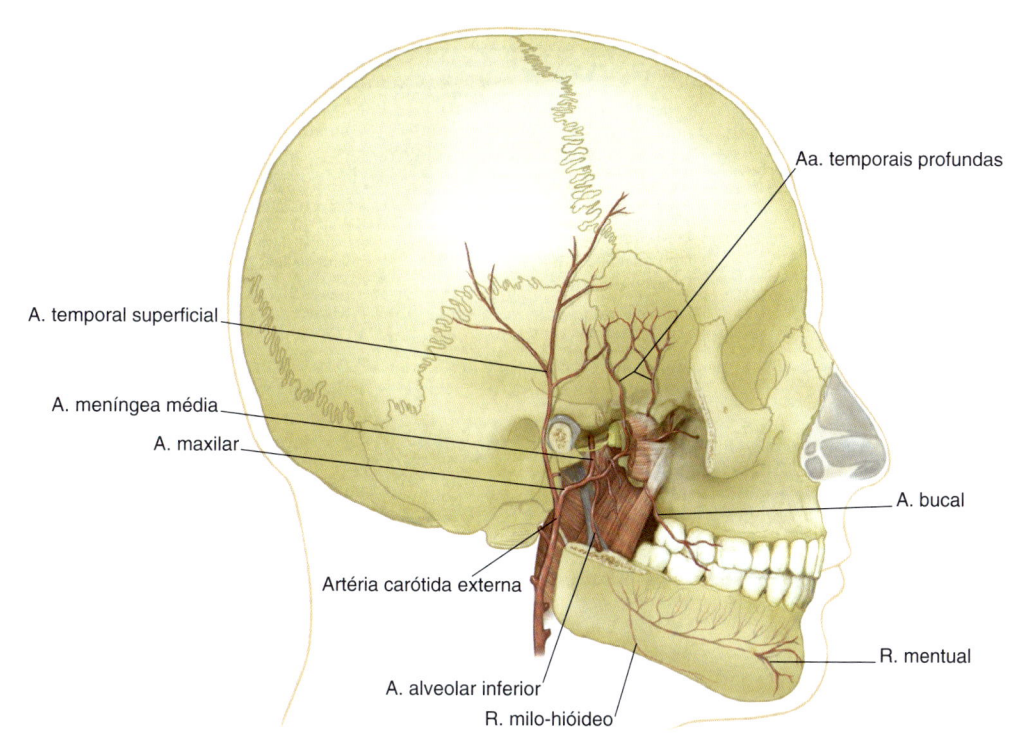

FIGURA 7.3.2 Visão lateral da fossa infratemporal mostrando a artéria maxilar e seus ramos.

nasal, paredes da cavidade oral e da parte nasal da faringe, dentes maxilares e mandibulares e partes da face. A artéria se ramifica a partir da artéria carótida externa, no interior da glândula parótida, e passa medial ao colo da mandíbula para entrar na fossa infratemporal. Aqui, a artéria dá origem a aproximadamente dois terços de seus ramos e segue obliquamente pela fossa infratemporal lateral (mas frequentemente medial) ao músculo pterigóideo lateral, para entrar na fossa pterigopalatina. A partir dessa fossa, a artéria envia ramos para a cavidade oral, cavidade nasal, parte nasal da faringe e pele da face (**Tabela 7.3.3**).

Nervo mandibular

O **nervo mandibular** (**NC V3**) (**Fig. 7.3.3**) é a maior das três divisões do nervo trigêmeo (NC V). É um nervo misto, com componentes sensoriais e motores.

- A **parte sensorial** começa no gânglio trigeminal (gânglio semilunar, gânglio de Gasser), na fossa média do crânio. Transporta informações sensoriais gerais a partir da maior parte da túnica mucosa da cavidade oral, incluindo a parte anterior da língua, a pele do mento, a parte anterior da orelha e a têmpora.
- A **parte motora**, menor, inerva os músculos da mastigação e outros músculos derivados do primeiro arco faríngeo embrionário.

As duas partes do nervo se unem à medida que deixam a fossa média do crânio, para cruzar o **forame oval** e entrar na fossa infratemporal. Todos os ramos do nervo mandibular são formados na fossa infratemporal (**Tabela 7.3.4**).

Corda do tímpano e nervo petroso menor

A **corda do tímpano** ramifica-se a partir do nervo facial (NC VII), na parte petrosa do temporal, e atravessa a cavidade timpânica (orelha média). Aqui, a corda do tímpano é separada da face in-

TABELA 7.3.3 Ramos da artéria maxilar na fossa infratemporal

Ramo	Trajeto	Distribuição
A. meníngea média	Passa entre as raízes do nervo auriculotemporal e pelo forame espinhoso para entrar na cavidade do crânio	▪ Suprimento sanguíneo primário para a parte encefálica da dura-máter
A. alveolar inferior	Passa pelo forame da mandíbula para entrar no canal da mandíbula	▪ Dentes mandibulares e gengivas
R. mental	Deixa o canal da mandíbula via forame mental	▪ Mento e lábio inferior
A. auricular profunda (2)	Sobe na glândula parótida e perfura a parede do meato acústico externo	▪ Meato acústico externo
A. timpânica anterior	Sobe com os ramos auriculares profundos para entrar na cavidade timpânica	▪ Face profunda da membrana timpânica
R. acessório da a. meníngea média	Entra na cavidade do crânio pelo forame oval	▪ Parte encefálica da dura-máter
A. temporal profunda (2)	Na face profunda do músculo temporal	▪ Músculo temporal
A. massetérica	Passa pela incisura da mandíbula	▪ Músculo masseter
A. bucal	Segue obliquamente a partir da fossa infratemporal para perfurar o músculo bucinador	▪ Pele, músculo e túnica mucosa da bochecha
R. pterigóideo	Ramos pequenos passam diretamente para os músculos pterigóideos	▪ Músculo pterigóideo medial ▪ Músculo pterigóideo lateral

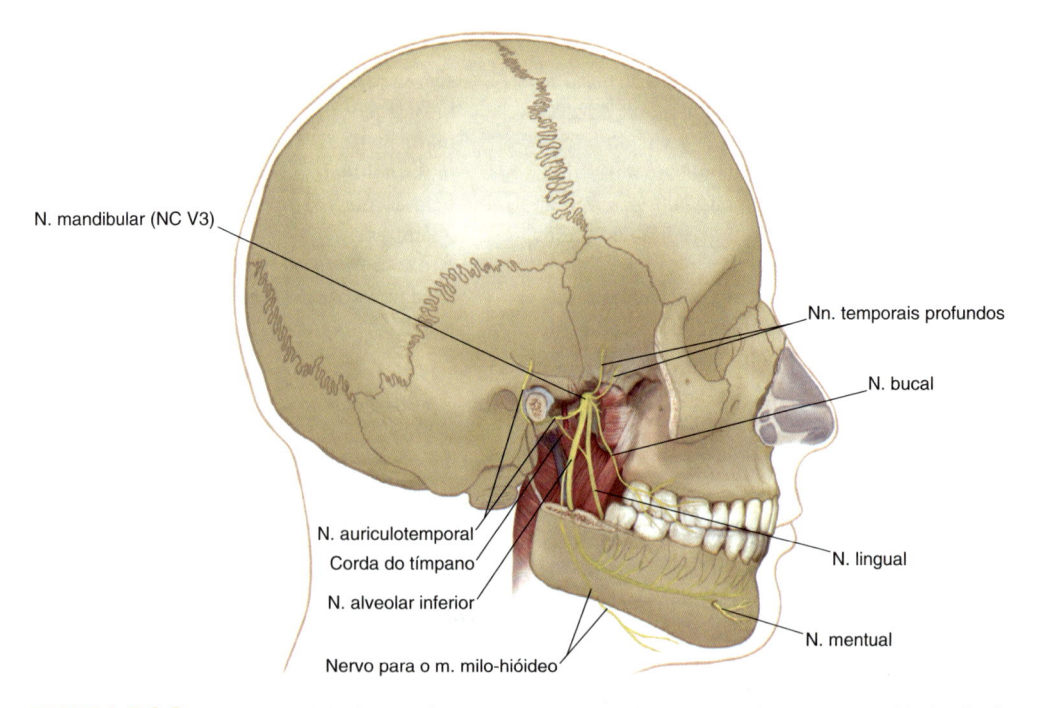

FIGURA 7.3.3 Visão lateral da fossa infratemporal mostrando os ramos do nervo mandibular [V3]. (Nem todos os ramos motores estão ilustrados).

TABELA 7.3.4 Ramos do nervo mandibular [V3]

Nervo	Componente	Distribuição
R. meníngeo	Sensorial	• Dura-máter na fossa média do crânio
Pterigóideo medial	Motor	• Músculo pterigóideo medial • Músculo tensor do véu palatino • Músculo tensor do tímpano
Bucal	Sensorial	• Pele sobre a parte anterior do m. bucinador • Túnica mucosa da bochecha • Parte posterior da gengiva vestibular
Massetérico	Motor	• Músculo masseter
Temporal profundo (2)	Motor	• Músculo temporal
Pterigóideo lateral	Motor	• Músculo pterigóideo lateral
Auriculotemporal	Sensorial	• Pele da parte anterior da orelha e têmpora • Meato acústico externo • Articulação temporomandibular
Lingual	Sensorial	• Dois terços anteriores da língua • Gengiva lingual da mandíbula • Túnica mucosa no soalho (parte inferior) da cavidade oral

Alveolar inferior
  Milo-hióideo
  Mentual
	
	Motor
	Sensorial
		• Dentes mandibulares e associados
		• Túnica mucosa e pele do lábio inferior e mento
		• Músculo milo-hióideo
		• Ventre anterior do músculo digástrico

terna da membrana timpânica pelo cabo do martelo. O nervo deixa a orelha média via fissura petrotimpânica e entra na fossa infratemporal, onde se une ao nervo lingual (ramo do NC V3). A corda do tímpano possui dois componentes:

1. Informação gustatória proveniente dos **dois terços anteriores da língua**.
2. **Fibras parassimpáticas pré-ganglionares** para o gânglio submandibular. **Fibras parassimpáticas pós-ganglionares** provenientes desse gânglio são secretomotoras para as **glândulas salivares sublinguais** e **submandibulares**.

O **nervo petroso menor** é um ramo do nervo glossofaríngeo (NC IX). Transporta **fibras parassimpáticas pré-ganglionares** pelo forame oval para a fossa infratemporal, onde fazem sinapse no **gânglio ótico**. **Fibras parassimpáticas pós-ganglionares** se unem ao nervo auriculotemporal (ramo do NC V3) e são secretomotoras para a **glândula salivar parótida**.

Articulação temporomandibular

A **articulação temporomandibular** é formada pela cabeça da mandíbula, com a fossa mandibular e o tubérculo articular do temporal (**Fig. 7.3.4**). É uma articulação sinovial que permite a abertura e o fechamento da boca, assim como outros movimentos complexos implicados na mastigação. Um **disco articular** bicôncavo está interposto entre a cabeça da mandíbula e as faces do temporal.

O disco divide a articulação em dois compartimentos:

1. O **espaço articular inferior** está localizado entre a cabeça da mandíbula e o disco. O espaço permite movimentos em dobradiça que ocorrem durante o abaixamento e a elevação da mandíbula. Durante esse movimento, a cabeça gira sobre o disco.
2. O **espaço articular superior** está localizado entre o disco e o temporal, tendo por finalidade acomodar a **translação**. Trans-

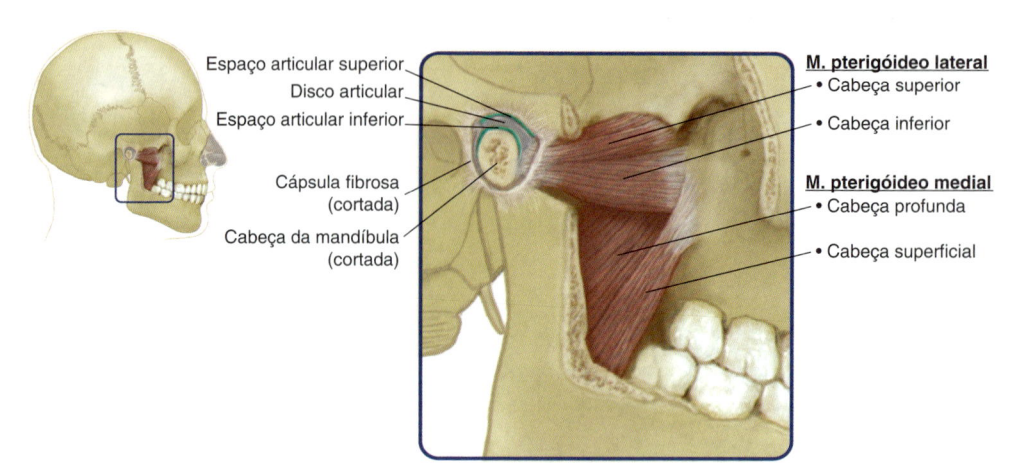

FIGURA 7.3.4 Visão lateral da articulação temporomandibular com a cápsula aberta para mostrar o disco articular.

lação é o movimento de deslizamento da cabeça da mandíbula entre a fossa da mandíbula e o tubérculo articular. A translação anterior produz protração (protrusão) da mandíbula, enquanto a translação na direção posterior produz retração da mandíbula. Durante a translação, a cabeça e o disco deslizam como uma unidade.

A articulação temporomandibular é envolvida por uma cápsula fibrosa revestida por membrana sinovial. A articulação é sustentada por três ligamentos extracapsulares:

1. O **ligamento temporomandibular lateral** é lateral e conecta o tubérculo articular com a parte posterolateral do colo da mandíbula.
2. O **ligamento esfenomandibular** se situa medialmente e segue entre a espinha, no esfenoide, e a língula, na face medial do ramo da mandíbula.
3. O **ligamento estilomandibular** também é medial e estende-se do processo estiloide (temporal) até o ângulo da mandíbula.

Suprimento sanguíneo e inervação

Os ramos das **artérias maxilar** e **temporal superficial** fornecem a irrigação sanguínea para a articulação temporomandibular. A inervação da articulação é fornecida basicamente pelo **nervo auriculotemporal**.

RACIOCÍNIO CLÍNICO

Esse paciente apresenta **dor facial intermitente**.

Arterite temporal

Arterite temporal (**arterite de células gigantes**) é uma doença inflamatória dos vasos sanguíneos (vasculite) que irriga a cabeça. A doença compromete os ramos das artérias carótidas, especialmente aqueles que irrigam a região temporal. A arterite temporal afeta mais comumente as artérias temporais profundas. A inflamação produz tumefação da parede vascular sensível à dor, o que resulta em hipersensibilidade local e cefaleia. Trombose pode ocorrer em casos graves. Embora a arterite temporal seja idiopática, está associada com infecções graves e o uso de doses elevadas de antibióticos.

Sinais e sintomas

- Febre
- Cefaleia
- Sensitividade e hipersensibilidade no escalpo

Vasculite Inflamação dos vasos sanguíneos
Trombo Massa fixa de plaquetas e/ou fibrina (coágulo) que oclui parcial ou totalmente um vaso sanguíneo ou câmara do coração. Embolia é um coágulo móvel no sistema circulatório
Idiopático Condição que se origina espontaneamente ou cuja causa é obscura ou desconhecida

- Claudicação mandibular
- Mal-estar
- Fraqueza e fadiga
- Dores musculares
- Comprometimento da visão (p. ex., diplopia)
- Perda de peso (mais do que 5% do peso corporal total)

Notas clínicas

- Arterite temporal está intimamente associada com **polimialgia reumática (PMR)**, que é caracterizada por rigidez, definhamento e dor nos músculos do pescoço, ombros, parte inferior do dorso, quadris e coxas. De 10 a 20% dos pacientes que inicialmente apresentaram polimialgia reumática desenvolveram arterite temporal. Arterite temporal e polimialgia reumática podem representar um espectro clínico de um processo patológico comum.
- A inflamação pode afetar a artéria oftálmica, resultando em neuropatia óptica isquêmica, que pode levar à visão turva ou cegueira súbita. A perda da visão em ambos os olhos pode ocorrer repentinamente.

Fatores predisponentes
- Idade: > 50 anos
- Sexo: feminino (2:1)
- História familiar

Neuralgia do trigêmeo

Neuralgia do trigêmeo (comumente chamada de **tique doloroso**; também conhecida como **prosopalgia** ou doença de Fothergill) é um transtorno neuropático caracterizado por episódios unilaterais de dor intensa na face. Episódios dolorosos são geralmente iniciados por estímulos em áreas específicas na face, chamadas "zonas-gatilho" (zonas quimiorreceptoras). Os pacientes descrevem a dor como "excruciante", com intensidade a ponto de provocar um tique que leva o paciente a fazer caretas ou a estremecer.

Claudicação Dor muscular provocada por insuficiência vascular

Mal-estar Sensação de fraqueza corporal geral ou desconforto, frequentemente marcando o início de uma enfermidade

A fisiopatologia da neuralgia do trigêmeo pode ser relacionada à compressão mecânica focal do nervo trigêmeo próximo do tronco encefálico, talvez produzida por uma artéria adjacente que comprima, irrite ou danifique o nervo. Em alguns casos, a neuralgia do trigêmeo está associada com esclerose múltipla, tumor do ângulo cerebelopontino ou outras lesões expansivas do tronco encefálico que comprimem o nervo trigêmeo. No entanto, na maioria dos casos, a condição é idiopática.

Sinais e sintomas
- Episódios temporários de dor facial unilateral excruciante súbita; é descrita como um "choque elétrico" que dá lugar a uma sensação de queimação que dura segundos ou minutos.
- Comumente se origina próximo da boca e se estende em direção a orelhas, olhos ou nariz.
- Dor pode ser precipitada pelo toque (incluindo correntes de ar), movimentos da cabeça ou face, incluindo aqueles relacionados com beber e comer.

Fatores predisponentes
- Idade: > 40 anos
- Sexo: feminino:masculino (3:2)
- Adultos jovens (20-40 anos de idade) com esclerose múltipla

Notas clínicas
- Intervalos sem dor podem durar minutos a semanas, mas remissão permanente é rara.
- Dor é confinada basicamente às áreas inervadas pelos nervos maxilar (NC V2) e/ou mandibular (NC V3) (**Fig. 7.3.5**). A participação do nervo oftálmico (NC V1), ou doença bilateral, ocorre em menos de 5% dos casos.

Síndrome da articulação temporomandibular (ATM)

A **síndrome da articulação temporomandibular** se refere à dor crônica ou aguda da articulação temporomandibular. As causas primárias são hiperfunção muscular, como no caso de bruxismo, e condições que resultam no desloca-

---

Bruxismo Ranger ou apertar dos dentes

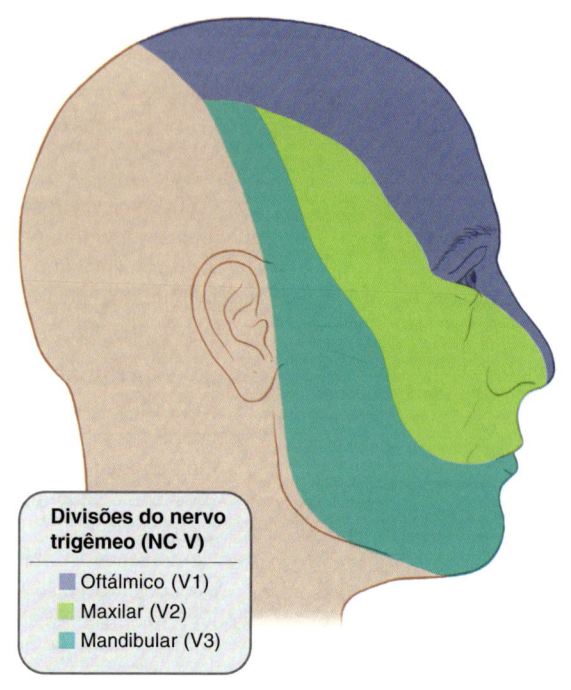

FIGURA 7.3.5 Visão lateral da face mostrando o padrão de inervação sensorial pelos ramos do nervo trigêmeo (NC V).

Divisões do nervo trigêmeo (NC V)
- Oftálmico (V1)
- Maxilar (V2)
- Mandibular (V3)

mento do disco articular durante o movimento da mandíbula. Como outras articulações sinoviais, a articulação temporomandibular é suscetível a anquilose, artrite, traumatismo, luxação, anormalidades evolucionárias, neoplasia e lesões reativas.

A disfunção da articulação temporomandibular provoca dor na articulação e na região adjacente. Sinais e sintomas de transtorno na articulação temporomandibular normalmente incluem mais de um componente articular: músculo, nervo, tendão, ligamento, osso e/ou tecido conectivo.

Sinais e sintomas
- Dificuldade em morder e/ou mastigar
- Ruídos de crepitação, estalido ou rangido na abertura ou no fechamento da boca
- Hipersensibilidade ou dor na mandíbula
- Dor facial persistente acentuada
- Dor de ouvido (especialmente de manhã)
- Tinido ou perda de audição
- Cefaleia (especialmente de manhã)
- Dor no pescoço ou no ombro
- Tontura

Fatores predisponentes
- Idade: 30-50 anos
- Sexo: feminino (3:1)
- Bruxismo
- Mastigação habitual de gelo ou goma de mascar
- Mordida ou dentes desalinhados
- Deformidade facial ou mandibular
- Doença artrítica
- Sinovite
- História de lesão facial ou mandibular

Anquilose Processo patológico que resulta em enrijecimento ou fixação articular
Artrite Inflamação da articulação
Tinido Sensação de ruído de campainha ou outros ruídos nas orelhas (nos ouvidos)
Sinovite Inflamação das membranas sinoviais

DIAGNÓSTICO

A apresentação do paciente, a história e o exame físico confirmam um diagnóstico de **neuralgia do trigêmeo**.

Neuralgia do trigêmeo

Neuralgia do trigêmeo é caracterizada por dor facial unilateral agonizante. Normalmente inclui os nervos maxilar (NC V2) e/ou mandibular (NC V3).

- A presença de um ponto-gatilho é a característica principal da neuralgia. Os pontos-gatilho para esse paciente, a bochecha e o mento, estão na distribuição sensorial do **nervo mandibular (NC V3)**.
- A intensidade da dor leva ao tique facial.
- Os componentes sensorial e motor do nervo trigêmeo estão intactos (i.e., a sensação é possível, embora dolorosa, e os músculos da mastigação são funcionais).

Arterite temporal

Doença inflamatória das artérias temporais, causa comum de cefaleia em pessoas idosas.

- Pacientes desenvolvem cefaleia intensa, frequentemente com dor persistente aguda provocada pelo fluxo de sangue pelos vasos inflamados. As cefaleias podem ser pulsantes ou não pulsantes.
- A dor é normalmente unilateral e costuma se localizar na região das artérias temporais afetadas.
- Claudicação mandibular e nódulos isquêmicos no escalpo com ulceração da pele sobrejacente foram descritos em casos graves.

O local e os estímulos que precipitam a dor nesse paciente não são consistentes com arterite temporal.

Síndrome da articulação temporomandibular (ATM)

Disfunção da articulação temporomandibular resulta em dor craniofacial.

- Alterações degenerativas na articulação temporomandibular estão associadas à dor que pode irradiar para a têmpora e face.
- O diagnóstico de síndrome da articulação temporomandibular seria confirmada pelos achados de hipersensibilidade na articulação, crepitação com abertura e fechamento da boca e limitação dos movimentos da mandíbula.

    A dor nesse paciente não está relacionada com a articulação temporomandibular.

Isquemia Anemia local decorrente de obstrução vascular

CASO 7.4 — Paralisia do nervo facial

Apresentação do paciente
Um pós-graduando de 24 anos de idade percebeu, ao se barbear pela manhã, que era incapaz de mover o lado esquerdo da face. Preocupou-se porque achou que estava tendo um AVC, assim, buscou assistência médica imediatamente no serviço de emergência de um hospital local.

Achados clínicos relevantes

História
O paciente declara que geralmente tem boa saúde, mas apresentou sintomas semelhantes aos de gripe na semana anterior ao início da paralisia facial. O paciente não se queixou de fraqueza muscular generalizada nos membros.

Exame físico
Os seguintes achados foram observados no exame neurológico:
- O paciente está orientado quanto ao tempo, data e local, e capaz de seguir instruções verbais simples
- Não era capaz de franzir o lado esquerdo da fronte
- Não conseguia apertar o olho esquerdo
- Não era capaz de mostrar os dentes nem enrugar os lábios no lado esquerdo
- Disgeusia
- Hiperacusia
- A úvula estava na linha mediana no toro palatino
- Língua protraída na linha mediana
- Visão estava normal; sem dor ocular ou orbital
- Sensação da face, escalpo e pescoço estava intacta

Estudos diagnósticos por imagem
- Exames por tomografia computadorizada (TC) com contraste não revelaram anormalidades características, nenhuma área focal de hipersensibilidade ou lesões expansivas na cavidade do encéfalo ou do crânio.
- RM intensificada por gadolínio demonstrou intensificação linear difusa do nervo facial esquerdo.

Problemas clínicos a considerar
- Neuroma do acústico
- Paralisia do nervo facial (paralisia de Bell)
- Tumor parotídeo
- AVC (incluindo o córtex motor facial)

OBJETIVOS DE APRENDIZAGEM
1. Descrever a anatomia dos nervos facial (NC VII) e vestibulococlear (NC VIII).
2. Descrever a anatomia dos músculos da expressão facial.
3. Descrever a anatomia das glândulas salivares.
4. Descrever o suprimento sanguíneo para o encéfalo.
5. Explicar a base anatômica para sinais e sintomas associados com esse caso.

ANATOMIA PERTINENTE

Nervo facial (NC VII)
O nervo facial é um nervo craniano misto com quatro componentes funcionais:

1. O componente **motor** inerva os músculos da expressão facial e outros músculos que

---

Disgeusia Alteração na sensação gustatória (paladar)
Hiperacusia Aumento na sensibilidade auditiva

se desenvolvem a partir do segundo arco faríngeo embrionário.
2. O componente **sensorial geral** inerva partes da orelha e o meato acústico externo.
3. O componente **sensorial especial** transporta informações **gustatórias** a partir dos dois terços anteriores da língua.
4. O nervo facial também fornece fibras **parassimpáticas pré-ganglionares** implicadas na secreção das glândulas lacrimais, glândulas mucosas nasais, da boca e da parte nasal da faringe, e das glândulas salivares submandibulares e sublinguais.

Trajeto do nervo facial

O nervo facial possui duas raízes que se originam da face lateral da ponte, na junção (ou ângulo) cerebelopontina.

1. A **raiz motora** se origina do **núcleo do nervo facial**, na ponte, e forma a maior parte do nervo facial.
2. Os componentes sensorial e parassimpático do nervo facial formam o menor **nervo intermédio**.

As raízes do nervo facial se situam laterais ao **nervo vestibulococlear** (NC VIII), à medida que os dois nervos cranianos entram no **meato acústico interno**, na **parte petrosa do temporal** (**Fig. 7.4.1**). Dentro da parte petrosa do temporal, o trajeto do nervo facial tem a forma de um "L" invertido, primeiro direcionado lateralmente e, em seguida, inferiormente. Após passar lateral ao labirinto ósseo da orelha interna, o nervo se curva acentuadamente em uma direção inferior. Essa curvatura no nervo é chamada de **joelho**. Uma aglomeração de corpos celulares sensoriais forma o **gânglio geniculado**, no joelho (do nervo facial).

Após o joelho, o nervo entra no **canal facial**, que segue na parede medial da cavidade timpânica (orelha média). O nervo facial emerge do canal facial no **forame estilomastóideo**. O nervo segue anteriormente para a glândula parótida.

Na glândula parótida, o nervo forma o **plexo parotídeo**. Cinco ramos principais do plexo emergem das margens da glândula parótida e inervam os **músculos da expressão facial** (**Tabela 7.4.1**). Embora atravesse a glândula parótida, o nervo facial não inerva essa glândula.

Conexões centrais do núcleo motor do nervo facial

Os neurônios situados no núcleo motor do nervo facial (i.e., neurônios motores inferiores) são espacialmente organizados: aqueles que inervam os músculos da parte superior da face estão separados daqueles que inervam a parte inferior da face (**Fig. 7.4.2**).

Todos os neurônios nesse núcleo recebem projeções diretas dos neurônios situados no córtex motor (i.e., neurônios motores superiores). O padrão de influxo proveniente dos neurônios corticais varia no interior do núcleo motor do nervo facial (**Fig. 7.4.2**).

- Neurônios motores que inervam os músculos da **parte superior da face** recebem influxos provenientes dos córtices motores ipsilaterais e contralaterais (i.e., proveniente de ambos os lados do encéfalo).
- Neurônios motores que inervam os músculos da **parte inferior da face** recebem influxos apenas do córtex motor contralateral.

Notas clínicas

Paralisia dos músculos da expressão facial pode ocorrer após lesão no córtex motor facial ou em suas projeções, no núcleo motor do nervo facial ou no próprio nervo facial.

- Quando o núcleo motor do nervo facial (*neurônios motores inferiores*) ou o nervo facial é lesionado, os músculos de toda a face no lado ipsilateral (mesmo lado) são paralisados (**Fig. 7.4.2A**).
- Danos ao córtex motor facial (*neurônios motores superiores*) afetam os músculos na parte inferior da face contralateral (**Fig. 7.4.2B**). Os músculos da parte superior da face contralateral não são paralisados, porque o influxo proveniente do córtex motor ipsilateral não é afetado por essa lesão.

Nervo vestibulococlear (NC VIII)

O nervo vestibulococlear é um nervo craniano sensorial especial, com dois componentes que possuem funções distintas:

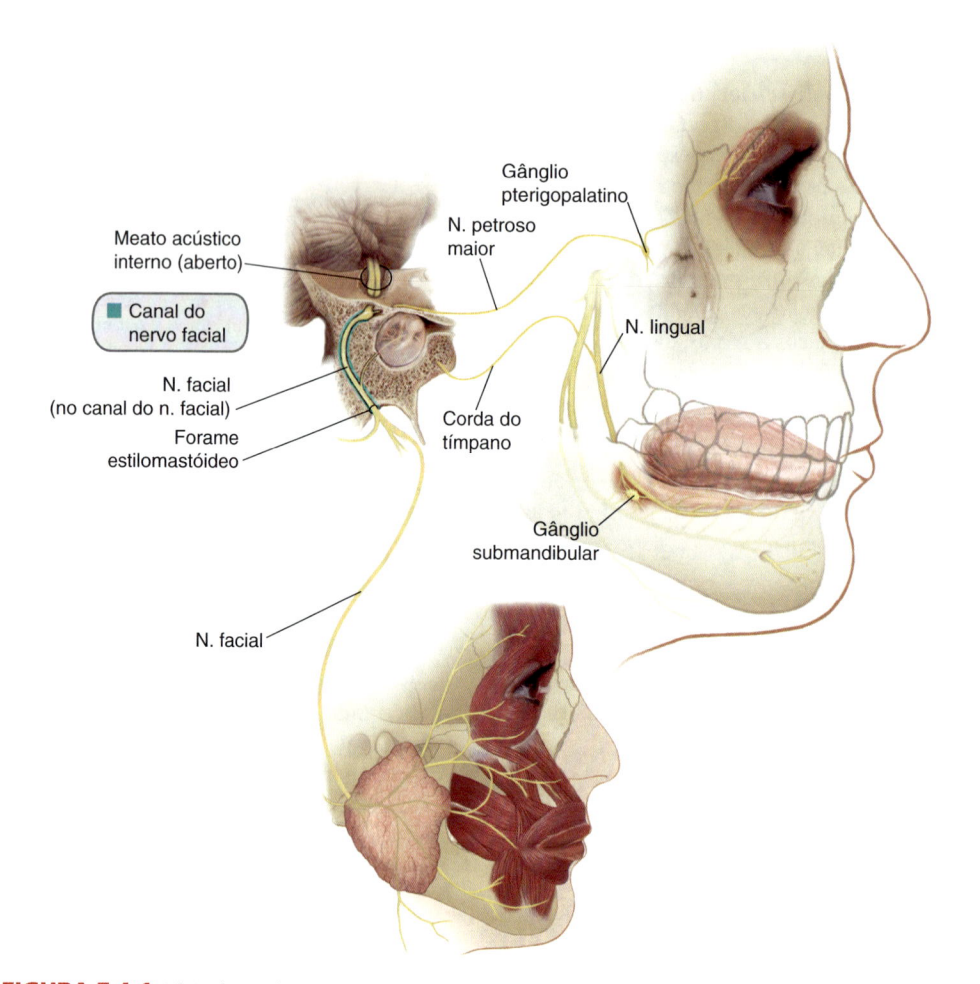

FIGURA 7.4.1 Visão lateral mostrando o trajeto e ramos do nervo facial.

1. A **parte vestibular** do NC VIII está relacionada com o *equilíbrio*. É composta pelos processos centrais dos neurônios bipolares, cujos corpos celulares estão localizados no **gânglio vestibular**.

   Esse gânglio está localizado na base dos canais semicirculares da orelha interna, dentro da parte petrosa do temporal. Os processos periféricos desse nervo se estendem até as máculas do utrículo e sáculo, e ampolas dos canais semicirculares.

2. A **parte coclear** do NC VIII transmite *informações auditivas*. Essa parte do nervo vestibulococlear é formada pelos processos centrais dos neurônios bipolares, cujos corpos celulares estão localizados no **gânglio espiral** da cóclea. O gânglio espiral está localizado no modíolo da cóclea. Os processos periféricos se estendem até o órgão espiral (órgão de Corti).

Trajeto do nervo vestibulococlear

Os processos centrais dos neurônios sensoriais primários, nos gânglios vestibular e espiral, formam os nervos vestibular e coclear, respectivamente. Esses nervos, em conjunto, formam o nervo vestibulococlear no meato acústico interno, onde seguem com o nervo facial (NC VII).

TABELA 7.4.1 Trajeto e distribuição do nervo facial

Ramo[a]	Trajeto	Distribuição	Componente(s) funcional(ais)
Nervo petroso maior	▪ Ramifica-se no joelho do nervo facial ▪ Segue anteriormente para a fossa média do crânio para entrar no canal pterigóideo	▪ Fibras parassimpáticas pré-ganglionares fazem sinapse no gânglio pterigopalatino	▪ Parassimpático (eferente visceral)
Nervo para o músculo estapédio	▪ Ramifica-se no canal facial ▪ Entra na cavidade timpânica	▪ Músculo estapédio (amortece a vibração nos ossículos)	▪ Motor (músculos esqueléticos provenientes do segundo arco faríngeo)
Corda do tímpano	▪ Ramifica-se no canal facial ▪ Atravessa a cavidade timpânica ▪ Entra na fossa infratemporal ▪ Une-se ao nervo lingual (ramo do NC V3)	▪ Fibras gustatórias provenientes dos 2/3 anteriores da língua ▪ Fibras parassimpáticas pré-ganglionares fazem sinapse no gânglio submandibular	▪ Sensorial especial ▪ Parassimpático (eferente visceral)
Nervo auricular posterior	▪ Ramifica-se distal ao forame estilomastóideo ▪ Segue posterior à orelha externa	▪ Músculos auriculares pequenos ▪ Ventre occipital do músculo occipitofrontal ▪ Sensorial a partir da pele da orelha externa	▪ Motor (músculos esqueléticos provenientes do segundo arco faríngeo) ▪ Sensação geral
Nervos para o ventre posterior do m. digástrico e m. estilo-hióideo	▪ Ramifica-se distal ao forame estilomastóideo ▪ Entra diretamente nos músculos	▪ Ventre posterior do músculo digástrico ▪ Músculo estilo-hióideo	▪ Motor (músculos esqueléticos provenientes do segundo arco faríngeo)
Ramos terminais 1. Temporais 2. Zigomáticos 3. Bucais 4. Marginal da mandíbula 5. Cervical	▪ Ramifica-se a partir do plexo intraparotídeo na glândula parótida ▪ Distribui-se na face e no pescoço	▪ Músculos da expressão facial	▪ Motor (músculos esqueléticos provenientes do segundo arco faríngeo)

[a] Proximal a distal.

O nervo vestibulococlear entra na medula oblonga (bulbo) na sua junção com a ponte.

Músculos da expressão facial

Os músculos da expressão facial (**Tabela 7.4.2**) são derivados do **segundo arco faríngeo** embrionário e são inervados pelo **nervo facial**. A maioria desses músculos se origina na tela subcutânea da face; alguns têm origens ósseas. Todos se inserem nas telas subcutâneas ou na derme da face, pescoço ou escalpo (**Fig. 7.4.3**). Esses músculos atuam basicamente como esfincteres ou dilatadores das aberturas faciais (p. ex., órbita, nariz e boca).

Glândulas salivares

Existem três pares de glândulas salivares principais: **parótida**, **submandibular** e **sublingual** (**Tabela 7.4.3**). Estas são glândulas exócrinas tubuloacinares compostas que sintetizam e secretam componentes da saliva.

Suprimento sanguíneo e inervação

As glândulas salivares recebem sangue arterial proveniente dos ramos **facial** e **lingual** da **artéria carótida externa** (**ACE**) ou diretamente da ACE (**Tabela 7.4.4**). O sangue venoso drena para ambas as **veias jugulares interna** e **externa**.

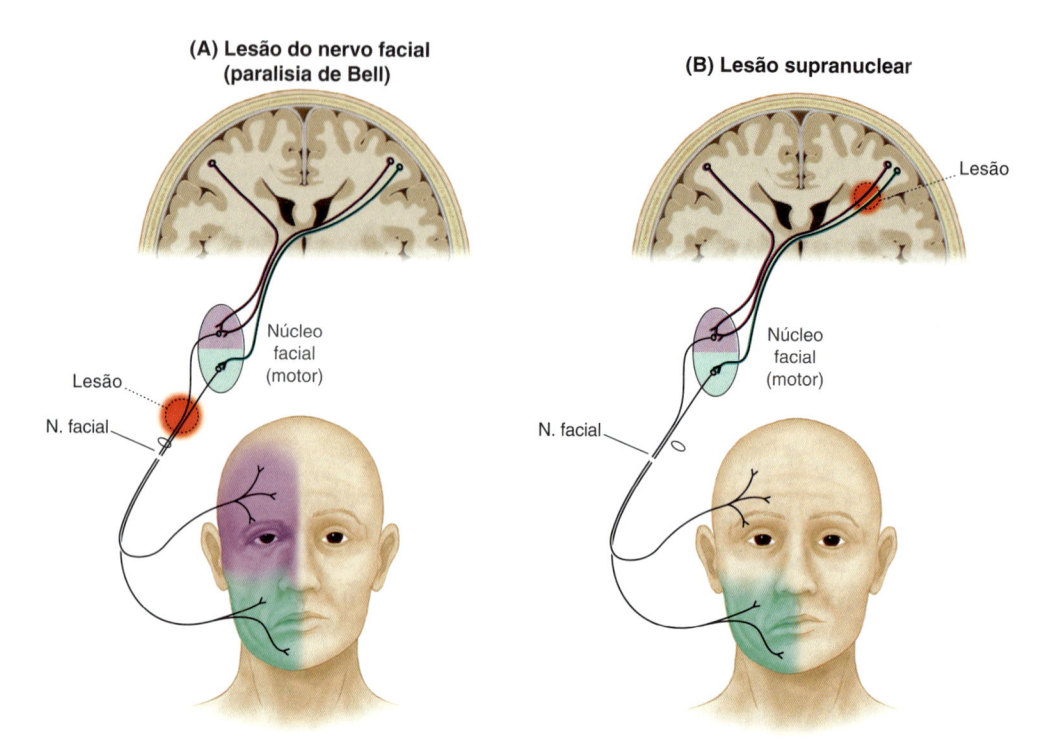

FIGURA 7.4.2 Conexões centrais do núcleo motor do nervo facial. Lesões corticais (neurônio motor superior) ou do tronco encefálico (neurônio motor inferior) possuem apresentações clínicas diferentes.

As glândulas salivares recebem inervações simpática e parassimpática. **Fibras simpática pós-ganglionares** se originam dos gânglios simpáticos cervicais. Elas formam um plexo ao longo da artéria carótida externa e de seus ramos que irrigam as glândulas. Fibras simpáticas irrigam esses vasos sanguíneos; as fibras podem ser secretomotoras para as glândulas.

A **inervação parassimpática** para essas glândulas inclui componentes do nervo facial (NC VII) ou do nervo glossofaríngeo (NC IX). Fibras parassimpáticas (secretomotoras) estimulam a produção dos componentes da saliva, incluindo algumas enzimas digestivas.

Suprimento sanguíneo para o encéfalo

O encéfalo recebe sangue arterial proveniente de duas fontes primárias:

1. A circulação anterior é proveniente das **artérias carótidas internas**. Elas entram na cavidade do crânio e terminam como as **artérias cerebrais anterior** e **média**.
2. A circulação posterior (vertebrobasilar) é proveniente das **artérias vertebrais** que se unem na face anterior (ventral) da medula oblonga (bulbo) para formar a **artéria basilar**.

Os hemisférios cerebrais recebem sangue das circulações anterior e posterior. O tronco encefálico é irrigado apenas pela circulação posterior. As circulações anterior e posterior se anastomosam para formar um anel vascular, **círculo arterial do cérebro** (**círculo de Willis**), na face anterior (ventral) do encéfalo (ver Fig. 6.4.2).

RACIOCÍNIO CLÍNICO

Esse paciente apresenta sinais e sintomas de **paralisia**, **disgeusia** e **hiperacusia** **facial unilateral**.

Paralisia Perda da função muscular, especialmente relacionada com o movimento voluntário

TABELA 7.4.2 Músculos da expressão facial

Músculo	Ramo do nervo facial	Ações
Occipitofrontal		
Ventre frontal	Temporal	▪ Eleva os supercílios ▪ Franze a testa e protrai o escalpo
Ventre occipital	Auricular posterior	▪ Retrai o escalpo
Orbicular do olho	Temporal e zigomático	▪ Fecha firmemente o olho (p. ex., piscar os olhos)
Orbicular da boca	Bucal e marginal da mandíbula	▪ Protrai os lábios (p. ex., beijo)
Levantador do lábio superior		▪ Retrai o lábio superior (p. ex., mostrando os dentes superiores)
Zigomático maior	Zigomático	▪ Eleva o lábio superior (p. ex., sorriso)
Zigomático menor	Zigomático	▪ Eleva o lábio superior (p. ex., sorriso)
Levantador do ângulo da boca	Zigomático	▪ Amplia a rima da boca (p. ex., sorriso largo)
Bucinador	Bucal	▪ Resiste à distensão da bochecha (p. ex., assobio) ▪ Pressiona a bochecha contra os dentes para ajudar a manter o alimento na cavidade própria da boca
Abaixador do lábio inferior	Marginal da mandíbula	▪ Retrai o lábio inferior (p. ex., mostrando os dentes inferiores ou fazendo beiço)
Abaixador do ângulo da boca	Marginal da mandíbula	▪ Abaixa o ângulo da boca (p. ex., fazendo carranca)
Platisma	Cervical	▪ Ajuda a abaixar a mandíbula ▪ Tenciona a pele do mento e pescoço

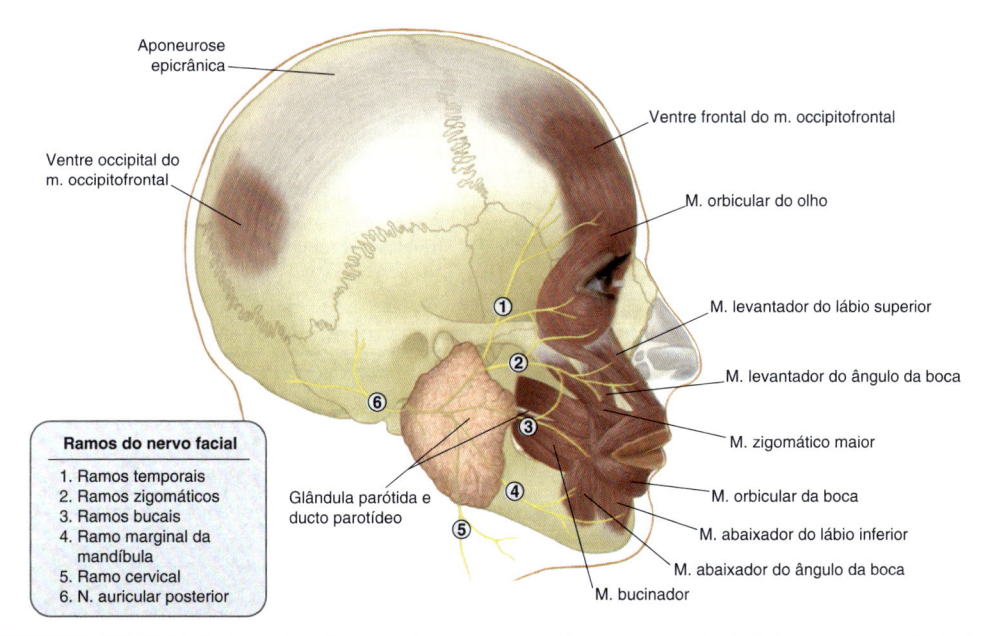

Ramos do nervo facial
1. Ramos temporais
2. Ramos zigomáticos
3. Ramos bucais
4. Ramo marginal da mandíbula
5. Ramo cervical
6. N. auricular posterior

FIGURA 7.4.3 Visão lateral da face mostrando os músculos da expressão facial e ramos terminais do nervo facial (NC VII).

TABELA 7.4.3 Glândulas salivares maiores

Glândula salivar	Descrição
Parótida	Maior glândula salivar Lateral e posterior ao ramo da mandíbula Plexo intraparotídeo (nervo facial) engastado na glândula Drena para o ducto parotídeo na margem anterior; o ducto perfura o m. bucinador e se abre no vestíbulo da boca (adjacente ao segundo molar maxilar) na papila do ducto parotídeo
Submandibular	1. Parte superficial: maior parte da glândula; no trígono submandibular do pescoço, fixado na margem inferior da mandíbula; recoberto pelo m. platisma e fáscia cervical 2. Parte profunda: entre o músculo milo-hióideo (inferolateral) e músculos hioglosso e estiloglosso (medialmente) Ambas as partes drenam para o ducto submandibular que se abre na carúncula sublingual (adjacente à base do frênulo da língua)
Sublingual	Na fóvea sublingual (soalho [parte inferior] da cavidade da boca; profunda à túnica mucosa, entre a mandíbula e o músculo genioglosso Ductos múltiplos se abrem na fóvea sublingual

Neuroma do acústico

Neuroma do acústico (schwannoma vestibular) é um tumor intracraniano benigno das células de Schwann (formadoras de mielina) do **nervo vestibulococlear** (**NC VIII**). Esses tumores podem se tornar muito grandes e comprimir estruturas adjacentes ao tronco encefálico e nervos cranianos (p. ex., nervo facial) (**Fig. 7.4.4**).

Notas clínicas

Neuromas do acústico podem se desenvolver a partir de causas desconhecidas ou podem ser parte da neurofibromatose de von Recklinghausen. Existem duas formas desse neuroma:

1. **Neurofibromatose tipo I** é um schwannoma que esporadicamente inclui o nervo facial (NC VII), mas pode incluir outros nervos cranianos. Esses tumores afetam indivíduos na idade adulta.

2. **Neurofibromatose tipo II** é schwannoma que inclui toda a extensão do nervo vestibulococlear. Esses geralmente se apresentam antes da idade de 21 anos e mostram forte herança dominante autossômica.

Sinais e sintomas

- Vertigem
- Perda auditiva
- Tinido
- Tontura

Vertigem Sensação de que o ambiente está se movendo (girando ou "rodopiando") quando não ocorre movimento real

Tinido Sensação de ruído de campainha ou outros ruídos nas orelhas (nos ouvidos)

TABELA 7.4.4 Suprimento sanguíneo e inervação das glândulas salivares maiores

Glândula	Suprimento arterial	Inervação parassimpática
Parótida	Ramos diretos da artéria carótida externa	**Fibras pré-ganglionares**: nervo petroso menor (NC IX) **Gânglio parassimpático**: gânglio ótico **Fibras pós-ganglionares**: seguem com o nervo auriculotemporal (ramo do NC V3)
Sublingual	Ramo sublingual da artéria lingual	**Fibras pré-ganglionares**: corda do tímpano (NC VII) **Gânglio parassimpático**: submandibular **Fibras pós-ganglionares**: seguem com o nervo lingual (ramo do NC V3)
Submandibular	Ramos glandulares das artérias facial e lingual	**Fibras pré-ganglionares**: corda do tímpano (NC VII) **Gânglio parassimpático**: submandibular **Fibras pós-ganglionares**: suprem a glândula diretamente

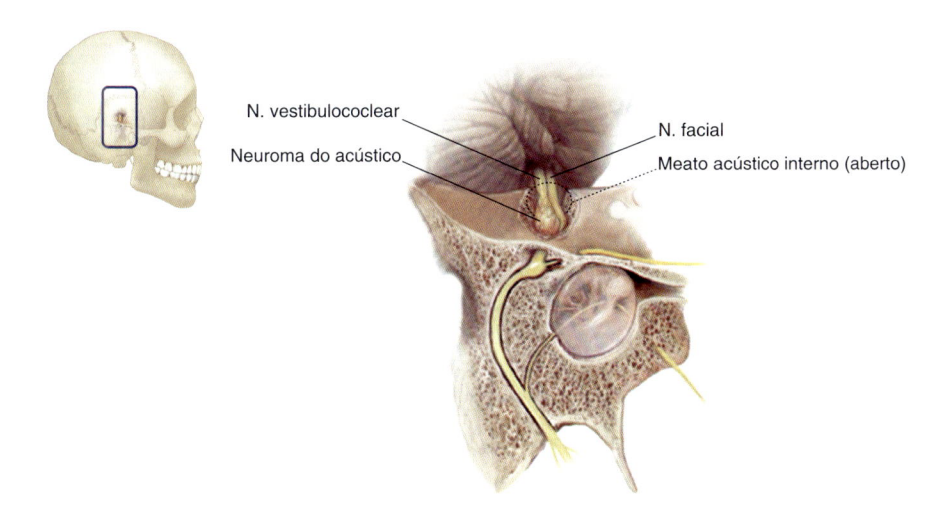

FIGURA 7.4.4 Visão lateral da parte petrosa do temporal (cortado) mostrando a via do nervo facial (NC VII) e neuroma do acústico adjacente ao nervo vestibular (NC VIII) no meato acústico interno (cortado).

- Dor ou paresia facial ou aural
- Fraqueza muscular facial
- Sonolência

O aumento na pressão intracraniana associado com esses tumores pode provocar sintomas como cefaleia, vômito e alteração de consciência.

Fatores predisponentes
- Risco genético de neurofibromatose II

Fatores de risco suspeitos, mas não confirmados, incluem exposição a ruídos persistentes ou altos, exposição de cabeça e pescoço a doses baixas de radiação em crianças e uso excessivo de telefone celular.

Paralisia do nervo facial (paralisia de Bell)

Paralisia do nervo facial (de Bell) é a forma mais comum de paralisia facial unilateral aguda. Essa paralisia exibe uma variação de déficits musculares faciais, desde disfunção branda (fraqueza leve) à paralisia total. O início é geralmente repentino e otalgia pode preceder a paralisia por diversos dias. A paralisia do nervo facial (paralisia de Bell) se resolve no período de 6-8 semanas. A(s) causa(s) exata(s) da paralisia do nervo facial (de Bell) permanece(m) obscura(s). Considera-se que uma inflamação do nervo facial ocorra no canal facial. A inflamação do nervo leva a edema, compressão e possível lesão, o que resulta em alteração funcional. A inflamação associada com a paralisia do nervo facial (de Bell) é consistente com infecção bacteriana ou viral local.

Os componentes funcionais do nervo facial se ramificam em diferentes pontos ao longo do trajeto do nervo (**Fig. 7.4.1** e **Tabela 7.4.1**). Consequentemente, o local de compressão do nervo facial determina os sinais e sintomas. Por exemplo, lesão no forame estilomastóideo afeta os músculos da expressão facial. Em contrapartida, lesão no canal facial antes da origem da corda do tímpano tem impacto no paladar, na secreção das glândulas salivares, assim como nos músculos da expressão facial.

Sinais e sintomas
- Início (horas) súbito de paralisia facial unilateral; sintomas podem se desenvolver durante períodos maiores (acima de 48 horas)
- Otalgia

Paresia Paralisia parcial ou incompleta
Paralisia Perda da função muscular, especialmente relacionada ao movimento voluntário
Otalgia Dor de ouvido

- Epífora
- Diminuição da secreção de líquido lacrimal
- Hiperacusia
- Disgeusia
- Dor ocular
- Visão turva

Notas clínicas

A manutenção da superfície córnea depende de diversos fatores:
- Lacrimação (inervação da glândula lacrimal inclui o nervo petroso maior).
- Relação anatômica normal entre as pálpebras e a face ocular (inclui o orbicular do olho, assim como a estrutura palpebral intrínseca)
- Piscamento necessário para o fluxo e drenagem lacrimais normais (regulado pelos músculos orbicular do olho e levantador da pálpebra superior).

Em geral, a paralisia do nervo facial (paralisia de Bell) afeta a superfície córnea porque o nervo facial controla a secreção da glândula lacrimal e o músculo orbicular do olho. Isso resulta no dessecamento da córnea (ceratite por exposição), dor no olho e déficit visual (visão turva). Essas consequências podem ocorrer de duas maneiras:

1. **Secreção lacrimal é *reduzida* e o piscamento é prejudicado.** Nesse caso, existe produção insuficiente de líquido lacrimal para cobrir a superfície ocular.
2. **Secreção lacrimal é *normal* e o piscamento é prejudicado.** Líquido lacrimal suficiente é produzido, mas não permanece o bastante na superfície ocular. O músculo orbicular do olho paralisado impede as pálpebras de regular o fluxo de líquido e o líquido lacrimal transborda na face.

Fatores predisponentes
- Idade: adultos (ligeiramente acima 60 anos)
- Infecção viral (p. ex., herpes simples, herpes-zóster e Epstein-Barr)
- Diabetes
- Hipertensão
- Gravidez (risco 3,3 vezes maior)
- Doença de Lyme (espiroqueta *Borrelia burgdorferi*)
- História familiar

Tumores parotídeos

Um neoplasma protídeo pode ser benigno ou maligno. **Massas parotídeas benignas** ocorrem mais comumente na parte inferior da glândula. O exame físico normalmente revela uma massa simples, não sensível, móvel e firme. Os dois tumores benignos mais comuns são o adenoma pleomórfico (tumor parotídeo misto) e o tumor de Warthin (adenolinfoma; um cistadenoma papilar linfomatoso).

Um **tumor parotídeo maligno** é indicado por:

- Dor e hipersensibilidade na parte posterior do pescoço
- Crescimento rápido da massa
- Fixação da massa à pele ou a tecidos subjacentes
- Paralisia de um ramo do nervo facial

A maioria das malignidades se origina de componentes epiteliais da glândula, mas pode se desenvolver também nos componentes do ducto parotídeo.

Sinais e sintomas
- Dor e/ou hipersensibilidade na parte posterior do pescoço
- Fraqueza ou paralisia dos músculos da face
- Trismo
- Disfagia
- Otalgia
- Paresia nas distribuições dos nervos maxilar (NC V2) e mandibular (NC V3)

Fatores predisponentes
- História de lesão cutânea anterior
- História de carcinoma de células escamosas
- História de melanoma maligno
- História de histiocitoma fibroso maligno

Acidente vascular cerebral implicando o córtex motor facial

Acidente vascular cerebral é descrito como qualquer processo patológico que interrompe o fluxo sanguíneo para o encéfalo. Pode ser classificado em duas categorias principais:

Epífora Hiperfluxo de lágrimas na face, em decorrência da drenagem inadequada

Lacrimação Secreção de líquido lacrimal (lágrima); algumas vezes refere-se ao excesso de secreção

Hipertensão Aumento anormal na pressão venosa e /ou arterial

Trismo Rigidez mandibular

Disfagia Dificuldade na deglutição

1. **Acidente vascular cerebral isquêmico** responde pela maioria dos acidentes vasculares cerebrais. Isso ocorre quando há uma diminuição no fluxo sanguíneo para uma parte do encéfalo. A redução do fluxo sanguíneo pode ser decorrente de trombo, embolia ou hipoperfusão. O acidente vascular cerebral priva o tecido encefálico adjacente ao(s) vaso(s) afetado(s) de oxigênio e nutrientes, o que resulta em comprometimento da função.
2. **Acidente vascular cerebral hemorrágico** ocorre quando existe rompimento de um vaso sanguíneo cerebral e vazamento de sangue para o encéfalo e/ou espaço subaracnóideo. A área afetada perda a função normal.

Sintomas de acidente vascular cerebral normalmente começam repentinamente e dependem da área afetada do encéfalo. Quanto mais extensa a área comprometida no acidente vascular cerebral, mais funções encefálicas são afetadas ou perdidas. Na maioria dos casos, os sintomas são unilaterais e presentes no lado contralateral do corpo.

A parte facial do córtex motor (no giro pré-central) é irrigada pela artéria cerebral média. Acidentes vasculares cerebrais nessa área cortical resultam em:

Sinais e sintomas
- Hemiplegia ou hemiparesia contralateral
- Paralisia ou paresia facial contralateral

Fatores predisponentes
- Idade: > 55 anos
- História familiar de acidente vascular cerebral
- Doença cardiovascular
- Hipertensão
- Diabetes
- Hipercolesterolemia
- Hiperlipidemia
- Excesso de peso (índice de massa corporal > 26)
- Tabagismo

Nota clínica

Paralisia do joelho do nervo facial (NC VII) (paralisia de Bell) resulta de um acidente vascular cerebral pontina de localização que inclui o núcleo motor do nervo abducente (NC VI) e as fibras motoras do nervo facial, à medida que deixam a parte lateral da ponte. Isso resulta em paralisia facial com o achado acrescido de paralisia do nervo abducente (i.e., incapacidade de abduzir o olho ipsilateral).

DIAGNÓSTICO

A apresentação do paciente, a história médica, o exame físico e os estudos diagnósticos por imagem confirmam um diagnóstico de **paralisia de Bell**, uma **lesão do nervo facial** (**NC VII**).

Paralisia do nervo facial (paralisia de Bell)

O nervo facial possui múltiplos componentes funcionais. Por isso, os sinais e sintomas associados com uma lesão do nervo facial dependem do local da lesão e dos componentes comprometidos. A paralisia do nervo facial (paralisia de Bell) é sempre unilateral.

- Esse paciente apresentou paralisia facial unilateral súbita. Isso indica comprometimento das fibras motoras do nervo facial.
- Disgeusia nesse paciente indica comprometimento da corda do tímpano, um ramo do

---

Trombo Massa fixa de plaquetas e/ou fibrina (coágulo) que oclui parcial ou totalmente um vaso sanguíneo ou câmara do coração. Embolia é um coágulo móvel no sistema circulatório

Embolia Coágulo móvel no sistema circulatório frequentemente derivado de um trombo obstrutivo

Hipoperfusão Redução no fluxo sanguíneo em relação às demandas metabólicas de um órgão ou tecido

Hemorragia Evasão de sangue dos vasos:
- Petéquia: < 2 mm de diâmetro
- Equimose (escoriação): > 2 mm
- Púrpura: grupo de petéquias ou equimoses
- Hematoma: hemorragia resultante da elevação da pele ou túnica mucosa

Hipercolesterolemia Nível elevado de colesterol sérico (nível de colesterol total > 200 mg/dL)

Hiperlipidemia Nível elevado de colesterol sérico e/ou triglicerídeos

nervo facial. Isso indica comprometimento do componente sensorial especial do nervo facial.

- A corda do tímpano transporta fibras parassimpáticas pré-ganglionares (secretomotoras) para as glândulas salivares submandibulares e sublinguais. Esse paciente provavelmente experimentou boca seca, mas essa não foi uma de suas queixas.
- A sensibilidade do paciente a "ruídos altos" (hiperacusia) indica comprometimento do nervo para o músculo estapédio. A paralisia desse músculo, que normalmente amortece a vibração dos ossículos, resulta no estímulo excessivo do aparelho coclear.

O início súbito dos sinais e sintomas pode apontar para um incidente vascular. No entanto, isso é improvável, porque os sinais e sintomas ficaram restritos à distribuição do nervo facial (NC VII). Os sinais e sintomas nesse paciente indicam que a lesão foi no canal facial, proximal aos pontos de ramificação do nervo para o estapédio e corda do tímpano.

Neuroma do acústico

Neuromas do acústico são tumores benignos do nervo vestibulococlear (NC VIII) que frequentemente se formam à medida que o nervo entra no meato acústico interno. Esse nervo compartilha o meato acústico interno com o nervo facial.

- Os sintomas mais comuns desse transtorno são vertigem, perda da audição, tinido e cefaleia. Esses sintomas não foram vistos nesse paciente.
- Quando um neuroma do acústico se torna grande o suficiente para comprimir o nervo facial, a fraqueza do músculo facial é normalmente um sinal clínico. Esses neuromas geralmente são grandes o suficiente para serem visualizados com imagem clínica do encéfalo. O exame de TC para esse paciente não mostrou uma lesão expansiva associada com o NC VIII.

Tumor parotídeo

A glândula parótida está localizada na parte lateral da face, anterior à orelha e lateral ao ramo da mandíbula. O plexo do nervo facial está localizado dentro da substância da glândula e, consequentemente, está vulnerável à lesão com um tumor parotídeo.

- A ausência de uma massa parotídea palpável e a inexistência de dor ou hipersensibilidade nas regiões da parótida e orelha não são consistentes com tumor parotídeo.

Acidente vascular cerebral

Acidente vascular cerebral inclui comprometimento do fluxo sanguíneo para o encéfalo. Paresia ou paralisia dos músculos faciais ocorre após um acidente vascular cerebral na parte facial do córtex motor (neurônios motores superiores) ou no núcleo motor facial, na ponte (neurônios motores inferiores) (**Fig. 7.4.2**).

- Dano aos neurônios motores superiores, na parte facial do córtex motor, resulta em paresia/paralisia dos músculos faciais na parte *inferior* da face contralateral. Os músculos na parte *superior* da face contralateral são poupados, porque o núcleo motor do nervo facial que inerva esses músculos recebe inervação cortical bilateral.
- Pacientes com dano aos neurônios motores inferiores, no núcleo motor do nervo facial, apresentam paresia/paralisia dos músculos faciais em toda a parte ipsilateral da face (i.e., em ambas as partes superior e inferior da face).

Os sinais e sintomas nesse paciente não são consistentes com acidente vascular cerebral que afetou o córtex motor ou o núcleo motor do nervo facial na ponte. Sinais clínicos associados com nessas lesões seriam limitados à perda motora (i.e., componentes funcionais da corda do tímpano não seriam afetados).

Paresia Paralisia parcial ou incompleta

CASO 7.5 | Fratura por explosão do soalho da órbita

Apresentação do paciente
Um homem de 22 anos de idade é admitido no serviço de emergência com traumatismo no olho esquerdo, incluindo equimose, tumefação e dor. O paciente se queixa de visão dupla.

Achados clínicos relevantes

História
O paciente relata que foi atingido no olho durante uma briga de bar.

Exame físico
Resultados do exame físico do olho e órbita esquerdos:
- Edema e equimose periorbital
- Ptose da pálpebra superior
- Enoftalmia
- Hipotropia e diplopia vertical que piora com a tentativa de olhar fixo para cima e para baixo (**Fig. 7.5.1**)
- Dor periorbital
- Hipestesia proveniente da região maxilar
- A acuidade visual e a resposta pupilar são comparáveis ao olho direito

Testes laboratoriais
Com base na apresentação do paciente, na história e no exame físico, não foram pedidos exames laboratoriais.

Estudos diagnósticos por imagem
- Tomografia computadorizada (TC) coronal mostrou fratura do soalho (parede inferior) da órbita esquerda, com prolapso dos conteúdos orbitais no seio maxilar (**Fig. 7.5.2**).

Problemas clínicos a considerar
- Fratura por explosão do soalho (parede inferior) da órbita
- Paralisia do oculomotor

OBJETIVOS DE APRENDIZAGEM
1. Descrever a anatomia da órbita e conteúdos.
2. Descrever a anatomia dos músculos extraoculares (**EOMs**).
3. Descrever a anatomia das pálpebras.
4. Descrever a inervação autônoma do olho e da órbita.
5. Explicar a base anatômica para sinais e sintomas associados com esse caso.

ANATOMIA PERTINENTE

Órbita
A órbita contém o bulbo do olho, músculos extraoculares, nervos cranianos (NC II, II, IV, V1, VI) e rede vascular. Essas estruturas se encontram instaladas na órbita e sustentadas por gordura (intraconal) orbital. O nervo maxilar (NC V2) e vasos se situam dentro do soalho (parte inferior) da órbita.

Paredes da órbita e estruturas relacionadas
A órbita é um espaço piramidal, com seu ápice situando-se posteriormente. Sete ossos contribuem para a órbita:

- **Ápice:** esfenoide (asa menor)
- **Parede superior (teto):** basicamente o frontal, com pequena contribuição do esfenoide (asa menor)

Equimose Hemorragia na pele (hematoma)
Ptose Queda da pálpebra
Enoftalmia Recessão/recuo (afundamento) do bulbo do olho para dentro da órbita
Hipotropia Desvio para baixo (inferior) de um olho em relação ao outro; forma de estrabismo (desalinhamento do olho)
Diplopia Visão dupla
Hipestesia Sensação diminuída

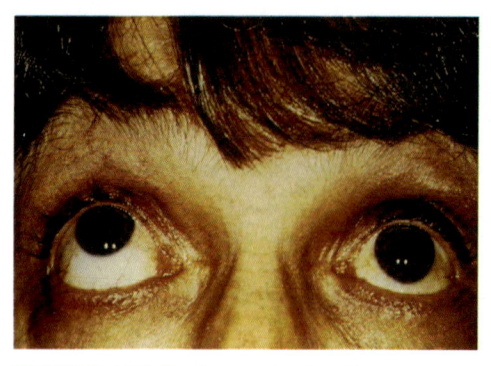

FIGURA 7.5.1 Hipotropia do olho esquerdo com olhar fixo para cima.
Fonte: Fig. 236-47 em *Tintinalli's Emergency Medicine: A Comprehensive Study Guide*, 7e.

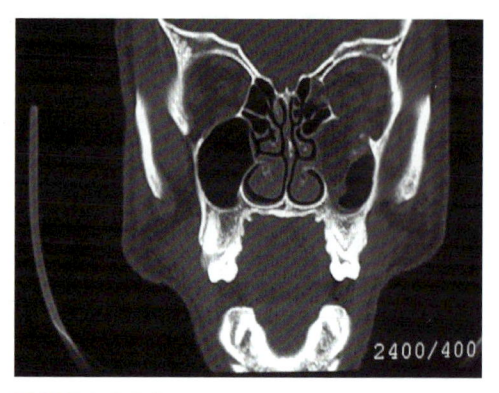

FIGURA 7.5.2 Imagem de TC coronal mostrando fratura com afundamento do soalho (parte inferior) da órbita esquerda.
Fonte: Fig. 18-19 em *Schwartz's Principles of Surgery*, 9e.

- **Parede inferior** (**soalho**): basicamente a maxila, com contribuições do zigomático e palatino
- **Parede medial:** basicamente o etmoide, com contribuições do frontal, lacrimal e esfenoide
- **Parede lateral:** zigomático e esfenoide (asa maior)

Nervos e vasos atravessam as aberturas nesses ossos ou entre eles (**Tabela 7.5.1**).

Diversos dos seios paranasais são adjacentes à órbita:

- O **soalho** (parede inferior) separa a órbita do **seio maxilar**.
- A **parede medial** separa a órbita dos **seios etmoidais**.

Músculos extraoculares

A posição em repouso normal do olho, com olhar fixo para frente fixado no infinito, é chamada **posição primária**. Seis músculos extraoculares fixam e movem o olho. Podem ser divididos em três grupos:

1. **Músculos retos horizontais:** reto medial e reto lateral
2. **Músculos retos verticais:** reto superior e reto inferior

TABELA 7.5.1 Aberturas orbitais e nervos e vasos associados

Abertura	Localização	Nervos e vasos
Canal óptico	Asa menor do esfenoide	▪ Nervo óptico (NC II) ▪ Artéria oftálmica
Fissura orbital superior	Entre as asas maior e menor do esfenoide	▪ Nervo oculomotor (NC III) ▪ Nervo troclear (NC IV) ▪ Nervo abducente (NC VI) ▪ Veias oftálmicas
Fissura orbital inferior	Entre a asa maior do esfenoide, maxila, palatino e zigomático	▪ Nervo infraorbital (ramo do NC V2) ▪ Vasos infraorbitais ▪ Tributária da veia oftálmica inferior
Forame supraorbital		▪ Nervo supraorbital (ramo do NC V1) ▪ Vasos supraorbitais
Sulco infraorbital		▪ Nervo infraorbital (ramo do NC V2) ▪ Vasos infraorbitais
Forames etmoidais		▪ Nervos etmoidais (ramos do nervo nasociliar) ▪ Vasos etmoidais

3. **Músculos oblíquos:** oblíquo superior e oblíquo inferior

Um sétimo músculo, o levantador da pálpebra superior, se fixa na pálpebra superior. A inervação e as ações dos músculos extraoculares são delineadas na **Tabela 7.5.2**.

Um mnemônico para o suprimento nervoso dos músculos extraoculares é: $RL_6OS_4TO_3$ (RL = reto lateral; OS = oblíquo superior; TO = "todos os outros"). O nervo oculomotor também transporta fibras parassimpáticas pré-ganglionares para o gânglio ciliar. Fibras pós-ganglionares provenientes desse gânglio inervam os músculos esfíncter da pupila e ciliar.

Pálpebras

As pálpebras protegem a face anterior do olho. A abertura entre as pálpebras é conhecida como **rima das pálpebras**.

Cada pálpebra contém uma **placa fibrosa**, o **tarso**, composto por tecido conectivo denso que fornece um núcleo estrutural para a pálpebra. As pálpebras também contêm **glândulas tarsais sebáceas** (glândulas de Meibomio) e **glândulas ciliares** (glândulas de Zeiss), assim como **glândulas sudoríferas apócrinas** (glândulas de Moll).

- As secreções sebáceas contribuem para a lâmina lipídica superficial da película lacrimal. Com o piscamento, a película lacrimal é espalhada pela superfície do olho e o componente lipídico das lágrimas atua para estabilizar e reduzir a evaporação da película. Além disso, ajuda a confinar o líquido à superfície do olho e a impedir o derramamento na face.
- Glândulas sudoríferas modificadas contribuem para o componente aquoso da película lacrimal. A função das glândulas sudoríferas apócrinas (glândulas de Moll) não é completamente compreendida, embora suas secreções incluam agentes antibacterianos.

As pálpebras são fechadas e abertas reflexivamente durante o piscamento, mas podem ser fechadas firmemente ou mantidas abertas voluntariamente. A pálpebra superior é elevada ligeiramente quando olhamos para cima e a pálpebra inferior é abaixada quando olhamos para baixo. Em geral, a pálpebra superior exibe maior movimento do que a pálpebra inferior.

Os músculos esqueléticos e lisos estão incluídos nos movimentos da pálpebra (**Tabela 7.5.3**). As pálpebras são fechadas pelo **músculo orbicular do olho**, um músculo da expressão facial. As partes palpebral e orbital desse músculo são diferenciadas:

- A **parte palpebral** (i.e., nas pálpebras) é responsável pelo piscamento.

TABELA 7.5.2 Inervação e ações dos músculos extraoculares

Músculo	Inervação	Ação(ões) a partir da posição primária
Parte horizontal		
Reto lateral	NC VI	Abdução
Reto medial	NC III	Abdução
Parte vertical		
Reto superior	NC III	Primária: elevação Secundária: adução, intorção[a]
Reto inferior	NC III	Primária: abaixamento Secundária: adução, extorção[a]
Parte oblíqua		
Oblíquo inferior	NC III	Primária: intorção[a] Secundária: abaixamento, abdução
Oblíquo superior	NC IV	Primária: extorção[a] Secundária: elevação, abdução
Levantador da pálpebra superior	NC III	Eleva a pálpebra superior

[a]Intorção e extorção também referidas clinicamente como inciclotorção e exciclotorção, respectivamente. Alguns textos de anatomia referem-se a essas ações como rotação medial e lateral, o que pode causar confusão, pois o olho gira medial e lateralmente sobre seu eixo superioinferior (vertical) ou seu eixo anteroposterior.

TABELA 7.5.3 Músculos da pálpebra

Músculo	Inervação	Origem	Inserção	Ação
Orbicular do olho	NC VII	Margem medial da órbita Ligamento palpebral medial Lacrimal	Pele das pálpebras, margem da órbita e tarso (superior e inferior)	Fecha as pálpebras
Levantador da pálpebra superior	NC III	Asa menor do esfenoide	Pele da pálpebra superior	Eleva a pálpebra superior
Tarsal superior (músculo de Müller)	Simpática	Levantador da pálpebra superior	Tarso superior	Eleva a pálpebra superior
Tarsal inferior (músculo de Riolan)	Simpática	Reto inferior	Tarso inferior	Abaixa a pálpebra inferior

- A **parte orbital** circunda a órbita e está fixada aos ossos da face. Fecha os olhos firmemente.

Os músculos que abrem as pálpebras também estão resumidos na **Tabela 7.5.3**. Os músculos tarsais, compostos por músculo liso, regulam a extensão da rima das pálpebras.

O **músculo tarsal inferior** é significativamente menos proeminente do que o **músculo tarsal superior**. Visto que o músculo tarsal inferior se origina do músculo reto inferior, a pálpebra inferior é abaixada (i.e., puxada para baixo) quando olhamos para baixo, movimentando a pálpebra inferior para fora do caminho da pupila.

Inervação autônoma do olho e da órbita

As estruturas no olho e na órbita que recebem inervação autônoma estão delineadas na **Tabela 7.5.4**.

Inervação simpática do olho

A via de passagem "oculossimpática" de três neurônios fornece inervação simpática para as estruturas situadas no olho e na órbita.

1. **Neurônios de primeira ordem estão localizados no hipotálamo**. Seus axônios descem pela formação reticular do tronco encefálico para os segmentos (C8)T1-T2 da medula espinal, onde fazem sinapse nos neurônios de segunda ordem.
2. **Neurônios de segunda ordem estão localizados no corno lateral dos segmentos (C8)T1-T2 da medula espinal**. Esse grupo de células é chamado de centro cilioespinal (centro de Budge-Waller). Seus axônios deixam a medula espinal via ramos anteriores T1-T2 e seguem os ramos comunicantes brancos até o tronco simpático. Esses axônios sobem para fazer sinapse nos neurônios de terceira ordem.
    a. A anatomia clássica coloca os corpos celulares simpáticos pré-ganglionares nas colunas de células intermediolaterais, nos segmentos T1-L2 (ou L3) da medula espinal. No entanto, algumas referências clínicas e neuroanatômicas incluem C8 como um local para os corpos celulares simpáticos pré-ganglionares para olho e órbita.
3. **Neurônios de terceira ordem estão localizados no gânglio cervical superior**. Um plexo de axônios pós-ganglionares acompanha a artéria carótida interna, incluindo a artéria oftálmica e seus ramos. Na órbita,

TABELA 7.5.4 Inervação autônoma do olho e da órbita

Autônoma	Gânglio	Estrutura	Função
Simpática	Cervical superior	Músculo tarsal superior Músculo tarsal inferior Músculo dilatador da pupila	Eleva a pálpebra superior Abaixa a pálpebra inferior Dilata a pupila
Parassimpática	Ciliar	Músculo esfíncter da pupila Músculo ciliar	Constringe a pupila Regula o formato da lente
	Pterigopalatino	Glândula lacrimal	Secretomotora

essas fibras são distribuídas ao longo de diversos trajetos:

a. Fibras podem unir-se, sequencialmente, ao nervo oftálmico (NC V1) e, em seguida, a seu ramo nasociliar. A partir do nervo nasociliar, duas vias de passagem estão disponíveis para distribuição desses axônios para o músculo **dilatador da pupila**:
   i. **Nervos ciliares longos** passam diretamente para a esclera e entram na face posterior do olho.
   ii. A **raiz (simpática) nasociliar** do gânglio ciliar transporta axônios simpáticos pós-ganglionares para o gânglio e, em seguida, sem fazer sinapse, para os **nervos ciliares curtos**. Esses axônios também perfuram a esclera e entram na face posterior do olho.
b. Outras fibras seguem a artéria oftálmica e seus ramos para alcançarem os **músculo tarsais** e a rede vascular da glândula lacrimal.

Inervação parassimpática do olho

Axônios parassimpáticos pré-ganglionares provenientes dos corpos celulares, situados nos núcleos viscerais (núcleo de Edinger-Westphal) seguem no nervo oculomotor (NC III) para alcançar a órbita. Essas fibras entram no **gânglio ciliar** por meio de sua **raiz (parassimpática) oculomotora** para fazer sinapse nos corpos celulares parassimpáticos pós-ganglionares. Axônios pós-ganglionares alcançam o olho por meio dos **nervos ciliares curtos** e inervam os **músculos constritor da pupila** e **ciliar**.

RACIOCÍNIO CLÍNICO

Com base na história e no exame físico, o paciente sofreu lesão traumática na face, que resultou em **disfunção do movimento ocular** e estrabismo.

Fratura por explosão do soalho da órbita

Fratura do soalho (parede inferior) da órbita pode afetar o movimento do olho e/ou a sensação proveniente da face.

Sinais e sintomas

Déficits sensoriais
- Dor orbital e periorbital
- Diplopia vertical
- Hipestesia proveniente da região maxilar da face

Déficits motores
- Hipotropia, exacerbada com a tentativa do olhar fixo para cima ou para baixo

Outros déficits
- Edema e equimose periorbital
- Hifema
- Enoftalmia

Dor, equimose, edema e movimentos oculares comprometidos são sinais e sintomas externos relacionados com traumatismo mecânico da órbita.

Notas clínicas

O mecanismo fisiopatológico pelo qual uma pancada periorbital resulta em fratura orbital não é completamente compreendido. Duas teorias foram propostas:

Teoria hidráulica
- Esta teoria propõe que a pancada súbita na região periorbital por um instrumento cego (p. ex., bola, punho ou cotovelo) provoca um aumento súbito na pressão intraorbital. Como a órbita é um espaço fechado, a força da pancada é transmitida ao conteúdo e à parede da órbita. As paredes mais finas da órbita (i.e., soalho ou parede inferior e parede medial) são mais vulneráveis à fratura. Geralmente, o olho não se rompe.

Teoria de Buckling
- Outra teoria supõe que forças provenientes de uma pancada na margem orbital são transmitidas posteriormente para os ossos adjacentes da órbita. O soalho (parede inferior) e a parede medial finas são vulneráveis, porque ou são parte da margem (maxila) ou adjacente à margem (etmoide).

A maioria das fraturas do soalho (parede inferior) da órbita ocorre na face orbital da

---

Estrabismo Desalinhamento dos olhos
Hifema Sangue na câmara anterior do olho
Edema Tumefação decorrente de acúmulo anormal de líquido na tela subcutânea

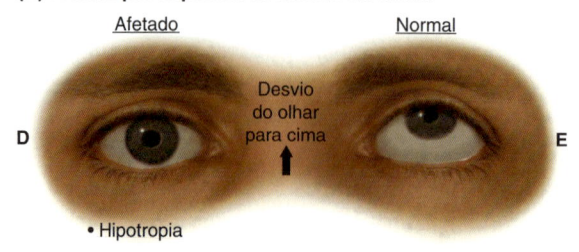

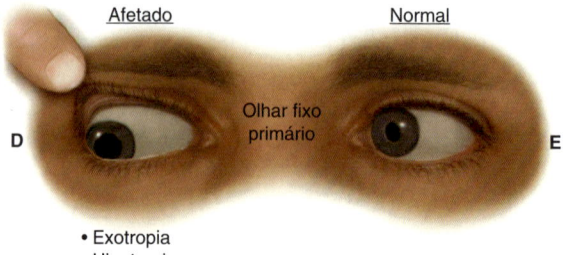

FIGURA 7.5.3 (A) Fratura por explosão do soalho (parte inferior) da órbita direita. Com a tentativa de olhar fixo para cima, o olho afetado está mais baixo (hipotrópico) do que o olho normal. (B) Paralisia do nervo oculomotor (NC III) mostrando olho exotrópico e hipotrópico, ptose da pálpebra superior (parcial ou total) e pupila midriática. A pálpebra afetada é elevada pelo examinador.

maxila, posterior e medial ao sulco infraorbital. Essa região é subjacente ao músculo reto inferior. Como resultado, o músculo é "aprisionado" entre os fragmentos ósseos, levando à função comprometida e dolorosa do músculo. O estrabismo resultante geralmente se apresenta como hipotropia, porque o músculo reto inferior aprisionado prejudica o movimento para baixo do olho, especialmente quando se pede ao paciente para olhar para cima. Como resultado, os pacientes comumente sofrem diplopia vertical (**Fig. 7.5.3A**).

Hipestesia ipsilateral proveniente da região da face inervada pelo nervo infraorbital é comum em fraturas do soalho (da parede inferior) da órbita. Isso ocorre porque o nervo infraorbital, que atravessa o canal infraorbital com os vasos sanguíneos acompanhantes, é danificado pelo osso fraturado.

Nota clínica

A disfunção pupilar e a diminuição da acuidade visual podem refletir dano traumático ou compressivo ao nervo óptico (NC II).

Fatores predisponentes
- Sexo: > 81% ocorrem em homens
- Idade: em função da maioria dos mecanismos comuns da lesão, a maioria das vezes ocorre em adolescentes e adultos jovens

Paralisia do nervo oculomotor
Paralisia do nervo oculomotor (NC III) afeta os movimentos do olho e pálpebra superior e/ou a constrição da pupila.

Sinais e sintomas
Déficits sensoriais
- Diplopia

Déficits motores
- Oftalmoplegia: olho afetado é geralmente exotrópico e hipotrópico

---

Oftalmoplegia Paralisia ou paresia em um ou mais músculos extraoculares
Exotropia Desvio para fora (lateral) de um olho em relação ao outro, forma de estrabismo (desalinhamento do olho)

- Ptose da pálpebra superior (parcial ou completa)
- Midríase

Fatores predisponentes
- Idade: > 60 anos
- Aterosclerose, especialmente associada com condições como diabetes ou hipertensão

Notas clínicas

Causas de paralisias do nervo oculomotor incluem:

- Aneurismas expansíveis ou rotos (p. ex., aneurismas saculados da artéria comunicante posterior; aneurisma da artéria carótida interna no seio cavernoso)
- Infecções
- Trombose de seio cavernoso
- Traumatismo de cabeço ou encéfalo
- Tumores, especialmente da hipófise ou na base do encéfalo

DIAGNÓSTICO

A apresentação do paciente, a história, o exame físico e os estudos diagnósticos por imagem confirmam um diagnóstico de **fratura por explosão do soalho da órbita**.

Fratura por explosão do soalho da órbita

- O mecanismo da lesão (pancada periorbital) e sinais e sintomas acompanhantes (dor, equimose, edema, hipestesia) são consistentes com uma fratura por explosão do soalho (parede inferior) da órbita. A TC confirma a fratura e o aprisionamento dos conteúdos orbitais (**Fig. 7.5.2**).
- Diplopia vertical é consistente com esse diagnóstico. A maioria das fraturas do soalho (parede inferior) da órbita ocorre na face orbital da maxila. Como resultado, o músculo reto inferior fica "aprisionado" entre os fragmentos da fratura. A função comprometida e dolorosa desse músculo resulta em estrabismo. Geralmente, o olho afetado torna-se hipotrópico, porque o músculo reto inferior aprisionado "retém" o olho em uma posição que direciona o olho para baixo e o paciente é incapaz de olhar para cima com o olho afetado.
- Hipestesia ipsilateral proveniente da área de distribuição do nervo infraorbital é comum, porque o nervo infraorbital segue pelo soalho (parede inferior) da órbita e pode ser danificado pelo osso fraturado.

Paralisia do nervo oculomotor

Um paciente com **paralisia** do **nervo oculomotor** também apresentaria diplopia, mas seria distinguido por:

- Oftalmoplegia com a diplopia. Assim, o paciente se apresentaria com exotropia, porque o olho afetado é movido lateralmente em virtude da ação sem oposição do músculo reto lateral (NC VI). O olho também é hipotrópico (direcionado inferiormente ou para baixo) em virtude da ação sem oposição do músculo oblíquo superior (NC IV).
- Ptose da pálpebra superior, que pode ser parcial ou total, é decorrente de paralisia ou paresia do músculo levantador a pálpebra superior.
- Midríase (i.e., pupila dilatada) se as fibras parassimpáticas presentes no NC III estão incluídas. Isso resulta da ação sem oposição do músculo dilatador da pupila, que recebe inervação simpática.

Midríase Dilatação excessiva da pupila (em oposição à miose)
Hipertropia Desvio para cima (superior) de um olho em relação ao outro; forma de estrabismo (desalinhamento do olho)
Hipertensão Aumento anormal na pressão venosa e/ou arterial

Aneurisma Dilatação circunscrita de uma artéria, em comunicação direta com o lúmen
Trombo Massa fixa de plaquetas e/ou fibrina (coágulo) que oclui parcial ou totalmente um vaso sanguíneo ou câmara do coração. Embolia é um coágulo móvel no sistema circulatório

CASO 7.6 | Síndrome de Horner

Apresentação da paciente
Uma mulher com 49 anos de idade é admitida no serviço de emergência se queixando de dor no membro superior direito e fraqueza na mão direita. A paciente tem cefaleias e observa que a pálpebra direita cai. A voz ficou rouca.

Achados clínicos relevantes
História
A paciente tem história de 35 anos de tabagismo, fumando dois maços por dia. Não tem história prévia de cirurgia ou traumatismo. História ocular sem relevância.

Exame físico
Os seguintes achados foram observados no exame físico:
- Ptose parcial da pálpebra superior e ptose reversa da pálpebra inferior no lado direito
- Miose no lado direito, com anisocoria mais aparente na iluminação fraca
- Anidrose facial direita
- Dor ao longo da face medial do membro superior direito
- Preensão fraca e movimentos precisos prejudicados da mão direita
- Redução dos pulsos no membro superior direito (comparado com o esquerdo)

Testes laboratoriais
Com base na apresentação do paciente, na história e no exame físico, não foram pedidos exames laboratoriais.

Estudos diagnósticos por imagem
- Radiografias posteroanteriores do tórax e RM (**Fig. 7.6.1**) mostraram uma massa de tecido mole medindo 6 × 9 × 6, no ápice do pulmão direito. A traqueia foi desviada para a esquerda.

Problemas clínicos a considerar
- Síndrome do seio cavernoso
- Síndrome de Horner
- Paralisia do nervo oculomotor

OBJETIVOS DE APRENDIZAGEM
1. Descrever a anatomia das pálpebras.
2. Descrever a inervação autônoma do olho e da órbita.
3. Descrever a anatomia dos músculos extraoculares.
4. Descrever a anatomia do seio cavernoso.
5. Explicar a base anatômica para sinais e sintomas associados com esse caso.

ANATOMIA PERTINENTE
Pálpebras
As pálpebras protegem a face anterior do olho. A abertura entre as pálpebras é conhecida como **rima da pálpebra**.

Os músculos esqueléticos e lisos participam dos movimentos da pálpebra (ver **Tabela 7.5.3**). As pálpebras são fechadas pelo **músculo orbicular do olho**, músculo da expressão facial. Os músculos que abrem as pálpebras incluem os **músculos levantador da pálpebra superior** e **tarsais**.

Ptose Queda da pálpebra
Miose Constrição pupilar excessiva (oposto de midríase)
Anisocoria Tamanho desigual das pupilas
Anidrose Ausência de sudorese/suor

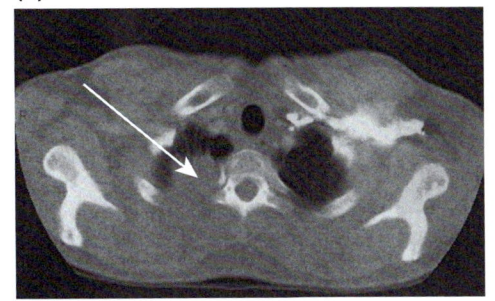

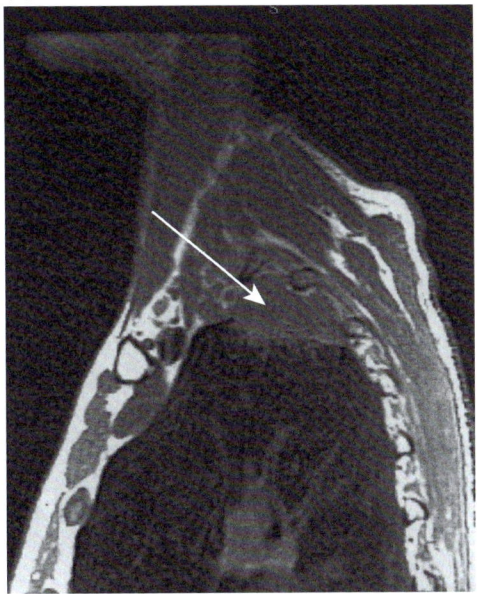

Inervação autônoma de olho e órbita

As estruturas de olho e órbita que recebem inervação autônoma estão delineadas na **Tabela 7.6.1**.

Inervação simpática do olho

Uma via de passagem "oculossimpática" de três neurônios fornece a inervação simpática para as estruturas situadas no olho e na órbita.

1. **Neurônios de primeira ordem estão localizados no hipotálamo**. Seus axônios descem pela formação reticular do tronco encefálico para os segmentos (C8)T1-T2 da medula espinal, onde fazem sinapse nos neurônios de segunda ordem.
2. **Neurônios de segunda ordem estão localizados no corno lateral dos segmentos (C8)T1-T2 da medula espinal**. Esse grupo de células é chamado de centro cilioespinal (centro de Budge-Waller). Seus axônios deixam a medula espinal via ramos anteriores T1-T2 e seguem os ramos comunicantes brancos até o tronco simpático. Esses axônios sobem para fazer sinapse nos neurônios de terceira ordem.
   a. A anatomia clássica coloca os corpos celulares simpáticos pré-ganglionares nas colunas de células intermediolaterais, nos segmentos T1-L2 (ou L3) da medula espinal. No entanto, algumas referências clínicas e neuroanatômicas incluem C8 como local para os corpos celulares simpáticos pré-ganglionares de olho e órbita.
3. **Neurônios de terceira ordem estão localizados no gânglio cervical superior**. Um plexo de axônios pós-ganglionares acompanha a artéria carótida interna, incluindo

FIGURA 7.6.1 RM transversa (**A**) e sagital (**B**) mostrando tumor (setas) no ápice do pulmão direito. O tumor invade a segunda costela e estende-se na gordura apical direita.

Fonte: Fig. 15-17 em *The MD Anderson Manual of Medical Oncology*, 2e.

TABELA 7.6.1 Inervação autônoma do olho e da órbita

Autônoma	Gânglio	Estrutura	Função
Simpática	Cervical superior	Músculo tarsal superior Músculo tarsal inferior Músculo dilatador da pupila	Eleva a pálpebra superior Abaixa a pálpebra inferior Dilata a pupila
Parassimpática	Ciliar	Músculo esfíncter da pupila Músculo ciliar	Constringe a pupila Regula o formato da lente
	Pterigopalatino	Glândula lacrimal	Secretomotora

a artéria oftálmica e seus ramos. Na órbita, essas fibras são distribuídas ao longo de diversos trajetos:
a. Fibras podem unir-se, sequencialmente, ao nervo oftálmico (NC V1) e, em seguida, a seu ramo nasociliar. A partir do nervo nasociliar, duas vias de passagem estão disponíveis para distribuição desses axônios para o músculo **dilatador da pupila**:
   i. **Nervos ciliares longos** passam diretamente para a esclera e entram na face posterior do olho.
   ii. A **raiz (simpática) nasociliar** do gânglio ciliar transporta axônios simpáticos pós-ganglionares para o gânglio e, em seguida, sem fazer sinapse, para os **nervos ciliares curtos**. Esses axônios também perfuram a esclera e entram na face posterior do olho.
b. Outras fibras seguem a artéria oftálmica e seus ramos para alcançarem os **músculo tarsais** e a rede vascular da glândula lacrimal.

Inervação parassimpática do olho

Axônios parassimpáticos pré-ganglionares provenientes dos corpos celulares, situados nos núcleos viscerais (núcleo de Edinger-Westphal), seguem no nervo oculomotor (NC III) para alcançar a órbita. Essas fibras entram no **gânglio ciliar** por meio de sua **raiz (parassimpática) oculomotora** para fazer sinapse nos corpos celulares parassimpáticos pós-ganglionares. Axônios pós-ganglionares alcançam o olho por meio dos **nervos ciliares curtos** e inervam os **músculos constritor da pupila e ciliar**.

Músculos extraoculares

Os músculos extraoculares foram descritos no caso anterior (7.5). Resumidamente, os seis músculos extraoculares fixam e movimentam o olho e são divididos em três grupos:

1. **Músculos retos horizontais:** reto medial (RM) e reto lateral (RL)
2. **Músculos retos verticais:** reto superior e reto inferior
3. **Músculos oblíquos:** oblíquo superior e oblíquo inferior

Os nervos cranianos inervam esses músculos como indicado pelo dispositivo de memória "$RL_6OS_4TO_3$":

1. RL = reto lateral: é inervado pelo nervo abducente (NC VI)
2. OS = oblíquo superior: é inervado pelo nervo troclear (NC IV)
3. TO = "todos os outros": são inervados pelo nervo oculomotor (NC III)

As ações desses músculos estão descritas na Tabela 7.5.2.

Seio cavernoso

Os seios cavernosos são seios venosos pares da dura-máter, localizados posteriores a cada órbita, em ambos os lados do corpo do esfenoide (**Fig. 7.6.2**). Numerosas estruturas estão relacionadas com o seio cavernoso, incluindo a parte cavernosa da artéria carótida interna, os nervos cranianos III, IV, V1, V2 e VI, a hipófise e o lobo temporal do córtex cerebral (**Tabela 7.6.2**).

As tributárias do seio cavernoso a partir da órbita são as veias oftálmicas.

- A **veia oftálmica superior** atravessa a fissura orbital superior.
- A **veia oftálmica inferior** se une à veia oftálmica superior, na órbita, ou travessa a fissura orbital superior. A veia oftálmica inferior também se conecta, via fissura orbital inferior, com o plexo venoso pterigóideo, na fossa infratemporal.

O seio cavernoso drena para os **seios petrosos superior e inferior**.

RACIOCÍNIO CLÍNICO

Com base no exame físico, a paciente demonstra **disfunção da pupila e das pálpebras**.

Síndrome do seio cavernoso

A síndrome do seio cavernoso inclui dano a uma ou mais estruturas associadas com o seio cavernoso, incluindo:

Sinais e sintomas
Déficits sensoriais
- Dor periorbital e eritema

Eritematoso Pele avermelhada

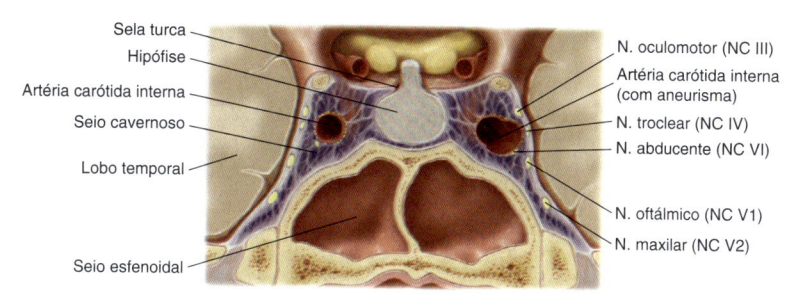

FIGURA 7.6.2 Corte coronal através do seio cavernoso e sela turca.

- Perda sensorial trigeminal a partir das distribuições dos NC V1 e/ou V2
- Déficits potenciais do campo visual

Déficits motores
- Oftalmoplegia (aguda ou lentamente progressiva) – ver adiante
- Diplopia
- Disfunção pupilar (miose e/ou midríase)

A posição do olho afetado depende de quais nervos cranianos participam:

- Comprometimento do nervo abducente (NC VI) resultaria em esotropia do olho afetado (**Fig. 7.6.3A**).
- Comprometimento do nervo oculomotor (NC III) resultaria em exotropia e hipotropia do olho afetado (ver **Fig. 7.6.3D**).
- Comprometimento do nervo troclear (NC IV) resultaria em exotropia e hipotropia do olho afetado (não mostrado).
- O olho seria paralisado se todos os nervos citados (NC III, IV, VI) estivessem incluídos (**Fig. 7.6.3B**).

Outros déficits
- Quemose
- Proptose

TABELA 7.6.2 Relações anatômicas do seio cavernoso

Relações com o seio	Estrutura	Notas
Medial ao seio	▪ Seio esfenoidal ▪ Hipófise	
No interior do seio	▪ Artéria carótida interna ▪ Nervo abducente (NC VI)	Parte cavernosa Adjacente e lateral à artéria carótida interna
Na parede lateral	▪ Nervo oculomotor (NC III) ▪ Nervo troclear (NC IV) ▪ Nervo oftálmico (NC V1) ▪ Nervo maxilar (NC V2)	
Na parte inferoposterior do seio	▪ Gânglio trigeminal	
Lateral ao seio	▪ Lobo temporal (unco)	

Oftalmoplegia Paralisia ou paresia em um ou mais músculos extraoculares
Diplopia Visão dupla
Midríase Dilatação excessiva da pupila (em oposição à miose)
Esotropia Desvio para dentro (mediano) de um olho em relação ao outro; forma de estrabismo (desalinhamento do olho)
Exotropia Desvio para fora (lateral) de um olho em relação ao outro; forma de estrabismo (desalinhamento do olho)
Hipotropia Desvio para baixo (inferior) de um olho em relação ao outro; forma de estrabismo (desalinhamento do olho)
Quemose Edema da túnica conjuntiva do bulbo do olho
Proptose Protrusão do olho (sinônimo de exoftalmia)
Paralisia Perda da função muscular, especialmente relacionada ao movimento voluntário

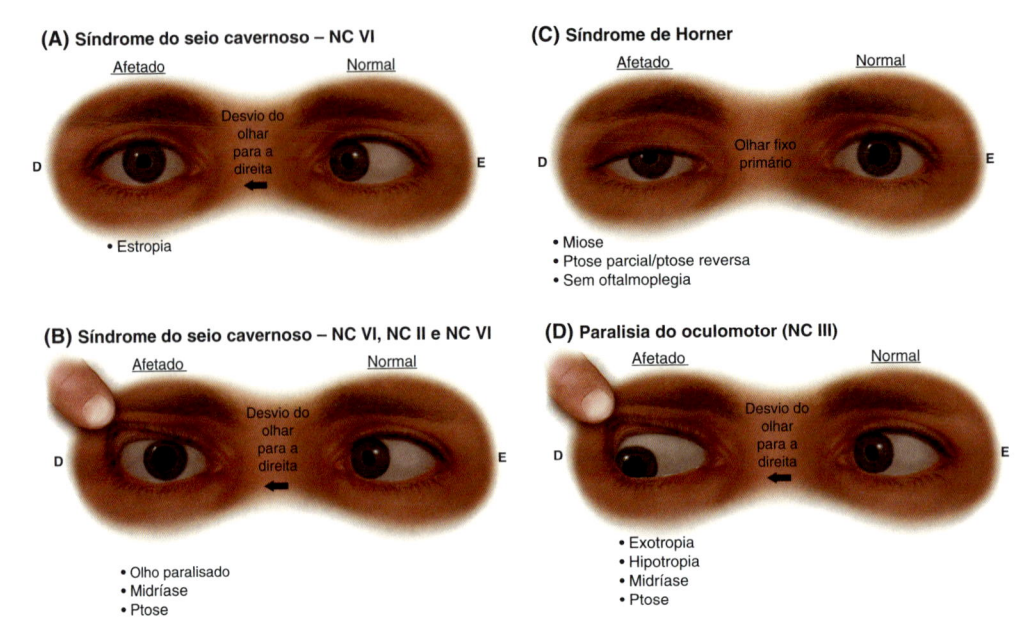

FIGURA 7.6.3 (A) Síndrome do seio cavernoso direito comprometendo o nervo abducente (NC VI). Isto resulta em esotropia do olho afetado. (B) Síndrome do seio cavernoso comprometendo o NC VI, assim como os NC III e IV. O olho está paralisado em virtude do comprometimento de todos os nervos cranianos que inervam os músculos extraoculares. (C) Síndrome de Horner mostrando miose e ptose parcial. (D) Paralisia do nervo oculomotor (NC III) mostrando o olho exotrópico e hipotrópico (com olhar fixo primário), ptose da pálpebra superior (parcial ou total) e pupila midriática. Em B e D, a pálpebra afetada é elevada pelo examinador.

Fatores predisponentes
- Relacionados a causas subjacentes da síndrome (p. ex., tumor e aneurisma)

Notas clínicas
- A causa mais comum da síndrome do seio cavernoso é trombose do seio cavernoso, geralmente secundária à infecção orbital ou facial ou sinusite. Outras etiologias incluem tumores (hipofisial, meningioma, carcinoma da parte nasal da faringe), aneurisma cavernoso de artéria carótida interna e fistula carotídea-cavernosa.
- Mortalidade decorrente de tromboflebite de seio cavernoso diminuiu significativamente com a melhora do diagnóstico e da terapêutica.
- Tumores da hipófise também podem afetar a visão, em virtude do comprometimento do nervo óptico e/ou de quiasma óptico.

Tromboflebite Inflamação venosa com formação de trombo

Síndrome de Horner

Síndrome de Horner (ou síndrome de Bernard-Horner) resulta da interrupção da via de passagem oculossimpática de três neurônios. Essa via de passagem se estende do tronco encefálico, na parte superior da medula espinal, passando pelo pescoço e base do crânio. Consequentemente, doenças e condições clínicas distantes do olho se apresentam com sinais e sintomas oculares.

Sinais e sintomas
Déficits motores
- Ptose parcial da pálpebra superior
- Pálpebra inferior frequentemente exibe ptose reversa
- Miose

Outros déficits
- Anidrose facial
- Rubor facial

Fatores predisponentes
- Nenhum com relação à raça, sexo ou idade

Notas clínicas

- Anidrose facial pode não estar evidente no quadro clínico, porque o ambiente controlado (temperatura, umidade) pode não favorecer a produção de suor. Pode ficar mais aparente com o exercício.
- Enoftalmia é erroneamente considerada um sinal clínico da síndrome de Horner; esse sinal é apenas "aparente". Em função do estreitamento da rima da pálpebra, o olho pode dar a impressão de ser enoftálmico (i.e., "recuar para dentro").

Paralisia do nervo oculomotor

Paralisia do nervo oculomotor (NC III) afeta os movimentos do olho e da pálpebra superior e/ou a constrição da pupila.

Sinais e sintomas

Déficits sensoriais
- Diplopia

Déficits motores
- Oftalmoplegia: o olho afetado é geralmente exotrópico e hipotrópico
- Ptose da pálpebra superior (parcial ou total)
- Midríase

Fatores predisponentes
- Idade: > 60 anos
- Aterosclerose, especialmente associada com condições como diabetes ou hipertensão

Condições clínicas

Causas de paralisia do nervo oculomotor incluem:

- Aneurismas expansivos ou rotos (p. ex., aneurisma saculado da artéria comunicante posterior, aneurisma cavernoso da artéria carótida interna)
- Infecções
- Trombose do seio cavernoso
- Traumatismo de cabeça e encéfalo
- Tumores, especialmente da hipófise ou na base do crânio

DIAGNÓSTICO

A apresentação do paciente, a história médica, o exame físico e os estudos diagnósticos por imagem confirmam um diagnóstico de **síndrome de Horner secundária a um tumor no ápice do pulmão** (tumor de Pancoast). Esse tumor pulmonar está localizado no ápice do pulmão ("topo" dos pulmões direito e esquerdo). Como tal, comprime as estruturas vizinhas, incluindo: veia braquiocefálica, artéria subclávia e nervos frênico, laríngeo recorrente e vago, assim como o tronco simpático. A compressão do tronco simpático resulta na síndrome de Horner.

Síndrome de Horner

A síndrome de Horner é normalmente unilateral e afeta a pupila e as pálpebras.

- Miose e ptose parcial são as marcas registradas da síndrome de Horner. Miose (i.e., pupila dilatada) resulta da combinação da diminuição ou ausência de inervação simpática para o músculo *dilatador* da pupila e da ação sem oposição resultante do músculo *constritor* da pupila. A interrupção da inervação simpática para os músculos tarsais leva à ptose parcial. Ptose completa é improvável porque o nervo oculomotor não é afetado, portanto, o músculo levantador da pálpebra superior eleva a pálpebra superior.
- Anidrose facial eritematosa (vermelhidão) também pode ocorrer, dependendo do comprometimento dos neurônios simpáticos que inervam as glândulas sudoríferas e a rede vascular da face (níveis T2-T4 da medula espinal).
- Músculos extraoculares não recebem inervação simpática. Assim, oftalmoplegia e diplopia não fazem parte da síndrome.

Enoftalmia Recessão/recuo (afundamento) do bulbo do olho para dentro da órbita
Hipertensão Aumento anormal na pressão venosa e/ou arterial
Aneurisma Dilatação circunscrita de uma artéria em comunicação direta com o lúmen

Trombo Massa fixa de plaquetas e/ou fibrina (coágulo) que oclui parcial ou totalmente um vaso sanguíneo ou câmara do coração. Embolia é um coágulo móvel no sistema circulatório
Paralisia Perda da função muscular, especialmente relacionada ao movimento voluntário

Paralisia do nervo oculomotor

Paralisia do nervo oculomotor pode ser diferenciada da síndrome de Horner com base nos movimentos do olho e nas respostas da pupila.

- Um paciente com paralisia do nervo oculomotor apresentaria oftalmoplegia e diplopia. Portanto, o paciente apresentaria exotropia, porque o olho afetado é movido lateralmente em função da ação sem oposição do músculo reto lateral (NC VI). O olho também é hipotrópico (direcionado inferiormente ou para baixo) em virtude da ação sem oposição do músculo oblíquo superior (NC IV).
- Ptose da pálpebra superior, que pode ser parcial ou total, é decorrente de paralisia ou paresia do músculo levantador da pálpebra superior.
- Se as fibras parassimpáticas que seguem no nervo oculomotor estivessem comprometidas, o paciente exibiria midríase (i.e., pupila dilatada). Isso resulta da ação sem oposição do músculo dilatador da pupila que recebe inervação simpática.

Síndrome do seio cavernoso

Pacientes com síndrome do seio cavernoso podem se apresentar com oftalmoplegia, diplopia, ptose, síndrome de Horner e/ou perda sensorial trigeminal.

- Um paciente com síndrome do seio cavernoso provavelmente apresentaria exotropia, em virtude do comprometimento do músculo reto lateral (NC VI).
- Quemose e proptose estão relacionadas com o comprometimento da drenagem venosa da órbita.
- Miose pode ser observada se o plexo simpático carotídeo estiver comprometido.
- Paralisia do nervo oculomotor e/ou do nervo troclear, assim como perda sensorial trigeminal, também podem ocorrer se os nervos cranianos na parede lateral do seio (i.e., NC III, IV, V1, V2) estão comprometidos.

Paralisia   Perda da função motora voluntária (provocada por doença ou lesão) ou paresia (paralisia parcial ou incompleta)

QUESTÕES DE REVISÃO

1. Um homem de 25 anos de idade sofre cirurgia de emergência para reparação de trombose da artéria carótida interna, após lesão por arma de fogo no trígono carótico direito. Após o procedimento, o paciente exibe miose (constrição pupilar) e ptose (queda) parcial das pálpebras superior e inferior direitas. Qual estrutura está comprometida?

   A. Nível C4 da medula espinal
   B. Gânglio ciliar
   C. Nervo frontal
   D. Plexo carotídeo interno
   E. Nervo oculomotor (NC III)

2. Um homem com 44 anos de idade é admitido no serviço de emergência com contusões faciais múltiplas após uma briga. O exame físico não detectou quaisquer defeitos visuais (p. ex., perda da visão ou visão dupla). No entanto, ocorreu perda de sensação na córnea. Qual nervo mais provavelmente foi lesionado?

   A. Frontal
   B. Infraorbital
   C. Nasociliar
   D. Oculomotor (NC III)
   E. Óptico (NC II)

3. Uma mulher de 30 anos de idade se apresenta na clínica oftalmológica se queixando de visão dupla (diplopia). Os músculos extraoculares são avaliados usando-se o "teste H". No olhar fixo esquerdo (i.e., o paciente olhando para a esquerda), o olho (aduzido) direito "desvia" para cima na elevação. A lesão de qual nervo no lado afetado provocaria o defeito observado no movimento do olho?

   A. Nervo abducente (NC VI)
   B. Ramo inferior do nervo oculomotor (NC III)
   C. Ramo superior do nervo oculomotor (NC III)
   D. Nervo troclear (NC IV)
   E. Nenhum dos acima

4. Um homem de 23 anos de idade é encaminhado à clínica oftalmológica após um acidente automobilístico, no qual sofreu traumatismo no lado direito da cabeça. Ele se queixa que o olho direito está seco e com sensação de queimação. Radiografias laterais revelam fratura do zigomático, indicando a possibilidade de que as fibras secretomotoras para a glândula lacrimal foram interrompidas. Onde se encontram os corpos celulares dessas fibras secretomotoras?
   A. Gânglio ciliar
   B. Gânglio óptico
   C. Gânglio pterigopalatino
   D. Gânglio submandibular
   E. Gânglio cervical superior

5. Lesão em qual dos seguintes nervos cranianos mais provavelmente resulta em hiperacusia (aumento da sensibilidade sonora)?
   A. Acessório (NC XI)
   B. Facial (NC VII)
   C. Glossofaríngeo (NC IX)
   D. Hiploglosso (NC XII)
   E. Vago (X)

6. Um tumor é descoberto na cavidade do crânio de uma paciente. Os sintomas primários são diminuição da sensação proveniente dos dois terços anteriores da língua, dentes mandibulares e gengivas, pele do mento, bochecha e têmporas. Qual nervo mais provavelmente está comprometido pelo tumor?
   A. Corda do tímpano
   B. Facial (NC VII)
   C. Glossofaríngeo (NC IX)
   D. Mandibular (NC V3)
   E. Maxilar (NC V2)

7. Uma mulher sofrendo de cefaleias intensas e rigidez do pescoço é examinada pelo médico. A avaliação neurológica revela que a úvula se desvia para direita na elevação do palato. Qual nervo mais provavelmente é afetado pelo tumor?
   A. Glossofaríngeo esquerdo
   B. Vago esquerdo
   C. Glossofaríngeo direito
   D. Hipoglosso direito
   E. Vago direito

8. Um paciente é atendido na clínica de medicina familiar comunitária, com uma queixa de perda auditiva no ouvido esquerdo. O exame físico revela que o paciente apresenta perda de paladar e fraqueza muscular significativa no lado esquerdo da face. O médico pede uma TC de cabeça que mostra um tumor intracraniano. O tumor está mais provavelmente localizado em qual abertura?
   A. Forame oval
   B. Forame redondo
   C. Meato acústico interno
   D. Forame jugular
   E. Forame estilomastóideo

9. Uma menina de 12 anos de idade queixando-se de dor de ouvido é atendida na clínica pediátrica. Durante o exame físico, percebe-se que a paciente apresenta febre baixa e a parte oral da faringe está inflamada. Qual estrutura fornece uma via para a difusão de infecção a partir da faringe para a orelha média?
   A. Tuba auditiva
   B. Cóanos
   C. Meato acústico externo
   D. Meato acústico interno
   E. Recesso faríngeo

10. Um menino de 10 anos de idade é chutado na região temporal esquerda, durante um jogo de futebol em ambiente fechado. Ele se queixou de cefaleia, mas já que não ficou inconsciente, foi para casa. Mais tarde no dia, vomitou e ficou grogue. Os pais imediatamente o levaram ao serviço de emergência, onde um exame por TC revelou uma coleção hiperdensa biconvexa de sangue subjacente ao ptério. Qual é a fonte do sangue?
    A. Artéria facial
    B. Artéria meníngea média
    C. Artéria auricular posterior
    D. Artéria temporal superficial
    E. Veia(s) cerebral(ais) superior(es)

11. Um paciente se apresenta na clínica (ambulatório) com queixa de alterações na sensação na "extremidade" da língua. Exame físico cuidadoso revela perda geral de sensação nos dois terços anteriores da língua, no lado direito, mas o paladar e a salivação estão intactos. Um exame de TC indica a presença de um tumor na fossa infratemporal direita. Qual é a estrutura mais afetada pelo tumor?

A. Corda do tímpano
B. Nervo glossofaríngeo
C. Nervo alveolar inferior
D. Nervo petroso menor
E. Nervo lingual, proximal à junção com a corda do tímpano

12. Uma paciente com 36 anos de idade vai à clínica dentária, onde se queixa de dor nos molares maxilares direitos. Radiografia dentária não mostra anormalidades nos dentes. O dentista a encaminha para um otolaringologista, porque acredita que a dor da paciente está mais provavelmente relacionada com:
    A. Adenoidite
    B. Abscesso dentário mandibular
    C. Sinusite maxilar
    D. Celulite orbital
    E. Sinusite esfenoidal

13. Um paciente sofreu trauma craniocerebral em um acidente automobilístico. Imagens radiográficas indicam fratura do esfenoide, o que mostra a possibilidade de dano às estruturas que atravessam o forame oval. Se esse for o caso, qual músculo está comprometido?
    A. Bucinador
    B. Pterigóideo lateral
    C. Levantador da pálpebra superior
    D. Ventre posterior do digástrico
    E. Estapédio

14. Um paciente com 26 anos de idade se queixa de sangramentos nasais recorrentes. Um esteroide nasal foi receitado para ajudar com alergias sazonais, mas os sangramentos continuam. Seu otolaringologista está se preparando para cauterizar a fonte do sangramento, que parece ser um vaso situado na face posteroinferior do septo nasal. Qual artéria mais provavelmente é a fonte do sangramento?
    A. Etmoidal anterior
    B. Palatina maior
    C. Ramo nasal lateral da artéria infraorbital
    D. Esfenopalatina
    E. Ramo labial superior da artéria facial

Capítulo 8

Dorso

CASO 8.1 | Anestesia epidural

Apresentação da paciente

Uma mulher com 26 anos de idade, em trabalho de parto, é admitida na maternidade de um centro hospitalar. Ela pede uma anestesia "epidural" para manejo da dor.

Achados clínicos relevantes

História
A paciente não tem história de doença crônica e teve cuidado pré-natal apropriado. A gravidez é a termo.

Exame físico
Sinais vitais importantes do feto:
- Peso: 3,4 kg
- Pulso: 145 bpm (frequência em repouso no adulto: 60-100 bpm)

Resultados do exame físico:
- Dilatação do colo do útero: 4 cm
- Contrações a cada 3 minutos, com duração de 40-60 segundos

Problemas clínicos a considerar
- Analgesia lombar epidural
- Analgesia espinal (bloqueio)
- Bloqueio do nervo pudendo

Notas clínicas

Existem três estágios de parto:

1. **Estágio 1** é caracterizado pelo início das contrações do útero e termina quando o colo do útero está totalmente dilatado (10 cm). Esse estágio dura até 20 horas e é dividido em três fases:
   i. **Fase latente**: dilatação do colo do útero 1 – 4 cm
   ii. **Fase ativa**: dilatação do colo do útero 4 – 8 cm
   iii. **Fase de transição**: dilatação do colo do útero 8 – 10 cm

   Durante esse estágio, a frequência, a duração e a intensidade das contrações geralmente aumentam. É importante diferenciar as contrações do trabalho de parto das contrações de Braxton-Hicks ("trabalho de parto falso"), que são irregulares, não aumentam de frequência e podem mudar com a posição do corpo e atividade.

2. **Estágio 2** começa quando o colo do útero está completamente dilatado e termina com o parto. O parto pode durar de 20 minutos a 2 horas.

3. **Estágio 3** inclui a expulsão da placenta e dura entre 5 a 30 minutos.

OBJETIVOS DE APRENDIZAGEM

1. Descrever a anatomia da região lombossacral da coluna vertebral e do osso do quadril.
2. Descrever a anatomia da região lombossacral da medula espinal e dos nervos espinais.
3. Descrever a anatomia das meninges espinais e espaços associados.
4. Descrever a inervação sensorial do útero, da vagina e do períneo feminino.
5. Explicar a base anatômica para sinais e sintomas associados com esse caso.

Analgesia Ausência de sensibilidade dolorosa

ANATOMIA PERTINENTE

Região lombossacral da coluna vertebral e osso do quadril

As cinco **vértebras lombares** e o **sacro** formam o esqueleto da parte inferior da região vertebral (**Fig. 8.1.1**). Os processos espinhosos lombares estão conectados pelos **ligamentos supraespinais** e **interespinais**. Lâminas adjacentes são conectadas pelos **ligamentos amarelos**. No sacro, a **crista sacral mediana** representa os processos espinhosos e se estende inferiormente até o **hiato sacral**.

O osso do quadril é formado pela fusão dos **ossos ísquio**, **ílio** e **púbico**. O ísquio tem duas projeções proeminentes que são relevantes para obstetras e ginecologistas (**Fig. 8.1.2**):

- O **túber isquiático** é uma área rugosa para fixação dos músculos do diafragma da pelve (diafragma urogenital) e do membro inferior. É subcutâneo quando o quadril é flectido.
- A **espinha isquiática** é um processo agudo direcionado medialmente. As estruturas que se fixam à espinha são o ligamento sacrospinal, o arco tendíneo e os músculos coccígeo e gêmeo superior.

O **plano supracristal** (também conhecido como **linha intercristal**) do **ílio** une os pontos mais altos das cristas ilíacas (**Fig. 8.1.3**). Nas imagens radiográficas, essa linha cruza a coluna vertebral no processo espinhoso L4.

Parte lombossacral da medula espinal e nervos espinais

A extremidade inferior cônica da **medula espinal** do adulto é chamada de **cone medular**. A ponta do cone medular normalmente se situa no nível da vértebra L2 (**Fig. 8.1.1B**), embora possa terminar superiormente no nível da vér-

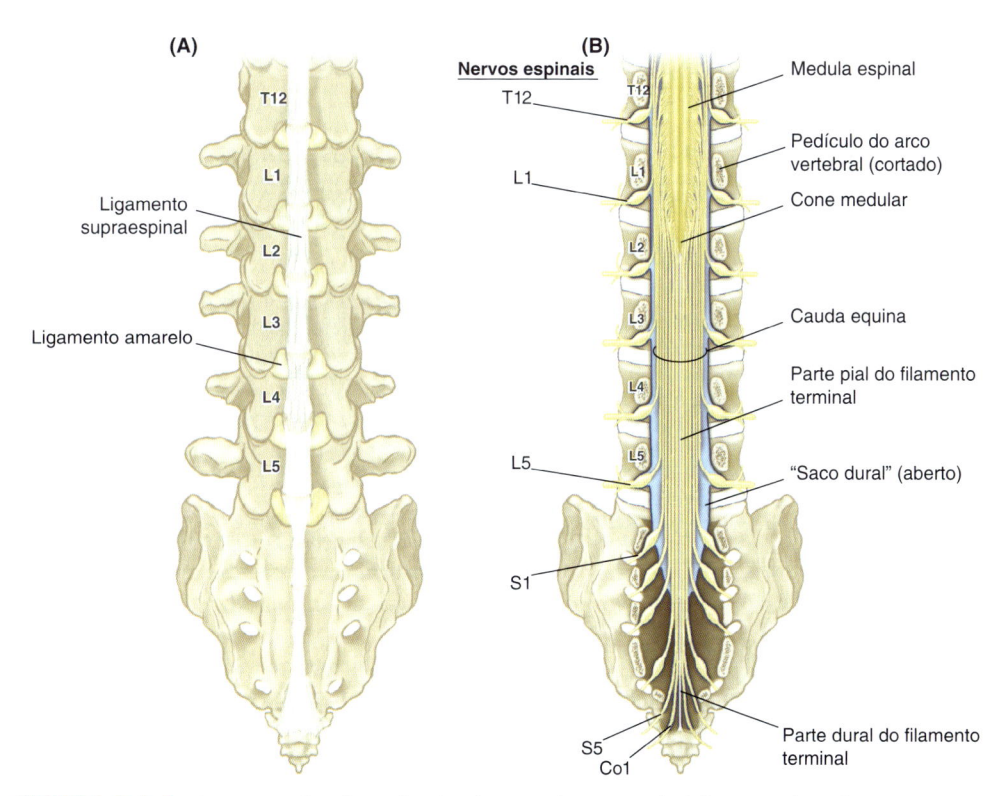

FIGURA 8.1.1 Visão posterior da região lombossacral mostrando (**A**) as vértebras intactas, com os ligamentos supraespinal e amarelo, e (**B**) o canal vertebral aberto e conteúdos.

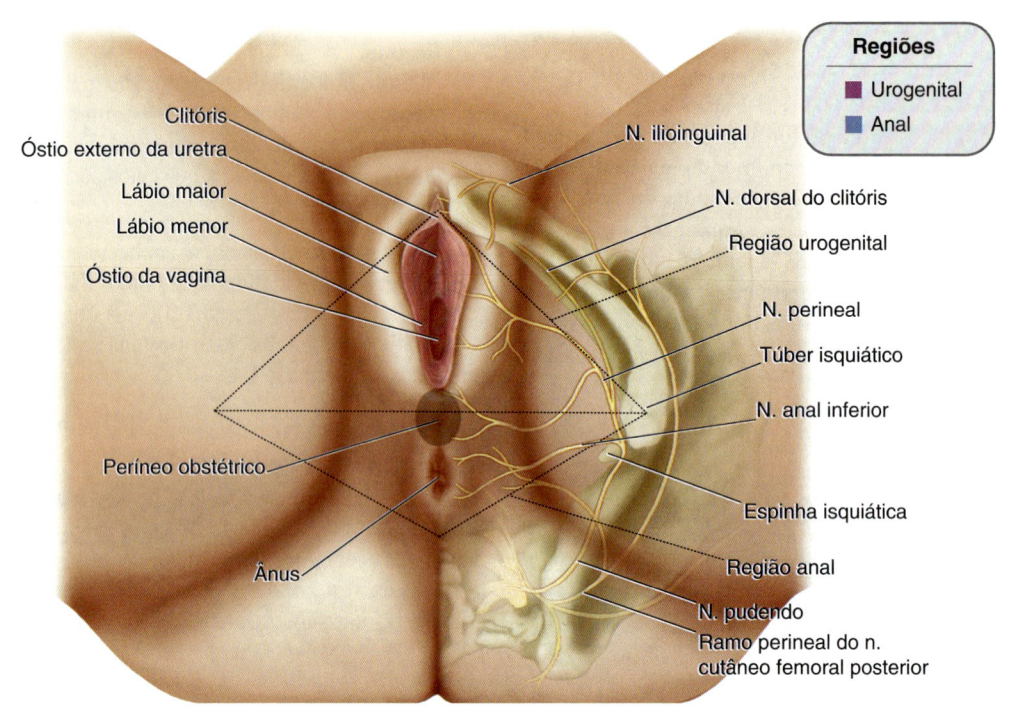

FIGURA 8.1.2 Visão inferior do períneo feminino e corpo da pelve.

tebra T12 ou inferiormente no nível da vértebra L3. Inferior ao cone medular, as radículas e raízes dos nervos espinais L2-Co1 e os nervos espinais de S1-Co1 formam a **cauda equina**.

Nota clínica

Para evitar dano à medula espinal, a agulha usada para procedimentos espinais ou epidurais lombares deve ser introduzida abaixo do cone medular. O cone geralmente se situa no nível da vértebra L2 e, portanto, uma agulha introduzida no nível da vértebra L4 é considerada segura. O ponto de referência comumente aceito para o **nível da vértebra L4** é o **plano supracristal**. No entanto, pesquisa recente mostra que o **plano supracristal** palpado **(Fig. 8.1.3)**, na realidade, cruza a linha mediana um nível vertebral acima, no **processo espinhoso L3. Radiologicamente,** o plano supracristal, de fato, cruza o processo espinhoso L4. A razão para essa discrepância é decorrente da tela subcutânea sobre as cristas ilíacas e isso deve ser considerado quando se estabelece um ponto de referência para realização de procedimentos espinais ou epidurais lombares.

Meninges espinais e espaços associados

As meninges espinais incluem (de dentro para fora):

- A **pia-máter** (do latim, *mãe delicada*) é uma membrana delicada fina que adere intimamente à medula espinal, às raízes dos nervos espinais, aos nervos espinais e a seus vasos sanguíneos associados. Inferior à medula espinal, a pia-máter forma o **filamento terminal** (**parte pial**).
- A **aracnoide-máter** é uma membrana vascular delicada. O **espaço subaracnóideo** se situa entre a pia-máter e a aracnoide-máter, e contém **líquido cerebrospinal** (**LCS**). Esse espaço é atravessado por radículas, raízes, nervos espinais e rede vascular as-

---

Palpação Exame físico com a(s) mão(s) para avaliar órgãos, massas, infiltração, batimento cardíaco, pulso ou vibrações nas cavidades do corpo.

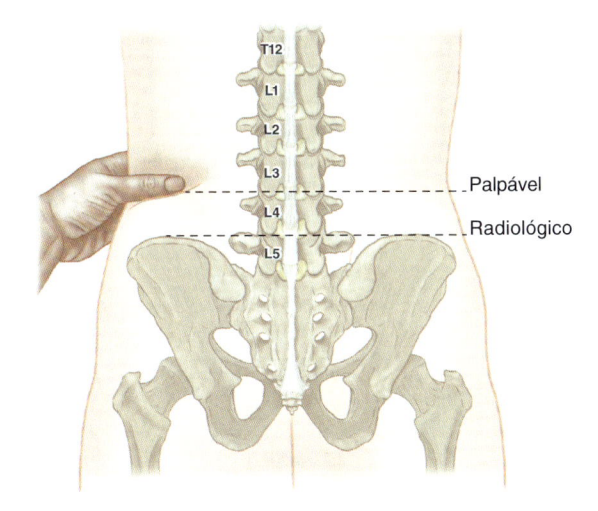

FIGURA 8.1.3 Identificação do plano supracristal por palpação e radiografia.

sociada. Inferior à medula espinal, o espaço subaracnóideo é aumentado para formar a **cisterna lombar**, que contém a cauda equina e a parte pial do filamento terminal.

- A **dura-máter** (do latim, *mãe dura*) forma a lâmina meníngea externa espessa. Superiormente, a dura-máter é fundida com a margem do forame magno. Na região lombossacral, a dura-máter forma um saco que se termina no nível do corpo vertebral da vértebra S2 (**Fig. 8.1.1B**). A dura-máter continua inferior a esse nível como a **parte dural do filamento terminal**, um manguito fino em torno da parte pial do filamento terminal. O filamento terminal atravessa o hiato sacral para se fixar no cóccix.

Um espaço potencial, o **espaço extradural**, se estende do forame magno até o hiato sacral e se situa entre a dura-máter e os ossos que formam o canal vertebral. Raízes dos nervos espinais, recobertas pela dura-máter, cruzam o espaço extradural para alcançar os forames intervertebrais ou sacrais. O espaço extradural também contém o **plexo venoso vertebral interno** e **gordura extradural**.

Inervação sensorial do útero, da vagina e do períneo feminino

Vias viscerais e somáticas estão incluídas na inervação sensorial da pelve e do períneo (**Fig. 8.1.4**).

Inervação aferente visceral do útero e da parte superior da vagina segue as vias parassimpáticas e simpáticas como determinado pela **linha de dor pélvica** (**Tabela 8.1.1**). A linha de dor pélvica é determinada pela relação entre um órgão e o peritônio:

- Órgãos pélvicos, ou partes de órgãos, **fora de contato com o peritônio** estão "abaixo" da linha de dor pélvica e seus aferentes seguem as vias parassimpáticas.

O períneo feminino recebe inervação somática (**Fig. 8.1.2** e **Tabela 8.1.2**) dos nervos do plexo lombar (parte anterior da vulva) e do plexo sacral (parte posterior da vulva e região anal). O nervo pudendo (S2-S4) inerva a maior parte do períneo e é considerado sua inervação primária.

Nota clínica

O períneo é definido anatomicamente como uma região em forma de losango, entre a sínfise púbica e o cóccix, limitada lateralmente pelos túberes isquiáticos. Essa região inclui o ânus e os órgãos genitais femininos externos. O períneo obstétrico é definido como a região entre a parede posterior da vagina e o ânus; o períneo obstétrico se estende sobre o corpo do períneo.

Vulva Órgãos genitais femininos externos

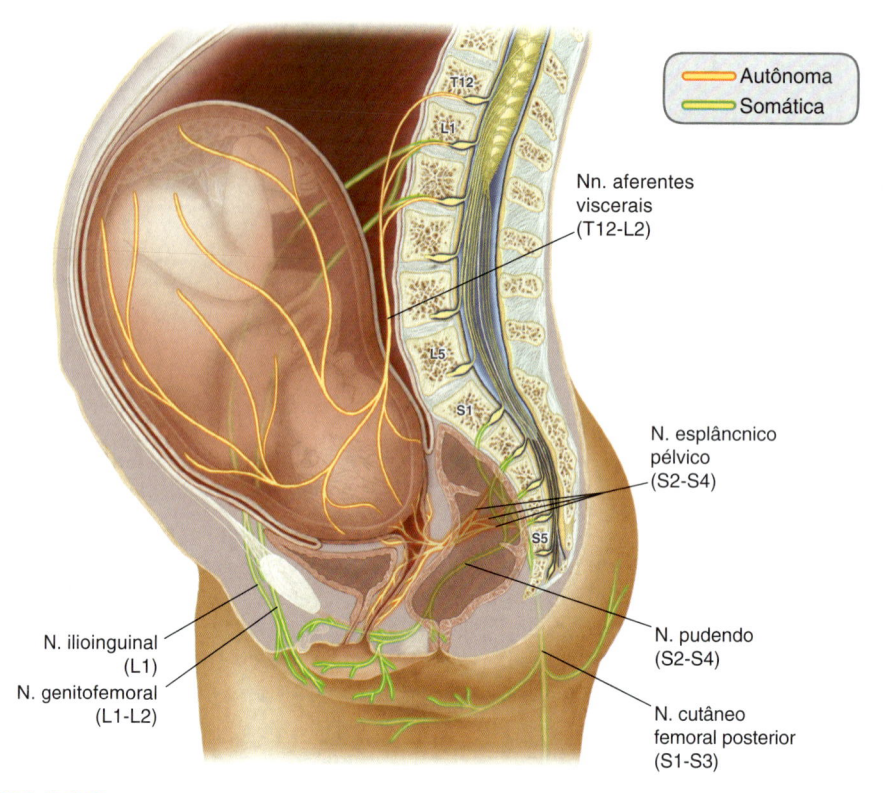

FIGURA 8.1.4 Visão medial da inervação da pelve e do períneo. Os órgãos pélvicos, ou partes dos órgãos, que estão em contato com o peritônio situam-se "acima" da linha de dor pélvica, e seus aferentes acompanham as vias de passagem simpáticas.

RACIOCÍNIO CLÍNICO

Com base no exame físico, a paciente chegou ao hospital no **estágio 1 do parto**. A dilatação do colo do útero (4 cm) e a duração da frequência das contrações indicaram que ela estava entrando na **fase ativa**.

A anestesia regional durante o trabalho de parto e o parto é comumente conseguida por injeção de agentes anestésicos no espaço extradural lombar, na cisterna lombar do espaço subaracnóideo ou ao longo do trajeto dos nervos periféricos que inervam o períneo (pudendo e/ou ilioinguinal).

Anestesia Perda de sensação

TABELA 8.1.1 Relação dos órgãos genitais femininos internos com a linha de dor pélvica

Órgão	Revestimento peritoneal	Linha de dor pélvica	Via nervosa
Útero – fundo e corpo	Sim	Acima	Fibras simpáticas via gânglios espinais T12-L2
Útero – colo de útero Vagina – ¾ superiores	Não	Abaixo	Fibras parassimpáticas via gânglios espinais S2-S4
Vagina – ¼ inferior	Não	Abaixo	Inervação aferente somática via ramo perineal profundo do nervo pudendo

TABELA 8.1.2 Inervação somática do períneo feminino

Nervo	Nível(eis) espinal(ais)	Ramo	Região
Ilioinguinal	L1	Labial anterior	▪ Monte do púbis ▪ Parte anterior do lábio maior
Genitofemoral	L1-L2	Genital	▪ Parte anterior do lábio maior
Nervo cutâneo femoral posterior	S2	Perineal	▪ Lábio maior ▪ Pele perianal
Pudendo	S2-S4	Perineal (ramo superficial)	▪ Parte posterior do lábio maior ▪ Lábio menor ▪ Óstio da vagina ▪ Músculos perineais
		Perineal (ramo profundo) Nervo dorsal do clitóris	▪ Sensação proveniente do clitóris

Anestesia epidural

Anestesia epidural (também chamada de "bloqueio" epidural) durante o trabalho de parto inclui a perfusão de um agente anestésico local (p. ex., lidocaína ou bupivacaína) e um agente anestésico opioide (p. ex., morfina ou fentanil) no espaço extradural lombar (**Fig. 8.1.5A**). Agentes anestésicos e analgésicos se difundem pela dura-máter, onde afetam basicamente as raízes dos nervos espinais e, em extensão menor, a medula espinal. A anestesia epidural para trabalho de parto e parto é normalmente aplicada durante a fase 1 do estágio 1 (i.e., dilatação do colo do útero de 4-5 cm).

Procedimento

- A paciente está na posição sentada ou deitada sobre um dos lados, com a coluna vertebral flectida (**Fig. 8.1.6**). Em qualquer posição, as lâminas adjacentes se movem separadamente e os ligamentos amarelos são esticados. Isso amplia o espaço para inserção da agulha e cateter, normalmente entre as vértebras L4 e L5.
- Solução antisséptica (p. ex., Betadine) é aplicada na área da injeção, e anestésico local (lidocaína a 1%) é injetado tanto na tela subcutânea quanto no tecido mais profundo.
- Para uma anestesia epidural lombar, uma agulha é inserida através da pele e avançada pelo ligamento amarelo. A entrada no espaço extradural é confirmada pela perda de resistência do êmbolo da seringa fixado à agulha. Um cateter é passado pela agulha até o espaço extradural, a agulha é removida, e o cateter permanece no lugar, permitindo injeções periódicas ou infusão contínua.

A injeção epidural geralmente resulta em analgesia ou anestesia abaixo do umbigo. O número de raízes nervosas afetadas depende da quantidade de agente(s) anestésico(s)/analgésico(s) injetado(s) e o nível vertebral no qual é(são) introduzido(s). Normalmente, o nível dos segmentos espinais 3-4 está mais acima do que o ponto de inserção.

- *Esse procedimento é semelhante a uma punção lombar, porém não há penetração da dura-máter e ocorre infusão de anestésico em vez da retirada de líquido cerebrospinal.*
- Para anestesia **extradural/epidural caudal**, um cateter é inserido no hiato sacral e anestésico é infiltrado em torno da extremidade caudal do saco dural. O cateter infiltra anestésico em torno dos **nervos espinais sacrais** e afeta todo o canal do parto (normalmente não afeta os nervos espinais lombares).

Analgesia espinal

Analgesia espinal (bloqueio espinal) refere-se à administração de anestésico no espaço subaracnóideo (**Fig. 8.1.5B**). Para esse procedimento,

Bloqueio do nervo pudendo

Anestésico local administrado ao longo do trajeto periférico dos nervos que inervam a vulva é usado para proporcionar alívio à dor durante o parto. **Bloqueio do nervo pudendo** anestesia a parte posterior da vulva (S2-S4), enquanto o **bloqueio do nervo ilioinguinal** anestesia a parte anterior da vulva (L1-L2). A dor associada com as contrações uterinas e a dilatação do colo do útero não é afetada pelo bloqueio do nervo pudendo, uma vez que essa sensação é conduzida ao longo das fibras simpáticas (T10-L2) e parassimpáticas (S2-S4), respectivamente (**Tabela 8.1.1**).

Procedimento
- Palpar a espinha isquiática transvaginalmente, com a paciente na posição de litotomia (**Fig. 8.1.7**).
- A agulha é passada através da parede lateral da vagina e guiada na direção da espinha isquiática até tocar o ligamento sacrospinal.
- O tecido nessa região é infiltrado com anestésico.

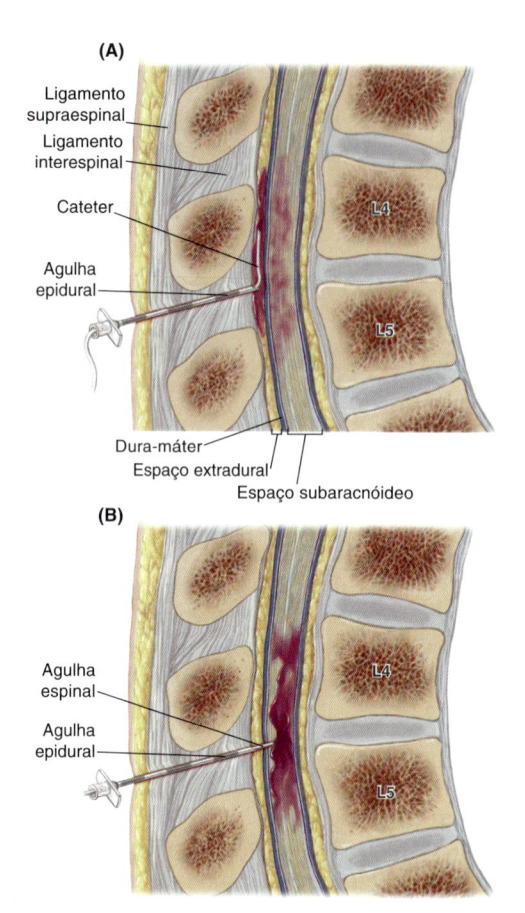

FIGURA 8.1.5 Visão sagital mediana do canal espinal, no segmento lombar, e conteúdos. (**A**) Anestesia epidural (extradural) e (**B**) anestesia espinal.

uma agulha é inserida no nível vertebral L3-4 através do ligamento amarelo, dura-máter e aracnoide-máter para alcançar o espaço subaracnóideo e o líquido cerebrospinal. Agentes anestésicos e analgésicos banham a medula espinal e as raízes nervosas diretamente. Como resultado, a analgesia espinal tem um início mais rápido do que a analgesia epidural. Isso resulta em anestesia das estruturas abaixo da cintura, incluindo o períneo, diafragma da pelve e canal de parto. O suprimento motor para o útero pode ser afetado, assim como a inervação motora e sensorial do membro inferior.

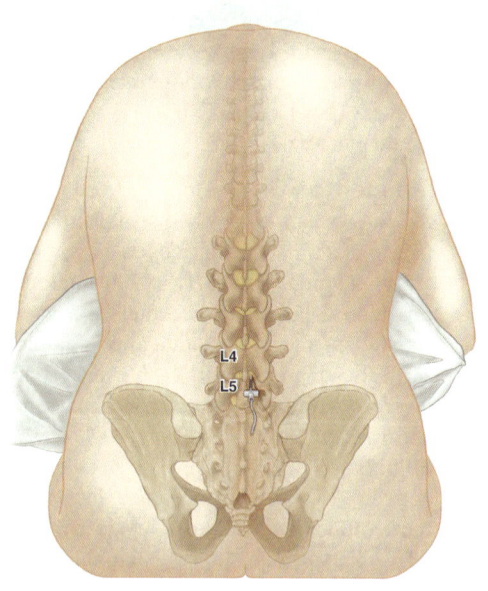

FIGURA 8.1.6 Paciente posicionada para administração de um bloqueio lombar espinal ou epidural.

- A agulha é, em seguida, avançada pelo ligamento sacrospinal (a área do nervo pudendo) e o anestésico é novamente administrado.

RESUMO CLÍNICO
Analgesia epidural e espinal
- Analgesia epidural e/ou espinal são métodos preferidos para analgesia regional durante o trabalho de parto e o parto, porque é possível com somente um procedimento proporcionar alívio prolongado à dor por meio de infusão controlada contínua de anestésico.

Bloqueio do nervo pudendo
- O bloqueio do nervo pudendo é uma alternativa em algumas circunstâncias, por exemplo, durante o estágio 2 do trabalho de parto (após dilatação completa do colo do útero e durante o parto) ou reparação da episiotomia.

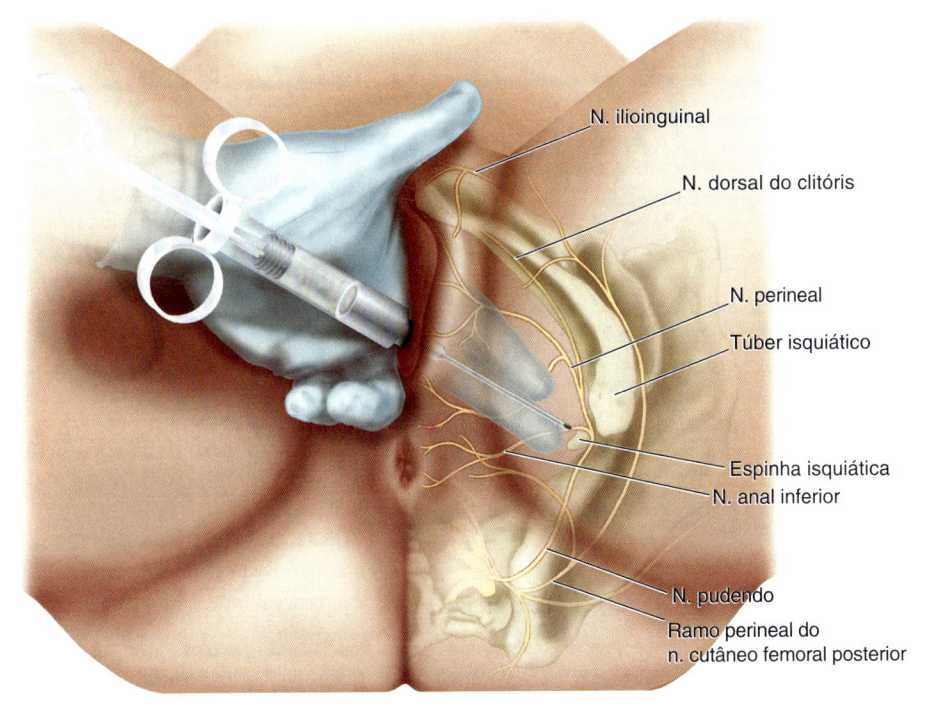

FIGURA 8.1.7 Administração de um bloqueio do nervo pudendo.

CASO 8.2 | Escoliose

Apresentação da paciente
Uma menina de 13 anos de idade vai ao pediatra para um exame físico anual. A mãe expressa preocupação, porque o ombro direito da filha está ligeiramente mais alto do que o esquerdo, a escápula do ombro direito está visível e a coluna vertebral está torcida/deslocada ligeiramente para a direita.

Achados clínicos relevantes
História
A paciente se queixa de ser insegura com relação à aparência do corpo e de ter dificuldade para participar nas atividades esportivas da escola.

Exame físico
Os seguintes achados foram observados no exame físico:

- A margem medial da escápula direita se protrai.
- Curvatura lateral direita na região torácica com a coluna vertebral flectida (teste de inclinação para frente de Adams).
- A paciente não descreve qualquer dor associada com a condição dela.

Estudos diagnósticos por imagem
- Radiografias lateral e anteroposterior mostram curvatura lateral anormal da coluna vertebral.

Problemas clínicos a considerar
- Hipercifose (cifose)
- Hiperlordose (lordose)
- Escoliose

OBJETIVOS DE APRENDIZAGEM
1. Descrever a coluna vertebral e seus músculos posturais.
2. Descrever a anatomia de superfície relevante do dorso.
3. Explicar a base anatômica para sinais e sintomas associados com esse caso.

ANATOMIA PERTINENTE
Coluna vertebral
A coluna vertebral é composta por 31 vértebras (**Fig. 8.2.1**):

- 7 cervicais
- 12 torácicas
- 5 lombares
- 5 sacrais (fundidas para formar o sacro no adulto)
- 2-4 coccígeas (fundidas para formar o cóccix no adulto)

Vértebras adjacentes nas regiões cervical, torácica e lombar estão conectadas pelos **discos intervertebrais** e **articulações dos processos articulares**. Os músculos posturais (**Tabela 8.2.1**) e ligamentos vertebrais (p. ex., ligamentos longitudinais, ligamentos amarelos) fornecem estabilidade adicional.

A coluna vertebral normal no adulto possui curvaturas características:

- **Curvaturas lordóticas** (**posteriormente côncavas**) estão presentes nas regiões cervical e lombar.
- **Curvaturas cifóticas** (**posteriormente convexas**) estão presentes nas regiões torácica e sacral.

Essas curvaturas exercem uma função importante na manutenção da postura e contribuem para a flexibilidade e para as propriedades de absorção de choque da coluna vertebral.

Anatomia de superfície do dorso

O exame físico do dorso inclui uma avaliação do alinhamento da coluna vertebral. As seguintes estruturas são normalmente palpáveis:

- Protuberância occipital externa
- Processo espinhoso da vértebra C7 (referida como vértebra proeminente)
- Processos espinhosos torácicos
- Escápulas (espinha, margem inferior, ângulo inferior)
- Cristas ilíacas
- Sacro
- Músculos paravertebrais

Nota clínica

Algumas características de superfície do dorso (p. ex., processos espinhosos) são mais bem avaliadas quando o paciente flecte a coluna vertebral (teste de inclinação para frente de Adams). Em muitos casos, isso torna as curvaturas anormais mais óbvias. Alterações patológicas na coluna vertebral podem afetar a cavidade torácica e/ou a função escapular.

RACIOCÍNIO CLÍNICO

A paciente se apresenta com sinais e sintomas indicativos de uma condição clínica de curvatura anormal da coluna vertebral.

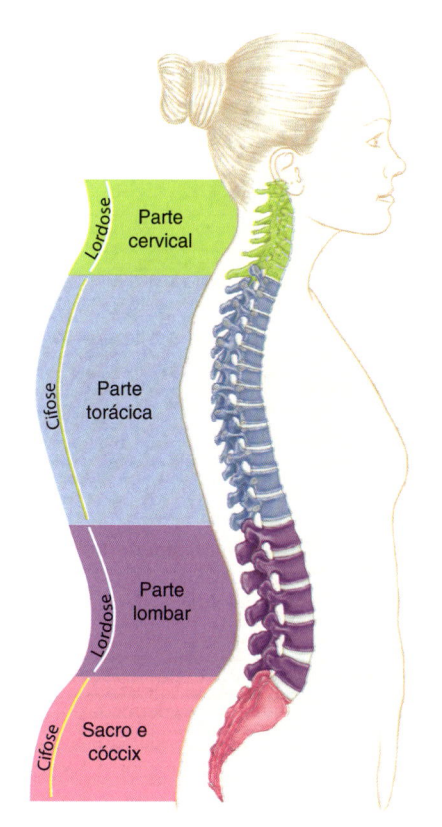

FIGURA 8.2.1 Visão lateral da coluna vertebral e de suas curvaturas normais.

Notas clínicas

As condições patológicas que exageram uma ou mais das curvaturas normais da coluna vertebral ocorrem nas regiões cervical, torácica e/ou lombar.

- **Hipercifose**, às vezes chamada simplesmente de **cifose**, é um exagero da curvatura cifótica normal, na região torácica.
- **Hiperlordose**, às vezes chamada apenas de **lordose**, é um exagero da curvatura lordótica normal, nas regiões cervical e/ou lombar.
- **Escoliose** é um desvio lateral anormal da coluna vertebral. É frequentemente acompanhado por alterações nas curvaturas cifótica e/ou lordótica.

Músculos posturais

A postura e o movimento do dorso e pescoço incluem os músculos intrínsecos do dorso, assim como os músculos anteriores da coluna vertebral (**Tabela 8.2.1**).

TABELA 8.2.1 Músculos que atuam na coluna vertebral

Localização	Músculos
Parte profunda do dorso	▪ Esplênio ▪ Eretor da espinha (iliocostal, longíssimo, espinal) ▪ Músculos intrínsecos profundos (p. ex., semiespinais, multífidos, rotadores)
Parte anterior do pescoço	▪ Longo da cabeça ▪ Longo do pescoço
Parte lateral do pescoço	▪ Músculos escalenos ▪ Levantador da escápula
Parede abdominal posterior	▪ Psoas ▪ Quadrado do lombo
Parede abdominal anterior	▪ Reto do abdome ▪ Músculos oblíquos do abdome

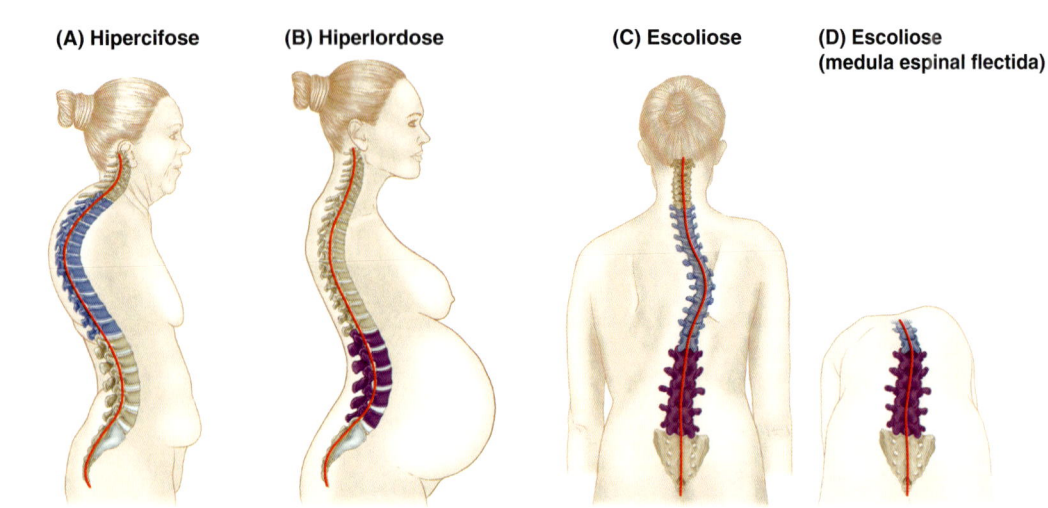

FIGURA 8.2.2 Curvaturas exageradas da coluna vertebral. **(A)** Hipercifose, **(B)** hiperlordose, **(C)** escoliose e **(D)** escoliose com dorso flectido. O desvio lateral da coluna vertebral característico de escoliose e a assimetria associada do tronco são mais óbvios quando o paciente se inclina para a frente.

Hipercifose (cifose)
Hipercifose é um exagero da convexidade posterior na região torácica da coluna vertebral (**Fig. 8.2.2A**).

Sinais e sintomas
Sensoriais
- Dor branda no dorso

Outros
- Postura "corcunda" (dorso arredondado)
- Fadiga
- Rigidez ou hipersensibilidade no dorso
- Dispneia

Fatores predisponentes
Nos adultos
- Doenças degenerativas da coluna vertebral (artrite, degeneração do disco, espondilolistese)
- Fraturas provocadas por osteoporose (especialmente nas vértebras torácicas)
- Infecção das vértebras torácicas (p. ex., tuberculose)
- Traumatismo

Nos adolescentes
- Moças com postura inadequada
- Rapazes 10-15 anos de idade, em risco para cifose adolescente (doença de Scheuermann)
- Transtornos do tecido conectivo (p. ex., síndrome de Marfan)

Nota clínica
Hipercifose branda é tratada de forma conservadora, a menos que a deformidade seja debilitante ou provoque dor. Hipercifose congênita é normalmente tratada cirurgicamente na infância.

Hiperlordose (*lordose*)
Hiperlordose é uma concavidade posterior exagerada nas regiões cervical e lombar da coluna vertebral (**Fig. 8.2.2B**).

Sinais e sintomas
Sensoriais
- Dor na parte inferior do dorso

Outros
- "Depressão" postural "do dorso"

Dispneia Dificuldade de respirar; falta de ar

Espondilolistese Condição na qual uma vértebra "desliza" para fora do alinhamento com vértebras adjacentes

Fatores predisponentes
- Obesidade
- Gravidez, especialmente estágios finais
- Músculos da parte inferior do dorso esticados ou fraqueza dos músculos anteriores do abdome ("barriga de cerveja")
- Cirurgia prévia do dorso
- Doenças degenerativas da coluna vertebral (artrite, degeneração do disco, espondilolistese)
- Osteoporose (fraturas por compressão-flexão nas vértebras torácicas)
- Cifose
- Doença da articulação do quadril (quadril fixado na posição flectida)

Escoliose
Escoliose é descrita classicamente como um desvio lateral anormal da coluna vertebral. No entanto, na realidade, a escoliose também pode incluir deformidades/distorções da coluna vertebral e/ou alterações nas curvaturas cifóticas e/ou lordóticas. Portanto, essas condições são chamadas de rotoescoliose e cifoescoliose, respectivamente (**Fig. 8.2.2C, D**).

Escoliose pode comprometer a região torácica (**Fig. 8.2.3A**), a região lombar (**Fig. 8.2.3B**) ou ambas (**Fig. 8.2.3C**). Isso resulta em curvaturas simples (em forma de C) ou curvaturas duplas (em forma de S).

Notas clínicas
- Escoliose normalmente é classificada no grau de desvio lateral do normal da curvatura torácica: branda (5-15°), moderada (20-45°) e grave (> 50°).
- O padrão de curvatura e localização são fatores importantes na determinação do tratamento. A curvatura dupla, com formato de S, tem mais probabilidade de progresso do que a curvatura simples, em forma de C, e curvaturas torácicas progridem mais frequentemente do que aquelas localizadas nas regiões cervical ou lombar.

Sinais e sintomas
- Um ombro mais alto do que o outro
- Uma escápula (margem medial e ângulo inferior) se protrai inferiormente
- Marcha e postura anormais (ligeiramente inclinado para um lado)
- "Depressão" postural "do dorso"

A aparência radiográfica de uma curvatura (dupla) toracolombar é mostrada na **Figura 8.2.4**.

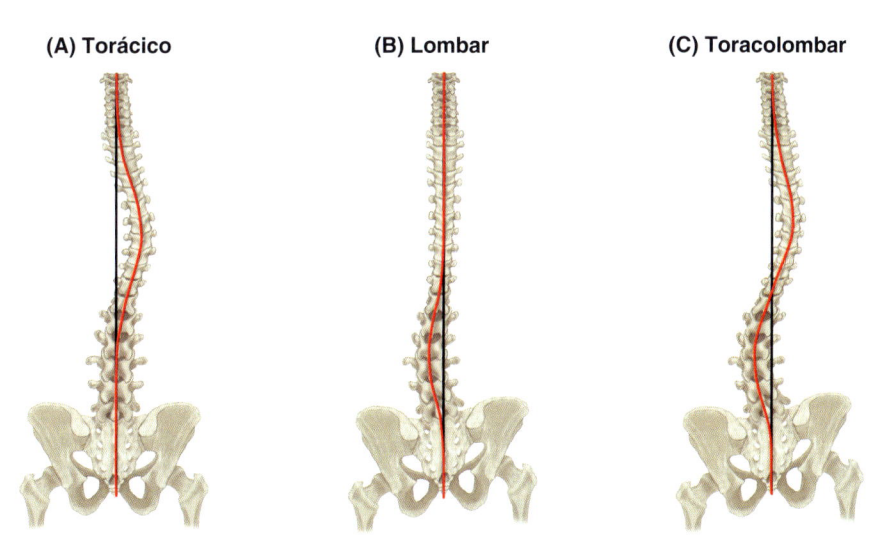

FIGURA 8.2.3 Visão posterior da coluna vertebral mostrando os diferentes padrões de curvatura associados com escoliose, que são diferenciados de acordo com a(s) região(ões) afetada(s). (**A**) Torácica, (**B**) lombar, (**C**) toracolombar (curvatura dupla).

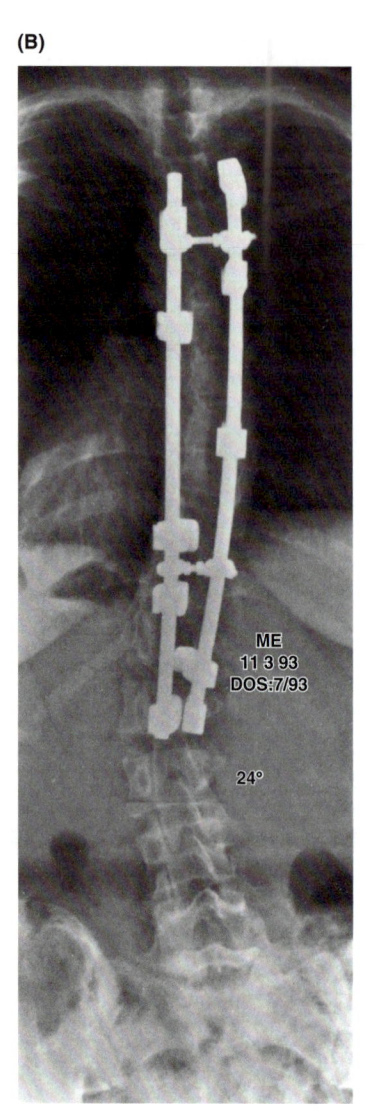

FIGURA 8.2.4 Radiografias de um paciente com escoliose idiopática adolescente. **(A)** Antes da cirurgia, mostrando curvaturas torácica (55°) e lombar (43°) de moderadas a graves, e **(B)** após cirurgia, mostrando grau de correção com instrumentação.

Fonte: Fig. 5-21 em *Current Diagnosis & Treatment in Orthopedics*, 4e.

Fatores predisponentes
- Idade: incidência aumenta logo antes da puberdade
- Sexo: adolescentes femininas
- História familiar

Nota clínica
Escoliose idiopática, a forma mais comum, é classificada de acordo com a idade do paciente no diagnóstico.

Idiopático Condição que se origina espontaneamente ou cuja causa é obscura ou desconhecida

Escoliose idiopática infantil
- Diagnosticada com < 3 anos de idade
- Mais comum em meninos de descendência europeia
- Normalmente um desvio torácico simples para a **esquerda**
- Índice significativo de resolução espontânea (até 90%)
- Tratamento prevalente é não cirúrgico, usando órtese.

Escoliose idiopática juvenil
- Reconhecida em pacientes entre 3 a 10 anos de idade
- Mais comum em jovens do sexo feminino (meninas/moças)
- Normalmente um desvio torácico simples para a **direita**

Escoliose idiopática adolescente é o tipo mais comum de escoliose (**Fig. 8.2.4**).
- Reconhecida em crianças com > 10 anos de idade
- Mais comum em jovens do sexo feminino
- Normalmente um desvio torácico simples para a **direita**

Tratamento para escoliose idiopática depende da gravidade da(s) curvatura(s) e da condição de crescimento:
- **Observação** é usada para curvaturas < 20°.
- **Órtese** é usada para evitar que as curvaturas piorem, especialmente se a criança ainda está crescendo e tem curvatura espinal entre 25° e 45°.
- **Intervenção cirúrgica**. Cirurgia pode ser recomendada se a criança ainda estiver crescendo e tiver curvatura > 45°. Na maturidade esquelética, a cirurgia pode ser recomendada para curvaturas escolióticas > 50-55°.

DIAGNÓSTICO

Um diagnóstico de **escoliose idiopática adolescente** é evidente, em consequência da curvatura espinal lateral anormal.

Órtese Correção dos membros ou da coluna vertebral usando suportes ou outros dispositivos semelhantes para alinhamento ou apoio

QUESTÕES DE REVISÃO

Questões de 1-3 referem-se ao caso clínico seguinte.

Uma adolescente de 16 anos de idade é admitida no serviço de emergência com febre, rigidez no pescoço e alteração no estado mental. A mãe relata que a filha se queixava de cefaleia e se tornara progressivamente cansada e confusa nas últimas 48 horas. Há suspeita de meningite bacteriana e uma punção lombar é realizada para avaliar o líquido cerebrospinal.

1. Qual estrutura *não* seria perfurada na realização desse procedimento?
   A. Aracnoide-máter
   B. Dura-máter
   C. Ligamento amarelo
   D. Pia-máter
   E. Todas as acima seriam perfuradas.

2. Qual ponto de referência ósseo palpável pode ser usado para identificar um "nível" vertebral seguro para realizar a punção lombar?

   A. Cóccix
   B. 12ª costela
   C. Processo espinhoso de L2
   D. Plano supracristal
   E. Processo transverso de L4

3. A punção lombar é facilitada pelo fato de que a agulha é inserida na região do canal vertebral ocupada pela cauda equina. Qual afirmação melhor descreve a cauda equina?
   A. É composta por nervos espinais lombares.
   B. É composta por ramos lombares inferiores, dorsais sacrais e anteriores.
   C. Representa a extensão caudal da medula espinal.
   D. É composta por raízes lombares inferiores, sacrais dorsais e anteriores.
   E. É composta por nervos espinais sacrais.

4. Um homem com 30 anos de idade se queixa ao médico de atenção primária com relação à perda de sensação cutânea no dorso (na parte

posterior) da cabeça. Teste neurológico revelou que a inervação sensorial para o resto da cabeça estava intacta. Qual nervo foi lesionado?

A. Ramo dorsal de C2
B. Raiz dorsal de C2
C. Nervo espinal C2
D. Ramo anterior de C2
E. Raiz anterior de C2

5. Durante o parto, anestésico pode ser injetado através do hiato sacral na parte inferior do canal vertebral sacral. Qual espaço meníngeo é banhado pelo anestésico?

A. Epidural
B. Subaracnóideo
C. Subdural
D. Subpial

Capítulo **9**

Membro superior

CASO 9.1 | Fratura da clavícula

Apresentação do paciente

Um jovem com 15 anos de idade chega ao serviço de emergência se queixando de dor intensa na clavícula. Ele usa a mão esquerda para segurar o braço direito próximo e cruzado na frente do corpo.

Achados clínicos relevantes

História

Enquanto jogava beisebol, o paciente relata colisão com o lançador quando corria para a primeira base. O impacto o deixou atônito e ele caiu sobre o ombro direito. A mãe e outros espectadores próximos relataram ter ouvido um estalido alto. Quando se levantou, estava com o ombro inclinado e se queixava de dor extrema na clavícula direita.

Exame físico

Os seguintes achados foram observados no exame físico:

- Proeminência, equimose e hipersensibilidade na região mesoclavicular (clavicular média/medioclavicular) direita
- Tumefação difusa na clavícula, ombro e braço direitos
- Membro superior direito abaixado (i.e., mais baixo do que o esquerdo)
- Dormência branda no membro superior direito
- Pulso radial direito mais fraco do que o esquerdo
- Sons pulmonares normais

Estudos diagnósticos por imagem

- Radiografia do ombro direito revelou fratura mesoclavicular/medioclavicular (**Fig. 9.1.1**).

Problemas clínicos a considerar

- Luxação da parte anterior do ombro
- Fratura da clavícula
- Separação do ombro

OBJETIVOS DE APRENDIZAGEM

1. Descrever a anatomia do ombro.
2. Descrever as estruturas que estabilizam e movem o ombro.
3. Explicar a base anatômica para sinais e sintomas associados com esse caso.

ANATOMIA PERTINENTE

Ombro e braço

O **ombro** inclui a clavícula, escápula e parte proximal do úmero, com seus ligamentos, músculos e tendões associados (**Fig. 9.1.2**). O **cíngulo do membro superior** é formado pela clavícula e escápula, e é ancorado ao esqueleto axial na articulação esternoclavicular.

Clavícula

A clavícula é um osso com formato de f, que atua como suporte para manter a articulação do ombro e o braço afastados da parede do corpo, de modo que o membro superior se mova livremente. A clavícula contribui com duas articulações:

1. Medialmente, a **articulação esternoclavicular** representa a única articulação entre o membro superior e o esqueleto axial. Lesões ao ombro raramente incluem a articulação esternoclavicular. A articulação é estabilizada por diversos ligamentos: **esternoclavicular anterior e posterior, costoclavicular** e **interclavicular**.

Equimose Hemorragia na pele (hematoma)

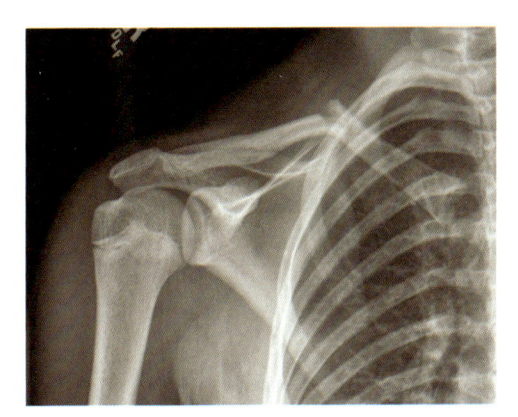

FIGURA 9.1.1 Radiografia anteroposterior do ombro direito mostrando fratura mesoclavicular.

2. Lateralmente, a **articulação acromioclavicular** é envolvida por uma cápsula fibrosa relativamente fraca, tornando-a vulnerável à lesão. A articulação é estabilizada pelos ligamentos **acromioclavicular** (ao longo da face *superior* da cápsula) e **coracoclavicular** (ligamentos *trapezoide* e *conoide*).

Os **vasos subclávios** e o **plexo braquial** passam entre a clavícula e a primeira costela [I], passagem conhecida como "**canal cervicoaxilar**", para entrar no membro superior (**Fig. 9.1.3**).

Nota clínica

A proximidade dos vasos subclávios, do plexo braquial e da cúpula da pleura com a clavícula torna essencial conduzir exames neurovasculares e pulmonares em caso de suspeita de fratura na clavícula.

Os músculos que atuam na clavícula incluem o **esternocleidomastóideo**, **trapézio**, **subclávio** e **peitoral menor** (o último atua indiretamente via inserções no processo coracoide e ligamentos costoclaviculares).

Escápula

A escápula está localizada na parte posterolateral da parede torácica. Não possui articulação direta com o esqueleto axial e é mantida no lugar por sua articulação com a clavícula e com a articulação acromioclavicular e por números músculos. Três características escapulares contribuem para o ombro:

1. A **cavidade glenoidal** forma a articulação do ombro com a cabeça do úmero.
2. O **acrômio** é a extremidade lateral da espinha da escápula, situando-se superior à articulação do ombro e contribui com a articulação acromioclavicular.
3. O **processo coracoide** é uma projeção anterolateral proeminente da escápula, localizada medial à cavidade glenoidal. Esse processo atua como fixação para o ligamento costoclavicular e para diversos músculos: coracobraquial, cabeça curta do bíceps braquial e peitoral menor (**Fig. 9.1.2**).

Úmero

As características anatômicas da parte proximal do úmero que contribuem para o ombro incluem:

- A **cabeça do úmero** forma a articulação do ombro com a cavidade glenoidal e a escápula. A cabeça é grande em relação ao tamanho da cavidade.
- O **colo anatômico**, estreito, separa a cabeça dos tubérculos do úmero (maior e menor).
- O **tubérculo maior** atua como fixação para os músculos do manguito rotador: supraespinal, infraespinal e redondo menor.
- O **tubérculo menor** atua como fixação para o subescapular (músculo do manguito rotador).
- O **sulco intertubercular** ("sulco bicipital") é um canal profundo entre os tubérculos do úmero. O tendão da cabeça longa do bíceps braquial se situa nesse canal antes de entrar na cápsula da articulação do ombro e se fixar no tubérculo supraglenoidal da escápula.

Articulação do ombro

A articulação do ombro é formada pela **cabeça do úmero** e pela **cavidade glenoidal**. A incompatibilidade relativa no tamanho entre esses elementos (muitas vezes descrita como "bola de golfe e o pino de suporte da bola") responde pela grande mobilidade da articulação, assim como pela sua instabilidade inerente. Numerosos ligamentos e músculos estabilizam essa articulação (ver **Fig. 9.1.2**).

FIGURA 9.1.2 Visão anterior do ombro direito mostrando o esqueleto (A) e os ligamentos (B).

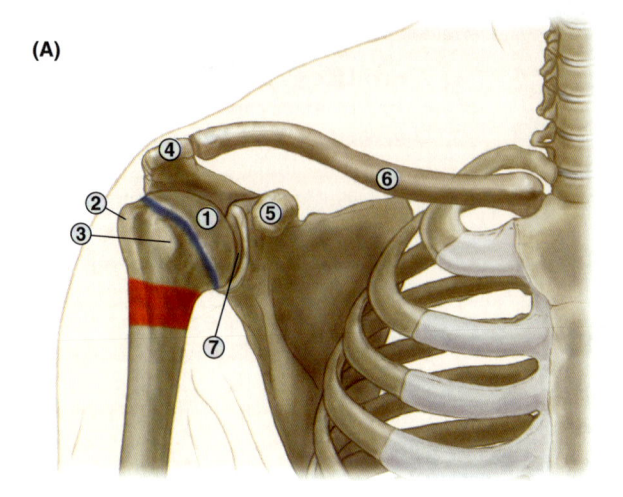

Legenda (A):
- Colo anatômico do úmero
- Colo cirúrgico do úmero
1. Cabeça do úmero
2. Tubérculo maior do úmero
3. Tubérculo menor do úmero
4. Acrômio
5. Processo coracoide
6. Clavícula
7. Cavidade glenoidal

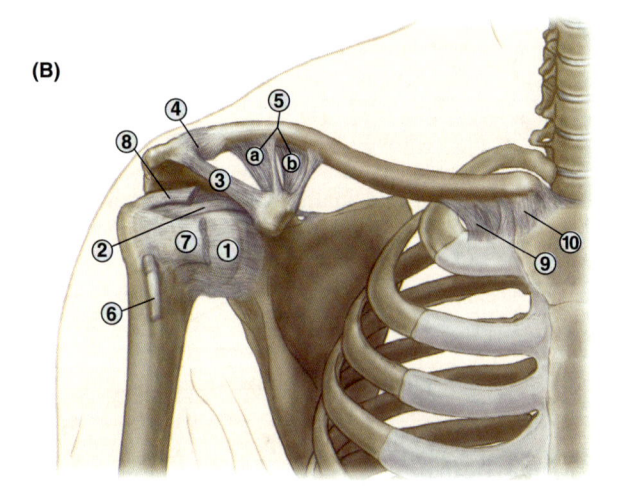

Legenda (B):
1. Cápsula fibrosa da articulação do ombro
2. Ligamento coracoumeral
3. Ligamento coracoacromial
4. Cápsula fibrosa da articulação acromioclavicular
5. Ligamento coracoclavicular
   a. Ligamento conoide
   b. Ligamento trapezoide
6. Tendão da cabeça longa do m. bíceps braquial (cortado)
7. Tendão do m. subescapular (cortado)
8. Tendão do m. supraespinal (cortado)
9. Ligamento costoclavicular
10. Ligamento esternoclavicular

- O **lábio glenoidal** é um anel de fibrocartilagem na margem da cavidade glenoidal, que aprofunda ligeiramente a cavidade (semelhante à margem em um prato de jantar).
- A **cápsula fibrosa** envolve a cavidade articular. Estende-se do colo da escápula até o colo anatômico do úmero.
- **Ligamentos glenoumerais** (*superior, médio, inferior*) são espessamentos da face anterior da cápsula; são aparentes apenas na face interna da cápsula.
- O **ligamento coracoumeral** se estende da base do processo coracoide até o tubérculo maior.
- O **ligamento coracoacromial**, com suas fixações ósseas, forma o "**arco coracoacromial**". Esse arco se situa acima da cabeça do úmero e limita seu deslocamento para cima.
- Os tendões dos **músculos do manguito rotador** (*supraespinal, infraespinal, redondo maior* e *subescapular*) cruzam a articulação do ombro e se inserem nos tubérculos do

(A)

M. escaleno anterior
M. escaleno médio

1. A. subclávia
2. V. subclávia
3. A. axilar
4. V. axilar
5. A. torácica superior
6. A. toracoacromial
   a. Ramo clavicular
   b. Ramo acromial
   c. Ramo deltóideo
   d. Ramo peitoral
7. A. torácica lateral
8. A. subescapular
   e. A. circunflexa da escápula
   f. A. toracodorsal
9. A. circunflexa anterior do úmero
10. A. circunflexa posterior do úmero
11. A. braquial
12. A. braquial profunda

M. peitoral menor

(B)

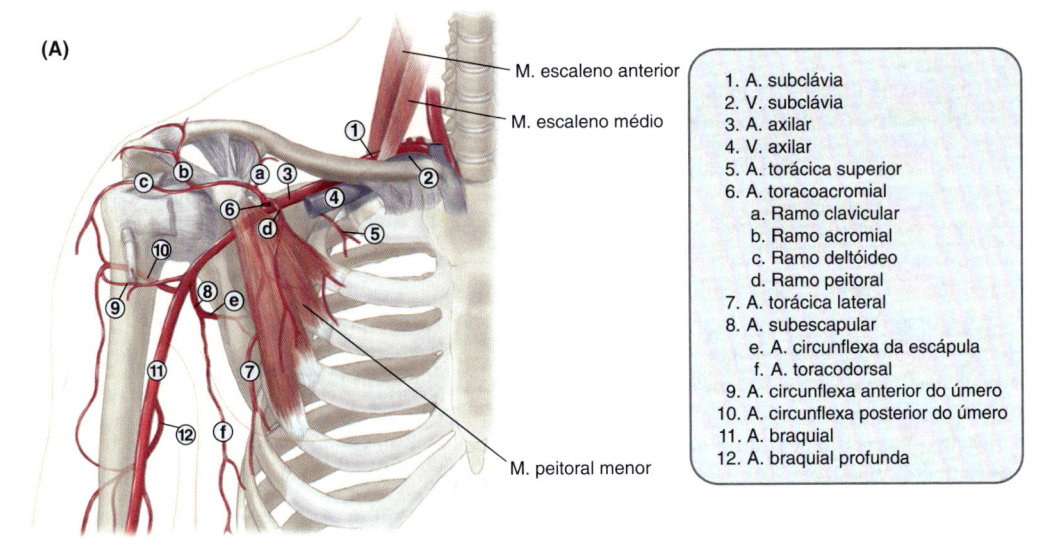

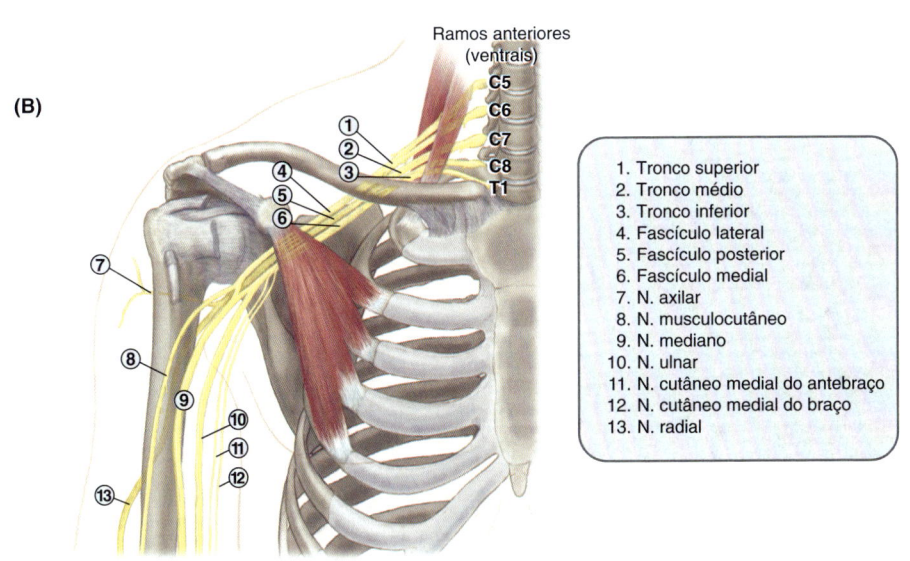

Ramos anteriores (ventrais)
C5
C6
C7
C8
T1

1. Tronco superior
2. Tronco médio
3. Tronco inferior
4. Fascículo lateral
5. Fascículo posterior
6. Fascículo medial
7. N. axilar
8. N. musculocutâneo
9. N. mediano
10. N. ulnar
11. N. cutâneo medial do antebraço
12. N. cutâneo medial do braço
13. N. radial

FIGURA 9.1.3 Visão anterior do ombro direito mostrando os vasos subclávios (A) e o plexo braquial (B) e suas relações com os músculos escalenos anterior e médio, peitoral menor, clavícula e primeira costela [I].

úmero. Embora cada músculo isoladamente tenha uma ação discreta no úmero, como um grupo esses músculos ajudam a manter a integridade da articulação do ombro, mantendo a cabeça do úmero na cavidade glenoidal.

Nervos e vasos sanguíneos

O **espaço quadrangular** (**Fig. 9.1.4**) é uma via de passagem para o **nervo axilar** e vasos **circunflexos posteriores do úmero,** à medida que seguem entre a axila e a face posterior do ombro. Suas margens são:

- **Lateral:** colo cirúrgico do úmero
- **Medial:** cabeça longa do músculo tríceps braquial
- **Superior:** músculo redondo menor
- **Inferior:** músculo redondo maior

O **nervo radial** e a **artéria braquial profunda** passam da axila para a face posterior do úmero, por meio do "**hiato** triangular **do tríceps**" (algumas vezes chamado de "intervalo triangular"), um intervalo entre a cabeça longa do músculo tríceps braquial e o corpo do úmero (algumas fontes consideram que esse intervalo se situa entre a cabeça longa e a cabeça lateral do tríceps) (**Fig. 9.1.4**). O nervo radial e a artéria braquial profunda, em seguida, entram no sulco do nervo radial, no úmero. A relação entre esse feixe neurovascular e as estruturas vizinhas muda de proximal para distal:

- Proximalmente, situam-se nas fibras mais superiores da cabeça medial do músculo tríceps. Isso separa o nervo do osso na parte proximal do sulco para o nervo radial.
- No terço medial do úmero, o feixe neurovascular se situa no sulco para o nervo radial, diretamente contra o úmero.
- No terço distal do braço, o nervo radial e a artéria colateral radial, um ramo da artéria braquial profunda, perfuram a parte lateral do septo intermuscular. Os vasos passam para o compartimento anterior à medida que cruzam a articulação do cotovelo.

Notas clínicas

- A posição do nervo axilar no espaço quadrangular coloca o nervo em risco com fratura do colo cirúrgico do úmero ou com luxação do ombro. A lesão do nervo axilar leva à fraqueza do músculo deltoide (que se torna evidente na incapacidade de abduzir completamente o braço) e redução da sensação na região deltóidea.
- A estreita proximidade do nervo radial com a face posterior do úmero coloca o nervo em risco com fraturas do corpo do úmero, em especial, em posição distal onde o nervo se situa diretamente contra o osso.

1. A. dorsal da escápula
2. N. dorsal da escápula

Incisura da escápula
3. A. supraescapular
4. N. supraescapular

"Espaço quadrangular"
5. A. circunflexa posterior do úmero
6. A. axilar

"Espaço triangular"
7. A. circunflexa da escápula

"Hiato do tríceps"
8. A. braquial profunda
9. N. radial

Ligamento transverso superior da escápula
Colo cirúrgico do úmero
M. redondo menor
M. redondo maior
Cabeça longa do m. tríceps braquial
Cabeça lateral do m. tríceps braquial

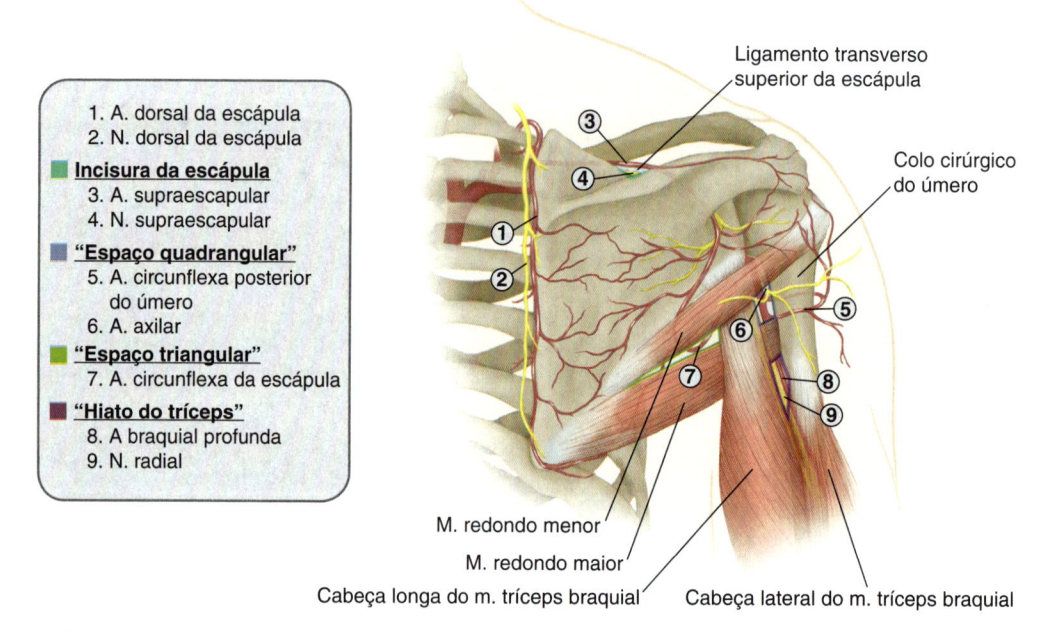

FIGURA 9.1.4 Visão posterior mostrando os tratos neurovasculares do ombro e braço direitos.

RACIOCÍNIO CLÍNICO

Esse paciente apresenta sinais e sintomas de lesão traumática no ombro.

Luxação da parte anterior do ombro

A separação da articulação do ombro, com a cabeça do úmero sofrendo subluxação na cavidade glenoidal, é comumente chamada de luxação do ombro. A articulação é inerentemente instável em função do tamanho desproporcional entre a cabeça do úmero e a cavidade glenoidal ("bola de golfe e o pino de suporte da bola").

Sinais e sintomas
Déficits sensoriais
- Dor intensa no ombro
- Redução da sensação na região deltóidea

Déficits motores
- Amplitude restrita de movimento
- Braço mantido em leve abdução com rotação externa
- Rompimento do contorno do m. deltoide e da cabeça do úmero; o acrômio pode ser mais proeminente
- Fraqueza do m. deltoide

Fatores predisponentes
- **Sexo e idade:** mais comum nos homens entre 20-30 anos e em mulheres > 60 anos
- **Atividades:** mais comum quando o braço está em abdução, extensão e rotação externa e vulnerável a traumatismo

Nota clínica

Das luxações do ombro, entre 95-98% são na parte anterior.

Com a luxação da parte anterior do ombro, a parte anterior da cápsula da articulação do ombro pode ser rompida ou separada. Isso frequentemente resulta da abdução, extensão e rotação lateral forçadas do braço. Por exemplo:

- Quando se lança uma bola com a mão levantada acima da altura do ombro
- Quando o membro superior é atingido enquanto se lança uma bola de futebol americano

Nessas circunstâncias, a cápsula é estirada com tensão sobre a face anterior da articulação, e as forças exercidas no membro superior deslocam a cabeça do úmero anterior e inferiormente da cavidade glenoidal (**Fig. 9.1.5**). A parte anteroinferior do lábio glenoidal também pode ser dilacerada (lesão de Bankart), porque está fixada aos ligamentos glenoumerais.

Nos idosos, a combinação de cápsula articular enfraquecida e estruturas de sustentação com suscetibilidade a quedas aumenta a incidência de luxação do ombro.

Fratura da clavícula
Sinais e sintomas
Déficit sensorial
- Dor localizada na clavícula (comumente no ⅓ medial), exacerbada pelo movimento do braço

Déficit motor
- Ombro abaixado com o braço girado e aduzido medialmente

Outros déficits
- Tumefação localizada e equimose na clavícula

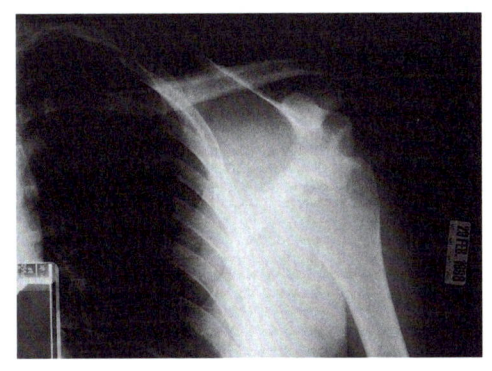

FIGURA 9.1.5 Radiografia mostrando deslocamento do ombro, com a cabeça do úmero subluxada anterior e inferior à cavidade glenoidal.
Fonte: Fig. 11.5 em *The Atlas of Emergency Medicine*, 3e.

Subluxação Deslocamento parcial de uma articulação (*luxação* é o deslocamento completo)

- Pele pode ter a forma de "tenda" ou ser penetrada por fratura
- Perfusão periférica possivelmente reduzida, e/ou lesão ao plexo braquial, pneumotórax e hemotórax

Fatores predisponentes
- Sexo: mais comum em homens, geralmente entre 13 e 20 anos de idade; incidência aumenta na sétima década

Fraturas da clavícula normalmente resultam de força aplicada à extremidade lateral da clavícula, diretamente (p. ex., impacto direto no ombro decorrente de queda ou acidente automobilístico) ou indiretamente (p. ex., queda sobre a mão estendida). O paciente geralmente se lembra de ouvir um som de estalido na hora da lesão. Como a clavícula é subcutânea, as margens da fratura podem ser visíveis e equimose e tumefação localizadas podem estar presentes.

Notas clínicas

- Maioria (70-80%) das fraturas da clavícula ocorre via trauma direto ao ombro.
- As fraturas da clavícula ocorrem mais comumente no seu terço médio, medial ao ligamento coracoclavicular, no qual o osso é mais estreito e não possui ligamentos de sustentação.
- Uma vez que a clavícula é a única conexão óssea entre o membro superior e o tronco, grande parte da força transmitida para o tronco a partir do membro superior passa ao longo da clavícula para a articulação esternoclavicular. A anatomia da clavícula (i.e., tamanho, formato e posição) a torna o "elo mais fraco" na cadeia.

O exame físico frequentemente revela a luxação das partes fraturadas da clavícula (**Fig. 9.1.6**):

- A **extremidade esternal** (**proximal**) é deslocada superiormente (em relação ao fragmento distal) em virtude da tração para cima do músculo esternocleidomastóideo, cuja cabeça clavicular se insere no terço medial da clavícula.
- A **extremidade acromial** (**distal**) é deslocada inferiormente, porque o peso do braço combinado com a contração dos músculos latíssimo do dorso e peitoral maior puxa o braço para baixo. O músculo trapézio é inadequado para contrabalançar essas forças.

Para maximizar o conforto e minimizar a dor, os pacientes normalmente se apresentam com o membro afetado aduzido e girado internamente, e apoiado pela extremidade ilesa.

Nota clínica

A proximidade da clavícula com os vasos subclávios, plexo braquial e cavidades pleurais torna a clavícula importante para avaliar o membro superior em busca de perfusão vascular, sensação, força muscular, bem como para sons respiratórios para descartar pneumotórax e/ou hemotórax.

Separação do ombro

O rompimento da articulação acromioclavicular é comumente chamada de separação do ombro.

Sinais e sintomas
Déficit sensorial
- Hipersensibilidade e tumefação focais

Déficit motor
- Amplitude restrita do movimento do ombro

Outro déficit
- Com lesão mais grave, deformidade palpável da articulação acromioclavicular

Nota clínica

- A causa mais comum de separação do ombro é traumatismo direto ao ombro, geralmente decorrente de queda. Lesões à articulação acromioclavicular são classificadas de acordo com a integridade dos ligamentos acromioclavicular e coracoclavicular e as posições relativas da clavícula e acrômio (**Tabela 9.1.1**).
- Com a separação grave (graus IV-VI), a escápula se move inferiormente em função do peso do braço e cria uma "prateleira" acima do ombro (**Fig. 9.1.7**).

Pneumotórax Ar ou gás na cavidade pleural   **Hemotórax** Sangue na cavidade pleural

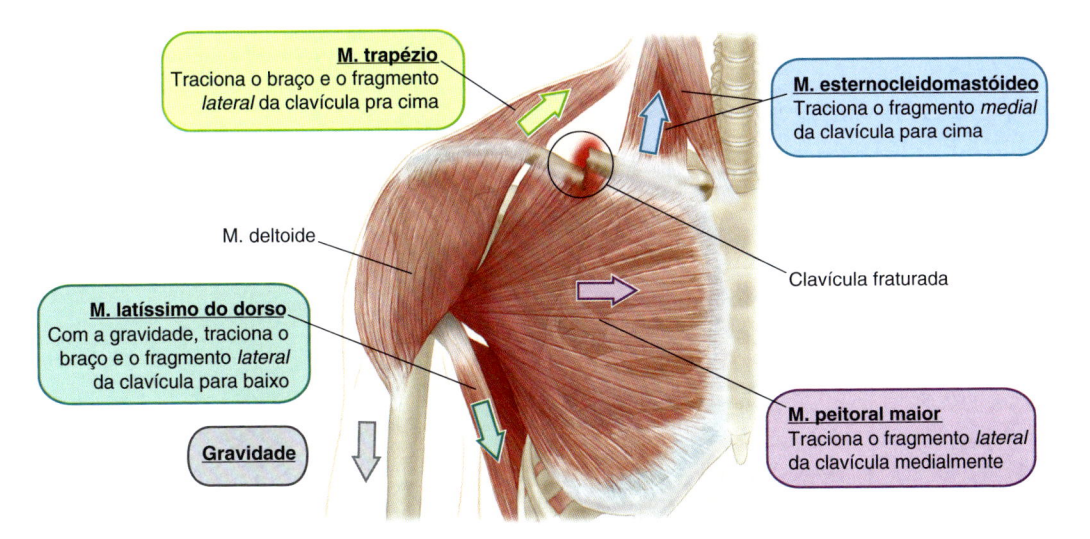

FIGURA 9.1.6 Forças musculares atuando no ombro após fratura mesoclavicular.

Fatores predisponentes
- **Sexo e idade:** mais comum em homens, normalmente na terceira década

DIAGNÓSTICO
A apresentação do paciente, a história médica, o exame físico e os estudos diagnósticos por imagem conformam um diagnóstico de **fratura mesoclavicular/medioclavicular**.

TABELA 9.1.1 Graus de separação do ombro

Grau	Estruturas rompidas/separadas ou laceradas
Grau I	Ligamentos acromioclavicular e coracoclavicular luxados (distendidos ou parcialmente dilacerados)
Grau II	Ligamento acromioclavicular rompido (completamente dilacerado), ligamento coracoclavicular luxado
Grau III	Ligamentos acromioclavicular e coracoclavicular rompidos
Grau IV-VI	Ligamentos acromioclavicular e coracoclavicular rompidos; clavícula deslocada do acrômio em distâncias e/ou direções crescentes

Fratura mesoclavicular/medioclavicular
Sinais e sintomas de fraturas mesoclaviculares/medioclaviculares estão relacionados à interrupção de sua função como suporte, entre o manúbrio do esterno (esqueleto axial) e a articulação do ombro (esqueleto apendicular) e à possibilidade de lesão de estruturas relacionadas anatomicamente (p. ex., artéria subclávia e plexo braquial).

- A deformidade óbvia no terço médio da clavícula e o deslocamento dos fragmentos proximal e distal são diagnósticos desse tipo de fratura.

Luxação do ombro
A luxação do ombro inclui a ruptura anatômica da articulação do ombro. Isso pode incluir seus ligamentos estabilizadores ou os músculos do manguito rotador.

- Se o paciente tiver luxação do ombro, seria caracterizada por dor no ombro e amplitude restrita de movimento.
- O braço estaria ligeiramente abduzido e externamente girado, e ocorreria fraqueza do deltoide e sensação reduzida da pele sobre o deltoide.

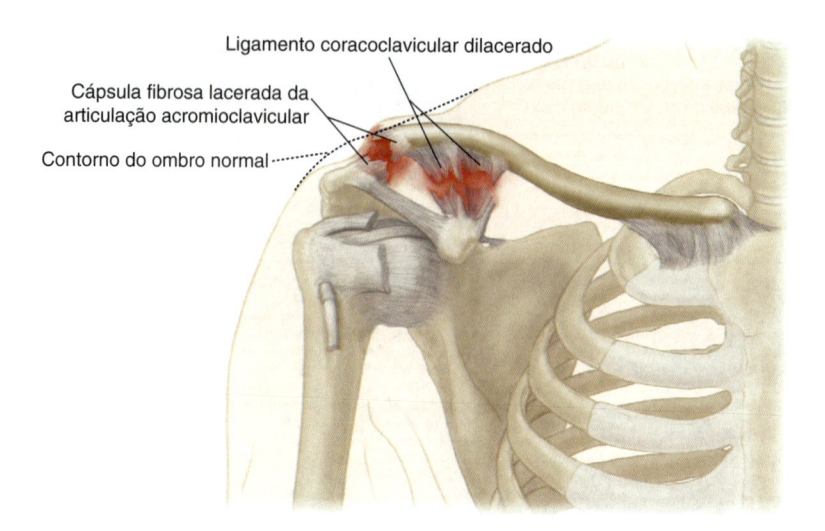

FIGURA 9.1.7 Separação do ombro grau IV.

- O contorno arredondado do deltoide é perdido e a cabeça do úmero é palpável, porque o osso está subluxado a partir da cavidade glenoidal.

Separação do ombro
A separação do ombro inclui a ruptura anatômica dos ligamentos estabilizadores da articulação acromioclavicular.

- A separação do ombro é caracterizada por dor e hipersensibilidade na articulação esternoclavicular e amplitude limitada de movimento.
- Em casos graves, uma "prateleira" pode estar aparente sobre o ombro, onde a articulação esternoclavicular foi rompida, com o peso do membro deslocando o acrômio para baixo da extremidade distal da clavícula.

CASO 9.2 | Fratura de Colles

Apresentação da paciente

Uma mulher branca, com 63 anos de idade, é admitida no serviço de emergência com dor aguda e tumefação na parte distal do antebraço esquerdo após cair sobre a mão estendida.

Achados clínicos relevantes

História
A paciente está na pós-menopausa. Mensuração da densidade mineral óssea anterior do antebraço e colo do fêmur indicou osteoporose.

Exame físico
Os seguintes achados foram observados no exame físico do membro superior esquerdo:

- Deformidade da parte distal do antebraço, com deslocamento posterior da parte distal do rádio e pulso
- Hipersensibilidade e tumefação da parte distal do antebraço e pulso
- Parestesia na área de distribuição do nervo mediano da mão
- Fraqueza de oposição ao polegar
- Pulsos radial e ulnar estão normais

Estudos diagnósticos por imagem
- Radiografias posteroanterior e lateral da parte distal do antebraço e mão esquerdos (**Fig. 9.2.1**) revelaram fratura da parte distal do rádio, com deslocamento posterior do fragmento distal da fratura.
- RM mostrou deslocamento posterior do nervo mediano.

Problemas clínicos a considerar
- Fratura de Colles
- Fratura do escafoide
- Fratura de Smith

OBJETIVOS DE APRENDIZAGEM

1. Descrever a estrutura e as relações da parte distal do antebraço e do pulso.
2. Descrever o suprimento nervoso da parte distal do antebraço e da mão.
3. Explicar a base anatômica para os sinais e sintomas associados com esse caso.

ANATOMIA PERTINENTE

Parte distal do antebraço e mão
Parte distal do antebraço

As extremidades distais do rádio e da ulna estão localizadas na parte distal do antebraço (**Fig. 9.2.2**). O **rádio** tem uma extremidade distal expandida que inclui um processo estiloide. O **músculo braquiorradial** está inserido nesse processo. A extremidade distal da **ulna** é estrei-

---

Pós-menopausa Período na vida da mulher após a menopausa

Parestesia Dormência e formigamento

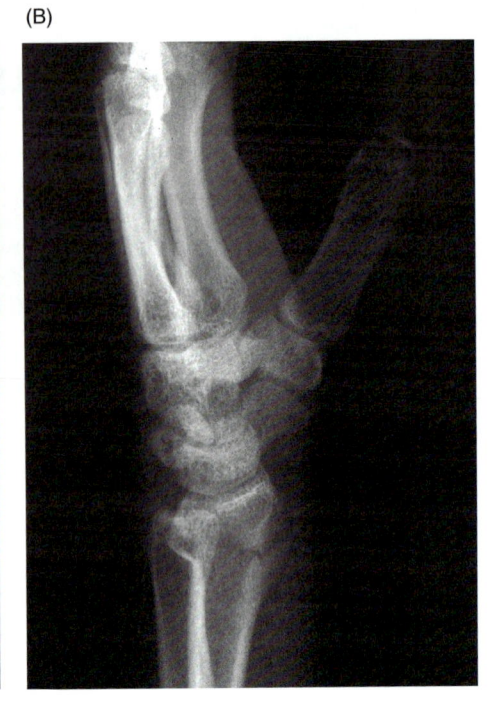

FIGURA 9.2.1 Radiografias posteroanterior e lateral da parte distal do antebraço e mão esquerdos mostrando fratura na parte distal do rádio.

Fonte: Fig. 266-17. *Colles' fracture*. Visões posteroanterior (A) e lateral (B) da parte distal do antebraço e mão esquerdos. *Tintinalli's Emergency Medicine,* Capítulo 266.

ta, mas também inclui um processo estiloide proeminente.

As extremidades distais desses ossos se articulam na **articulação radiulnar distal**, articulação sinovial que permite ao rádio mover-se por sobre a ulna durante os movimentos de pronação/supinação.

Pulso

O **pulso** (carpo) é a parte mais proximal da mão. O pulso inclui oito **ossos carpais** dispostos em duas fileiras. De lateral para medial, estes são:

1. **Fileira proximal:** escafoide – semilunar – piramidal – pisiforme
2. **Fileira distal:** trapézio – trapezoide – capitato – hamato

A **articulação radiocarpal** (**do pulso**) é formada pelas faces estritamente justapostas da parte distal do rádio e escafoide. Em menor grau, o semilunar também contribui para essa articulação. A extremidade distal da ulna é separada do semilunar e piramidal por um disco articular.

Túnel do carpo

O **túnel do carpo** é uma via de passagem osseofibrosa formada pelas faces anteriores côncavas dos ossos carpais e o retináculo dos músculos flexores, também conhecido como "ligamento transverso do carpo" (**Fig. 9.2.3**). O retináculo dos músculos flexores mantém os conteúdos do túnel do carpo no lugar durante a flexão do pulso, impedindo o "arqueamento dos tendões". Os **tendões do músculo flexor longo dos dedos** e o **nervo mediano** entram na mão via túnel do carpo.

O nervo mediano se situa imediatamente profundo ao retináculo dos músculos flexores. Distal ao túnel do carpo, o nervo inerva os músculos tenares (ramo recorrente), os dois músculos lumbricais laterais e a pele lateral dos dedos e da palma.

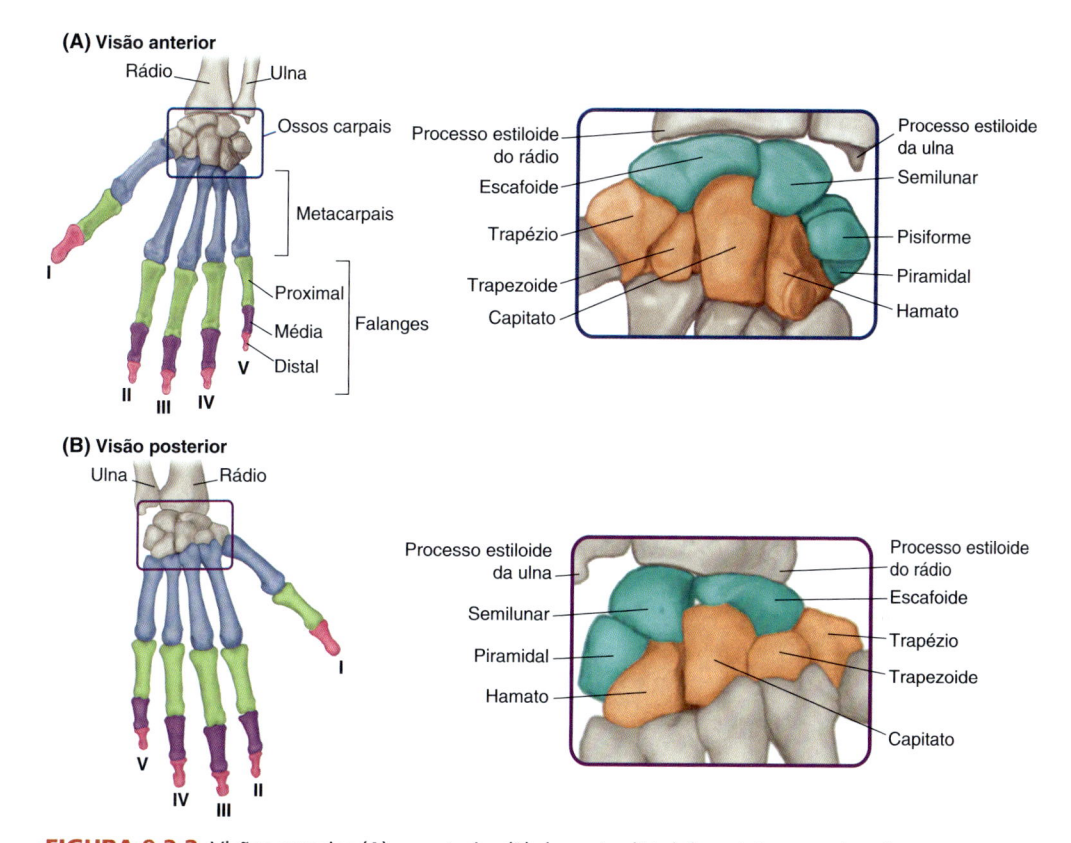

FIGURA 9.2.2 Visões anterior (**A**) e posterior (**B**) da parte distal do antebraço e da mão.

Faces posterior e lateral do pulso e da mão

Os tendões nas faces posterior e lateral do pulso são subcutâneos e suas posições são mantidas pelo **retináculos dos músculos extensores**. A **tabaqueira anatômica** é uma depressão rasa na parte lateral do pulso, limitada por três tendões que se fixam no polegar (**Fig. 9.2.4**):

Anterior
1. Abdutor longo do polegar
2. Extensor curto do polegar

Posterior
3. Extensor longo do polegar

A tabaqueira anatômica é mais óbvia quando o polegar está completamente estendido. Ramos superficiais do nervo radial inervam a pele sobrejacente. Estruturas palpáveis na tabaqueira anatômica incluem:

- Artéria radial
- Escafoide e trapézio no soalho (parte inferior)
- Processo estiloide do rádio
- Base do primeiro metacarpal distalmente

Nervo mediano no antebraço e na mão

O nervo mediano inerva as estruturas situadas na parte anterior do antebraço e na palma (**Tabela 9.2.1**). No cotovelo, o nervo cruza a fossa cubital e, em seguida, passa entre as duas cabeças do músculo **pronador redondo**. O nervo segue distalmente entre os músculos **flexores superficial** e **profundo dos dedos**. Emite o **nervo interósseo anterior** para inervar os músculos anteriores profundos do antebraço. O "**ramo cutâneo palmar**" se origina na parte distal do antebraço e entra na mão superficial ao túnel do carpo para inervar a parte

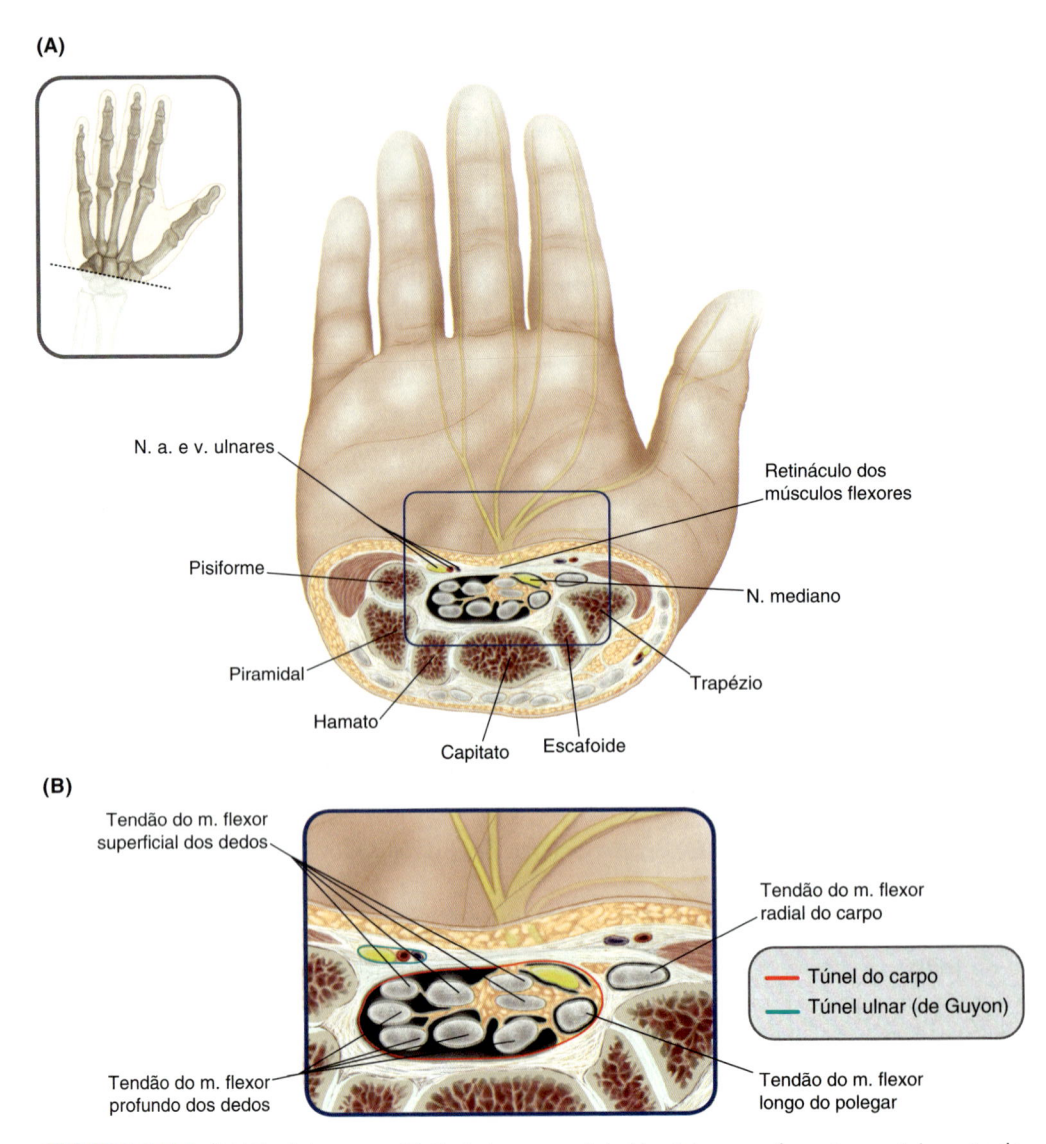

FIGURA 9.2.3 (**A**) Túnel do carpo. (**B**) Corte transversal do túnel do carpo (recorte em A é mostrado aumentado em B).

proximal da palma lateral. O nervo mediano se situa superficial e lateral dentro do túnel do carpo (**Fig. 9.2.3**). À medida que o nervo entra na palma, emite um **ramo recorrente** para inervar os músculos tenares; outros ramos motores se distribuem para o primeiro e segundo lumbricais. Os nervos **digitais palmares** são ramos sensoriais que inervam a parte distal da palma lateral e os três dedos laterais, incluindo a parte distal do dorso da mão até a articulação interfalângica distal.

RACIOCÍNIO CLÍNICO

Essa paciente apresenta sinais e sintomas indicando **fratura da parte distal do rádio e/ou do pulso**.

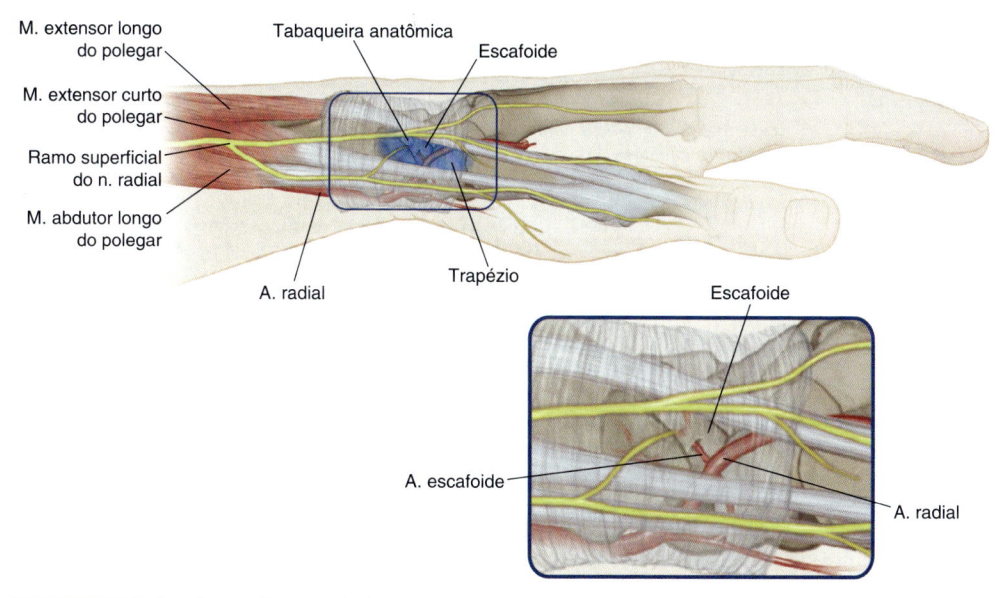

FIGURA 9.2.4 Tabaqueira anatômica.

Fratura de Colles

A fratura de Colles inclui a parte distal do rádio e normalmente resulta de uma queda sobre a mão estendida. Descrita pelo Dr. Abraham Colles em 1814, é definida como fratura-luxação de dois centímetros distais do rádio (**Fig. 9.2.5A**). O nervo mediano é comumente comprimido por uma queda sobre a mão estendida, e pode ser comprometido mais adiante por inchaço subsequente, levando à síndrome aguda do túnel do carpo.

Sinais e sintomas
Déficits sensoriais
- Dor e inchaço do pulso
- Pode incluir alterações sensoriais (p. ex., parestesia, hipestesia) decorrentes da distribuição do nervo mediano na mão

Déficit motor
- Disfunção dos músculos intrínsecos da mão (músculos tenares e os dois primeiros lumbricais) inervados pelo nervo mediano

Outros déficits
- Deformidade em "dorso de garfo" da parte distal do antebraço, isto é, o fragmento distal da fratura deslocado posteriormente
- Comprometimento das artérias radial e ulnar pode prejudicar o suprimento vascular para a mão

Fatores predisponentes
- Idade: queda simples sobre a mão estendida em adultos > 50 anos de idade tem maior probabilidade de resultar em fratura
- Sexo: maior incidência em mulheres, decorrente de osteoporose
- Esportes: atividades com alta probabilidade de quedas para frente (p. ex., esquiar, andar de patins, andar de *skate* e correr)
- Osteoporose

Notas clínicas

Fraturas da parte distal do rádio ocorrem em dois grandes grupos de pacientes:

1. Acima de 50 anos de idade, em virtude do traumatismo de baixo impacto ao osso osteoporótico
2. Em adultos jovens, em virtude de traumatismo de alto impacto (p. ex., esportes)

TABELA 9.2.1 Distribuição dos nervos mediano e ulnar

Níveis espinais	Sensorial	Motora
Nervo mediano C(5)6-T1	"Ramo cutâneo palmar" • Parte lateral proximal da palma **Ramos digitais palmares** • Parte lateral distal da palma • 3½ dedos laterais	**Antebraço** • Músculos flexores-pronadores *Exceto o músculo flexor ulnar do carpo e a parte ulnar do músculo flexor profundo dos dedos* **Mão** • Ramo recorrente: músculos tenares • Ramos palmares: músculos lumbricais 1 e 2
Nervo ulnar C8-T1	**Ramo cutâneo palmar** • Parte medial proximal da palma **Ramo dorsal** • Dorso medial da mão **Ramo superficial** • Parte medial distal da palma • 1½ dedos mediais	**Antebraço** • M. flexor ulnar do carpo • Parte ulnar do músculo flexor profundo dos dedos **Mão** • Ramo profundo: músculos intrínsecos da mão Músculos hipotenares Músculos lumbricais 3 e 4 Todos os músculos interósseos M. adutor do polegar Parte profunda do músculo flexor curto do polegar

Fratura do escafoide

O escafoide é o osso carpal mais frequentemente fraturado (**Fig. 9.2.5B**). Aproximadamente 60% das fraturas do escafoide ocorrem no meio ("cintura") do osso. Essas fraturas podem resultar de uma queda sobre a mão estendida ou de uma pancada direta na palma.

Sinais e sintomas

Déficit sensorial
- Dor e tumefação ao longo da face lateral do pulso, com hipersensibilidade máxima na tabaqueira anatômica

Déficit motor
- Abdução (desvio radial) ou hiperextensão do pulso podem provocar dor

Fatores predisponentes
- Idade: 20-30 anos de idade, mas pode ocorrer em qualquer idade
- Sexo: mais comum nos homens
- Resulta mais frequentemente de lesões esportivas ou acidente automobilístico

O provável mecanismo da fratura é que a extensão do pulso com queda sobre a mão estendida faz o escafoide ser comprimido entre o processo estiloide do rádio e os ossos carpais adjacentes.

Notas clínicas

- Radiografias iniciais podem não revelar uma fratura do escafoide que, algumas vezes, é diagnosticada erroneamente como entorse grave no pulso. A fratura pode se tornar óbvia nas radiografias uma a duas semanas mais tarde, à medida que o fragmento proximal reduziu a opacidade do rádio, porque está sofrendo necrose avascular. Isso ocorre porque o suprimento sanguíneo para o fragmento proximal depende da rede vascular da extremidade distal do osso.

- Fraturas desalinhadas do escafoide têm taxa de não união de 60 a 90%, e isso pode levar em quase todos os casos a uma necrose avascular do fragmento proximal. Neste caso, um enxerto ósseo vascularizado (i.e., com seu próprio suprimento sanguíneo) é um tratamento eficiente.

- Fratura do escafoide em crianças é rara, porque o osso não se ossifica até aproximadamente os 6 anos de idade.

Fratura de Smith

A fratura de Smith, também conhecida como fratura reversa de Colles, é uma fratura por fle-

---

Entorse Estiramento excessivo de um ligamento; pode incluir laceração parcial

(A) Fratura de Colles (deformidade em "dorso de garfo")

Rádio

(B) Fratura de Smith (deformidade em "pá de jardim")

Rádio

(C) Fratura do escafoide

Escafoide   Trapézio

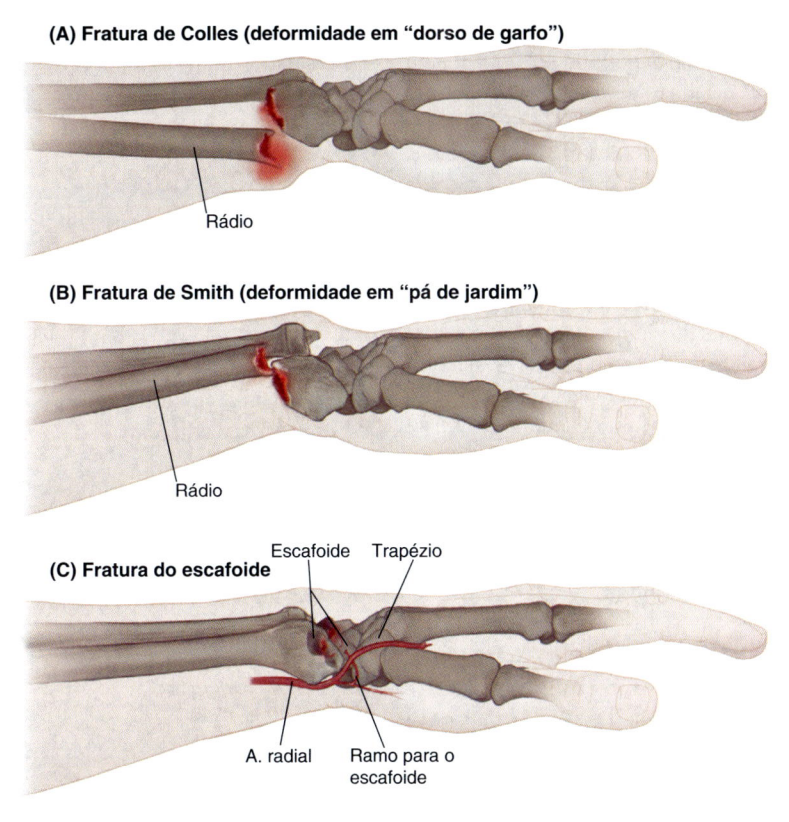

A. radial   Ramo para o escafoide

FIGURA 9.2.5 Fraturas da parte distal do antebraço e pulso. **(A)** Fratura de Colles, **(B)** fratura de Smith e **(C)** fratura do escafoide.

xão da parte distal do rádio. Geralmente resulta de queda sobre a mão, mas com o pulso em flexão. Embora relativamente incomum comparada com as fraturas de Colles, também resulta em fratura-luxação dos dois centímetros distais do rádio (**Fig. 9.2.5C**).

Sinais e sintomas
Déficit sensorial
- Dor e inchaço em torno do pulso

Outro déficit
- Deformidade em "pá de jardim" da parte distal do antebraço, isto é, deslocamento volar dos fragmentos distais da fratura

---

Volar   Relacionado à palma da mão ou à sola do pé

Fatores predisponentes
- Idade: > 50 anos
- Sexo: maior incidência em mulheres, decorrente da osteoporose

Mecanismos comuns que geram flexão do pulso podem resultar em fratura de Smith:

- Queda sobre a mão ou antebraço supinados (em supinação)
- Impacto direto ao dorso do pulso, com a mão em flexão e o antebraço pronado
- Dar um soco com o pulso fletido

DIAGNÓSTICO
A apresentação da paciente, a história médica, o exame físico e os estudos diagnósticos por imagem confirmam diagnóstico de **fratura de Colles**.

Fraturas de Colles, de Smith e do escafoide envolvem a região carpal (do pulso) e podem ocorrer como resultado de **queda sobre a mão estendida**. As **fraturas de Colles e Smith** incluem a extremidade distal do rádio e, algumas vezes, a ulna, enquanto a **fratura do escafoide** inclui um osso carpal.

Fratura de Colles
- A deformidade óbvia em "dorso de garfo" da parte distal do rádio, como fragmento distal da fratura deslocado posteriormente, leva ao diagnóstico de fratura de Colles. O deslocamento posterior do fragmento da fratura é provocado pela tração do músculo braquiorradial sobre o processo estiloide do rádio.

Fratura de Smith
- O deslocamento volar do fragmento da fratura ("pá de jardim") indicaria fratura de Smith.

Fratura do escafoide
- Uma fratura do escafoide é diferenciada pelo ponto máximo de hipersensibilidade na tabaqueira anatômica.
- O provável mecanismo da fratura é que a extensão do pulso com queda sobre a mão estendida faz o escafoide ser comprimido entre o processo estiloide do rádio e os ossos carpais adjacentes.

CASO 9.3 — Paralisia da parte superior do plexo braquial (paralisia de Erb)

Apresentação da paciente
Uma latina multípara, com 35 anos de idade, estava em trabalho de parto por 20 horas, e, após um parto vaginal difícil, deu à luz uma menina pesando 4,49 kg. A avaliação pós-parto do bebê revelou um membro superior direito com poucos movimentos.

Nota clínica
O tamanho e o peso médios de um recém-nascido são de aproximadamente 51 cm de comprimento e 2,67-3,99 kg, respectivamente.

Achados clínicos relevantes

História
A mãe já teve duas gravidezes que geraram bebês grandes. Durante esse parto, o bebê tinha distocia do ombro e o fórceps foi usado (**Fig. 9.3.1**). Observou-se equimose e tumefação da extremidade superior direita.

Exame físico
Sinais vitais importantes:
- Frequência respiratória: 19 ciclos/min (normal no adulto: 14-18 ciclos/min; em mulheres, ligeiramente mais elevada)

Os seguintes achados foram observados durante o exame neonatal.
- Extremidade superior direita instável, com braço aduzido e medialmente girado, cotovelo estendido, antebraço pronado e pulso fletido (**Fig. 9.3.2**)
- Tendão do músculo bíceps braquial e reflexos de Moro ausentes no lado afetado
- Hipestesia da face lateral do membro afetado

Notas clínicas
O **reflexo de Moro** é um reflexo de "sobressalto" presente no nascimento; diminui no terceiro ou quarto mês e, normalmente, desaparece por volta do sexto mês.

- A partir de uma posição parcialmente reclinada, deixa-se que a cabeça e o tronco apoiados caiam aproximadamente 30°. O recém-nascido abduz e estende os braços, antebraços supinados, dedos das mãos abduzidos e os polegares e dedos indicadores flectidos. O recém-nascido pode exibir uma aparência de "sobressaltado". No final do reflexo, os braços são aduzidos e os cotovelos fletidos, puxando os membros superiores transversalmente pelo corpo. O recém-nascido, em seguida, relaxa.

A ausência unilateral do reflexo de Moro indica a possibilidade de fratura na clavícula, luxação do ombro ou paresia do plexo braquial (paralisia de Erb).

Problemas clínicos a considerar
- Paralisia da parte superior do plexo braquial (paralisia de Erb)
- Paralisia da parte inferior do plexo braquial (paralisia de Klumpke)

Distocia Parto difícil
Instável Articulação com função ausente ou prejudicada
Hipestesia Sensação diminuída
Paresia Paralisia parcial ou incompleta

> **OBJETIVOS DE APRENDIZAGEM**
>
> 1. Descrever a anatomia do plexo braquial.
> 2. Descrever a inervação sensorial e motora do membro superior.
> 3. Explicar a base anatômica para os sinais e sintomas associados com esse caso.

ANATOMIA PERTINENTE

Plexo braquial

O plexo braquial é formado pelos ramos anteriores (ventrais) dos nervos espinais C5-T1. Estende-se pelo pescoço e pela axila para inervar o membro superior. Além disso, recebe fibras simpáticas pós-ganglionares provenientes dos gânglios cervicais médio e inferior, que inervam as glândulas sudoríparas, os músculos eretores dos pelos e os vasos sanguíneos.

O plexo braquial é dividido em **partes supraclavicular** e **infraclavicular (Fig. 9.3.3)**.

A parte supraclavicular inclui:

- **Raízes:** ramos ventrais C5-T1
- **Troncos:** superior, médio e inferior
- **Ramos supraclaviculares**

A parte infraclavicular inclui:

- **Divisões:** anterior e posterior
- **Fascículos:** lateral, medial e posterior
- **Ramos infraclaviculares**
- **Ramos terminais**

Os ramos supraclaviculares, infraclaviculares e terminais do plexo inervam o membro superior (**Tabela 9.3.1**).

Em geral, os nervos derivados de C5-C7 inervam músculos na parte proximal do membro superior (i.e., ombro e braço), enquanto aqueles derivados de C8-T1 inervam músculos na parte distal (i.e., antebraço e mão).

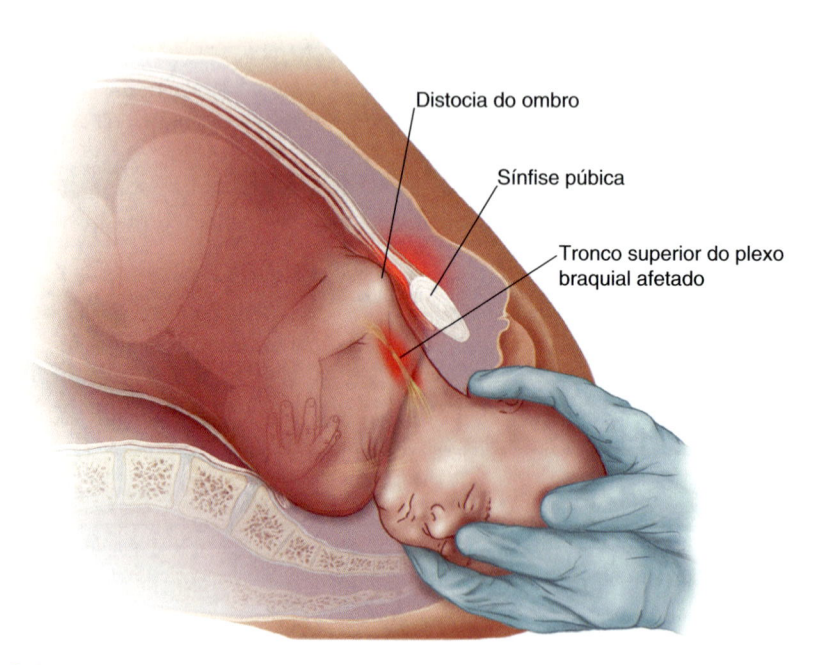

FIGURA 9.3.1 Distocia do ombro durante o parto. O ombro direito é impedido no canal do parto pela sínfise púbica. Isto resulta em paralisia obstétrica do plexo braquial superior.

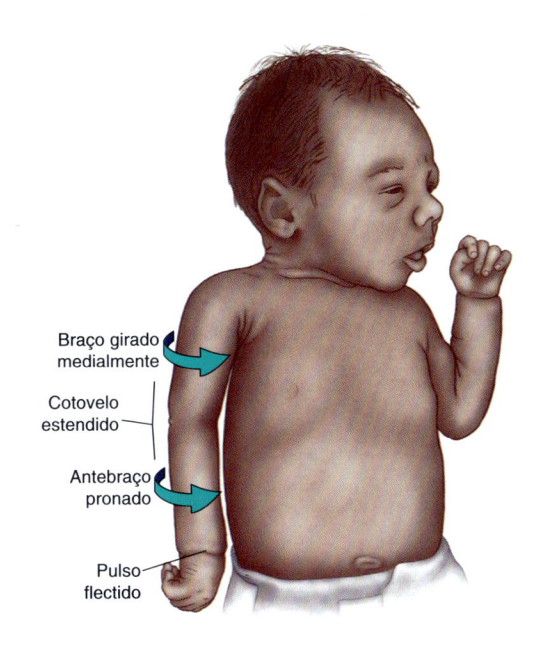

Braço girado medialmente
Cotovelo estendido
Antebraço pronado
Pulso flectido

FIGURA 9.3.2 Recém-nascido com membro superior instável.

RACIOCÍNIO CLÍNICO

Essa paciente apresenta sinais e sintomas de lesão traumática no plexo braquial. Quando a lesão é resultante do parto, é também chamada de **paralisia obstétrica do plexo braquial** (OBPP/POPB).

As duas formas de paralisia obstétrica do plexo braquial estão relacionadas com segmentos diferentes da parte proximal do plexo braquial:

1. **Paralisia da parte superior do plexo braquial** (Erb ou Erb-Duchenne) inclui as **raízes C5** e **C6** (algumas vezes C7).
2. **Paralisia da parte inferior do plexo braquial** (Klumpke) inclui as **raízes C8** e **T1**.

A relação entre os níveis espinais que contribuem para partes específicas do plexo braquial e sua distribuição sensorial e motora é fundamental para a compreensão dos sinais e sintomas associados com a paralisia obstétrica do plexo braquial (**Tabela 9.3.2**).

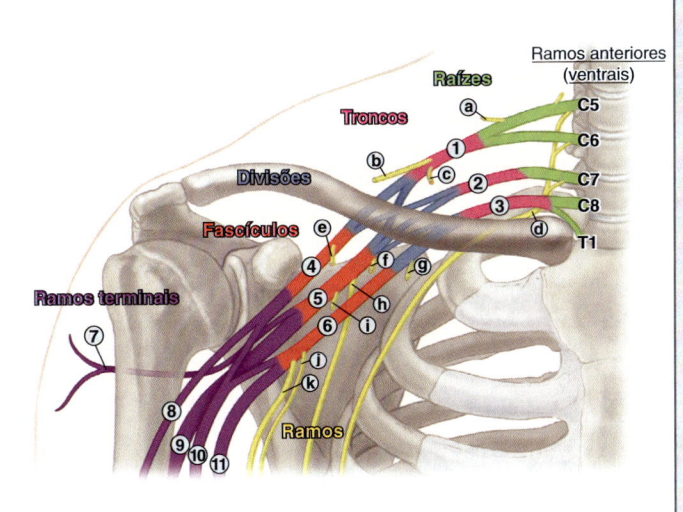

Troncos
1. Superior
2. Médio
3. Inferior

Ramos supraclaviculares
a. N. dorsal da escápula
b. N. supraescapular
c. N. subclávio
d. N. torácico longo

Fascículos
4. Lateral
5. Posterior
6. Medial

Ramos infraclaviculares
e. N. peitoral lateral
f. "N. subescapular superior"
g. N. peitoral medial
h. N. toracodorsal
i. "N. subescapular inferior"
j. N. cutâneo medial do braço
k. N. cutâneo medial do antebraço

Ramos terminais
7. N. axilar
8. N. musculocutâneo
9. N. radial
10. N. mediano
11. N. ulnar

FIGURA 9.3.3 Visão anterior do plexo braquial e suas relações com a clavícula.

TABELA 9.3.1 Níveis espinais e distribuição do plexo braquial

Nervo	Nível(eis) espinal(ais)[a]	Sensorial	Motora
Ramos supraclaviculares			
Dorsal da escápula	(C4) **C5**		▪ Romboides ▪ Levantador da escápula
Supraescapular	(C4) **C5-C6**	▪ Articulação do ombro	▪ Supraespinal ▪ Infraespinal
Torácico longo	**C5-C6**, C7		▪ Serrátil anterior
Subclávio	(C4) **C5-C6**		▪ Subclávio
Ramos infraclaviculares			
Parte superior do subescapular	C5		▪ Subescapular
Toracodorsal	C6, **C7**, C8		▪ Latíssimo do dorso
Parte inferior do subescapular	C6		▪ Subescapular ▪ Redondo maior
Peitoral lateral	C5, **C6**, C7	▪ Articulação do ombro	▪ Peitoral maior ▪ Peitoral menor
Peitoral medial	C8-T1		▪ Peitoral menor ▪ Peitoral maior
Cutâneo medial do braço	C8-T1	▪ Parte medial do braço – ⅓ distal	
Cutâneo medial do antebraço	C8-T1	▪ Parte medial do antebraço	
Ramos terminais			
Axilar	C5-C6	▪ Pele sobre o deltoide ▪ Articulação do ombro	**Ombro** ▪ Deltoide ▪ Redondo menor
Musculocutâneo	C5-C7	Nervo cutâneo lateral do antebraço ▪ Parte lateral do antebraço	**Braço** ▪ Coracobraquial ▪ Bíceps braquial ▪ Braquial
Mediano	(C5) C6-T1	**Ramo cutâneo palmar** ▪ Parte lateral da palma **Ramos digitais palmares** ▪ Faces palmares dos 3½ dedos laterais ▪ Face dorsal distal dos 3½ dedos laterais	**Parte anterior do antebraço** ▪ Pronadores ▪ Flexor radial do carpo ▪ Flexor superficial dos dedos ▪ Flexor profundo dos dedos (½ lateral) ▪ Palmar longo **Mão** ▪ Músculos tenares ▪ Lumbricais 1-2
Ulnar	C8-T1	**Ramo cutâneo palmar** ▪ Parte medial da palma **Ramo superficial** ▪ 1½ dedos mediais	**Parte anterior do antebraço** ▪ Flexor ulnar do carpo ▪ Flexor profundo dos dedos (½ medial) **Mão (ramo profundo)** ▪ Maioria dos músculos intrínsecos
Radial	C5-T1	Parte posterior do braço, antebraço **Ramo superficial** ▪ Parte dorsal lateral da mão	**Braço** ▪ Tríceps ▪ Ancôneo ▪ (Braquial) **Parte posterior do antebraço** ▪ Todos os músculos extensores ▪ Supinador ▪ Braquiorradial ▪ Músculos da tabaqueira anatômica

[a]**Negrito** indica o(s) nível(eis) primário(s) de contribuição.

TABELA 9.3.2 Raízes dos nervos cervicais e déficits sensoriais e motores potenciais

Nível espinal	Déficit(s) motor(es)	Déficit(s) sensorial(ais)
C4	▪ Elevação do ombro (trapézio, levantador da escápula, romboides) ▪ Diafragma	▪ Topo do ombro ▪ Parte diafragmática da pleura parietal e peritônio
C5	▪ Abdução do ombro (deltoide, manguito rotador)	▪ Pele sobre o deltoide
C6	▪ Abdução do ombro (deltoide, manguito rotador) ▪ Flexão do cotovelo (bíceps braquial, braquial)	▪ Parte lateral distal do antebraço ▪ Região tenar
C7	▪ Extensão do cotovelo (tríceps) ▪ Extensão dos dedos (extensor dos dedos)	▪ Parte lateral da palma ▪ Indicador e dedo médio
C8	▪ Oposição do polegar (oponente do polegar)	▪ Parte distal medial do antebraço e da palma da mão ▪ Dedos 4-5
T1	▪ Adução do polegar (adutor do polegar)	▪ Parte medial do braço ▪ Parte medial proximal do antebraço

Paralisia da parte superior do plexo braquial (paralisia de Erb)

Lesão da parte superior do plexo braquial inclui as **raízes C5** e **C6**, o **tronco superior** e seus ramos (**Tabela 9.3.1**). A raiz C7 e seu tronco médio associado podem ser afetados. Esse tipo de lesão afeta músculos e áreas cutâneas inervadas por esses níveis da medula espinal (**Tabela 9.3.2**).

Sinais e sintomas
Déficit sensorial
- Face lateral do membro superior

Déficit motor
- Perda da abdução e rotação lateral do braço
- Perda da flexão do cotovelo
- Perda da supinação do antebraço
- Fraqueza da extensão do pulso

Uma paralisia da parte superior do plexo braquial afeta normalmente os **músculos intrínsecos do ombro** (deltoide, manguito rotador), **flexores do cotovelo** (braquial, bíceps braquial, braquiorradial), **supinadores do antebraço** (bíceps braquial e supinador) e um forte **extensor do pulso/carpo** (extensor radial longo do carpo) (**Tabela 9.3.3**). As ações sem oposição dos músculos resultam na posição característica do membro em "mão de garçom pegando gorjeta" (**Fig. 9.3.2**).

- Braço aduzido e girado internamente
- Cotovelo estendido
- Antebraço pronado
- Pulso/carpo flectido

Fatores predisponentes
Bebê
- Macrossomia
- Distocia do ombro

Mãe biológica
- Diabetes gestacional
- Pelve pequena

Notas clínicas

- Muitos casos de paralisia obstétrica do plexo braquial estão associados com a tração usada durante o parto, mais comumente com a distocia do **ombro** (i.e., o ombro está impactado no canal do parto pela sínfise púbica). A tração aplicada para auxiliar o parto pode provocar flexão lateral excessiva do pescoço para longe do lado afetado. Isso amplia o ângulo entre a cabeça e o ombro e distende as raízes da parte superior do plexo braquial.
- Uma lesão por tração semelhante resulta de queda violenta que forçosa e subitamente aumenta o ângulo entre o ombro e o pescoço (p. ex., quando um motociclista cai na rodovia).
- Respiração prejudicada com lesão à parte superior do plexo braquial pode indicar lesão ao **nervo frênico**, em razão das contribuições de C4 e C5 a esse nervo.

Macrossomia Um recém-nascido com excesso de peso ao nascimento

TABELA 9.3.3 Músculos afetados por lesão ao tronco superior do plexo braquial

Músculo	Nervo	Níveis espinais[a]	Ação(ões) comprometida(s)
Deltoide	Axilar	**C5, C6**	Abdução do braço e rotação medial/lateral
Supraespinal	Supraescapular	**C5, C6**	Abdução do braço
Infraespinal	Supraescapular	**C5, C6**	Rotação lateral do braço
Redondo menor	Axilar	**C5, C6**	Rotação lateral do braço
Subescapular	Subescapular	**C5, C6**, C7	Rotação medial do braço
Redondo maior	Parte inferior do subescapular	**C5, C6**, C7	Rotação e extensão mediais do braço
Serrátil anterior	Torácico longo	**C5, C6**, C7	Retração da escápula e rotação para cima
Peitoral maior (parte clavicular)	Peitoral lateral	**C5, C6**	Flexão e rotação medial do braço
Coracobraquial	Musculocutâneo	**C5, C6**, C7	Flexão do braço
Bíceps braquial	Musculocutâneo	**C5, C6**	Flexão do cotovelo e supinação do antebraço
Braquial	Musculocutâneo	**C5, C6**, C7	Flexão do cotovelo
Braquiorradial	Radial	**C5, C6**	Flexão do cotovelo
Supinador	Radial (interósseo posterior)	**C6**, C7	Supinação do braço
Extensor radial longo do carpo	Radial	**C5, C6**	Extensão e abdução do pulso (desvio radial)

[a]**Negrito** indica o(s) nível(eis) primário(s) de contribuição.

Paralisia da parte inferior do plexo braquial (paralisia de Klumpke)

A paralisia de Klumpke inclui as raízes C8 e T1 do plexo e, portanto, o tronco inferior e seus ramos (**Tabela 9.3.4**). Esse tipo de lesão resulta normalmente na paralisia da mão. A lesão afeta músculos no antebraço e mão inervados pelos nervos contendo basicamente fibras C8 e T1, isto é, ulnar, mediano e radial.

Sinais e sintomas
Déficits sensoriais
- Face medial do membro superior (incluindo a pele da axila)

Déficits motores
- Perda dos movimentos precisos dos dedos da mão
- Fraqueza na pronação do antebraço
- Fraqueza na extensão do pulso (carpo) e dedos da mão
- Fraqueza na flexão do pulso (carpo) e dedos da mão

Outros déficits
- Síndrome de Horner pode estar associada

As ações sem oposição dos músculos afetados resultam em posição do membro superior caracterizada basicamente pela "mão em garra" (**Fig. 9.3.4**).

Fatores predisponentes
Bebê
- Macrossomia
- Distocia do ombro
- Apresentação de vértice

Mãe biológica
- Diabetes gestacional
- Pelve pequena

Dano à raiz nervosa T1 também pode impactar o gânglio cervicotorácico (estrelado) ou a cadeia simpática. Isso pode lesionar as fibras simpáticas pré-ganglionares relacionadas com a órbita e resultar na **síndrome de Horner** (miose pupilar, ptose da pálpebra superior, ptose reversa da pálpebra inferior).

Paralisia Perda da função muscular, especialmente relacionada ao movimento voluntário

Miose Constrição pupilar excessiva (oposto de midríase)

Ptose Queda da pálpebra

TABELA 9.3.4 Músculos afetados por lesão ao tronco inferior do plexo braquial

Músculo	Nervo	Níveis espinais[a]	Ação(ões) comprometida(s)
Flexor ulnar do carpo	Ulnar	C7, **C8**	Flexão e adução do pulso (desvio ulnar)
Flexor superficial dos dedos	Mediano	C7, C8, T1	Flexão do pulso e dedos (articulações MF e IFP)
Flexor profundo dos dedos	Mediano Ulnar	**C8, T1** **C8, T1**	Flexão do pulso e dedos (articulações MF, IFP e IFD)
Pronador quadrado	Mediano (interósseo posterior)	**C8, T1**	Pronação
Extensor dos dedos	Radial	**C7**, C8	Extensor dos dedos
Extensor do indicador	Radial (interósseo posterior)	C7, **C8**	Extensor do indicador
Músculos tenares	Mediano (ramo recorrente)	**C8, T1**	Movimentos do polegar
Adutor do polegar	Ulnar (profundo)	**C8, T1**	Adução do polegar
Músculos hipotenares	Ulnar (profundo)	**C8, T1**	Movimentos do dedo mínimo
Interósseos dorsais	Ulnar (profundo)	**C8, T1**	Abdução dos dedos
Interósseos palmares	Ulnar (profundo)	**C8, T1**	Adução dos dedos
Lumbricais	Mediano Ulnar (profundo)	**C8, T1** **C8, T1**	Flexão das articulações metacarpofalângicas, extensão das articulações interfalângicas

[a]**Negrito** indica o(s) nível(eis) primário(s) de contribuição.

(A)

Flexão comprometida das articulações interfalângicas distais (DIP/IFD)
• Parte do n. ulnar do m. flexor profundo dos dedos (FPD) afetada
• Alguma flexão é possível em virtude da origem comum com a parte do n. mediano do m. flexor profundo dos dedos

(B)

Flexão das articulações interfalângicas proximais (PIP/IFP)
• M. flexor superficial dos dedos sem oposição pelos interósseos e lumbricais 4 e 5 comprometidos

Atrofia hipotenar

Hiperextensão das articulações metacarpofalângicas (MP)
• M. extensor dos dedos sem oposição pelos interósseos e lumbricais 4 e 5 comprometidos

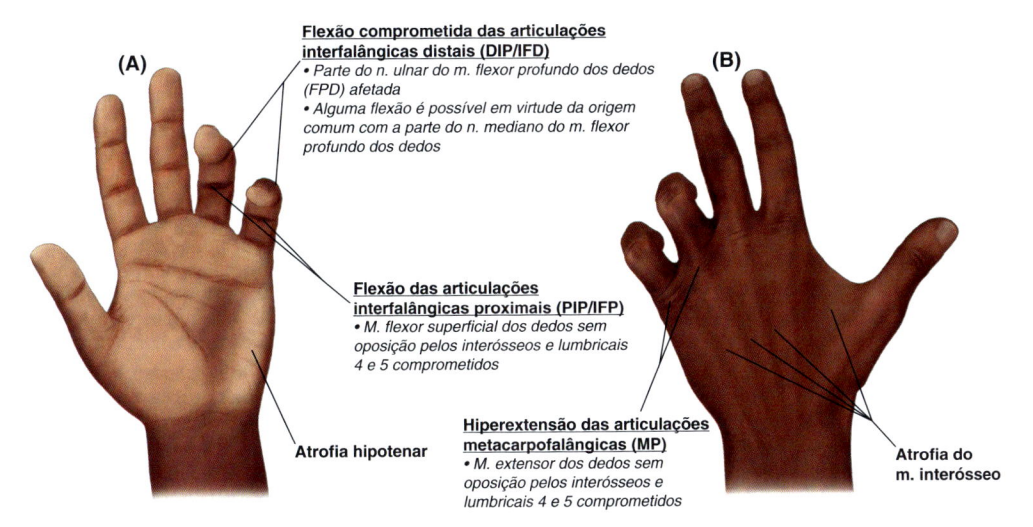

Atrofia do m. interósseo

FIGURA 9.3.4 Sinais clínicos de lesão no plexo braquial inferior estão relacionados principalmente a dano ao nervo ulnar e incluem "mão em garra" (**A**: visão palmar) e enfraquecimento dos músculos intrínsecos da mão (**B**: visão dorsal/posterior). Abreviações: DIP/IFD, interfalângica distal; PIP/IFP, interfalângica proximal; MP, metacarpofalângica.

- O **nervo radial** segue obliquamente, de medial para lateral, no sulco do nervo radial. Nessa região, o nervo está estritamente associado com o osso do úmero. Distal ao sulco do nervo radial, o nervo penetra na **parte lateral do septo intermuscular** para entrar no compartimento anterior do braço. O nervo passa anterior à **crista supraepicondilar lateral do úmero** e, em seguida, cruza a articulação do cotovelo. No antebraço, divide-se em **ramos superficial (cutâneo)** e **profundo (motor)**. O ramo profundo atravessa o músculo supinador e se torna o **nervo interósseo posterior**. O nervo radial inerva todos os músculos extensores do membro superior, assim como os músculos supinador e braquiorradial. Sua distribuição sensorial inclui a parte posterior do braço, lateral do antebraço e lateral do dorso da mão.

- O **nervo ulnar** segue ao longo da parte medial do braço. O nervo perfura a parte medial do septo intermuscular para chegar à face posterior do epicôndilo medial. O nervo entra no antebraço via "túnel cubital" (ver Fig. 9.5.4), inervando o músculo flexor ulnar do carpo, parte medial do flexor profundo dos dedos e a maioria dos músculos intrínsecos da mão. Sua distribuição sensorial está restrita à face medial da mão.

RACIOCÍNIO CLÍNICO

Esse paciente apresenta sinais e sintomas consistentes com neuropatia periférica.

Neuropatia axilar após fratura do colo cirúrgico

A proximidade dos conteúdos do "espaço quadrangular" pode resultar em neuropatia axilar, com fratura deslocada do colo cirúrgico do úmero.

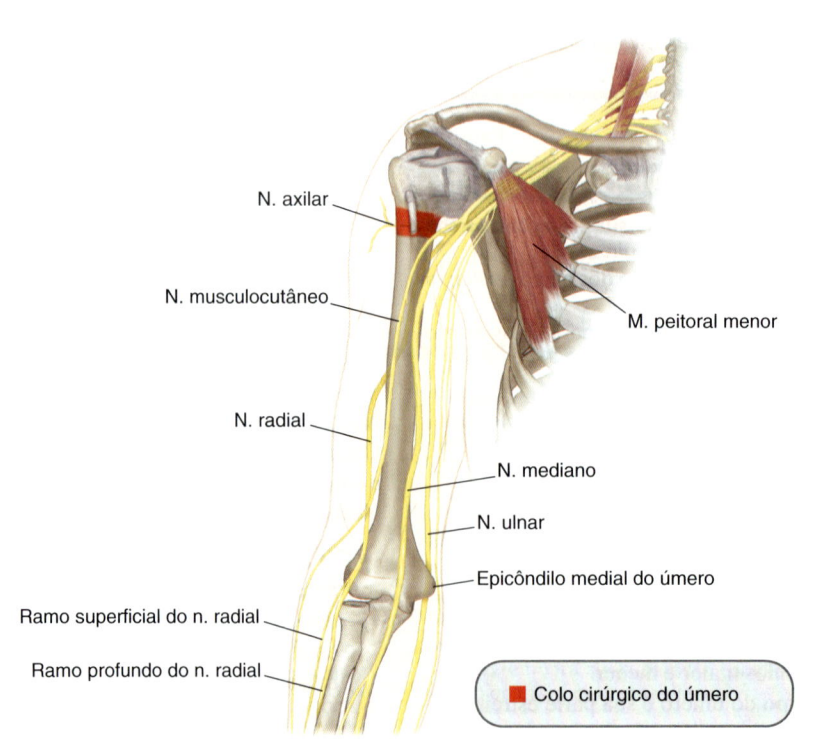

FIGURA 9.4.1 Nervos no braço e na parte proximal do antebraço.

Sinais e sintomas
Déficit sensorial
- Pele sobre a parte lateral do m. deltoide

Déficit motor
- Abdução do braço além de 30°

Fatores predisponentes
- Idade e sexo: mais comum em mulheres de meia-idade e idosas
- Osteoporose

A abdução do braço (0-90°) ocorre na articulação do ombro. Além do plano horizontal, o movimento do braço depende da rotação da escápula.

- A abdução é iniciada pelo músculo supraespinal (0-30°).
- O músculo deltoide é o agonista para a abdução do braço além de 30°.
- A rotação da escápula inclui os músculos serrátil anterior e trapézio.

Com fratura deslocada do colo cirúrgico e lesão ao nervo axilar, a abdução do braço pode ser iniciada (supraespinal), mas não conduzida além de 30°, em virtude do comprometimento do suprimento nervoso para o músculo deltoide. A sensação da pele na face lateral do músculo deltoide seria diminuída, porque a pele também é suprida pelo nervo axilar. A sensação da pele na parte proximal do músculo deltoide não seria prejudicada, porque a pele é suprida pelos nervos supraclaviculares (C3-C4).

Neuropatia radial por compressão
Lesão ao nervo radial, na axila, resulta da compressão contra o corpo do úmero. Isso ocorre, por exemplo, nos indivíduos que usam muletas ajustadas inadequadamente ("paralisia por muleta") ou quando um indivíduo adormece com o braço sobre o dorso da cadeira, especialmente quando sob efeito de álcool ("paralisia do sábado à noite").

Paresia Paralisia parcial ou incompleta

Sinais e sintomas
Déficit sensorial
- Lado radial do dorso da mão (ramo superficial do nervo radial), especialmente entre o primeiro e o segundo metacarpais (i.e., sobre o primeiro músculo interósseo dorsal)

Déficit motor
- Extensão do cotovelo (músculo tríceps braquial)
- "Pulso caído" (músculos extensor do carpo e extensores longos dos dedos)
- Extensão das articulações metacarpofalângicas (músculos extensores longos dos dedos)
- Extensão das articulações interfalângicas (músculos extensores longos dos dedos). Certa quantidade de extensão é conservada (músculos lumbricais e interósseos inervados pelos nervos mediano e ulnar).
- Flexão do cotovelo (músculo braquiorradial)
- Supinação (músculo supinador)

Fratura da parte distal do úmero com neuropatia radial
Fratura do corpo do úmero pode estar associada com lesão ao nervo radial.

Sinais e sintomas
Déficit sensorial
- Semelhante à neuropatia radial por compressão/compressiva

Déficit motor
- Semelhante à neuropatia radial por compressão/compressiva, mas com pouco ou nenhum efeito sobre a extensão do cotovelo, porque o músculo tríceps braquial é inervado na parte proximal do braço.

Fatores predisponentes
- Idade e sexo: mais comum em homens < 35 anos de idade; mulheres > 50 anos e idade ou acima também correm risco (p. ex., quedas)

Nota clínica
Fraturas do corpo do úmero são geralmente provocadas por traumatismo. A incidência de paralisia do nervo radial associada é de aproximadamente 12%.

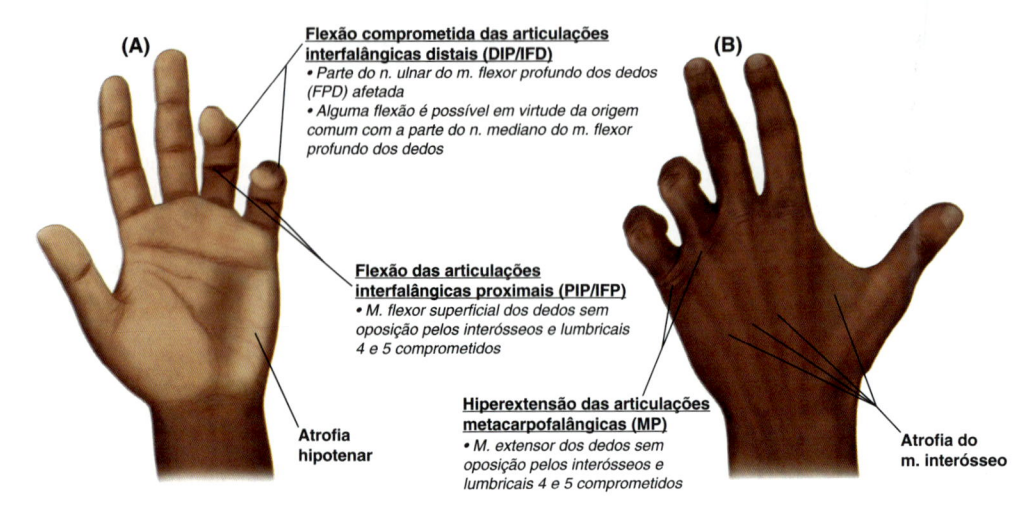

FIGURA 9.4.2 O enfraquecimento dos músculos intrínsecos da mão e a mão em garra podem resultar de lesão crônica ao nervo ulnar. **(A)** Visão palmar, **(B)** visão dorsal/posterior. Abreviações: DIP/IFD, interfalângica distal; PIP/IFP, interfalângica proximal; MP, metacarpofalângica.

Labels (A) Palmar:
- **Flexão comprometida das articulações interfalângicas distais (DIP/IFD)**
  - Parte do n. ulnar do m. flexor profundo dos dedos (FPD) afetada
  - Alguma flexão é possível em virtude da origem comum com a parte do n. mediano do m. flexor profundo dos dedos
- **Flexão das articulações interfalângicas proximais (PIP/IFP)**
  - M. flexor superficial dos dedos sem oposição pelos interósseos e lumbricais 4 e 5 comprometidos
- **Hiperextensão das articulações metacarpofalângicas (MP)**
  - M. extensor dos dedos sem oposição pelos interósseos e lumbricais 4 e 5 comprometidos
- Atrofia hipotenar

Labels (B) Dorsal:
- Atrofia do m. interósseo

Neuropatia ulnar com fratura do epicôndilo medial

Fratura do epicôndilo medial pode lesionar o nervo ulnar.

Sinais e sintomas

Déficits sensoriais
- Face medial da palma
- Um dedo e meio mediais

Déficits motores
- Adução do pulso (carpo) (músculo flexor ulnar do carpo)
- Flexão do pulso (carpo) (parte ulnar do músculo flexor profundo dos dedos)
- Flexão dos dedos anular e mínimo (parte ulnar do músculo flexor profundo dos dedos)
- Abdução e adução dos dedos (músculos interósseos e adutor do polegar)
- Extensão das articulações interfalângicas dos dedos anular e mínimo (músculos interósseos e os dois lumbricais mediais)

Comprometimento motor pode ser testado pedindo-se ao paciente para segurar um pedaço de papel entre o polegar e o indicador (músculo adutor do polegar). A neuropatia ulnar crônica pode resultar em atrofia dos músculos intrínsecos da mão (excluindo os músculos tenares) e em "mão em garra" (**Fig. 9.4.2**).

Notas clínicas

A deformidade "mão em garra" resulta de um desequilíbrio entre os músculos intrínsecos e extrínsecos da mão. A deformidade, mais aparente quando se pede ao paciente para estender os dedos, afeta os dedos anular e mínimo. Os músculos afetados pela neuropatia ulnar dependem da localização da lesão:

- **Lesão na parte superior do nervo ulnar** (p. ex., no epicôndilo medial) inclui os músculos flexor ulnar do carpo, flexor profundo dos dedos (parte ulnar) e os músculos intrínsecos da mão. O enfraquecimento da flexão das articulações metacarpofalângicas pelos músculos lumbricais mediais desnervados, combinado com as ações sem oposição dos músculos extensor dos dedos e extensor do dedo mínimo a esses dedos, tende a arrastar essas articulações metacarpofalângicas para a hiperextensão. No entanto, a desnervação da parte ulnar do músculo flexor profundo dos dedos também enfraquece a flexão das articulações interfalângicas desses dedos. Como resultado, as articulações interfalângicas podem ser estendidas, novamente em virtude das ações sem oposição dos músculos extensores longos.

- **Lesão à parte inferior do nervo ulnar** (p. ex., no pulso) inclui apenas os músculos intrínsecos da mão. A conservação do músculo flexor profundo dos dedos resulta na flexão continuada das articulações interfalângicas.

Atrofia Definhamento de tecidos, órgãos, partes do corpo ou de todo o corpo

Fatores predisponentes
- Idade: mais comum em crianças e adolescentes

DIAGNÓSTICO

A apresentação do paciente, a história médica, o exame físico e os estudos diagnósticos por imagem confirmam o diagnóstico de **fratura do úmero com neuropatia radial**.

Fratura do úmero com neuropatia radial

Fratura do corpo do úmero pode lesionar o nervo radial à medida que passa ao longo do sulco do nervo radial. Lesão a esse nervo pode levar a déficits sensoriais na face dorsomedial (posteromedial) da mão. Afeta também os músculos extensores distais à lesão, assim como o músculo supinador.

- A fratura do úmero foi confirmada eliminando-se neuropatia radial por compressão/compressiva como possível diagnóstico.

- A neuropatia radial foi diagnosticada pela fraqueza na extensão do pulso (carpo) ("pulso caído") e déficit sensorial decorrente da distribuição do ramo superficial do nervo radial. A extensão do cotovelo estava normal, porque a inervação motora para o músculo tríceps braquial ramifica-se do nervo radial proximal à fratura.

Neuropatia axilar

Fratura do colo cirúrgico do úmero pode lesionar o nervo axilar à medida que atravessa o "espaço quadrangular". O efeito mais perceptível da lesão está na capacidade de abduzir o braço.

- O paciente com neuropatia axilar apresentaria fraqueza no músculo deltoide e perda sensorial na região do ombro.

Neuropatia ulnar

Lesão ao nervo ulnar afeta os dermátomos na face anteromedial da mão, assim como a inervação motora dos músculos intrínsecos da mão.

CASO 9.5 | Síndrome do túnel do carpo

Apresentação da paciente
Uma mulher branca de 30 anos de idade vai ao ambulatório de ortopedia se queixando de dor intensa no pulso (carpo) e mão direitos. A paciente relata que a mão direita está fraca.

Achados clínicos relevantes
História
A paciente é ilustradora médica que faz uso extensivo de uma mesa digitalizadora computadorizada de desenho. A mão direita é a mão dominante. Ela relata que a dor no pulso e na mão direitos exacerbou-se durante e após a primeira gravidez.

Exame físico
Os seguintes achados foram observados no exame físico da mão direita:
- Dormência, parestesia e dor ao longo da parte lateral da palma e 3½ laterais
- Atrofia branda do grupo de músculos tenares, com pegada fraca comparada com a mão esquerda
- Sinal de Tinel e manobra de Phalen da flexão do pulso (carpo) positivos (**Fig. 9.5.1**)

Problemas clínicos a considerar
- Síndrome do túnel do carpo
- Síndrome do túnel cubital
- Síndrome do pronador

OBJETIVOS DE APRENDIZAGEM
1. Descrever a anatomia da fossa cubital e os túneis do carpo e cubital.
2. Descrever a anatomia dos nervos mediano e ulnar no antebraço e na mão.
3. Descrever a distribuição dos nervos mediano e ulnar.
4. Explicar a base anatômica para sinais e sintomas associados com esse caso.

ANATOMIA PERTINENTE
Fossa cubital
A fossa cubital é uma depressão rasa na face anterior do cotovelo (**Fig. 9.5.2**). Os limites estão resumidos na **Tabela 9.5.1**.

Vasos e nervos importantes que cruzam a região cubital estão relacionados com a fossa cubital.

No interior da fossa
- A parte terminal da **artéria braquial**, seus ramos, as **artérias radial** e **ulnar**, e as veias acompanhantes pareadas, as **veias profundas**
- **Nervo mediano**, medial à artéria braquial
- **Nervo radial** na face lateral da fossa, recoberto pelo músculo braquiorradial
- **Tendão do músculo bíceps braquial**

Superficial à fossa
- **Veia intermédia do cotovelo**
- Pele e tela subcutânea

Nota clínica
A veia intermédia do cotovelo é usada comumente para venipunção, em virtude de sua posição superficial, seu tamanho relativamente grande e a capacidade de posicionar facialmente o vaso. Nesse procedimento, deve-se tomar o máximo de cuidado ao posicionar a agulha superficialmente na veia. A aponeurose do músculo bíceps braquial, uma lâmina tendínea que reforça o teto (a parte superior) da fossa cubital, separa a veia da artéria braquial e nervo mediano subjacentes.

Túnel cubital
O "**túnel cubital**" é uma via de passagem para o nervo ulnar, à medida que passa o cotovelo para

---
Atrofia Definhamento de tecidos, órgãos, partes do corpo ou de todo o corpo

(A) Sinal de Tinel

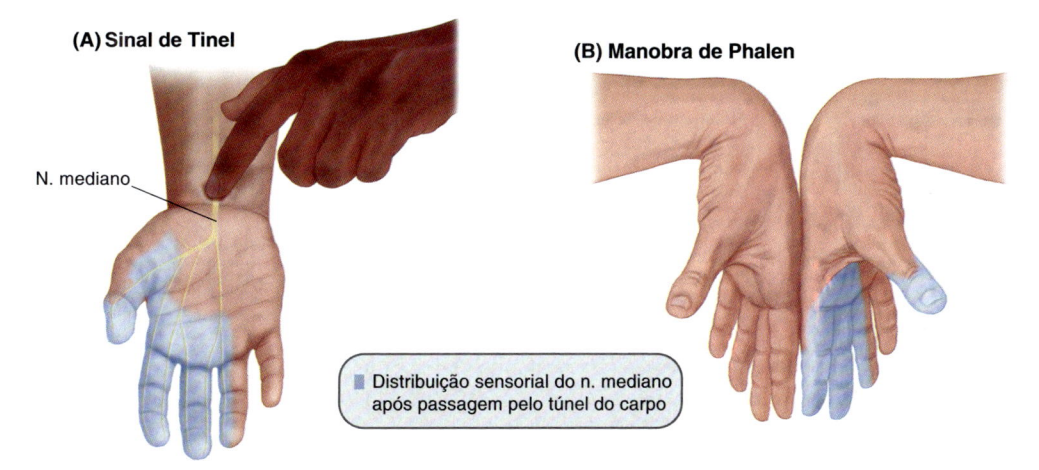

N. mediano

(B) Manobra de Phalen

Distribuição sensorial do n. mediano após passagem pelo túnel do carpo

FIGURA 9.5.1 Testes provocativos para função do nervo mediano na mão. **(A)** Um **sinal de Tinel** positivo se refere à dor que se irradia distalmente e/ou parestesia provocada pela percussão de um nervo periférico superficial, neste caso o nervo mediano. **(B)** A **manobra de Phalen** é realizada pela oposição dos pulsos em flexão a 90°. A presença de parestesia na mão no período de 60 segundos é considerada como um teste positivo.

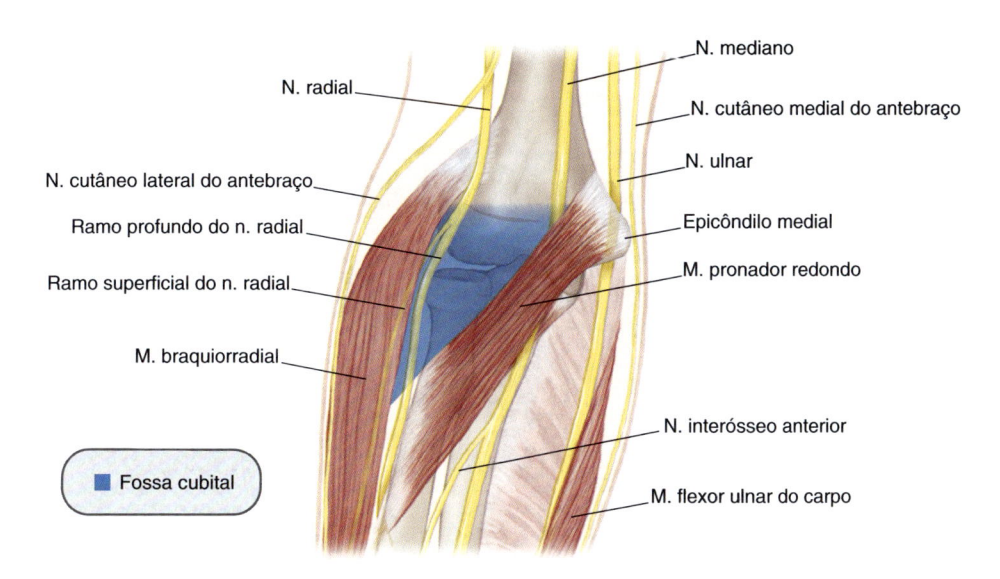

N. radial
N. mediano
N. cutâneo lateral do antebraço
N. cutâneo medial do antebraço
Ramo profundo do n. radial
N. ulnar
Ramo superficial do n. radial
Epicôndilo medial
M. braquiorradial
M. pronador redondo
N. interósseo anterior
Fossa cubital
M. flexor ulnar do carpo

FIGURA 9.5.2 Visão anterior mostrando a fossa cubital, suas margens e nervos que cruzam o cotovelo. Os nervos mediano e radial cruzam essa fossa.

Parestesia Dormência e formigamento

TABELA 9.5.1 Limites anatômicos da fossa cubital

Limite	Estrutura(s)
Superior	▪ Linha imaginária ligando os epicôndilos do úmero
Medial	▪ Pronador redondo ▪ Músculos flexores que se fixam ao epicôndilo medial
Lateral	▪ Braquiorradial ▪ Músculos extensores que se fixam ao epicôndilo lateral
Teto (parte superior)	▪ Fáscias do braço e antebraço ▪ Aponeurose do m. bíceps braquial
Soalho (parte inferior)	▪ Músculo braquial ▪ Músculo supinador

TABELA 9.5.2 Limites do túnel cubital

Limite	Estrutura(s)
Anterior	▪ Epicôndilo medial do úmero ▪ Ligamento colateral ulnar
Posterior	▪ "Ligamento arqueado" (Osborne) – faixa transversal entre as duas cabeças do músculo flexor ulnar do carpo
Medial	▪ Cabeça umeral do músculo flexor ulnar do carpo
Lateral	▪ Cabeça ulnar do músculo flexor ulnar do carpo

entrar no antebraço. Esse túnel se situa posterior ao epicôndilo medial do úmero (**Fig. 9.5.3**).

Os limites do "túnel cubital" são revisados na **Tabela 9.5.2**.

Túnel do carpo e seus conteúdos

O **túnel do carpo** (**Fig. 9.5.4**) é uma passagem osseofibrosa formada pelas faces anteriores côncavas dos ossos carpais e pelo **retináculo dos músculos flexores**.

Esse ligamento quase quadrado (2,5-3,0 cm de cada lado) fixa-se lateralmente ao escafoide e trapézio, e medialmente ao pisiforme e hâmu-

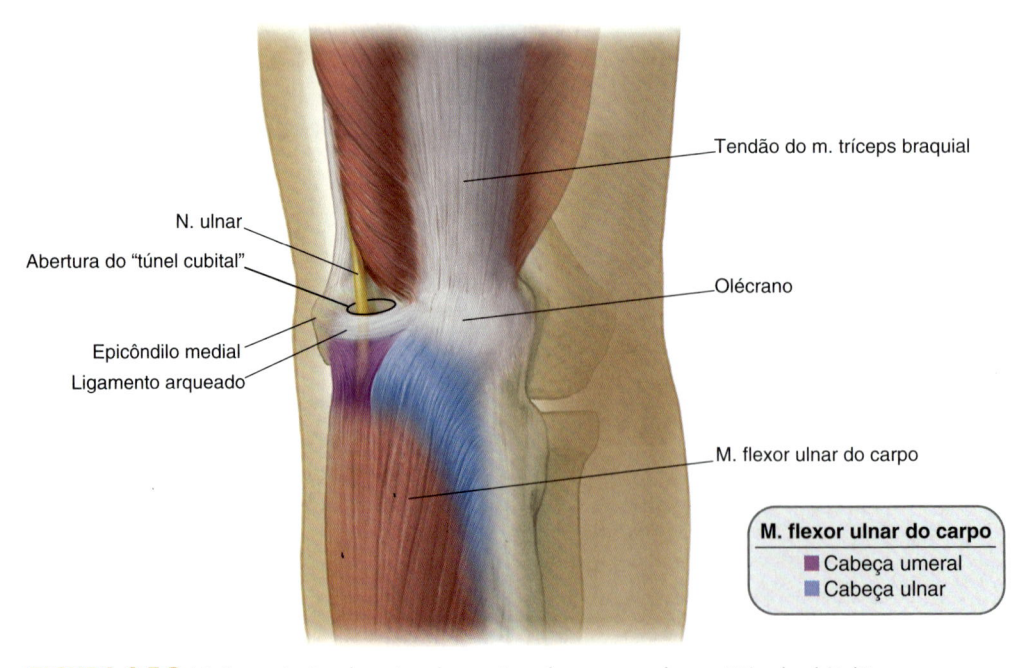

FIGURA 9.5.3 Visão posterior do cotovelo mostrando o nervo ulnar e "túnel cubital".

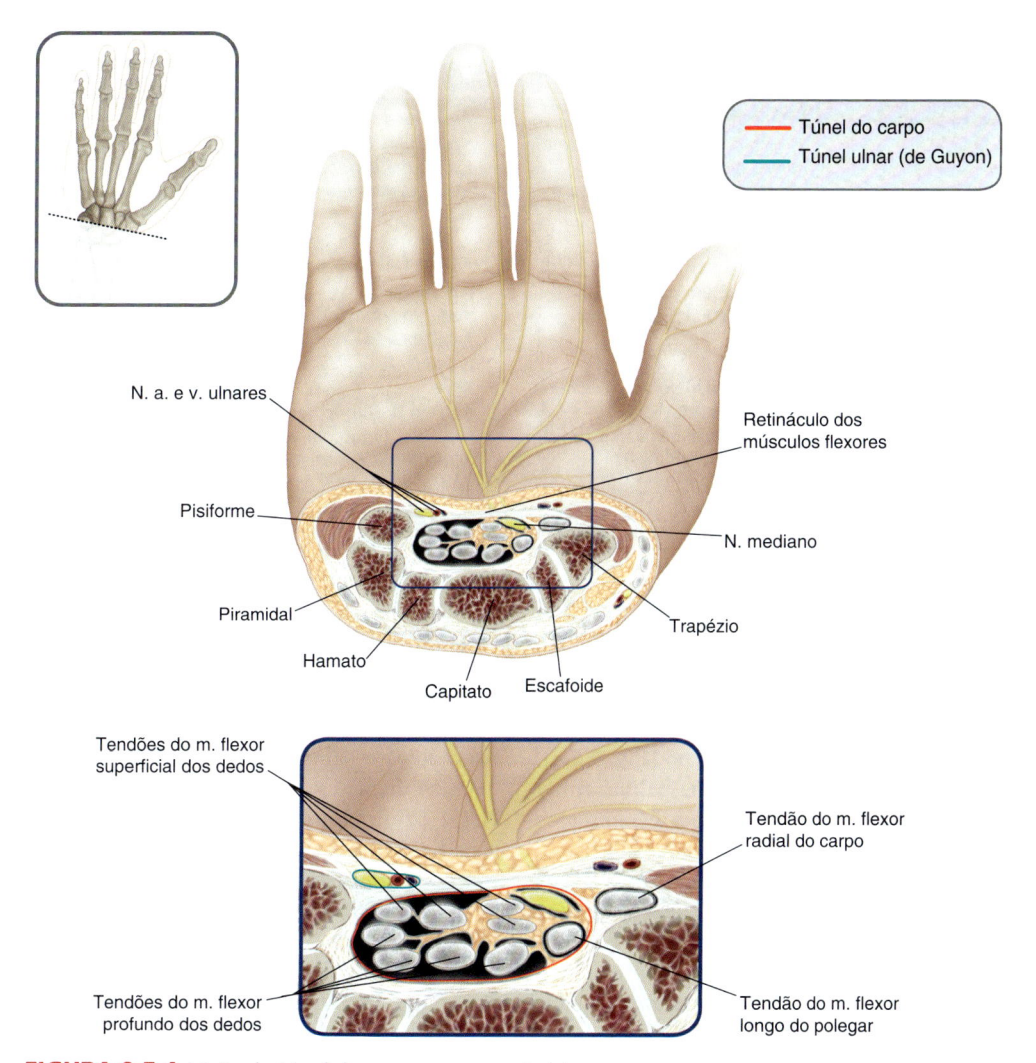

FIGURA 9.5.4 Visão do túnel do carpo e seus conteúdos.

lo do osso hamato. O ligamento também atua como fixação para os músculos palmar longo, flexor ulnar do carpo e diversos músculos tenares e hipotenares.

O **nervo mediano** e os **tendões do músculo flexor longo dos dedos** e suas bainhas sinoviais atravessam esse túnel. O nervo mediano se situa imediatamente profundo ao retináculo dos músculos flexores. O ligamento mantém os conteúdos do túnel do carpo no lugar durante a flexão do pulso (carpo), evitando o "abaulamento" dos tendões.

Nervo mediano no antebraço e na mão

O nervo mediano inerva as estruturas na parte anterior do antebraço e da palma (**Tabela 9.5.3**). No cotovelo, o nervo cruza a fossa cubital e, em seguida, passa entre as duas cabeças do músculo **pronador redondo** (**Fig. 9.5.2**). O nervo segue distalmente entre os músculos **flexores superficial** e **profundo dos dedos**. O nervo emite o **ramo interósseo anterior** para inervar os músculos profundos anteriores do antebraço. O **ramo cutâneo palmar** se origina na parte distal

TABELA 9.5.3 Distribuição dos nervos mediano e ulnar

Níveis espinais	Sensorial	Motora
Nervo mediano C(5)6-T1	**Ramo cutâneo palmar** • Parte lateral proximal da palma **Ramos digitais palmares** • Parte lateral distal da palma • 3½ dedos laterais	**Antebraço** • Músculos flexores-pronadores *Exceto o músculo flexor ulnar do carpo e a parte ulnar do músculo flexor profundo dos dedos* **Mão** • Ramo recorrente: músculos tenares • Ramos palmares: músculos lumbricais 1 e 2
Nervo ulnar C8-T1	**Ramo cutâneo palmar** • Parte medial proximal da palma **Ramo dorsal** • Parte medial do dorso da mão **Ramo superficial** • Parte medial distal da palma • 1½ dedos mediais	**Antebraço** • M. flexor ulnar do carpo • Parte ulnar do músculo flexor profundo dos dedos **Mão** • Ramo profundo: músculos intrínsecos da mão Músculos hipotenares Músculos lumbricais 3 e 4 Todos os músculos interósseos M. adutor do polegar Parte profunda do músculo flexor curto do polegar

do antebraço e entra na mão superficial ao túnel do carpo para inervar a parte proximal lateral da palma (ver **Fig. 9.5.9**).

O nervo mediano se situa superficial e lateral no interior do túnel do carpo (**Fig. 9.5.4**). À medida que o nervo entra na palma, emite um **ramo recorrente** para inervar os músculos tenares; outros ramos motores se distribuem para o primeiro e segundo lumbricais. **Nervos digitais palmares** são ramos sensoriais que inervam a parte distal lateral da palma e os três dedos laterais (**Figs. 9.5.4** e **9.5.5**), incluindo a parte distal do dorso até a articulação interfalângica distal (**Fig. 9.5.6**).

Nervo ulnar no antebraço e na mão

O nervo ulnar inerva estruturas na parte anterior do antebraço e da mão (**Tabela 9.5.3**). O nervo atravessa o "**túnel cubital**" e segue distalmente entre os músculos flexores ulnar do carpo e profundo dos dedos. Próximo do pulso (carpo), o nervo emite **ramos cutâneos dorsal** e **palmar**:

- O **ramo dorsal** está direcionado para o lado medial posterior (dorsal) da mão (**Fig. 9.5.6**).
- O **ramo palmar** passa superficial ao retináculo dos músculos flexores e se distribui para a parte proximal medial da palma (**Fig. 9.5.9**).

No pulso, o nervo ulnar e vasos atravessam o **canal ulnar** (loja de Guyon), um canal superficial no retináculo dos músculos flexores. Esse canal se situa imediatamente lateral ao pisiforme e hâmulo do osso hamato. Distal ao canal, o nervo ulnar se divide em **ramos superficial (sensorial)** e **profundo (motor)** (**Fig. 9.5.5**). O ramo superficial inerva a parte distal medial da palma e os dois dedos mediais.

O ramo profundo passa entre os músculos hipotenares para chegar ao nível dos metacarpais, onde segue lateralmente com o arco arterial palmar profundo. O ramo inerva a maioria dos músculos intrínsecos da mão (**Tabela 9.5.3**).

RACIOCÍNIO CLÍNICO

Essa paciente apresenta sinais e sintomas indicando neuropatia periférica do membro superior.

Síndrome do túnel do carpo

Síndrome do túnel do carpo é uma mononeuropatia periférica provocada pela compressão do nervo mediano no túnel do carpo.

Neuropatia Dano a um ou mais nervos resultando em comprometimento da função

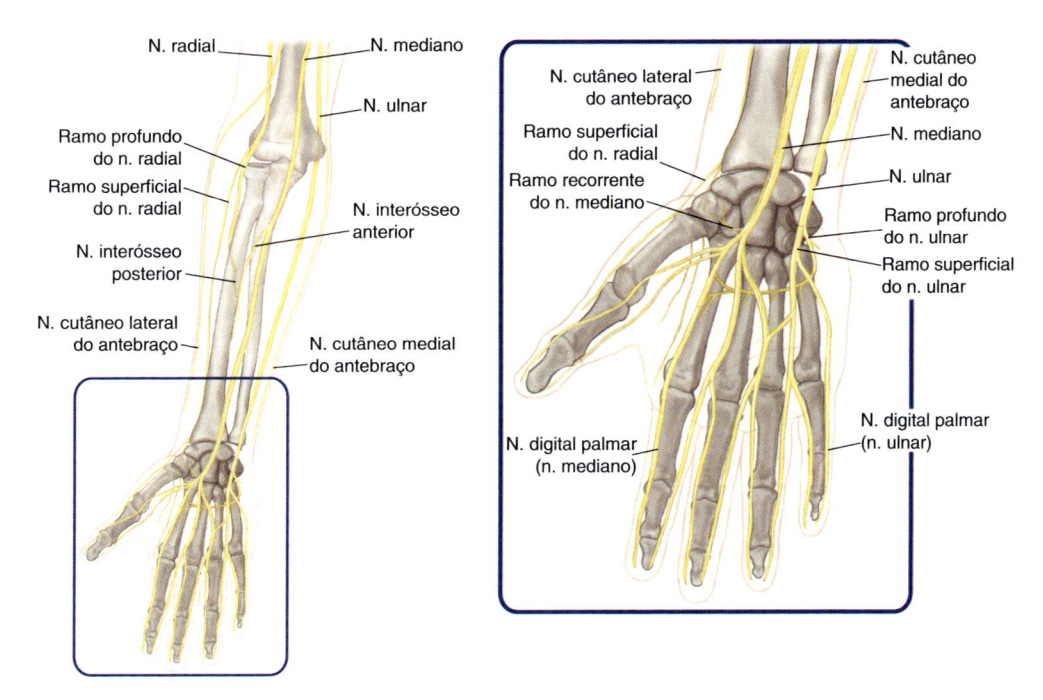

FIGURA 9.5.5 Visão anterior dos nervos mediano, radial e ulnar no antebraço e na mão.

Sinais e sintomas
Déficits sensoriais
- Face palmar distal lateral da palma
- Três dedos e meio laterais
- Dor noturna comum

Déficits motores
- Redução na força de pega e movimentos do polegar prejudicados (músculos tenares: abdutor do polegar, flexor curto do polegar, oponente do polegar)

Fatores predisponentes
- Idade: 30-60 anos
- Sexo: mais comum em mulheres
- Gravidez e parto: síndrome do túnel intermitente e branda está associada com a gravidez. Sinais e sintomas normalmente diminuem após o parto, embora depois possam persistir ou aumentar.
- Ocupação: tarefas repetitivas usando as mãos e os pulsos (p. ex., usuários de computadores, digitadores, empacotadores de peixe e carne e músicos) aumentam o risco

Notas clínicas
- Déficits sensoriais podem ser mais graves com o uso da mão e à noite (dependendo da posição do pulso).
- Sinal de Tinel e manobra de Phalen podem ser positivos (**Fig. 9.5.1**).
- Atrofia do músculo tênar torna-se aparente com síndrome do túnel do carpo prolongada (**Fig. 9.5.7**).
- Síndrome do túnel do carpo é a mononeuropatia periférica compressiva mais comum.

Síndrome do "túnel cubital"
A síndrome do "túnel cubital" é uma mononeuropatia periférica provocada pela compressão do nervo ulnar à medida que passa entre as duas cabeças do músculo flexor ulnar do carpo, posterior ao epicôndilo medial do úmero (**Fig. 9.5.3**).

Sinais e sintomas
Déficits sensoriais
- Porção medial da mão (palmar e/ou dorsal)
- Um dedo e meio mediais

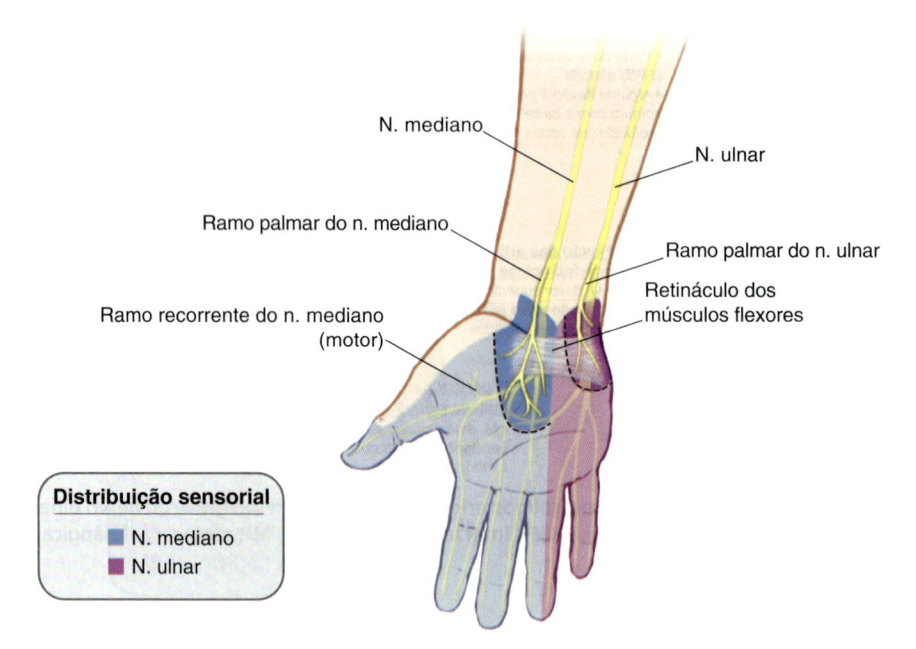

FIGURA 9.5.9 Visão anterior mostrando a distribuição sensorial dos nervos mediano e ulnar na palma.

- Ocorre atrofia da eminência tênar em virtude do comprometimento do ramo recorrente do nervo mediano, que se ramifica a partir do nervo mediano após o nervo deixar o túnel do carpo. Isso resulta na perda de força do polegar.

Síndrome do pronador

Na síndrome do pronador, o nervo mediano é comprimido entre as cabeças umeral e ulnar do músculo pronador redondo. Como resultado, a compressão afeta as estruturas do antebraço e da mão inervadas pelo nervo mediano.

- Pacientes normalmente se queixam de dor e hipersensibilidade ao longo da parte *anterior do antebraço*. A pele sobre a parte *proximal* da lateral da palma também está incluída, porque o ramo cutâneo palmar é afetado (**Fig. 9.5.9**). Diferente da síndrome do túnel do carpo, dor noturna é incomum.
- Déficits motores estão relacionados com o ramo interósseo anterior do nervo mediano. Isso inclui fraqueza na capacidade de pinçar do polegar (flexor longo do polegar) e do indicador (flexor profundo dos dedos com o indicador).

Existem diferenças perceptíveis nos déficits sensoriais e motores associados com as síndromes do túnel do carpo e do pronador (**Tabela 9.5.4**). Em ambos os casos, os movimentos do polegar são afetados e ocorre a atrofia tenar.

Síndrome do "túnel cubital"

A síndrome do "túnel cubital" é uma neuropatia por compressão do nervo ulnar posterior ao cotovelo. Essa lesão do nervo, assim como qualquer lesão proximal ao "túnel cubital", afeta todos os alvos do nervo ulnar.

- Déficits sensoriais incluem a face medial da mão (**Fig. 9.5.9**).
- Déficits motores estão relacionados com os músculos intrínsecos da mão. Isso resulta na perda da função motora precisa dos dedos.

TABELA 9.5.4 Sinais e sintomas associados com as síndromes do túnel do carpo e do pronador

Sinais/sintomas	Síndrome do túnel do carpo	Síndrome do pronador
Déficit sensorial na palma	▪ Lateral distal	▪ Proximal e distal
Dor regional	▪ Mão ▪ Dor noturna comum	▪ Antebraço ▪ Dor noturna comum
Dor com atividade muscular	▪ Agravada pelos movimentos do pulso ▪ Associada com compressão do nervo mediano no túnel do carpo	▪ Agravada pelos movimentos do cotovelo ▪ Contração do pronador redondo ou flexor superficial dos dedos
Sinal de Tinel	▪ Positivo no pulso em toda a extensão do túnel do carpo	▪ Positivo no antebraço sobre o pronador redondo
Manobra de Phalen	▪ Positiva	▪ Negativa

QUESTÕES DE REVISÃO

As questões 1-2 se referem ao seguinte caso clínico.

1. Um homem de 54 anos de idade é levado ao serviço de emergência após um acidente de carro. O exame físico revela certa perda sensorial no membro superior e imagem radiológica confirma herniação do disco intervertebral C5-C6. Qual nervo transporta fibras sensoriais do dermátomo afetado?
   A. Ramo profundo do nervo ulnar
   B. Nervo cutâneo lateral do antebraço
   C. Nervo torácico longo
   D. Nervo cutâneo medial do antebraço
   E. Nenhum dos acima

2. Quais ações provavelmente também seriam prejudicadas pela lesão?
   A. Flexão do cotovelo e oposição do polegar
   B. Abdução do ombro e adução do pulso (carpo)
   C. Abdução do ombro e extensão do cotovelo
   D. Abdução do ombro e elevação do cotovelo

3. Uma mulher de 44 anos de idade é diagnosticada com câncer de mama. Após mastectomia e dissecação dos linfonodos axilares, a paciente é incapaz de elevar o braço acima da cabeça. Qual nervo foi mais provavelmente danificado?
   A. Nervo torácico longo
   B. Ramo peitoral do nervo toracodorsal
   C. Nervo supraescapular
   D. Nervo toracodorsal
   E. Nenhum dos acima

4. Qual sinal clínico *não* estaria associado com lesão do nervo ulnar em virtude de fratura do epicôndilo medial?
   A. Hipestesia da parte proximal da metade medial da palma
   B. Hipestesia do dedo médio
   C. Hipestesia do anular
   D. Fraqueza na flexão dos dedos anular e mínimo
   E. Fraqueza na flexão do pulso (carpo)

5. Um paciente com 35 anos de idade vai a uma clínica de ortopedia se queixando de fraqueza no membro superior. O exame físico indica comprometimento do fascículo posterior do plexo braquial. Qual ação *não* seria afetada?
   A. Extensão do cotovelo
   B. Flexão do cotovelo
   C. Pronação
   D. Abdução do ombro
   E. Extensão do pulso (carpo)

6. Um homem com 52 anos de idade sofre cirurgia no manguito rotador para reparar o músculo supraespinal. Durante o procedimento, a artéria supraescapular é identificada. Que outros vasos contribuem para a circulação colateral da escápula?
   A. Circunflexa da escápula e circunflexa posterior do úmero
   B. Dorsal da escápula e circunflexa da escápula
   C. Toracodorsal e dorsal da escápula
   D. Torácica lateral e circunflexa da escápula

7. Durante dissecação no laboratório de anatomia, um estudante de medicina acidentalmente recebe um corte superficial na face anterior do pulso (carpo). O exame físico no serviço de emergência não revela perda de função dos músculos intrínsecos da mão, mas a pele sobre a face lateral da palma está dormente. Qual nervo foi cortado?

   A. Nervo cutâneo lateral do antebraço
   B. Ramo palmar do nervo mediano
   C. Ramo palmar do nervo radial
   D. Ramo recorrente do nervo mediano
   E. Ramo superficial do nervo ulnar

8. Linhas intravenosas são frequentemente colocadas nas veias subcutâneas, na face posterolateral da mão. Qual nervo seria estimulado nesse local?

   A. Ramo profundo do nervo radial
   B. Ramo profundo do nervo ulnar
   C. Nervo cutâneo lateral do antebraço
   D. Ramo superficial do nervo radial
   E. Ramo superficial do nervo ulnar

9. Um menino de 12 anos de idade é levado ao serviço de emergência após uma colisão enquanto jogava beisebol. Ele se queixava de dor extrema na clavícula direita, que está obviamente deformada. Imagem radiológica confirma fratura medioclavicular direita. Qual veia está especialmente vulnerável à lesão como resultado da fratura?

   A. Subclávia
   B. Braquiocefálica
   C. Jugular externa
   D. Jugular interna
   E. Braquial

10. Uma mulher de 33 anos de idade chega à clínica de ortopedia se queixando de fraqueza na mão direita (mão dominante). Durante o exame físico, você pediu a ela que segurasse um pedaço de papel firmemente entre as faces adjacentes do indicador e do dedo médio. No entanto, você descobre que é fácil, comparado com a mão esquerda, tirar o papel dos dedos dela. Quais músculos estão comprometidos?

    A. Primeiro interósseo dorsal e primeiro interósseo palmar
    B. Primeiro interósseo dorsal e segundo interósseo palmar
    C. Primeiro lumbrical e segundo interósseo dorsal
    D. Primeiro palmar e segundo interósseo dorsal
    E. Nenhum dos acima

11. Você pediu uma amostra de sangue arterial da artéria radial. Antes do procedimento, você aplica o teste de Allen para avaliar a patência da artéria ulnar, que dá a principal contribuição para o arco arterial palmar superficial. Qual afirmação sobre os arcos arteriais palmares está *correta*?

    A. O arco profundo está localizado imediatamente profundo à aponeurose palmar.
    B. O arco profundo se situa na fileira distal dos ossos carpais.
    C. O ramo profundo da artéria radial atravessa os músculos tenares e contribui para o arco superficial.
    D. O arco superficial é formado principalmente pelo ramo profundo da artéria ulnar.
    E. O arco superficial se situa distal ao arco profundo.

12. Enquanto patinava, um jovem de 25 anos de idade cai sobre o pulso (carpo) direito estendido. O exame físico no serviço de emergência revela dor intensa na palpação da "tabaqueira" anatômica e estudos radiológicos confirmam fratura. Qual osso mais provavelmente foi fraturado?

    A. Cabeça do primeiro metacarpal
    B. Semilunar
    C. Escafoide
    D. Trapezoide
    E. Processo estiloide da ulna

Capítulo 10

Membro inferior

CASO 10.1 | Síndrome do piriforme

Apresentação do paciente
Uma mulher com 32 anos de idade se queixa de hipersensibilidade irritante no centro da nádega direita e de episódios de dormência e formigamento nas regiões posterior da coxa e sural nesse mesmo lado.

Achados clínicos relevantes
História
A paciente relata que fica em boa forma física correndo e jogando hóquei em um time local feminino semiprofissional. Até recentemente, ela participava de muitas corridas em prol da caridade. Em função dos episódios relatados, diminuiu muito os treinamentos e a participação em eventos. Ela acredita que os músculos do membro inferior direito estão mais fracos do que os do lado esquerdo.

Exame físico
Os seguintes achados foram observados no exame físico:

- Disestesia provocada na região glútea direita com pressão profunda ou rotação medial e adução do quadril.
- Disestesia não presente com pressão ao túber isquiático ou parte posterior da coxa.
- Pressão profunda do glúteo causou parestesia na parte posterior da coxa direita.
- Teste de elevação da perna estendida cruzada foi negativo
- Comparação de força de lado a lado (laterolateral) dos músculos glúteos e da parte posterior da coxa foi inconclusiva

Estudos diagnósticos por imagem
- RM da região lombar estava normal.

Problemas clínicos a considerar
- Tendinite crônica dos músculos do jarrete
- Disco intervertebral (IV) lombar herniado
- Síndrome do piriforme

OBJETIVOS DE APRENDIZAGEM
1. Descrever a estrutura e as relações da região glútea e parte posterior da perna.
2. Descrever o forame isquiático maior e listar as estruturas que o atravessam.
3. Explicar a base anatômica para sinais e sintomas associados com esse caso.

ANATOMIA PERTINENTE
Região glútea
O plano tecidual no lado profundo do músculo **glúteo máximo** contém nervos e vasos que se distribuem para o **membro inferior** e **períneo**.

A maioria dessas estruturas entra na região glútea a partir da pelve menor, passando pelo **forame isquiático maior** (Fig. 10.1.1). Os limites desse forame são rígidos e incluem:

- **Incisura isquiática maior** do ílio
- **Ligamento sacrotuberal**
- **Ligamento sacrospinal**

Além dos nervos e vasos sanguíneos, esse forame também transmite o ventre do músculo **piriforme**, à medida que passa da face pélvica do sacro para o trocânter maior do fêmur. A posição do piriforme na parte profunda da região

---

Disestesia Dor   **Parestesia** Dormência e formigamento

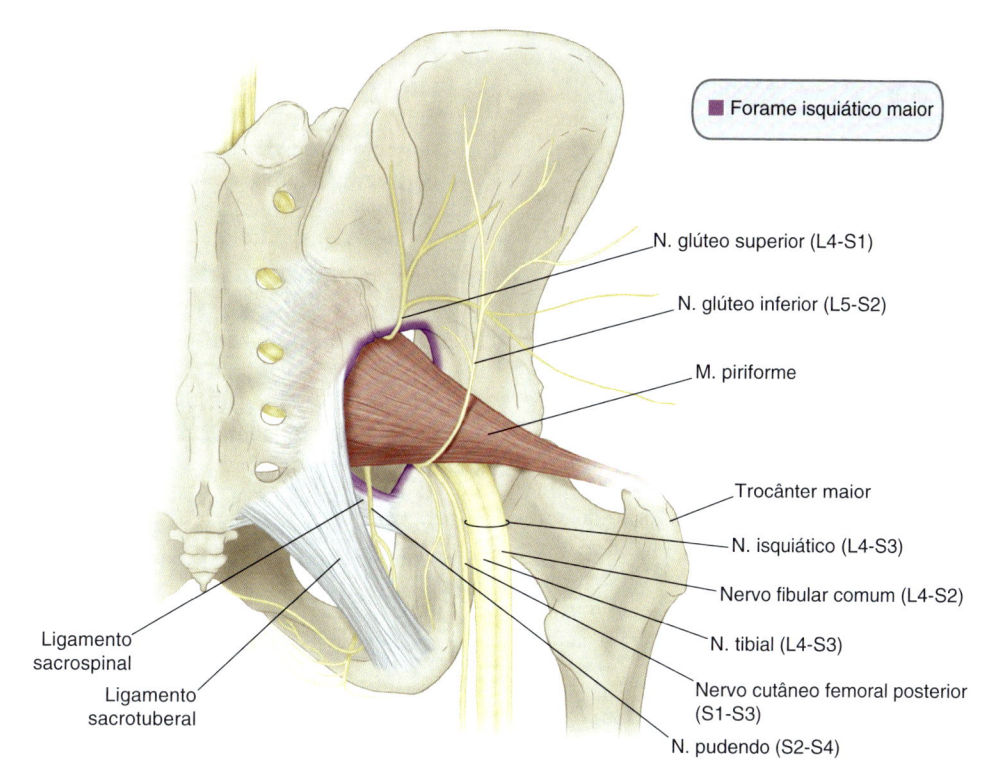

FIGURA 10.1.1 Visão posterior da região glútea (músculos glúteos removidos) mostrando estruturas atravessando o forame isquiático maior.

glútea atua como ponto de referência para identificação de outras estruturas que acompanham o piriforme pelo forame.

Superior ao piriforme
- **Nervo glúteo superior** (L4-S1) e vasos

Inferior ao piriforme
- **Nervo glúteo inferior** (L5-S2) e vasos
- **Nervo isquiático** (L4-S3)
- **Nervo cutâneo femoral posterior** (S1-S3)
- **Nervo pudendo** (S2-S4) e **vasos pudendos internos**

Os nervos e vasos glúteos se distribuem para os músculos glúteos. O **nervo isquiático** e o **nervo cutâneo femoral posterior** descem pela região glútea e entram na parte posterior da coxa, na margem inferior do músculo glúteo máximo. O **nervo pudendo** entra no **forame isquiático menor** para distribuição para o períneo.

Notas clínicas

- O nervo isquiático se situa profundo ao ponto central da nádega. Nessa posição, está vulnerável durante injeções intramusculares administradas por novatos.

- O nervo isquiático é composto pelos nervos **tibial** (L4-S3) e **fibular comum** (L4-S2), que normalmente entram unidos em uma bainha comum de tecido conectivo (**Fig. 10.1.2A**). Em alguns casos (12%), os dois nervos entram na região glútea separadamente: o nervo tibial na margem inferior do piriforme e o nervo fibular comum perfura o piriforme (**Fig. 10.1.2B**). Em outra variação (0,5%), o nervo fibular comum entra na região glútea ao longo da margem superior do músculo e o nervo tibial ao longo da margem inferior (**Fig. 10.1.2C**).

Parte posterior da coxa

A parte posterior da coxa é dominada por três músculos (cabeça longa do bíceps femoral, semitendíneo e semimembranáceo) coletivamente chamados de grupo do jarrete (**Fig. 10.1.3**). A fixação proximal para cada um é o túber isquiático. No terço distal da coxa, os tendões divergem:

- A **cabeça longa do músculo bíceps femoral** passa **lateral** ao joelho para se fixar na cabeça da fíbula.
- Os tendões dos músculos **semimembranáceo** e **semitendíneo** cruzam o joelho na face medial e se fixam na parte proximal do corpo da tíbia.

A posição desses músculos à medida que se aproximam do joelho define as margens superiores da fossa poplítea.

Na parte posterior proximal da coxa, o nervo isquiático é profundo aos músculos do jarrete. À medida que os músculos do jarrete divergem, o nervo entra na fossa poplítea. Na maioria dos casos, os dois nervos que formam o isquiático (tibial e fibular comum) se separam na fossa poplítea (**Fig. 10.1.3**):

1. O **nervo tibial** inerva os músculos do jarrete e continua próximo da linha mediana, no outro lado da face posterior do joelho.

2. O **nervo fibular comum** inerva a cabeça curta do músculo bíceps femoral e se situa paralelo ao tendão da cabeça longa do músculo bíceps femoral (a cabeça curta do músculo bíceps femoral está localizada no compartimento posterior da coxa, mas não é parte do grupo do jarrete).

Inervação sensorial das partes posteriores da coxa e da perna

O **nervo cutâneo femoral posterior** (S1-S3) fornece inervação sensorial para a pele da parte posterior da coxa (**Fig. 10.1.4**). Esse nervo segue profundo à **fáscia lata** e apenas seus ramos terminais se situam na tela subcutânea. Comumente, esse nervo inerva a pele distalmente até a parte média da sura e se distribui para uma área maior da pele do que qualquer outro nervo cutâneo.

Discos intervertebrais

Discos intervertebrais ocupam os espaços entre os corpos vertebrais de C2 a S1. Coletivamente, os discos intervertebrais respondem por aproximadamente 25% da extensão da coluna

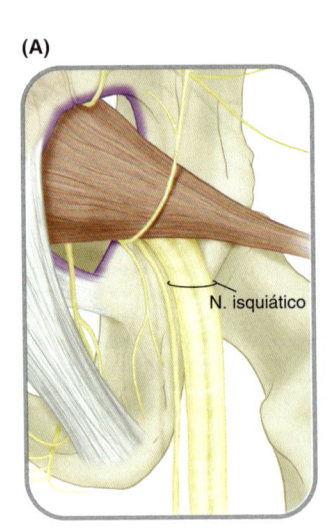

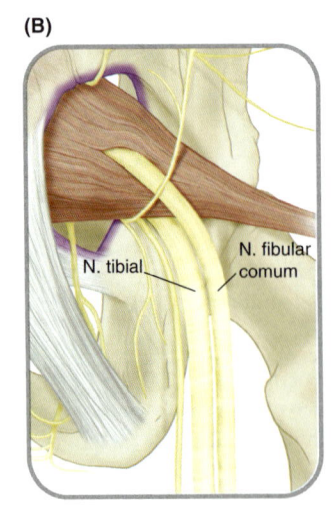

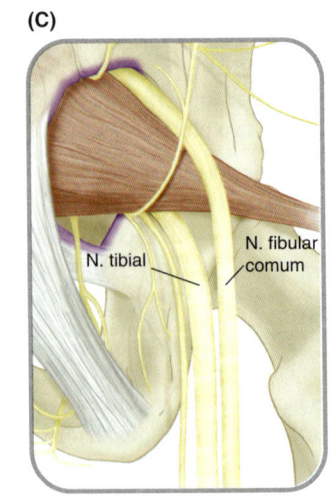

FIGURA 10.1.2 Visão posterior mostrando a relação entre o músculo piriforme e o nervo isquiático. (**A**) Os nervos tibial e fibular comum são engastados em uma bainha de tecido conectivo comum e passam inferiores ao músculo piriforme. (**B**) O nervo fibular comum atravessa o músculo piriforme. (**C**) O nervo fibular comum passa superior ao músculo piriforme.

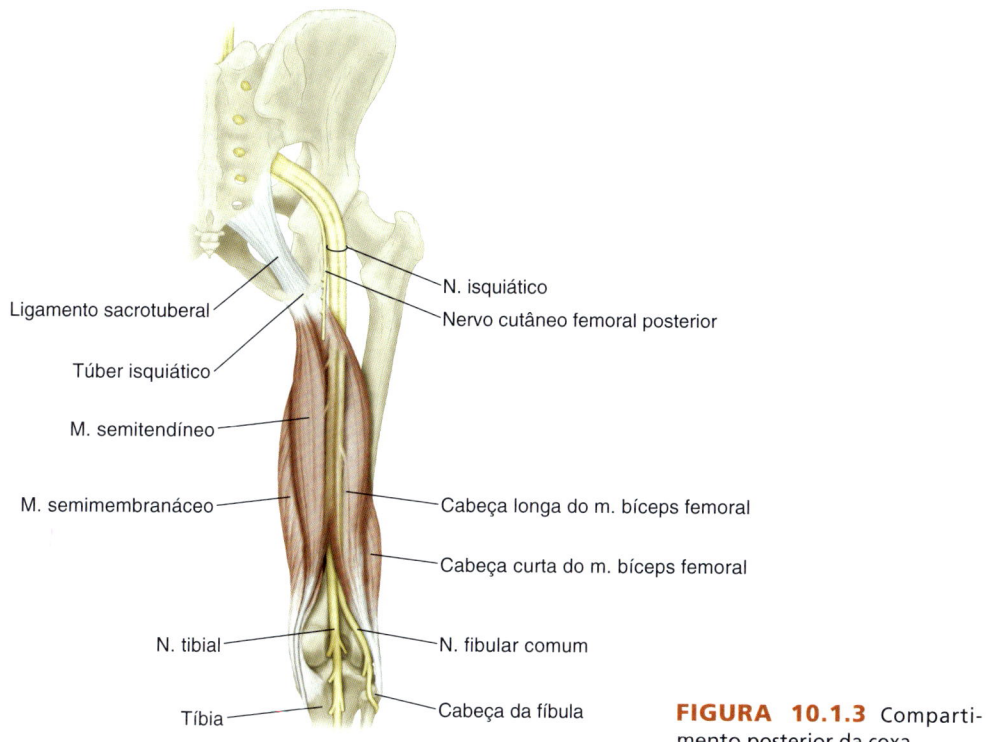

FIGURA 10.1.3 Compartimento posterior da coxa.

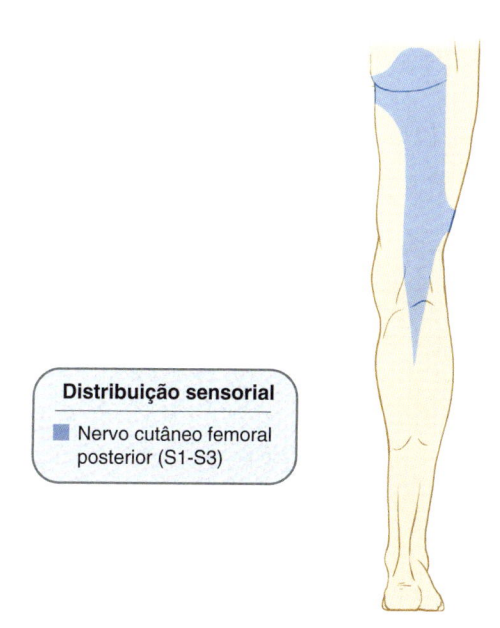

FIGURA 10.1.4 Inervação sensorial das partes posteriores da coxa e da perna.

Distribuição sensorial
- Nervo cutâneo femoral posterior (S1-S3)

vertebral. Essas articulações do tipo sínfise são mais espessas na região lombar. Cada disco é composto por duas partes:

1. Um **anel fibroso** externo formado por anéis concêntricos de colágeno e fibrocartilagem. O anel é mais fino na parte posterior e é estritamente ligado aos corpos vertebrais adjacentes, sendo importante para a integridade da coluna vertebral. As lamelas externas de fibrocartilagem são vascularizadas.
2. Um núcleo interno, excentricamente situado (i.e., fora do centro) de tecido gelatinoso é chamado de **núcleo pulposo** (**Fig. 10.1.5**). A consistência mais aquosa (85% de água) do núcleo pulposo confere uma função efetiva de absorção de choque. A parte central do disco é a área mais ampla de tecido avascular no corpo.

Nota clínica

O anel fibroso se espessa com o envelhecimento e desenvolve fendas/rachaduras e cavidades. Essas áreas de fraqueza no anel podem predispor o disco à herniação do núcleo pulposo.

RACIOCÍNIO CLÍNICO

Com base na história, no exame físico e na imagem radiológica, a paciente tem sintomas de **ciática**.

Tendinite crônica do jarrete

Inflamação dos tendões dos músculos do jarrete na ou próximo da fixação dos músculos ao túber isquiático.

Sinais e sintomas
Déficits sensoriais
- Dor e hipersensibilidade no túber isquiático
- Dor durante o estiramento ou contração dos músculos do jarrete

Fatores predisponentes
- Uso excessivo dos músculos do jarrete, normalmente por meio de treinamento excessivo, corrida em distância, pular ou chutar
- Aquecimento inadequado antes de uma atividade vigorosa

Disco intervertebral lombar herniado

Isso inclui a herniação do núcleo pulposo por meio de um anel fibroso roto de um disco intervertebral (**Fig. 10.1.5**). A maioria das herniações de disco lombar é posterolateral, incluindo normalmente os discos L4-L5 e/ou L5-S1. O tecido herniado pode exercer pressão em um nervo espinal no seu forame intervertebral. Uma herniação posterolateral do disco L4-L5 afeta o nervo espinal L5; a herniação do disco L5-S1 afeta o nervo espinal S1.

Sinais e sintomas
Déficits sensoriais
- Dor constante que se irradia unilateralmente da parte inferior do dorso para a região glútea, parte posterior da coxa e/ou pé
- Dor semelhante ao choque elétrico, queimadura e/ou formigamento na parte posterior do membro inferior

Déficit motor
- Fraqueza muscular, câimbra ou espasmo na parte posterior da coxa, perna e/ou pé

Fatores predisponentes
- Idade: pico de incidência aos 40 anos
- Postura

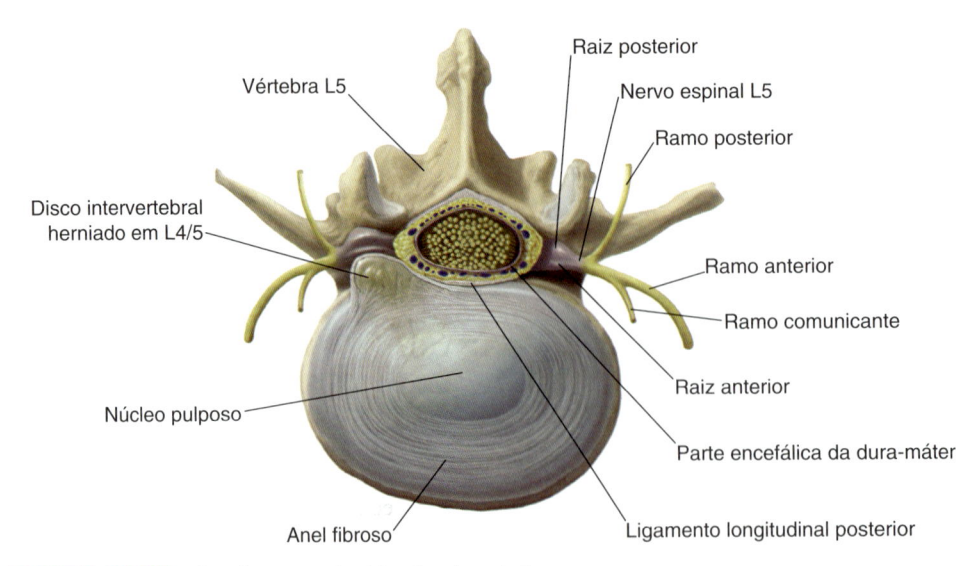

FIGURA 10.1.5 Disco intervertebral lombar herniado.

- Obesidade
- Técnicas de levantamento de peso inadequadas

Essa condição resulta de um anel fibroso enfraquecido ou roto de um disco intervertebral lombar. Isso permite a protrusão do núcleo pulposo gelatinoso nos tecidos adjacentes. A maioria das herniações ocorre na direção posterolateral, porque o anel é mais fino nessa região. O disco herniado é deslocado lateralmente, em virtude do ligamento longitudinal posterior, que reforça o anel na linha mediana.

O tecido herniado pode contatar um nervo espinal no lado afetado, comprimindo e/ou irritando quimicamente o nervo. Isso se manifesta como condução de impulso comprometida, produzindo sintomas, como fraqueza muscular, dor, dormência e formigamento em áreas e distribuição para aquele nervo espinal. A compressão aos nervos L5 ou S1 por um disco herniado manifesta sintomas nos ramos dos nervos glúteo e isquiático.

Nota clínica

> Discos intervertebrais podem herniar em outras regiões da coluna vertebral, especialmente na parte inferior do segmento cervical. Todavia, 90% de discos herniados ocorrem nos níveis L4-L5 ou L5-S1. Nervos espinais L4 e L5 contribuem para a maioria dos nervos que formam o plexo lombossacral (L4-S4).

Dor na parte inferior do dorso e/ou membro inferior durante o teste de elevação da perna estendida cruzada é quase patognomônico para um disco lombar herniado. Nesse teste, o paciente está na posição supina (decúbito dorsal) e o examinador flecte a coxa *contralateral* (com o joelho em extensão total e o tarso na posição neutra) em um arco de 35-70°. À medida que a coxa é flectida, o aumento da tração é exercido no nervo isquiático. Isso é transmitido para o saco dural que circunda a cauda equina. A 70° de flexão da coxa, a tração é suficiente para deslocar ligeiramente sobre a dura-máter e as raízes dos nervos espinais L4 e L5 no lado oposto (afetado). Se as raízes da dura-máter adjacente são comprimidas pelo disco herniado, haverá dor.

Síndrome do piriforme

Hipertrofia ou espasmo do músculo piriforme decorrente de uso excessivo pode comprimir o nervo isquiático no forame isquiático maior (**Fig. 10.1.6**).

Sinais e sintomas

Déficits sensoriais
- Dor na região glútea
- Dor que se irradia para a parte posterior da coxa e/ou sura

Déficit motor
- Diminuição da amplitude do movimento no quadril, especialmente na rotação lateral.

Fatores predisponentes
- Sexo: feminino 6:1
- Uso excessivo do músculo piriforme (corredor de distância, jogadores de hóquei)
- Nervo fibular comum atravessando o músculo piriforme (**Fig. 10.1.2B**)

Síndrome do piriforme é provocada por hipertrofia, espasmo ou cicatrização do músculo, todas provocadas pelo uso excessivo. A atividade que inclui rotação externa repetitiva da articulação do quadril contribui para o uso excessivo do músculo piriforme. O músculo piriforme, junto com outros pequenos músculos da parte profunda da região glútea, é importante na manutenção da cabeça do fêmur no acetábulo. Corrida de distância, por exemplo, requer que o músculo piriforme esteja ativo por longos períodos de tempo, não apenas nos movimentos da articulação do quadril, mas também na sua estabilização.

Patognomônico Sintoma característico que aponta inequivocamente para uma doença específica

Hipertrofia Aumento no tamanho de um tecido ou órgão decorrente do aumento no tamanho das células, isto é, sem aumentar o número de células (antônimo: hiperplasia)

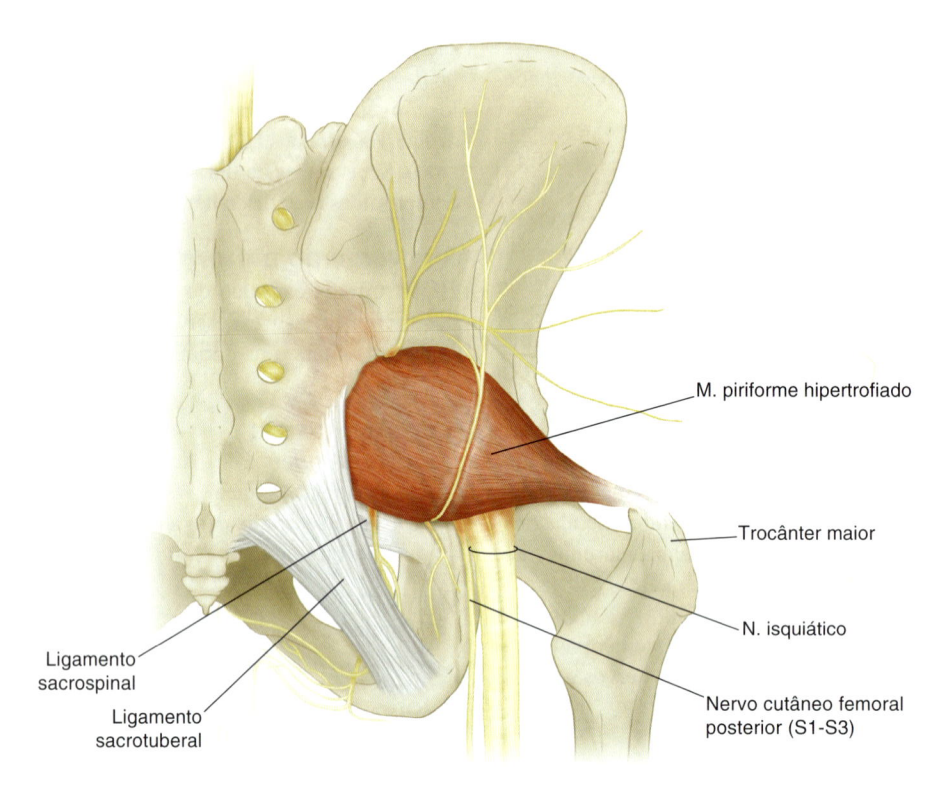

FIGURA 10.1.6 Visão posterior da região glútea (músculos glúteos removidos) mostrando um músculo piriforme hipertrofiado e a compressão dos nervos adjacentes.

Nota clínica

Os sinais e sintomas para essa condição frequentemente imitam aqueles de um disco intervertebral L4-L5 ou L5-S1 IV herniado. De fato, até ser descartada pelo teste de elevação da perna estendida cruzada ou por imagem, a suspeita normalmente é de um disco herniado.

DIAGNÓSTICO

A apresentação da paciente, a história médica, o exame físico e os estudos diagnósticos por imagem confirmam um diagnóstico de **síndrome do piriforme**.

Síndrome do piriforme

Atividade que inclui rotação externa repetitiva da articulação do quadril contribui para o uso excessivo do músculo piriforme. O mecanismo subjacente para essa síndrome é a compressão dos componentes do nervo isquiático à medida que atravessa o forame isquiático maior com o músculo piriforme. Hipertrofia, espasmo ou traumatismo do músculo comprime o nervo conforme passa próximo, ou atravessa, o músculo no forame.

- A história da paciente (jogadora de hóquei e corredora) indica o potencial para uso excessivo do músculo piriforme.
- Dor na região glútea e na parte posterior da coxa, com pressão na região glútea profunda indica irritação do músculo piriforme e/ou do nervo isquiático.
- Obtém-se suporte adicional provocando a dor ao distender o músculo piriforme (rotação medial e adução da articulação do quadril).
- Dor pode ser referida aos dermátomos S1-S2 (partes posteriores da coxa e da perna).

Tendinite do jarrete

O diagnóstico dessa condição baseia-se, em geral, diretamente nos fatores presentes. A dor no grupo de músculos do jarrete ou no túber isquiático durante a flexão do quadril é praticamente patognomônica para a lesão aos músculos posteriores da coxa. Isso pode incluir tendinite, laceração do tecido muscular, hemorragia microvascular ou cicatrização no músculo decorrente de lesões anteriores. Normalmente, não há perda sensorial.

- Tendinite do jarrete é descartada desde que seja confirmada ausência de dor quando a pressão é aplicada ao túber isquiático e aos músculos da parte posterior da coxa (jarrete).

Disco intervertebral lombar herniado

Discos lombares herniados normalmente incluem os níveis vertebrais L4-L5 ou L5-S1. Normalmente resultam porque o anel fibroso não retém o núcleo pulposo, a parte importante mais aquosa do disco. O núcleo pulposo pode distender o anel ou pode romper através do anel. O anel é mais fraco posterolateralmente e a maioria das hérnias ocorre nessa posição. O tecido herniado aplica pressão ao nervo espinal no forame intervertebral, produzindo sintomas característicos de dor radiante pelo dorso e membro inferior e de fraqueza no membro inferior.

- RM mostra a parte inferior do segmento lombar da coluna vertebral normal e o teste de elevação da perna estendida cruzada negativo torna um disco intervertebral lombar herniado improvável nessa paciente.

CASO 10.2 | Fratura do colo do fêmur

Apresentação da paciente
Uma paciente de 83 anos de idade se queixa de dor intensa no quadril esquerdo após uma queda no dia anterior.

Achados clínicos relevantes
História
A paciente relata que estava levando a lata de lixo com rodinhas (o carrinho de coleta de lixo) para o meio-fio, quando perdeu o equilíbrio e caiu após pisar em uma área desnivelada do pavimento de concreto da entrada da garagem. A paciente apresenta boa relação altura-peso e fez exames físicos anuais nos últimos 30 anos. Avaliações da densidade óssea durante os últimos 15 anos mostram perda progressiva do osso cortical.

Exame físico
Os seguintes achados foram observados no exame físco:

- Amplitude limitada de movimento na articulação do quadril esquerdo (comparada com o direito).
- Suportar peso no quadril ou qualquer movimento do quadril esquerdo provoca dor.
- Membro inferior esquerdo girado externamente e aparenta ser "mais curto" do que o direito.
- Pequena contusão e abrasão no joelho esquerdo.

Estudos diagnósticos por imagem
- Radiografias do quadril esquerdo revelaram fragmentos ósseos intracapsulares.

Problemas clínicos a considerar
- Fratura do acetábulo
- Fratura do colo do fêmur
- Fratura intertrocantérica

OBJETIVOS DE APRENDIZAGEM
1. Descrever a anatomia e as relações da articulação do quadril.
2. Descrever as estruturas que mantêm a integridade da articulação do quadril.
3. Descrever o suprimento vascular e nervoso da articulação do quadril.
4. Explicar a base anatômica para sinais e sintomas associados com esse caso.

ANATOMIA PERTINENTE
Articulação do quadril
A **articulação do quadril** é uma articulação esferóidea formada pela **cabeça do fêmur** e pelo **acetábulo** do **osso do quadril**. O fêmur é o osso mais comprido do corpo e sua extremidade proximal apresenta **cabeça**, **colo** e **corpo**. A parte proximal do corpo possui duas projeções para fixação muscular, os **trocânteres maior** e **menor**. A **linha intertrocantérica** (anteriormente) e a **crista intertrocantérica** (posteriormente) conectam os trocânteres.

A cabeça globular é lisa e recoberta pela cartilagem articular, exceto na **fóvea**, depressão rasa para o **ligamento da cabeça do fêmur**. O colo espesso e curto une a cabeça ao corpo e está ajustado em um ângulo (de inclinação) que varia com a idade e o sexo. O soquete da articulação do quadril é o **acetábulo**, depressão profunda na face lateral do osso do quadril que acomoda a cabeça do fêmur. Até o final da adolescência, o osso do quadril é representado por três ossos separados: **ílio**, **ísquio** e **púbis**.

Contusão Lesão mecânica abaixo da pele que resulta em hemorragia subcutânea (i.e., escoriação)

Estes se fundem no acetábulo, com cada osso contribuindo com aproximadamente um terço do acetábulo.

- O interior do acetábulo tem uma **face articular** em forma de ferradura. A face articular está ausente inferiormente.
- Uma **incisura do acetábulo** permite que vasos e nervos entrem na articulação.
- Uma **face não articular** fornece fixação para o ligamento da cabeça do fêmur.
- A **margem do acetábulo** tem um **lábio** fibrocartilagíneo espesso que aprofunda o soquete e é importante na retenção da cabeça do fêmur dentro do acetábulo.

Estruturas de apoio da articulação do quadril

A articulação do quadril é circundada por uma cápsula fibrosa espessa que envolve a articulação e o colo do fêmur. Anteriormente, a cápsula se fixa na linha intertrocantérica (**Fig. 10.2.1A**). Posteriormente, a cápsula não recobre a crista intertrocantérica, assim, a parte lateral do colo do fêmur é extracapsular (**Fig. 10.2.1B**).

A cápsula é espessada por três ligamentos:

1. Iliofemoral
2. Pubofemoral
3. Isquiofemoral

O trajeto em espiral desses ligamentos fornece o mecanismo para suas duas funções primárias:

1. Atuam como ligamentos de contenção/restrição para os movimentos do quadril.
2. Ficam "completamente torcidos/retorcidos", especialmente durante a extensão do quadril, para manter a cabeça do fêmur profunda no acetábulo.

Um grupo profundo de músculos curtos e pequenos coletivamente é importante na tração da cabeça do fêmur profunda no acetábulo:

- Piriforme
- Obturador interno
- Obturador externo
- Gêmeo superior
- Gêmeo inferior
- Quadrado femoral

Esses músculos se estendem entre os ossos da pelve e o fêmur, ficando em contato com as faces posterior e inferior da cápsula fibrosa ou perto delas. Atuam basicamente como rotadores laterais da articulação do quadril.

Suprimento sanguíneo para a articulação do quadril

Os ossos da articulação do quadril recebem sangue proveniente das **artérias circunflexas**

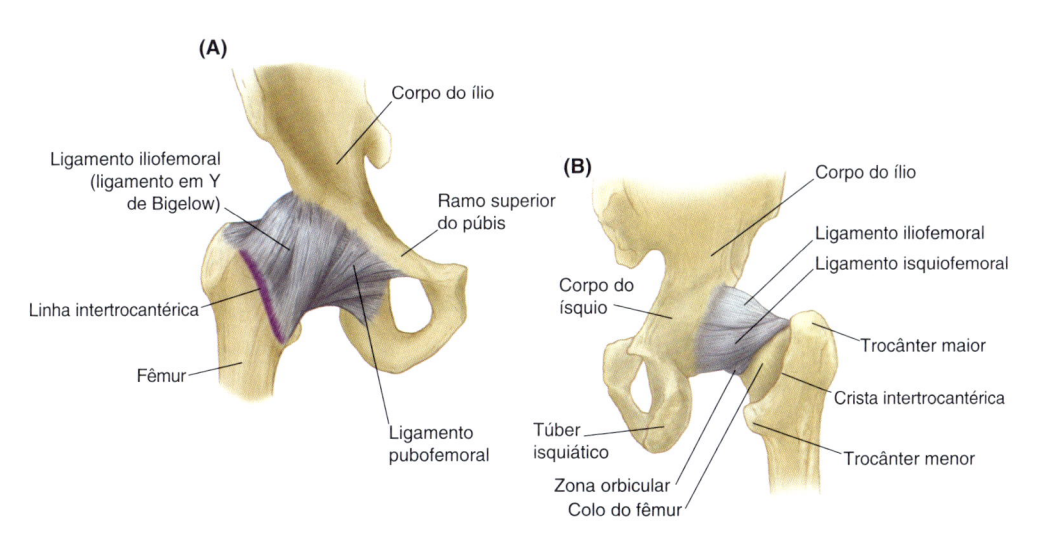

FIGURA 10.2.1 Cápsula fibrosa e ligamentos da articulação do quadril. (**A**) Visão anterior e (**B**) visão posterior.

femorais medial e **lateral** e artéria **obturatória** (**Fig. 10.2.2**). Ambas as artérias circunflexas femorais contribuem para um **anel vascular extracapsular**, localizado no colo do fêmur, próximo de sua união com o corpo do fêmur. A partir desse anel vascular, pequenas "**artérias retinaculares**" perfuram a cápsula da articulação para entrar no colo e na cabeça do fêmur. Além disso, um **ramo acetabular**, derivado da artéria obturatória ou da artéria circunflexa femoral medial, atravessa a incisura do acetábulo para entrar na articulação do quadril. Esse ramo segue ao longo do ligamento da cabeça do fêmur e irriga uma pequena área variável da cabeça do fêmur.

Inervação sensorial da articulação do quadril

A cápsula da articulação do quadril recebe seu suprimento nervoso sensorial de diversas fontes:

Parte anterior da cápsula
- N. obturatório
- N. femoral

Parte posterior da cápsula
- Nervo para o m. quadrado femoral
- N. glúteo superior
- N. isquiático

RACIOCÍNIO CLÍNICO

Essa paciente idosa apresenta sinais e sintomas indicando uma condição clínica de lesão no quadril, após uma queda em casa.

Fratura do acetábulo

Esta inclui uma fratura do acetábulo da articulação do quadril (**Fig. 10.2.3A**).

Sinais e sintomas
Déficit sensorial
- Dor no quadril ao suportar peso

Outros déficits
- Contusões no joelho ou na área do quadril

Fatores predisponentes
- Idade: adultos jovens

Fraturas desse tipo são classificadas pela localização da fratura no soquete. Uma preocupação básica é que os fragmentos ósseos ou a distribuição desigual da pressão desestruturem a cartilagem articular e levem à doença degene-

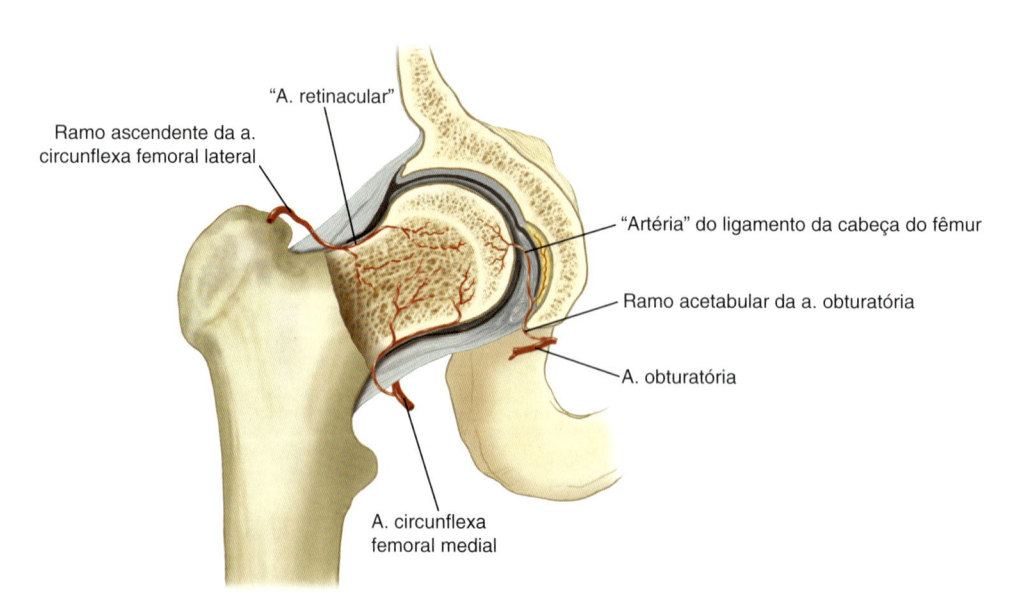

FIGURA 10.2.2 Visão anterior mostrando o suprimento sanguíneo para a articulação do quadril. A articulação do quadril é mostrada em corte coronal.

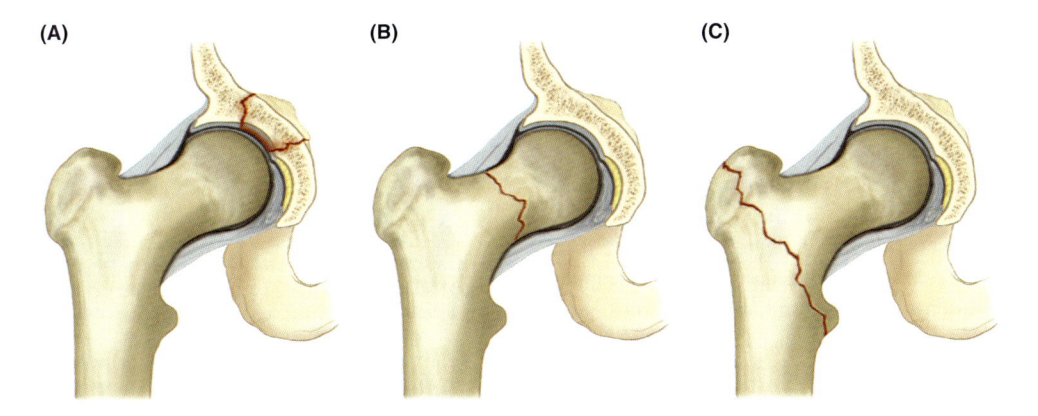

FIGURA 10.2.3 Visão anterior do quadril ilustrando diferentes tipos de fratura. **(A)** Fratura do acetábulo, **(B)** fratura do colo do fêmur e **(C)** fratura intertrocantérica. O acetábulo é mostrado em corte coronal.

rativa da articulação. O reparo, algumas vezes, torna-se mais difícil porque a fratura do acetábulo pode danificar estruturas geniturinárias na pelve.

As fraturas do acetábulo antes da meia idade são mais frequentemente associadas por traumatismo grave de alta energia (acidente automobilístico). Normalmente, a força é transmitida do pé ou joelho ao longo do corpo, colo e cabeça do fêmur para o acetábulo. A força compressiva da cabeça do fêmur no acetábulo provoca fratura do acetábulo. Nessa população, 50% dos casos são acompanhados por traumatismo aos órgãos internos. A apresentação da paciente é muitas vezes muito semelhante a uma fratura do acetábulo e fratura do colo do fêmur. A distinção é feita com comprovação radiográfica.

Nota clínica

Fraturas do acetábulo no idoso ocorrem mais frequentemente em mulheres com história de osteoporose. Se a cartilagem articular não é danificada, cirurgia pode não ser indicada e a fratura cicatriza, mesmo se o alinhamento não for o ideal.

Fratura do colo do fêmur

Envolve fratura no colo do fêmur (**Fig. 10.2.3B**) e é frequentemente chamada de "fratura do quadril".

Sinais e sintomas
Déficit sensorial
- Dor no quadril ao suportar peso

Déficit motor
- Rotação externa do fêmur

Outro déficit
- Contusões no joelho ou na área do quadril

Fatores predisponentes
- Idade: > 65 anos (75% das fraturas de quadril ocorrem em pacientes > 75 anos de idade)
- Sexo: feminino (aproximadamente 2:1)
- Osteoporose

Essas fraturas são amplamente categorizadas como não deslocadas e deslocadas. Nas fraturas não deslocadas, o alinhamento do osso não é desestruturado. Fraturas deslocadas são categorizadas por:

- Fratura cominutiva
- Ruptura dos vasos retinaculares

Os vasos retinaculares fornecem o suprimento sanguíneo primário para a cabeça e o colo do fêmur. Essas artérias são muito pequenas e anastomoses não são bem estabelecidas. Essa ruptura torna os fragmentos ósseos vulneráveis à necrose

---

Fratura cominutiva Fratura com três ou mais fragmentos
Necrose Morte patológica de células, tecidos ou órgãos

avascular (NAV/AVN) e, consequentemente, a não união durante o processo de cicatrização. A cabeça do fêmur também está vulnerável à necrose avascular nas fraturas deslocadas, uma vez que o suprimento sanguíneo é proveniente das artérias situadas na face posterior do colo do fêmur. A artéria no ligamento da cabeça do fêmur pode não ser suficiente para sustentar sua viabilidade, e está ausente em 20% da população. Além disso, essas fraturas são problemáticas no processo de cicatrização, porque o periósteo do colo do fêmur é fino e, portanto, não ajuda satisfatoriamente na cicatrização óssea durante a formação do calo.

Nota clínica

> Relata-se que a necrose avascular ocorre em até 80% das fraturas deslocadas de colo de fêmur e em 11% das fraturas não deslocadas. Há uma controvérsia não resolvida se a fixação cirúrgica prematura ou tardia das fraturas deslocadas do fêmur é mais eficiente na redução da necrose avascular.

Fratura intertrocantérica

Compreende uma fratura que conecta os trocânteres maior e menor do fêmur, normalmente ao longo da linha intertrocantérica.

Sinais e sintomas
Déficit sensorial
- Dor no quadril na sustentação de peso

Outro déficit
- Contusões no joelho ou na área do quadril

Fatores predisponentes
- Idade: > 65 anos
- Sexo: feminino
- Osteoporose

A apresentação do paciente é muitas vezes semelhante em casos de fratura intertrocantérica e de fratura do colo do fêmur. A distinção é feita com comprovação radiográfica. Em geral, essas fraturas são consideradas como extracapsulares, embora a cápsula fibrosa da articulação se fixe anteriormente ao longo da linha intertrocantérica.

Frequentemente com a fratura intertrocantérica, a articulação do quadril fica em posição de extensão e rotação lateral. Em virtude da presença de uma substância cortical ampla e seu suprimento sanguíneo associado, as fraturas nessa parte do fêmur geralmente cicatrizam sem complicação.

Nota clínica

> As fraturas intertrocantéricas são tratadas por um procedimento cirúrgico conhecido como fixação interna com redução aberta (redução aberta com fixação interna), que inclui o realinhamento dos elementos fraturados durante cirurgia e refixação dos fragmentos com equipamentos (p. ex., parafusos e chapas metálicas).

DIAGNÓSTICO

A apresentação da paciente, a história médica, o exame físico e os estudos diagnósticos por imagem confirmam o diagnóstico de **fratura cominutiva do colo do fêmur**.

Fraturas do quadril associadas com quedas em idosos, especialmente mulheres com história de osteoporose, normalmente incluem o colo do fêmur, os trocânteres do fêmur ou o acetábulo. Imagem radiográfica é necessária para distinguir entre essas fraturas.

- Radiografias nessa paciente mostraram fratura cominutiva do **colo do fêmur**.
- Uma **fratura intertrocantérica** seria extracapsular.
- Uma **fratura do acetábulo** inclui o osso do quadril em vez do fêmur.

Um fator predisponente importante é o grau de osteoporose no colo e trocânteres do fêmur e no acetábulo.

Nota clínica

> Há uma crença crescente de que as fraturas do colo do fêmur *causam quedas no paciente* e não o contrário, isto é, o paciente cai, resultando em fratura. Nesse caso, a paciente com osteoporose pisa errado em uma superfície desnivelada e perde o equilíbrio, resultando em queda. Porém, se o momento da fratura não pode ser determinado, não se descarta a possibilidade de que a fratura tenha sido provocada pela biomecânica da articulação alterada quando a paciente pisou errado.

CASO 10.3 | Rompimento do ligamento cruzado anterior

Apresentação do paciente
Uma mulher com 20 anos de idade, jogadora de *lacrosse* na faculdade, se apresenta no serviço de emergência com dor no joelho direito.

Achados clínicos relevantes
História
A paciente descreve um incidente durante o treino, na tarde anterior, quando ela fez um giro súbito para evitar uma colega de time. A paciente tinha o pé direito plantado (fixo) quando ouviu um "estalo" e imediatamente sentiu dor no joelho direito. Durante a noite, a área do joelho inchou com dor persistente, especialmente quando tentava ficar de pé apoiada no pé direito. Ela sentia que o joelho estava instável quando tentava suportar peso.

Exame físico
Os seguintes achados foram observados no exame físico:
- Tumefação dos tecidos moles aumentou o diâmetro do joelho direito deixando-o significativamente maior do que o esquerdo.
- A dor aumenta com a tentativa de realizar movimentos de torsão e deslizamento da articulação do joelho.
- Testes de Lachman e da gaveta anterior foram positivos.
- Teste da gaveta posterior, de McMurray, do ligamento colateral tibial valgo e da gravidade do tibial foram negativos.

Estudos diagnósticos por imagem
- Imagem de ressonância magnética (RM) do joelho direito revelou trauma no ligamento cruzado anterior (LCA).

Problemas clínicos a considerar
- Rompimento do ligamento cruzado anterior
- Distensão do ligamento cruzado anterior
- Rompimento do ligamento cruzado posterior (LCP)
- Laceração do ligamento colateral tibial (LCT)

OBJETIVOS DE APRENDIZAGEM
1. Descrever a anatomia da articulação do joelho, incluindo os ligamentos que sustentam o joelho.
2. Descrever a função de cada ligamento do joelho nos movimentos da articulação.
3. Explicar a base anatômica para sinais e sintomas associados com esse caso.

ANATOMIA PERTINENTE
A articulação do joelho que sustenta peso é vulnerável ao trauma decorrente da relação dos dois ossos primários participantes. A extremidade distal do **fêmur**, com seus côndilos arredondados, repousa no **platô tibial** relativamente plano. Portanto, a estrutura óssea adiciona pouca estabilidade à articulação. Os tecidos moles estabilizam a articulação: ligamentos, músculos, tendões e fáscia – o mais importante entre esses são os ligamentos.

Ligamentos da articulação do joelho
Como outras articulações sinoviais, o joelho tem uma **cápsula fibrosa**. Os ligamentos do joelho são classificados como extra e intracapsulares (**Fig. 10.3.1**). Os dois principais **ligamentos extracapsulares** importantes em manter o fêmur e a tíbia em contato são:

1. Ligamento colateral tibial
2. Ligamento colateral fibular

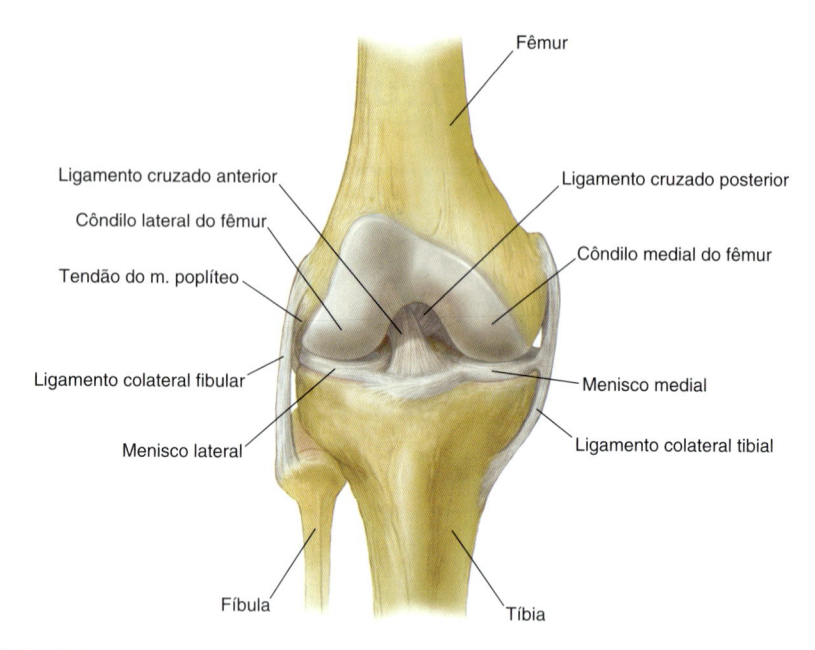

FIGURA 10.3.1 Visão anterior do joelho mostrando seus ligamentos e meniscos.

Esses ligamentos estendem-se a partir do respectivo côndilo do fêmur até o côndilo medial da tíbia ou cabeça da fíbula.

Os dois **ligamentos intracapsulares** têm uma função principal na integridade da articulação do joelho:

1. **Ligamento cruzado anterior**
2. **Ligamento cruzado posterior**

Os ligamentos cruzados anterior e posterior se estendem a partir de pontos respectivos da eminência intercondilar da tíbia. Esses ligamentos se entrecruzam, de modo que o ligamento cruzado anterior se fixa no lado medial do côndilo lateral do fêmur e o ligamento cruzado posterior se fixa no lado medial do côndilo medial do fêmur. No joelho completamente estendido, o ligamento cruzado anterior está esticado. Por outro lado, o ligamento cruzado posterior está esticado no joelho flectido. O ligamento cruzado posterior é o mais forte dos ligamentos do joelho, porque sofre maior estresse antes da lesão.

Embora não sejam ligamentos, os **meniscos medial** e **lateral** são classicamente incluídos em descrições dos ligamentos intracapsulares do joelho. Essas lâminas em "forma de C" repousam sobre as respectivas faces articulares do platô tibial. Os braços do "C" estão fixados na eminência intercondilar. O menisco medial é mesmo móvel, em virtude da fixação adicional de sua margem lateral ao ligamento colateral tibial. O menisco lateral é separado do ligamento colateral fibular pela parte intracapsular do tendão do músculo poplíteo. As funções dos ligamentos e meniscos do joelho são delineadas na **Tabela 10.3.1**.

Notas clínicas

Os testes seguintes são comumente usados para avaliar a lesão do joelho:

Teste de Lachman para lesão ao ligamento cruzado anterior

Neste teste, o paciente está na posição supina e o joelho é flectido a 30°. Uma das mãos do examinador sustenta a tíbia com o polegar contra a tuberosidade da tíbia. A outra mão deve ser colocada na parte anterior da coxa, logo acima do joelho. O examinador puxa a tíbia anteriormente com o fêmur fixado pela outra mão. O ponto terminal tenro ou "pulposo" da translação anterior da tíbia é positivo para **lesão do ligamento cruzado anterior**. Um ponto terminal inflexível ou fixo é considerado um resultado negativo.

Teste da gravidade tibial para lesão do ligamento cruzado posterior

Durante este teste, o paciente está na posição supina com o quadril e o joelho flectidos a 90°. Nessa posição, o peso da tíbia "pende/cai" posteriormente sem o suporte do ligamento cruzado posterior.

Teste da gaveta para lesão aos ligamentos cruzados anterior ou posterior

O paciente está na posição supina e o quadril está flectido a 45° e o joelho flectido a 90°. O examinador coloca a mão em torno da parte proximal da tíbia, próximo da linha da articulação. Os dedos devem envolver a tíbia e contatar os tendões do jarrete para assegurar que esses músculos estejam relaxados. A tíbia é, em seguida, puxada anteriormente e empurrada posteriormente (como no abrir e fechar de uma gaveta) para avaliar a translação excessiva entre a tíbia e o fêmur. O **deslizamento anterior** excessivo é **indicativo de lesão ao ligamento cruzado anterior** e **deslocamento posterior** excessivo **indica lesão ao ligamento cruzado posterior**.

Teste de estresse valgo para o ligamento colateral tibial

O teste de estresse do ligamento colateral tibial valgo envolve colocar o joelho em flexão de 30°. Com uma das mãos na coxa e a outra segurando o calcanhar, este é ligeiramente deslocado (valgo) para testar a integridade do ligamento colateral tibial. O aumento no deslocamento lateral da tíbia e a ampliação da linha da articulação do joelho no lado medial confirmam o diagnóstico de dano ao ligamento colateral tibial.

Teste de McMurray para lesão do menisco

Durante este teste, o paciente está na posição supina e a coxa flectida a 90°. O joelho está completamente flectido (calcanhar contra as nádegas) e o examinador segura o joelho com uma das mãos, de modo que o polegar fique sobre um menisco e os dedos sobre o outro. Com a outra mão segurando o calcanhar, o examinador lateralmente vira o joelho e estende o joelho em uma flexão de 90°. Esse mesmo procedimento é acompanhado pela rotação medial do joelho. Um clique palpável e audível durante ambos os procedimentos é forte indicação de **lesão ao menisco** no mesmo lado da rotação.

É essencial em todos esses testes avaliar o membro intacto para estabelecer uma linha basal (de referência) para comparação.

RACIOCÍNIO CLÍNICO

Esta paciente apresenta sinais e sintomas indicando uma condição clínica de dor no joelho associada com um acidente em evento esportivo.

TABELA 10.3.1 Estrutura e função dos ligamentos e meniscos do joelho

Estrutura	Função(ões)
Ligamento colateral tibial e ligamento colateral fibular	▪ Estabiliza os lados respectivos da articulação do joelho durante sua amplitude total de movimento
Ligamento cruzado anterior	▪ Impede o deslocamento posterior ("deslizamento") da parte distal do fêmur sobre o platô tibial ▪ Resiste à rotação na articulação do joelho quando o pé está plantado ▪ Resiste à hiperextensão da articulação do joelho
Ligamento cruzado posterior	▪ Impede o deslocamento anterior ("deslizamento") da parte distal do fêmur sobre o platô tibial ▪ Resiste à hiperextensão da articulação do joelho ▪ Principal apoio para o joelho quando o membro que suporta o peso está flectido (p. ex., descendo um declive)
Meniscos	▪ Aprofunda a face articular para os côndilos do fêmur ▪ Amortece o choque para a articulação do joelho durante a locomoção ("amortecedores").

Rompimento do ligamento cruzado anterior

O rompimento do ligamento cruzado anterior (**Fig. 10.3.2**) é uma lesão comum em atletas que participam em competições de quadra ou campo. Frequentemente ocorre na ausência de contato com outro jogador. O cenário clássico é o atleta que muda de direção rapidamente, fixando (plantando) um pé firmemente com o joelho ligeiramente flectido. A torção produzida pela mudança de direção, com o joelho e o pé nessa posição, exerce grande estresse no ligamento cruzado anterior.

Sinais e sintomas
Déficit sensorial
- Dor e instabilidade imediatas no joelho

Outro déficit
- Um estalo audível na hora da lesão
- Sensação de instabilidade no joelho

- Tumefação e hematoma
- Testes de Lachman e da gaveta anterior positivos

Fatores predisponentes
- Sexo: feminino 10:1
- Participante em competição atlética de quadra ou campo (p. ex., futebol, futebol americano, esqui alpino e voleibol)
- Treinamento e condicionamento inadequados

Alguns dos feixes de colágeno que compõem o ligamento são mais vulneráveis ao trauma do que outros, por isso, a ruptura pode ser apenas parcial. O ligamento pode também avulsionar sua inserção óssea, mais comumente a da tíbia.

Notas clínicas

Trauma ao ligamento cruzado anterior é mais prevalente em atletas femininas. O indício é que, comparadas aos homens, as mulheres apresentam:

- Menos força nos músculos da coxa, exercendo mais estresse nos ligamentos que sustentam o joelho
- Pelve mais larga e ângulo maior de inclinação (ver Caso 10.2)
- Mudanças hormonais cíclicas que podem afetar a tensão muscular e ligamentar

Treinamentos de resistência e fortalecimento para os músculos que atuam no joelho acrescentam estabilidade suficiente para que a articulação do joelho compense um ligamento cruzado anterior comprometido.

Entorse do ligamento cruzado anterior

Os ligamentos cruzados são relativamente inelásticos. Um diagnóstico de entorse ao ligamento cruzado anterior indica que o ligamento foi distendido além dos limites normais, mas o ligamento não foi parcial ou totalmente separado.

Sinais e sintomas
Déficit sensorial
- Dor no joelho na hora da lesão

Hematoma Extravasamento localizado de sangue, normalmente coagulado

Outros déficits
- Tumefação
- Testes de Lachman e da gaveta anterior positivos

Fatores predisponentes
- Sexo: feminino
- Participante em competição atlética de quadra ou campo (p. ex., futebol, futebol americano, esqui alpino e voleibol)
- Treinamento e condicionamento inadequados

Rompimento do ligamento cruzado posterior

O rompimento do ligamento cruzado posterior ocorre mais frequentemente em decorrência de queda com o joelho flectido, com a força do impacto recebida pela tuberosidade da tíbia. Isso força a tíbia posteriormente, aumentando o estresse/tensão no ligamento cruzado posterior. Normalmente, o ligamento cruzado posterior limita o deslocamento anterior da parte distal do fêmur sobre o platô tibial. Com esse tipo de lesão, o ligamento cruzado posterior fica comprometido e o platô tibial é deslocado em relação aos côndilos do fêmur.

Sinais e sintomas
- Contusão na parte proximal da tíbia
- Teste da gaveta posterior positivo
- Sinal de gravidade do tibial positivo

Fatores predisponentes
- Participante em esportes de quadra (basquetebol, voleibol)
- Passageiro no assento dianteiro em acidente de carro (com o passageiro sentado com o joelho flectido, a tíbia é forçada contra o painel)

Lesão ao ligamento cruzado posterior frequentemente se apresenta com sintomas mínimos. A dor pode estar ausente e lesões ao ligamento cruzado posterior podem produzir vários danos. Como o ligamento cruzado posterior é mais forte do que o ligamento cruzado anterior, e os sintomas presentes com lesão ao ligamento cruzado posterior podem ser mínimos, essas lesões receberam relativamente pouca atenção compa-

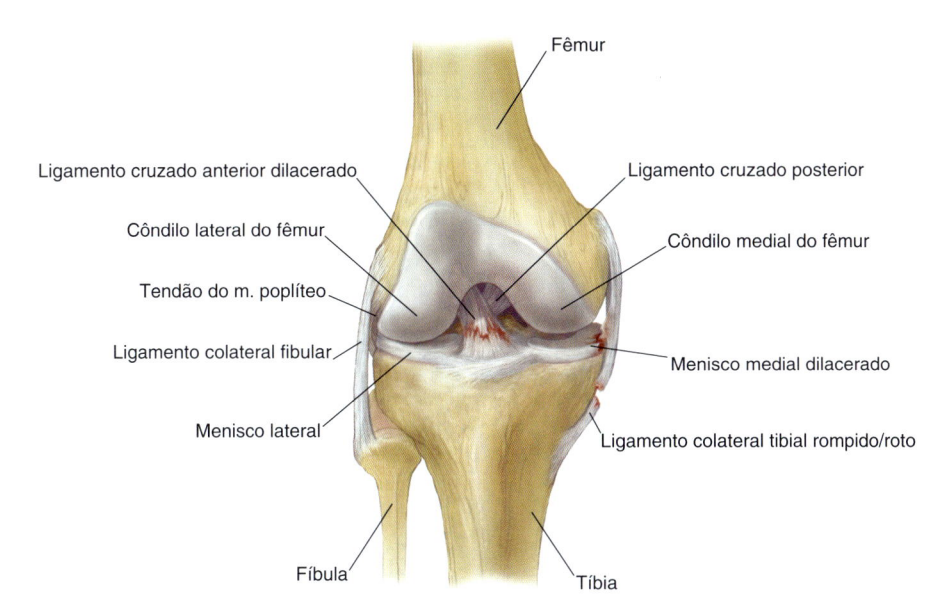

FIGURA 10.3.2 Visão anterior do joelho mostrando a "tríade infeliz", que inclui lesão aos ligamentos cruzado anterior, colateral tibial e menisco medial.

rada com aquelas que incluem o ligamento cruzado anterior.

Nota clínica

Um **teste falso-positivo de Lachman** pode resultar de um ligamento cruzado posterior comprometido. Com dano ao ligamento cruzado posterior, o platô tibial situa-se mais posterior do que o normal. Consequentemente, durante o teste de Lachman ocorre mais movimento anterior da tíbia antes de ela alcançar seu ponto terminal, levando à conclusão errônea (Lachman falso-positivo) de dano ao ligamento cruzado anterior. No entanto, o ponto terminal no teste de Lachman ainda permanece firme com lesão ao ligamento cruzado posterior.

Laceração do ligamento colateral tibial

Esta lesão está mais frequentemente associada com traumatismo à região lateral do joelho. O traumatismo normalmente está associado com um colega de equipe ou oponente "trombando" na parte lateral da perna do atleta, especialmente quando o pé estiver plantado (fixo) e o joelho parcialmente flectido. Nesta situação, a tíbia e o fêmur são forçados a se separar no lado medial do joelho (os ossos não se separam no lado lateral) e o estresse/tensão é transferido para o ligamento colateral tibial.

Sinais e sintomas
Déficit sensorial
- Dor e hipersensibilidade na parte medial do joelho

Outros déficits
- Tumefação
- Sensação de instabilidade do joelho
- Teste valgo positivo

Fatores predisponentes
- Participante em esportes de quadra ou campo

Lesões ao ligamento colateral tibial frequentemente ocorrem em associação com dano ao ligamento cruzado anterior e lacerações ao menisco medial (**Fig. 10.3.2**). Essa "tríade infeliz" comumente inclui o menisco medial em virtude de sua fixação ao ligamento colateral tibial.

DIAGNÓSTICO

A apresentação da paciente, a história médica, o exame físico e os estudos diagnósticos por imagem confirmam um diagnóstico de **ligamento cruzado anterior rompido**.

Rompimento do ligamento cruzado anterior

Uma mudança súbita de direção com um pé firmemente plantado (fixo) e o joelho do mesmo lado em ligeira flexão eleva o estresse/tensão exercido sobre o ligamento cruzado anterior.

- O som audível descrito pela paciente e as circunstâncias adjacentes ao acidente são muito indicativos de rompimento do ligamento cruzado anterior. Testes de Lachman e da gaveta anterior positivos, que avaliam o ligamento cruzado anterior, confirmam esse diagnóstico.
- A RM nessa paciente confirmou um ligamento cruzado anterior comprometido.

Entorse do ligamento cruzado anterior

Pacientes com entorse do ligamento cruzado anterior normalmente não relatam um som audível na hora da lesão ao joelho. Em outras circunstâncias, os sinais e sintomas são muito semelhantes ao rompimento do ligamento cruzado anterior.

- A distinção entre entorse e rompimento muitas vezes baseia-se em informações derivadas de imagens.

Rompimento do ligamento cruzado posterior

O rompimento do ligamento cruzado posterior ocorre quando a tíbia é forçada posteriormente, aumentando o estresse/tensão exercido sobre esse ligamento. Quedas com o joelho flectido e a tuberosidade da tibial fazendo contato com uma superfície dura respondem por muitas dessas lesões. Em outros casos, uma força aplicada na parte anterior da perna, com o pé firmemente plantado/fixado lesiona o ligamento cruzado posterior (bloqueio abaixo da cintura no futebol americano). Pacientes com rompimento do ligamento cruzado posterior devem se apresentar com:

- Teste da gaveta posterior positivo
- Teste de gravidade do tibial positivo
- O diagnóstico é frequentemente auxiliado pela história do paciente e pode ser confirmado por imagem ou exame artroscópico.

Laceração do ligamento colateral tibial

Traumatismo lateral ao joelho parcialmente flectido quando o pé estiver plantado/fixo (quando o bloqueador derruba o defensor pelas pernas no futebol americano) separa a tíbia e o fêmur no lado medial do joelho, o que produz estresse/tensão no ligamento colateral tibial. Essas lesões frequentemente também incluem o menisco medial, uma vez que ele está ancorado no ligamento colateral tibial. Pacientes com lacerações no ligamento colateral tibial devem apresentar:

- Teste valgo positivo
- Teste de McMurray positivo, caso o menisco medial esteja incluído

CASO 10.4 | Trauma ao nervo fibular comum

Apresentação do paciente
Um homem com 38 anos de idade se queixa de dormência no dorso do pé direito e dificuldade de levantar a parte frontal do pé.

Achados clínicos relevantes
História
O paciente descreve um acidente no dia anterior quando foi atingido por um carro no momento em que desceu do meio-fio em uma interseção movimentada. Ele foi jogado na calçada, mas pensou que não tivesse sofrido lesões graves e não procurou atendimento médico. Mais tarde, percebeu dormência no dorso do pé direito e relata ser necessário dar um "passo mais alto" ("erguer bem o pé") para evitar arrastar os dedos quando caminha. Ele relata perda progressiva da capacidade de elevar os dedos do pé.

Exame físico
Os seguintes achados foram observados no exame físico:

- Perda sensorial em todo o dorso do pé direito
- Dorsiflexão e eversão contra resistência mais fraca no lado direito (comparadas com o lado esquerdo)
- Queda do pé direito e passos altos durante a fase de oscilação da marcha
- Hipersensibilidade, edema e hematoma imediatamente distais à cabeça da fíbula direita (**Fig. 10.4.1**)
- Reflexos tendinosos profundos (RTP/DTR) normais para o tendão do músculo quadríceps e tendão do calcâneo
- Articulações do joelho e talocrural estáveis

Estudos diagnósticos por imagem
- Imagem radiográfica revelou fratura não deslocada do colo da fíbula direita.

Problemas clínicos a considerar
- Síndrome do compartimento anterior
- Traumatismo ao nervo fibular comum

OBJETIVOS DE APRENDIZAGEM
1. Descrever a anatomia da face lateral da região do joelho.
2. Descrever o trajeto e a distribuição do nervo fibular comum.
3. Explicar a base anatômica para os sinais e sintomas associados com esse caso.

ANATOMIA PERTINENTE
Região lateral do joelho
Elementos esqueléticos que contribuem para a face lateral da região do joelho incluem os **côndilos laterais do fêmur** e **tíbia** e a **extremidade proximal da fíbula**. A parte proximal da fíbula é composta por **cabeça**, **colo** e **corpo**. A cabeça da fíbula se articula com o côndilo lateral da tíbia; a fíbula não contribui para a articulação do joelho. A cabeça da fíbula fornece o ponto de fixação distal para o **tendão do músculo bíceps femoral** e para o **ligamento colateral fibular** do joelho.

Nervo fibular comum e seus ramos
A parte subcutânea do **nervo fibular comum (L4-S2)** é palpável no colo da fíbula (**Fig. 10.4.2**).

Esse nervo não é acompanhado por um vaso sanguíneo principal. O nervo fibular comum não tem distribuição sensorial (embora seus ramos

---

Hematoma Extravasamento localizado de sangue, normalmente coagulado

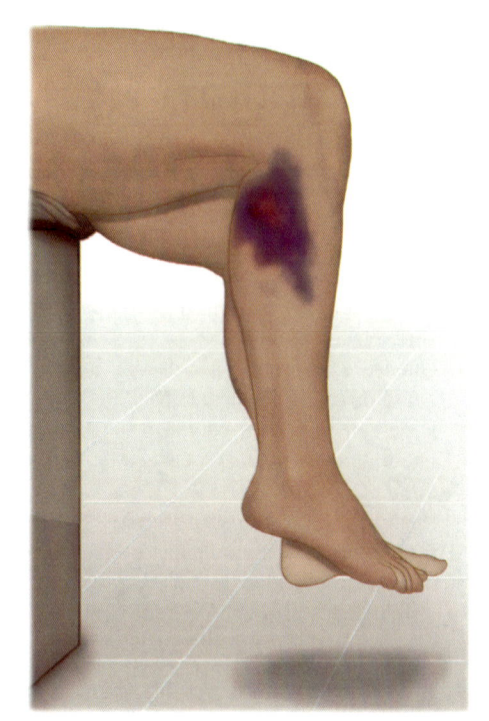

FIGURA 10.4.1 Ilustração do trauma à parte lateral da perna direita e consequente pé caído.

terminais possuam) e inerva um músculo: a cabeça curta do músculo bíceps femoral.

No colo da fíbula, o nervo fibular comum se divide em ramos terminais:

- **Fibular superficial (L4-S1)**
- **Fibular profundo (L4-L5)**

Ambos os nervos possuem componentes motores e sensoriais.

O **nervo fibular superficial** inerva os músculos do **compartimento lateral da perna:**

- **Fibular longo**
- **Fibular curto**

No terço distal da perna, o nervo perfura a fáscia da perna para fornecer inervação sensorial a partir da parte anterolateral distal da perna e maior parte do dorso do pé (**Fig. 10.4.3**).

O **nervo fibular profundo** perfura a parte anterior do septo intermuscular da perna para entrar no **compartimento anterior da perna**.

O nervo se situa profundo nesse compartimento e é acompanhado pela **artéria e veia tibiais anteriores**. A partir de sua posição na face anterior da membrana interóssea (**Fig. 10.4.2**), fornece inervação motora para os músculos do compartimento:

- **Tibial anterior**
- **Extensor longo dos dedos**
- **Extensor longo do hálux**
- **Fibular terceiro**

O nervo fibular profundo continua no dorso do pé (**Fig. 10.4.2**). Aqui, acompanhado pela **artéria dorsal do pé** (a continuação da artéria tibial anterior), o nervo se localiza no lado lateral do tendão do músculo extensor longo do hálux. No pé, o nervo inerva os músculos **extensores curtos do hálux** e **dos dedos**.

O nervo fibular profundo fornece inervação sensorial a partir dos lados adjacentes do hálux e do segundo dedo do pé (**Fig. 10.4.3**).

Nota clínica

A posição subcutânea do nervo fibular comum, no colo da fíbula, torna o nervo vulnerável a traumatismo na região lateral do joelho.

RACIOCÍNIO CLÍNICO

O paciente apresenta sinais e sintomas indicativos da condição clínica do **pé caído**.

Síndrome do compartimento anterior

Esta síndrome grave envolve músculos, nervos e vasos dentro do compartimento anterior da perna. A fáscia inelástica da perna, a membrana interóssea da perna e a tíbia circundam firmemente esse compartimento. Os conteúdos desse compartimento incluem (ver também **Fig. 10.5.1**):

- Nervo fibular profundo
- Vasos tibiais anteriores
- Músculo tibial anterior
- Músculo extensor longo do hálux
- Músculo extensor longo dos dedos
- Músculo fibular terceiro

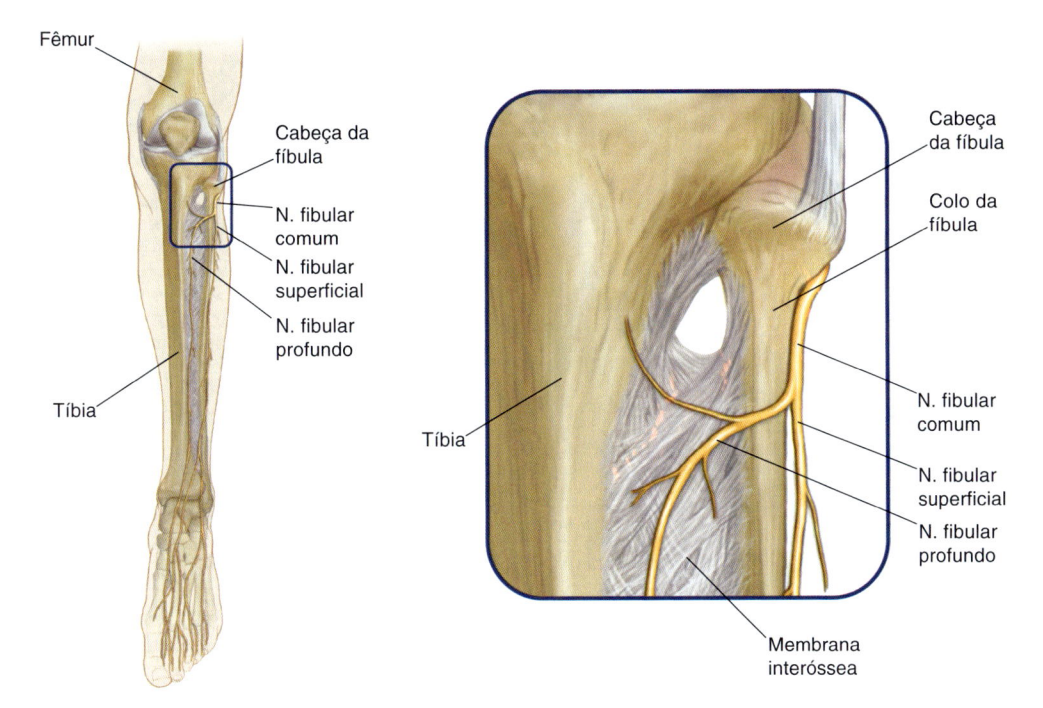

FIGURA 10.4.2 Visão anterior do nervo fibular comum mostrando seu trajeto e ramos na perna e no pé.

A tumefação excessiva desses músculos e o acúmulo de líquido intersticial aumentam a pressão no compartimento. O aumento de pressão pode resultar em isquemia. Se não tratada, as estruturas no compartimento podem se tornar necróticas.

Sinais e sintomas
Déficits sensoriais
- Com a síndrome do compartimento anterior aguda, um sinal inicial pode ser dormência proveniente dos lados adjacentes do hálux e do segundo dedo (a distribuição cutânea do nervo fibular profundo)
- Dor no compartimento anterior da perna, especialmente durante a flexão plantar

Déficit motor
- Fraqueza na dorsiflexão

Outros déficits
- Protuberância visível dos músculos do compartimento anterior
- Palidez no compartimento anterior

Fatores predisponentes
- Traumatismo na perna, incluindo fraturas (síndrome aguda do compartimento)
- Cirurgia na perna
- Esforço atlético (físico), por exemplo, correr ou dançar (síndrome crônica do compartimento)

Isquemia Anemia local decorrente de obstrução vascular
Necrose Morte patológica de células, tecidos ou órgãos

Palidez Pele pálida

Nota clínica

É importante distinguir síndrome crônica do compartimento anterior de "lesões por esforços excessivos". Embora as duas condições possuam queixas de apresentação semelhantes, considera-se que as lesões por esforços excessivos sejam provocadas pelo uso excessivo dos músculos. Microlacerações podem se desenvolver nos músculos como resultado de rompimento da fibra muscular, separação das fibras musculares do tendão ou separação do tendão do osso. A inflamação do músculo (miosite), do tendão (tendinite) e/ou do periósteo (periostite) provoca dor. Lesões por esforços excessivos são comuns em indivíduos que correm longas distâncias sem condicionamento adequado (demasiado rápido).

Distribuição sensorial
- N. fibular superficial
- N. fibular profundo

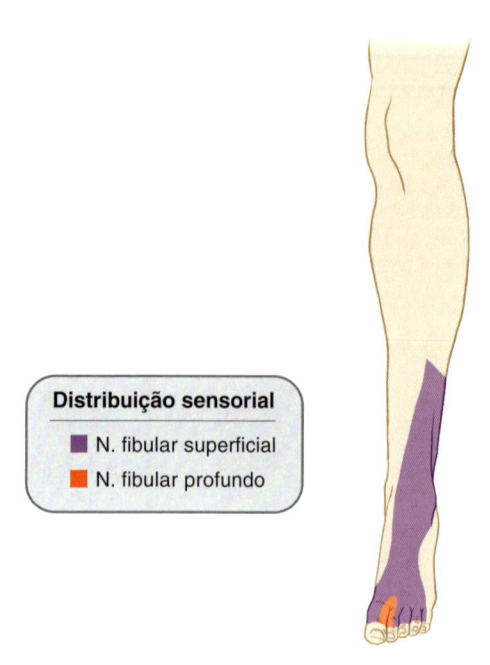

FIGURA 10.4.3 Distribuição sensorial dos nervos fibulares superficial e profundo.

Já que o paciente apresenta sinais e sintomas relacionados com o trauma, ele precisa ser avaliado quanto à **síndrome aguda do compartimento anterior**. Caso seja diagnosticada, essa emergência médica requer cirurgia imediata (fasciotomia) para aliviar o aumento de pressão no compartimento.

Síndrome crônica do compartimento anterior raramente é uma emergência médica e os sinais e sintomas tendem a ser passageiros. Tratamentos conservadores, como diminuição da intensidade do treinamento atlético (físico), *cross-training*, corrida em superfícies acolchoadas e o uso de calçados diferentes podem reduzir ou eliminar a síndrome.

Traumatismo ao nervo fibular comum

O nervo fibular comum está vulnerável até mesmo durante traumatismo brando, em virtude de sua posição na face lateral da região do joelho.

Sinais e sintomas

Déficit sensorial
- Parte distal anterior da perna e dorso do pé

Déficits motores
- Pé caído
- Eversão fraca do pé

Fatores predisponentes
- Não existem fatores predisponentes para essa lesão.

É importante estabelecer se o trauma ao colo da fíbula incluiu o nervo fibular comum ou seus ramos superficial e/ou profundo. O exame físico desse paciente indica que os compartimentos anterior e lateral da perna foram comprometidos (**Tabela 10.4.1**):

- Privação sensorial do dorso do pé (nervos fibulares superficial e profundo)

Fasciotomia Incisão através da fáscia
Miosite Inflamação do músculo

Tendinite Inflamação do tendão
Periostite Inflamação do periósteo

TABELA 10.4.1 Músculos afetados por lesão aos nervos fibulares superficial e profundo

Músculo	Nervo	Ação(ões) comprometida(s)
Compartimento lateral		
Fibular longo	Fibular superficial	Flexão plantar e eversão
Fibular curto	Fibular superficial	Flexão plantar e eversão
Compartimento anterior		
Tibial anterior	Fibular profundo	Dorsiflexão e inversão
Extensor longo do hálux	Fibular profundo	Dorsiflexão e inversão do hálux
Extensor longo dos dedos	Fibular profundo	Dorsiflexão e inversão do segundo dedo ao dedo mínimo
Fibular terceiro	Fibular profundo	Eversão

- Dorsiflexão e inversão fracas com o pé caído e marcha em passo alto (músculos do compartimento anterior)
- Eversão fraca (músculos do compartimento lateral)

Isso indica que a lesão é no nervo fibular comum ou em ambos os ramos. Indícios apresentados nesse caso indicariam que o nervo foi esmagado durante o acidente, porque as atividades sensoriais e motoras estão comprometidas, mas não perdidas. A fratura não deslocada reduz a chance de que fragmentos ósseos cortem o nervo (**Fig. 10.4.4**).

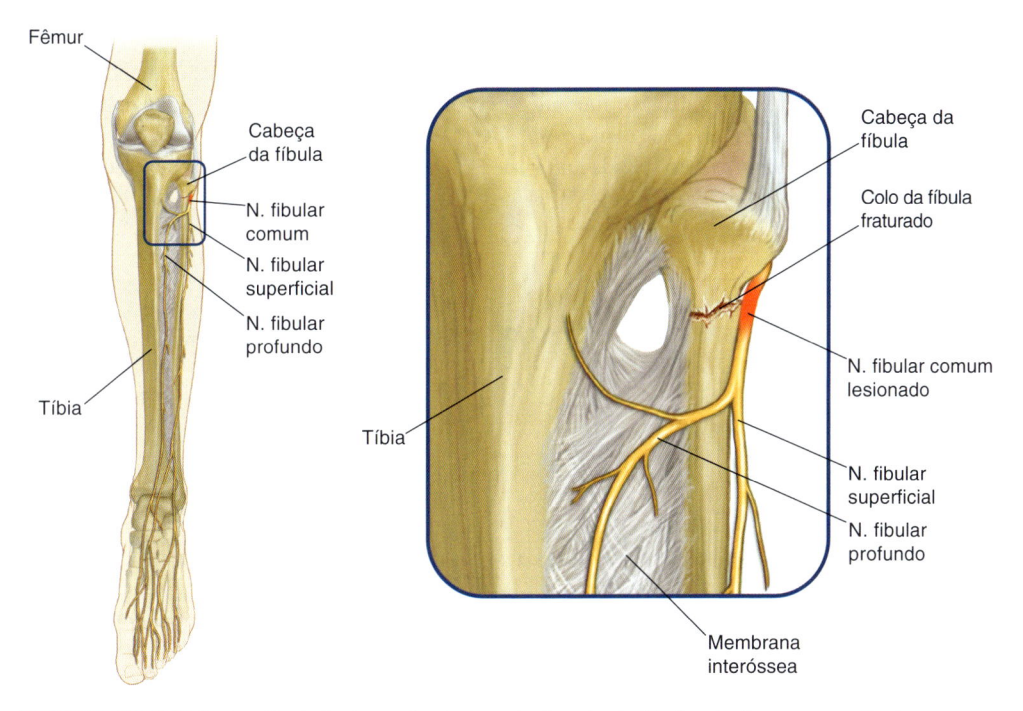

FIGURA 10.4.4 Ilustração de fratura não deslocada do colo da fíbula e lesão ao nervo fibular comum.

Notas clínicas

- Fraturas isoladas da fíbula decorrentes de trauma não são comuns. Mais frequentemente, ocorre também dano aos ligamentos da articulação do joelho, a outros tecidos moles e à tíbia.
- Pé caído é produzido quando o equilíbrio entre os dorsiflexores e os flexores plantares é perdido. Nesse cenário, os dorsiflexores são comprometidos e os flexores plantares poderosos e sem oposição dominam a tração do pé na flexão plantar. Para compensar o pé caído durante a locomoção, os pacientes adotam a marcha com passos altos: flexão da articulação do quadril em extensão maior no lado afetado, para que o pé saia do solo durante a fase de oscilação do ciclo da marcha.

DIAGNÓSTICO

A apresentação do paciente, a história médica, o exame físico e os estudos diagnósticos por imagem confirmam um diagnóstico de **traumatismo ao nervo fibular comum**.

Traumatismo ao nervo fibular comum

A posição subcutânea do nervo fibular comum, no colo da fíbula, o torna vulnerável durante traumatismo nessa região. Acidentes como o de um pedestre atingido por um carro (batida aproximadamente no nível do joelho) é consistente com a lesão ao nervo fibular comum ou a ambos os ramos terminais:

- Pé caído, fraqueza nos músculos da eversão e áreas de perda sensorial

Síndrome aguda do compartimento anterior

Os conteúdos do compartimento anterior da perna são firmemente mantidos no lugar pelo corpo da tíbia, fáscia da perna e membrana interóssea. O acúmulo de líquido (edema, hemorragia) no compartimento anterior fechado rapidamente leva à condição na qual a pressão do compartimento excede a pressão arterial, limitando a perfusão vascular dos tecidos. A síndrome aguda do compartimento anterior é uma emergência médica. O aumento progressivo da pressão no compartimento anterior decorrente de tumefação muscular, edema e/ou hemorragia comprometem o suprimento vascular, levando à isquemia e, potencialmente, à necrose. A síndrome aguda do compartimento anterior pode ser descartada desde que:

- Sinais visíveis de tumefação e palidez sobre o compartimento anterior da perna estejam ausentes.
- O paciente não se queixa de dor durante os movimentos do pé.

Edema Tumefação da pele decorrente de acúmulo anormal de líquido na tela subcutânea

Hemorragia Evasão de sangue dos vasos:
- Petéquia: < 2 mm de diâmetro
- Equimose (contusão): > 2 mm
- Púrpura: grupo de petéquias ou equimoses
- Hematoma: hemorragia resultante da elevação da pele ou da túnica mucosa

CASO 10.5 Síndrome do compartimento anterior

Apresentação da paciente
Uma mulher de 24 anos de idade se apresenta no serviço de emergência 18 horas após ser liberada do hospital para tratamento de uma fratura na tíbia.

Achados clínicos relevantes
História
A paciente foi diagnosticada com fratura na parte média do corpo da tíbia, provocada durante um acidente de esqui alpino. Após redução fechada na fratura, foi engessada e liberada do hospital na manhã seguinte. Deram-lhe uma receita para aliviar a dor, mas ela relata que a dor aumentou a ponto de agora estar pior do que com a lesão original.

Ela também afirma que o gesso ficou cada vez mais apertado a ponto de provocar desconforto.

Exame físico
Os seguintes achados foram observados no exame físico, *após a remoção do gesso*:
- Dor intensa provocada durante a dorsiflexão e a flexão plantar.
- Pulso fraco na artéria dorsal do pé esquerdo.
- Protuberância visível dos músculos do compartimento anterior da perna.
- Pele sobre o compartimento anterior da perna está tensa, brilhante e apresenta palidez.
- Hipestesia ao longo dos lados adjacentes do hálux e segundo dedo.

Testes laboratoriais

Teste	Valor	Valor de referência
Teste de pressão do compartimento	33	< 10 mmHg
Creatinofosfoquinase sérica	2,1	0,5-0,9 mg/mL

Nota clínica
Creatinofosfoquinase (CK) é uma enzima encontrada basicamente nas células musculares e encefálicas. CK sérica elevada pode refletir morte ou lesão à célula muscular.

Problemas clínicos a considerar
- Síndrome aguda do compartimento anterior
- Trombose venosa profunda
- Fascite necrosante

OBJETIVOS DE APRENDIZAGEM
1. Descrever a anatomia dos compartimentos miofasciais da perna.
2. Explicar a base anatômica para os sinais e sintomas associados com esse caso.

ANATOMIA PERTINENTE
Compartimentos miofasciais da perna
A **fáscia da perna** é uma lâmina de revestimento espessa que se funde com o periósteo da margem anterior subcutânea da tíbia. Lateralmente, as partes anterior e posterior do **septo intermuscular** se estendem entre a fáscia da perna e a fíbula. Os três compartimentos miofasciais – anterior, lateral e posterior – são formados pelas combinações dos septos intermusculares, pela fusão da fáscia da perna e periósteo da tíbia e pela membrana interóssea (**Fig. 10.5.1**).

Palidez Pele pálida

Compartimento anterior da perna

As margens do compartimento anterior são indicadas na **Tabela 10.5.1**.

As margens são inelásticas e há pouca gordura e tecido conectivo frouxo nesse compartimento. Portanto, os conteúdos são firmemente acondicionados e há pouco espaço para expansão.

Quatro músculos extrínsecos do pé estão no compartimento anterior (**Fig. 10.5.1**). De medial para lateral eles são:

1. Tibial anterior
2. Extensor longo do hálux
3. Extensor longo dos dedos
4. Fibular terceiro

O suprimento sanguíneo para esse compartimento é fornecido pela **artéria tibial anterior** (**Fig. 10.5.1**). Essa artéria entra no compartimento com as veias acompanhantes por meio de uma abertura na extremidade proximal da membrana interóssea e segue em direção ao pé, na face anterior da membrana.

No tarso, os nomes desses vasos mudam para artéria e veia dorsais do pé.

TABELA 10.5.1 Limites do compartimento anterior da perna

Limite	Estrutura
Anterior	Fáscia da perna
Posterior	Membrana interóssea
Medial	Tíbia
Lateral	Parte anterior do septo intermuscular

A inervação para estruturas nesse compartimento é fornecida pelo **nervo fibular profundo** (**Fig. 10.5.1**). Esse ramo terminal do nervo fibular comum entra no compartimento proximalmente, perfurando a parte anterior do septo intermuscular. O nervo se une à artéria tibial anterior no seu trajeto para o pé. Os tendões dos músculos e o feixe/fascículo neurovascular cruzam o tarso profundo ao retináculo dos músculos extensores.

RACIOCÍNIO CLÍNICO

A paciente apresenta sinais e sintomas indicativos de uma condição clínica de dor intensa na perna secundária a uma fratura da tíbia.

Compartimento anterior
1. M. tibial anterior
2. N. fibular profundo e vasos tibiais anteriores
3. M. extensor longo do hálux
4. M. extensor longo dos dedos

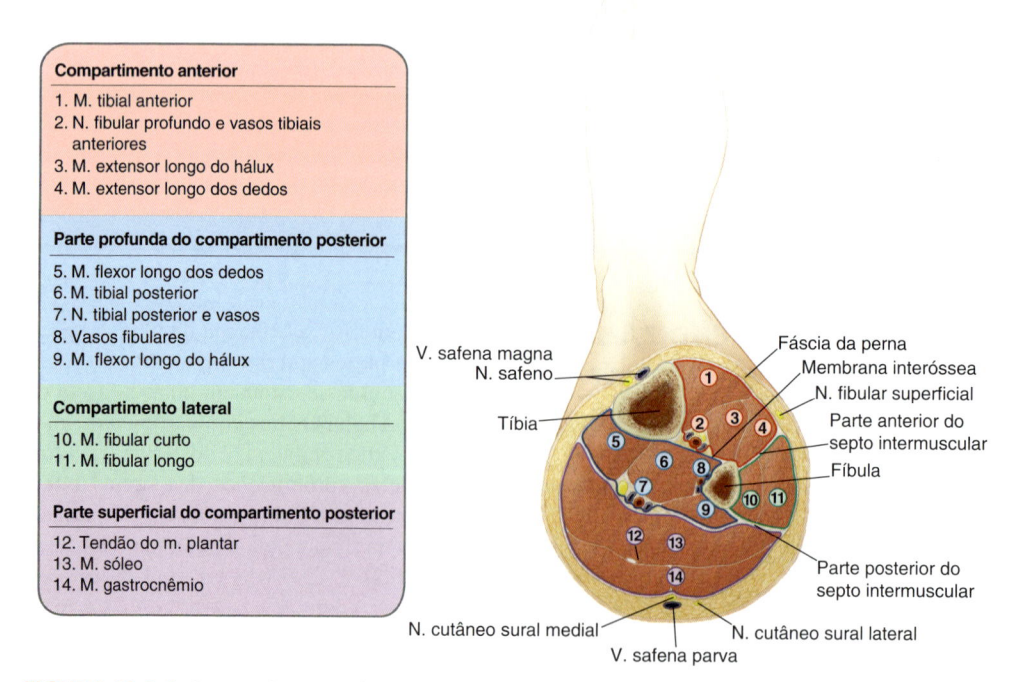

Parte profunda do compartimento posterior
5. M. flexor longo dos dedos
6. M. tibial posterior
7. N. tibial posterior e vasos
8. Vasos fibulares
9. M. flexor longo do hálux

Compartimento lateral
10. M. fibular curto
11. M. fibular longo

Parte superficial do compartimento posterior
12. Tendão do m. plantar
13. M. sóleo
14. M. gastrocnêmio

FIGURA 10.5.1 Compartimentos da perna e seus conteúdos.

Síndrome aguda do compartimento anterior

Esta emergência médica está mais frequentemente associada com traumatismo às estruturas associadas com o compartimento anterior da perna. A condição se desenvolve quando a pressão tecidual (intercelular) é maior do que a pressão arterial.

Sinais e sintomas
Déficit sensorial
- Dor crescente que pode exceder à dor da lesão original
- Dor intensa durante a dorsiflexão e a flexão plantar
- Perda da discriminação de dois pontos na pele dos lados adjacentes do hálux e do segundo dedo

Outros déficits
- Palidez da pele
- Pressão no compartimento > 30 mm Hg
- Provas laboratoriais de rabdomiólise

Fatores predisponentes
- Fratura da tíbia
- Cirurgia na perna
- Gesso aplicado muito apertado
- Pressão intensa durante longos períodos (p. ex., perna presa nas ferragens após um acidente)

Quando a pressão tecidual em um compartimento miofascial excede à pressão de perfusão arterial, os vasos sanguíneos na área da hipertensão são comprimidos e não levam nutrientes e oxigênios suficientes/adequados. A isquemia resultante dispara os receptores de dor. Com a pressão tecidual elevada por muito tempo, as células musculares podem sofrer rabdomiólise (i.e., resultam em níveis elevados de creatinina cinase sérica).

    Essa paciente sofreu uma fratura na tíbia que foi ajustada e engessada. As fraturas normalmente resultam em certo grau de hemorragia, decorrente da própria fratura ou da laceração de músculos adjacentes. Do mesmo modo, traumatismo também normalmente resulta em edema. Qualquer acúmulo de líquido em um compartimento restrito e fechado, como o compartimento anterior da perna, leva a um aumento na pressão tecidual. O gesso exacerba a condição.

Notas clínicas

- Síndrome aguda do compartimento anterior é uma emergência médica e requer fasciotomia imediata para aliviar o aumento na pressão tecidual.
- O restabelecimento súbito do suprimento sanguíneo para uma área que foi comprometida por um período de tempo frequentemente resulta no desenvolvimento da síndrome do compartimento.
- A perda sensorial normalmente precede a perda motora: dano ao nervo normalmente ocorre dentro de 6 horas do aumento na pressão no compartimento anterior.
- É importante distinguir síndrome aguda do compartimento anterior de síndrome crônica do compartimento anterior. A síndrome crônica do compartimento anterior raramente é uma emergência médica e é provocada mais frequentemente pelo uso excessivo do músculo. Os sintomas (principalmente dor) tendem a desaparecer quando a atividade é reduzida ou suspensa. A forma crônica da síndrome é frequentemente evitável por meio de modificações no calçado, superfície de corrida e intensidade do treinamento.

Trombose venosa profunda

Nesta condição, coágulos sanguíneos se formam nas veias das extremidades, mais frequentemente no membro inferior. As veias são divididas em grupos superficial (subcutâneo) e profundo. Os dois grupos se comunicam via veias perfurantes que possuem válvulas para direcionar o sangue de superficial para profundo. Qualquer um dos grupos desenvolve trombose e as válvulas das veias perfurantes normalmente impedem

---

Rabdomiólise Doença potencialmente fatal na qual ocorre rápida destruição das células do músculo esquelético. Creatinina cinase sérica elevada é indicativo de deterioração das células musculares. A mioglobina está no sangue e na urina e pode levar à insuficiência orgânica.

Trombo Massa fixa de plaquetas e/ou fibrina (coágulo) que oclui parcial ou totalmente um vaso sanguíneo ou câmara do coração. Embolia é um coágulo móvel no sistema circulatório

que os coágulos nas veias superficiais cheguem às veias profundas.

O sangue nas veias profundas do membro inferior flui basicamente em virtude da contração dos músculos esqueléticos adjacentes, que "ordenha" o sangue venoso ao longo dos vasos. Períodos prolongados de inatividade do membro inferior provocam a estagnação do sangue nas veias profundas e aumentam o potencial para a formação de trombo. A presença de trombose não é, por si só, uma emergência médica.

Nota clínica

O perigo de uma trombose venosa profunda é se tornar um êmbolo. Um êmbolo pode entrar no lado direito do coração e, de lá, seguir para os pulmões, onde fica alojado em ramos da artéria pulmonar (embolia pulmonar). Por essa razão, tromboses venosas profundas são tratadas agressivamente.

Sinais e sintomas
Déficits sensoriais
- Áreas focais de dor na perna e/ou no pé

Outros déficits
- Eritema
- Pele mais quente do que o normal
- Edema

Fatores predisponentes
- Períodos longos de inatividade (p. ex., hospitalização, imobilidade após cirurgia e viagens de longa distância)
- Trauma (com ou sem cirurgia; com ou sem gesso)
- Fratura

Na trombose venosa profunda, um coágulo reduz a drenagem sanguínea de uma região, nesse caso o compartimento anterior da perna. O acúmulo de sangue provoca tumefação na região afetada e vermelhidão na pele sobre a área (**Fig. 10.5.2**). Uma vez que as veias se interconectam extensa e aleatoriamente, existe normalmente fluxo colateral suficiente para permitir alguma drenagem da área afetada.

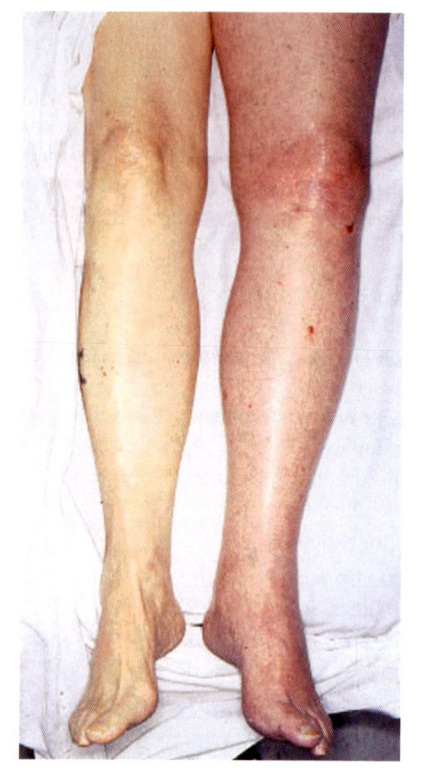

FIGURA 10.5.2 Paciente com trombose venosa profunda no membro inferior esquerdo, mostrando edema e eritema.

Fonte: Fig. 12-34 em *The Atlas of Emergency Medicine*, 3e.

Nota clínica

Após cirurgia do quadril, até 50% dos pacientes desenvolvem trombose venosa profunda.

Fascite necrosante
Infecção bacteriana de difusão rápida que tende a acompanhar os planos fasciais e provoca necrose tecidual.

Embolia Coágulo móvel no sistema circulatório, frequentemente derivado de um trombo, que é obstrutivo

Eritematoso Pele avermelhada

Edema Tumefação na pele decorrente de acúmulo anormal de líquido na tela subcutânea

Notas clínicas

- Agentes infectantes difundem-se a até 3 cm/h
- Fascite necrosante é algumas vezes chamada de "gangrena hospitalar", uma vez que o paciente pode desenvolver infecção enquanto hospitalizado. A mídia e o público leigo normalmente se referem a essa infecção como "doença devoradora de carne".

Sinais e sintomas

Déficit sensorial
- Dor intensa nas áreas da infecção

Outros déficits
- Eritema
- Bolhas
- Ulcerações cutâneas
- Febre e calafrios
- Colorações de Gram positivas

Fatores predisponentes

- Traumatismo
- Cirurgia
- Diabetes
- Imunossupressão (diabetes, hepatopatia, quimioterapia)
- Fratura
- Contaminação bacteriana da pele por cortes ou abrasões

Essa condição é muitas vezes provocada por diversas bactérias (polimicrobiana) que atuam sinergisticamente. A infecção inicial é frequentemente provocada quando um ferimento cirúrgico ou traumático é exposto a condições não estéreis (p. ex., sujeira, falha em seguir as precauções universais e higiene pessoal deficiente). Indivíduos imunossuprimidos podem contrair a doença ao ingerirem alimentos contaminados, especialmente mariscos crus.

A necrose é provocada pelas toxinas produzidas por bactérias. As toxinas reduzem ou impedem uma resposta imune, provocam hipóxia tecidual, dissolvem tecidos específicos ou alguma combinação desses (**Fig. 10.5.3**).

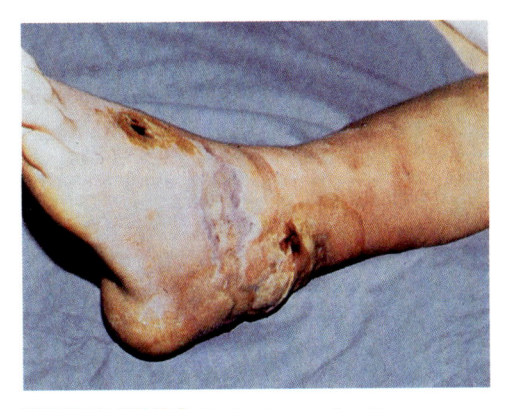

FIGURA 10.5.3 Paciente com fascite necrosante no pé e na perna esquerdos.
Fonte: Fig. 55-3 em *Principles of Critical Care*, 3e.

Notas clínicas

Essa doença é frequentemente difícil de tratar, visto que a progressão é rápida e o(s) agente(s) causador(es) pode(m) ser resistente(s) a antibióticos. Em alguns casos, a difusão é tão rápida que a amputação é o tratamento de escolha.

DIAGNÓSTICO

A apresentação da paciente, a história médica, o exame físico e os testes laboratoriais confirmam um diagnóstico de **síndrome aguda do compartimento anterior**, secundária a uma fratura traumática da tíbia.

Síndrome aguda do compartimento anterior

Os conteúdos do compartimento anterior da perna são firmemente mantidos no lugar pelo corpo da tíbia, fáscia da perna e membrana interóssea. O acúmulo de líquido (edema, hemorragia) no compartimento anterior fechado rapidamente leva à condição na qual a pressão do compartimento excede a pressão arterial, limitando a perfusão vascular dos tecidos. A síndrome aguda do compartimento anterior é uma emergência médica. O aumento progressivo da pressão no compartimento anterior decorrente de tumefação muscular, edema e/ou hemorragia compro-

---

Necrose Morte patológica de células, tecidos ou órgãos
Bolha Vesícula (p. ex., na superfície da pele ou pulmão); > 1 cm
Úlcera Lesão na pele ou túnica mucosa

metem o suprimento vascular, levando à isquemia e, potencialmente, à necrose.

Essa paciente apresenta diversos sinais e sintomas que indicam comprometimento dos tecidos do compartimento anterior da perna:

- Palidez cutânea na parte anterior da perna
- Dor intensa com o movimento do pé
- Área específica de perda sensorial
- Aumento na pressão intracompartimento
- Creatinina cinase sérica aumentada

Trombose venosa profunda

Coágulos sanguíneos (trombos) podem se formar nas veias superficiais ou profundas. Os trombos são normalmente associados com as veias profundas. Normalmente se formam em decorrência de períodos de inatividade, visto que o mecanismo básico para o movimento sanguíneo nesses vasos é decorrente de pressão aplicada pelos músculos adjacentes à medida que se contraem. Por si só, esses coágulos não são uma emergência médica. No entanto, um trombo pode ser desalojado e seguir como uma embolia pelo coração e alojar-se na rede vascular do pulmão.

Trombose venosa profunda é descartada porque:

- A dor da paciente não está relacionada com qualquer movimento específico
- Não houve perda sensorial específica
- O membro é caracteristicamente eritematoso

Fascite necrosante

A infecção bacteriana segue ao longo dos planos fasciais e frequentemente inclui múltiplas bactérias atuando sinergisticamente. A necrose tecidual resulta das toxinas liberadas pelas bactérias.

Essa paciente não tem fascite necrosante em virtude da:

- Ausência de sintomas sistêmicos (febre e calafrios) decorrentes de infecção bacteriana
- Ausência de bolhas
- Ausência de ulcerações

Eritematoso Pele avermelhada
Hemorragia Evasão de sangue dos vasos:
- Petéquia: < 2 mm de diâmetro
- Equimose (contusão): > 2 mm
- Púrpura: grupo de petéquias ou equimoses
- Hematoma: hemorragia resultante da elevação da pele ou da túnica mucosa

CASO 10.6 | Fratura do tarso

Apresentação da paciente

Uma jogadora de voleibol de 17 anos de idade, do ensino médio, se apresenta no serviço de emergência com tumefação e dor intensa no tarso. Ela chega com o pé e o tornozelo enrolados em gelo.

Achados clínicos relevantes

História

A paciente relata que durante uma partida de voleibol pulou para bloquear uma atacante adversária e aterrissou no pé da adversária, "torcendo" o tornozelo. Nas duas horas desde a lesão, o tarso inchou cada vez mais e ficou preto.

Exame físico

Os seguintes achados foram observados no exame físico:

- Edema considerável de toda a região tarsal
- Hematoma grande na face lateral do tarso
- Dor intensa no tarso, independente da posição do pé
- Dor exacerbada com pressão sobre o maléolo lateral
- Teste da gaveta anterior positivo do tarso

Estudos diagnósticos por imagem

- Radiografias anterior e lateral revelaram fratura da articulação talocrural.

Nota clínica

O **teste da gaveta anterior para o tarso** é usado para avaliar o ligamento talofibular anterior. Uma das mãos do examinador sustenta a perna do paciente, enquanto a outra mão balança o tarso. Se o ligamento não estiver intacto, tracionar o tarso no eixo longo do pé durante leve flexão plantar provoca translação do tálus sobre a tíbia, permitindo um teste positivo.

Problemas clínicos a considerar

- Entorse do tarso
- Fratura por avulsão do maléolo lateral
- Rompimento do tendão do calcâneo (tendão de Aquiles)

OBJETIVOS DE APRENDIZAGEM

1. Descrever a estrutura e as relações da articulação talocrural.
2. Descrever os movimentos que ocorrem na articulação talocrural e nos músculos incluídos.
3. Explicar a base anatômica para os sinais e sintomas associados com esse caso.

Edema Tumefação da pele decorrente de acúmulo anormal de líquido na tela subcutânea

Hematoma Extravasamento localizado de sangue, normalmente coagulado

ANATOMIA PERTINENTE

Articulação talocrural

O tarso, ou articulação talocrural, é formado pela articulação do tálus com a parte distal da tíbia e fíbula. É uma articulação sinovial em dobradiça (gínglimo) uniaxial. Como tal, a dorsiflexão e a flexão plantar são dois movimentos possíveis. Por outro lado, a inversão e a eversão não participam da articulação talocrural. Esses movimentos do pé ocorrem nas articulações intertarsais, principalmente nas articulações talocalcâneas.

Avulsão Separação forçada de uma parte

TABELA 10.6.1 Relações dos tendões, artérias e nervos com o tarso

Face da articulação talocrural	Estruturas cruzando a articulação do joelho	Notas
Anterior	• Tendão do tibial anterior • Tendão do extensor longo do hálux • Tendão do extensor longo dos dedos • Tendão do fibular terceiro • Artéria tibial anterior • Nervo fibular profundo	Estas estruturas entram no dorso do pé
Posteromedial	• Tendão do tibial posterior • Tendão do flexor longo do hálux • Tendão do flexor longo dos dedos • Artéria tibial posterior • Nervo tibial	Estas estruturas entram na planta do pé
Posterolateral	• Tendão do fibular longo • Tendão do fibular curto	Estas estruturas entram na planta do pé
Posterior	• Tendão do calcâneo (tendão de Aquiles) • Tendão do plantar	Estas estruturas se inserem no calcâneo

O maléolo medial da tíbia e o maléolo lateral da fíbula formam um encaixe, ou um soquete profundo, no qual a tróclea do tálus está firmemente inserida.

- A tíbia se articula com o tálus em dois pontos: (1) o maléolo medial se articula com a face medial do tálus e (2) a face inferior da extremidade distal repousa na face superior cupuliforme da tróclea.
- O maléolo lateral da fíbula se articula com a face lateral do tálus.

Ligamentos fortes tracionam as extremidades distais da tíbia e fíbula simultaneamente, formando uma fixação firme na tróclea do tálus. A tróclea possui sua maior dimensão transversal anteriormente e a menor extensão posteriormente. Assim, o tarso fica mais estável no dorsiflexão, quando a parte anterior (mais extensa) da tróclea está entre os maléolos. Por outro lado, o tarso fica menos estável na flexão plantar, quando a tróclea está mais frouxamente ajustada no encaixe.

Estruturas que cruzam a articulação talocrural

Muitos músculos, vasos e nervos dos compartimentos anterior, lateral e posterior da perna cruzam o tarso para entrar no pé (**Tabela 10.6.1**).

Com exceção dos tendões do calcâneo (tendão de Aquiles) e do músculo plantar, todas as estruturas listadas nessa tabela passam profundas aos retináculos, à medida que cruzam o tarso.

Ligamentos da articulação talocrural

Uma série de ligamentos fortes une os ossos da articulação talocrural (**Fig. 10.6.1**). Esses podem ser divididos em três grupos (**Tabela 10.6.2**):

1. Aqueles que unem a fíbula e a tíbia.
2. Aqueles que fixam o maléolo medial aos ossos tarsais.
3. Aqueles que fixam o maléolo lateral aos ossos tarsais.

Como na maioria das articulações sinoviais principais, muitos desses ligamentos se fundem com a face externa da cápsula fibrosa para reforçá-la.

Notas clínicas

- A maioria das lesões na articulação talocrural ocorre quando o pé está em flexão plantar, visto que essa é a posição menos estável do tarso.
- A eversão e a inversão forçadas exercem estresse/tensão nos ligamentos da articulação talocrural e podem provocar fraturas nos maléolos ou no tálus.

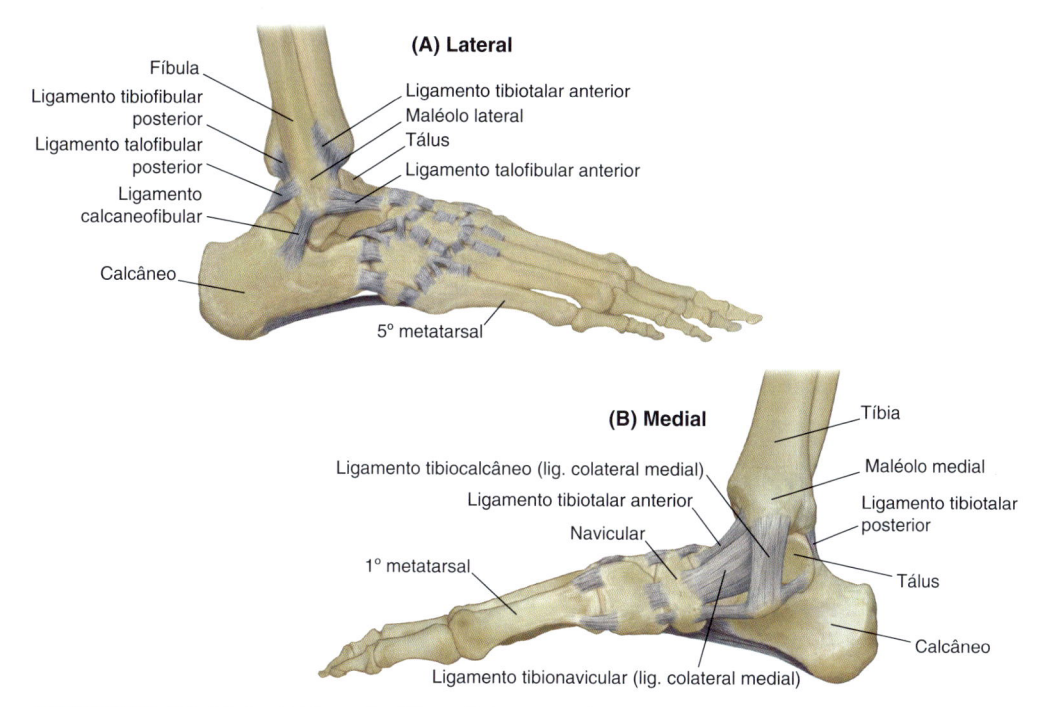

FIGURA 10.6.1 Visões (**A**) lateral e (**B**) medial mostrando os ligamentos da articulação talocrural.

RACIOCÍNIO CLÍNICO
Essa paciente apresenta sinais e sintomas indicativos de uma condição clínica de dor intensa no tarso após inversão forçada.

Entorse do tarso
Situação na qual os ligamentos do tarso foram estirados em excesso, mas não se romperam completamente. Entorses variam de branda a grave. Com entorses graves, a dor pode ser tão intensa que caminhar não é possível e o tarso frequentemente apresenta sinais de instabilidade. A maioria das entorses do tarso é provocada pela inversão forçada do pé durante a flexão plantar do tarso. Caminhar em superfícies irregulares pode provocar giro/torção para dentro (inversão), exercendo aumento de estresse/pressão nos ligamentos laterais do tarso.

Sinais e sintomas
Déficit sensorial
- Dor no tarso

Outros déficits
- Tumefação
- Contusão
- Instabilidade do tarso em casos graves

Fatores predisponentes
- Participante em atividades que requerem salto (p. ex., basquetebol, voleibol)

Distinguir entorses de fraturas requer uma avaliação completa da amplitude de movimento do tarso. Exceto em casos de entorse branda, imagem radiográfica também é necessária.

Notas clínicas
- Entorses do tarso representam 30-40% das lesões esportivas. Lesão no tarso ocorre em até 80% dos jogadores de basquetebol e voleibol. Conforme o atleta retorna ao solo, no final de um salto, o tornozelo está em flexão plantar para permitir que a parte dianteira do pé tenha contato inicial. Nessa posição, a articulação talocrural é a menos estável.

Entorse Estiramento excessivo de um ligamento; pode incluir laceração parcial

TABELA 10.6.2 Ligamentos da articulação talocrural

Fixações	Ligamentos	Notas
Extremidades distais da fíbula e tíbia com a tróclea do tálus	▪ Ligamento interósseo ▪ Ligamento tibiofibular anterior ▪ Ligamento tibiofibular posterior	O ligamento interósseo é a parte inferior da membrana interóssea
Maléolo medial (tíbia) com os ossos tarsais	▪ Ligamento tibionavicular ▪ Ligamento tibiocalcâneo ▪ Ligamento tibiotalar anterior ▪ Ligamento tibiotalar posterior	Coletivamente, estes ligamentos são chamados de **ligamento deltóideo**.
Maléolo lateral (fíbula) com os ossos tarsais	▪ Ligamento calcaneofibular ▪ Ligamento talofibular anterior ▪ Ligamento talofibular posterior	

▪ Caminhar em superfícies irregulares na flexão plantar normalmente provoca a inversão do pé, colocando o peso do corpo no pé mal posicionado. Isso aumenta o estresse nos ligamentos laterais do tarso.

Fratura por avulsão do maléolo lateral

Os ligamentos que fixam a fíbula aos ossos tarsais são muito fortes e o tipo mais comum de fratura do maléolo lateral é o tipo avulsão. Nessas fraturas, parte da substância cortical é separada do maléolo; o ligamento permanece intacto com um fragmento de substância cortical separada na sua extremidade proximal (**Fig. 10.6.2**). O ligamento comprometido mais frequentemente nesse tipo de fratura é o **talofibular anterior**. O mecanismo para essa lesão é o mesmo de uma entorse do tarso, ou seja, inversão forçada do pé em flexão plantar (ver acima).

Sinais e sintomas
Déficit sensorial
▪ Dor na parte lateral do tarso

Outros déficits
▪ Tumefação
▪ Equimose
▪ Teste da gaveta anterior positivo

Fatores predisponentes
▪ Participante em atividades que requerem salto (p. ex., basquetebol, voleibol)

Equimose Hemorragia na pele (hematoma)

O diagnóstico de fratura do maléolo com base no exame físico pode ser difícil, em virtude da tumefação e do desconforto do paciente. Comprovação radiológica normalmente é exigida.

Notas clínicas

▪ **Fraturas unimaleolares** respondem por 70% das fraturas do tarso e a maioria dessas inclui o maléolo lateral.
▪ A fratura do maléolo lateral diminui a estabilidade do tálus e a inversão forçada pode provocar o deslocamento do tálus medialmente e também a fratura do maléolo medial. Essas **fraturas bimaleolares** são frequentemente chamadas de fraturas de Pott.

Rompimento do tendão do calcâneo (tendão de Aquiles)

O rompimento do tendão do calcâneo ocorre normalmente em indivíduos que participam de atividades esportivas de quadra ou campo. Costuma ocorrer quando o atleta inicia um salto ou emprega uma manifestação repentina de velocidade.

Esses movimentos requerem flexão plantar poderosa produzida pelos músculos gastrocnêmio e sóleo, usando uma combinação com o tendão do calcâneo.

Sinais e sintomas
Déficit sensorial
▪ Dor na região da sura

Outros déficits
▪ Tumefação na região sural
▪ Espaço no tendão do calcâneo de aproximadamente 5 cm proximal ao calcanhar

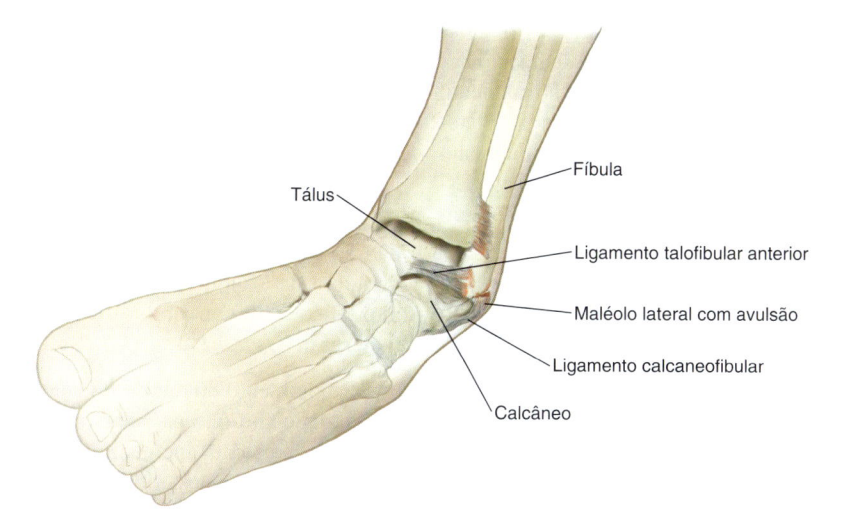

FIGURA 10.6.2 Fratura por avulsão do maléolo lateral.

- Bola espessa de tecido na parte média da sura, representando o músculo gastrocnêmio solto e contraído e os ventres do músculo sóleo
- Perda da flexão plantar normal em repouso (**Fig. 10.6.3**)

Fatores predisponentes
- Sexo e idade: homem na meia-idade
- Participante em atividades que requerem salto e corrida
- Treino deficiente ("atleta de fim de semana")

Notas clínicas
- Pacientes frequentemente descrevem um estalo do tipo "pop" na hora da lesão que soa como um disparo de rifle de pequeno calibre.
- O examinador não deve se enganar porque o paciente ainda é capaz realizar a flexão plantar do tarso e caminhar. Outros músculos intactos da parte posterior da perna (p. ex., tibial posterior) podem realizar essas ações. Um teste simples é segurar os ventres dos músculos da sura e apertá-los firmemente. Se o tendão estiver intacto, o tarso realiza a flexão plantar.

DIAGNÓSTICO

A apresentação da paciente, a história médica, o exame físico e os estudos diagnósticos por imagem confirmam um diagnóstico de **fratura por avulsão do maléolo lateral**.

Fratura por avulsão do maléolo lateral

Lesões do tarso ocorrem mais frequentemente durante atividades de "aterrissagem", nas quais o

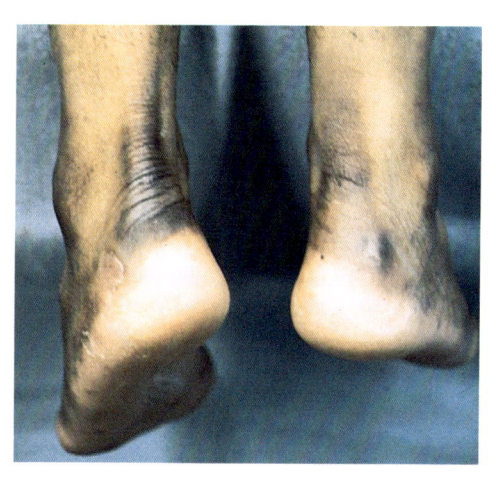

FIGURA 10.6.3 Paciente com ruptura do tendão do calcâneo (tendão de Aquiles) (observe a tumefação sobre o tendão direito), mostrando perda da flexão plantar normal em repouso.
Fonte: Fig. 11-76 em *The Atlas of Emergency Medicine,* 3e.

pé entra em contato com uma superfície irregular e o pé é invertido violentamente (movimento nas articulações subtalares). Isso exerce um aumento na pressão/tensão nos ligamentos da parte lateral do tarso e pode provocar entorse (estiramento excessivo), rompimento parcial ou completo. Esses ligamentos são muito fortes e, nas lesões graves, os ligamentos podem permanecer intactos e parte do maléolo lateral sofre avulsão.

A distinção entre fratura do maléolo e entorse do ligamento pode ser difícil durante o exame físico, em virtude do edema e da dor provocada ao manipular o pé.

- Como na maioria dos casos, a comprovação radiográfica distingue entre uma fratura do maléolo, fratura do tipo avulsão e entorse do tarso.

Rompimento do tendão do calcâneo (tendão de Aquiles)

O tendão do calcâneo é formado pela união dos tendões dos músculos gastrocnêmio e sóleo. Esses poderosos músculos erguem o calcanhar, via tendão do calcâneo, nos estágios iniciais da locomoção. O rompimento do tendão do calcâneo normalmente ocorre durante manobra de "impulsão" com participação de uma flexão plantar poderosa da articulação talocrural.

- Rompimento do tendão do calcâneo é descartado, porque os sinais e sintomas clínicos presentes incluem a parte lateral do tarso e a parte posterior da perna.

QUESTÕES DE REVISÃO

1. Um homem com 48 anos de idade deixou cair uma faca de cozinha que perfurou o sapato de lona e cortou a pele do dorso do pé, próximo do terceiro e quarto dedos. Ele não procurou assistência médica imediata, mas no dia seguinte percebeu dormência na área do corte. Um ramo de qual nervo mais provavelmente foi comprometido?

    A. Fibular profundo
    B. Plantar medial
    C. Safeno
    D. Fibular superficial
    E. Sural

2. Um jogador de futebol de 16 anos de idade "torceu" o tarso quando pisou no pé de outro jogador. O exame físico revela tumefação e dor na face lateral da articulação talocrural. Imagem clínica não revela fratura. O médico assistente diagnostica uma entorse por inversão. Qual ligamento está mais provavelmente comprometido?

    A. Calcaneofibular
    B. Deltoide
    C. Parte dorsal do ligamento talonavicular
    D. Plantar longo
    E. Calcaneonavicular plantar

3. Um jóquei de 45 anos de idade se apresenta na clínica de ortopedia com o joelho direito dolorido. Ele relata que a dor tornou-se progressivamente pior. Caminha com a perna perceptivelmente sem firmeza, puxando o membro direito. Um exame de TC revela aneurisma de artéria poplítea, comprimindo o nervo adjacente. Qual nervo está sendo comprimido?

    A. Fibular comum
    B. Obturatório
    C. Safeno
    D. Isquiático
    E. Tibial

4. Uma ciclista de 38 anos de idade foi atingida por um veículo e sofreu fratura cominutiva do terço proximal da tíbia esquerda. Durante a operação, o cirurgião percebe que um nervo, na face anterior da membrana interóssea, foi parcialmente cortado pelos fragmentos ósseos. Qual movimento estaria comprometido nessa paciente?

    A. Abdução do segundo ao quarto dedos
    B. Dorsiflexão
    C. Eversão
    D. Flexão do hálux
    E. Flexão do segundo dedo ao dedo mínimo

5. Um aprendiz de açougueiro, trabalhando na "mesa de desossa", lacera a pele sobre o trígono femoral, 3 cm abaixo do ligamento inguinal direito. Avaliação no serviço de emergência não revela dano aos vasos femorais ou ao nervo. Qual teste neurológico *não* é válido para o nervo femoral?
   A. Adução do quadril
   B. Extensão do joelho
   C. Reflexo do tendão patelar
   D. Sensação ao longo da margem medial do pé
   E. Sensação sobre a patela

6. Um soldador de 39 anos de idade é admitido no serviço de emergência após a nádega esquerda entrar em contato com um pedaço quente de metal. A avaliação mostra queimadura de terceiro grau, medindo aproximadamente 2 cm quadrados, próximo da margem inferior da nádega. As sensações de dor somática provenientes dessa lesão entram na medula espinal em:
   A. L4
   B. L5
   C. S1
   D. S2
   E. S3

7. Uma ambulância deixa uma mulher de 87 anos de idade na sala de emergência após uma chamada para emergência (190), porque tinha caído em casa e não conseguia se levantar. Imagem radiológica revela fratura da cabeça do fêmur. Qual artéria *não* fornece sangue para a cabeça do fêmur?
   A. Acetabular
   B. Circunflexa ilíaca profunda
   C. Circunflexa femoral medial
   D. Obturatória
   E. "Artérias retinaculares"

8. Um jovem de 17 anos de idade, jogador de futebol americano no ensino médio, é admitido no serviço de emergência se queixando de dor intensa no joelho direito. Ele atua na posição central e relata que um oponente trombou em suas coxas enquanto ele estava de pé no início de uma jogada. O "teste da gaveta" revela deslocamento posterior da tíbia em 1 cm sobre os côndilos do fêmur, em comparação com o joelho esquerdo. Esse sinal indica dano ao:
   A. Ligamento cruzado anterior
   B. Ligamento colateral fibular
   C. Ligamento colateral tibial
   D. Menisco medial
   E. Ligamento cruzado posterior

9. Um homem sedentário de 69 anos de idade começou recentemente a caminhar pela vizinhança. Ele relata que após caminhar aproximadamente dois quarteirões experimenta dor excruciante em ambas as regiões da sura. Ao sentar-se no meio-fio por uns minutos, a dor diminui, mas costuma retornar novamente quando começa a caminhar. Essa claudicação (dor) intermitente é decorrente de:
   A. Doença vascular arterial
   B. Trombose venosa profunda
   C. Atrofia por desuso dos músculos da sura
   D. Artrite reumatoide
   E. Veias varicosas

10. Uma criança com 19 meses examinada em uma clínica pediátrica apresenta andar "bamboleante". O médico informa aos pais que isso é chamado de coxa vara, decorrente de:
    A. Corpo do fêmur arqueado
    B. Pelve óssea do tipo ginecoide
    C. Redução na angulação do colo do fêmur
    D. Mau posicionamento do acetábulo no osso do quadril
    E. Músculos rotadores fracos do quadril

Apêndice 1

Lista de termos clínicos (referenciados por caso)

Termo	Definição	Caso(s)
Abscesso	Coleção de exsudato purulento (pus)	6.3
Acropaquia	Baqueteamento dos dedos das mãos e/ou pés provocado por edema e alterações periosteais	6.2
Adenite	Inflamação de um linfonodo ou linfonodos	6.3
Adenoidite	Inflamação das tonsilas faríngeas (adenoides)	6.3
Amaurose fugaz	Cegueira transitória (do grego *amauros* = escuro; e do latim *fugax* = passageiro/transitório)	6.4
Amenorreia	Ausência ou cessação anormal da menstruação (hemorragia periódica relacionada com o ciclo menstrual)	6.2
Analgesia	Ausência de sensibilidade dolorosa	8.1
Anemia	Redução dos eritrócitos, da hemoglobina ou do volume sanguíneo	4.5
Anestesia	Perda de sensação	7.2, 9.5
Aneurisma	Dilatação circunscrita de uma artéria em comunicação direta com o lúmen	7.6
Anexos	Estruturas acessórias de um órgão; usados normalmente com relação ao útero para se referir a tubas uterinas, ovários e ligamentos uterinos	3.4
Anidrose	Ausência de sudorese/suor	7.6
Anisocoria	Tamanho desigual das pupilas	7.6
Anosmia	Perda da sensação do olfato	7.2
Anquilose	Processo patológico que resulta em enrijecimento ou fixação articular	7.3
Arritmia	Batimento cardíaco irregular	2.2, 6.1
Artrite	Inflamação da articulação	7.3
Astenia	Fraqueza geral decorrente de debilidade	2.6
Atelectasia	Redução ou ausência de ar em todo, ou em parte, do pulmão (colapso pulmonar)	2.4, 2.6
Atrofia	Definhamento de tecidos, órgãos, partes do corpo ou de todo o corpo	9.4, 9.5
Aura	Sintoma que precede ataques epiléticos parciais ou enxaqueca	6.4
Ausculta	Método de diagnóstico, normalmente com estetoscópio, para escutar os sons do corpo (p. ex., sons cardíacos, respiratórios e gastrintestinais)	2.1, 2.2, 2.3, 2.6
Avulsão	Separação forçada de uma parte	10.6
Bacteriúria	Bactérias na urina	3.5
Bolha	Vesícula (p. ex., na superfície da pele ou pulmão); > 1 cm	10.5
Bradicardia	Diminuição da frequência cardíaca: < 55 bpm (frequência cardíaca normal do adulto: 55-100 bpm)	7.1
Bruxismo	Ranger ou apertar os dentes	7.3
Cálculo	Concreção anormal, em geral, de sais minerais	3.5

Termo	Definição	Caso(s)
Cardiomegalia	Aumento do coração	2.2
Cianose	Coloração azulada da pele ou das túnicas mucosas decorrente da oxigenação deficiente do sangue	6.3
Cistinúria	Secreção urinária elevada de cisteína, lisina, arginina e ornitina	3.5
Cistite	Inflamação da bexiga urinária	3.5, 4.4
Cisto	Saco anormal com revestimento membranoso contendo gás ou líquido	2.5
Claudicação	Dor muscular provocada por insuficiência vascular	7.3
Colecistite	Inflamação da vesícula biliar	3.3
Colelitíase	Cálculos biliares	3.3
Colestase	Obstrução dos ductos biliares	3.3
Comatoso	Inconsciência profunda	7.1
Contralateral	No lado oposto	7.4
Contusão	Lesão mecânica abaixo da pele que resulta em hemorragia subcutânea (i.e., escoriação)	5.1, 10.2
Crepitação	Ruído crepitante ouvido com doença pulmonar (também conhecido como estertor)	7.3
Culdocentese	Aspiração transvaginal de líquido da escavação retuterina (de Douglas); também conhecida como fundo de saco. O procedimento inclui a inserção de uma agulha pela parte posterior do fórnice da vagina para acessar a escavação retuterina	4.2
Curetagem	Remoção de material (p. ex., neoplasias) da parede de um corpo/cavidade de órgão ou superfície com cureta (instrumento em forma de colher)	4.3
Decúbito	Posição do paciente na cama; deitar-se	2.1
Defesa muscular	Espasmo muscular (especialmente da parede abdominal anterior) para minimizar o movimento no local, na lesão ou doença ou próximo destas (p. ex., inflamação associada com apendicite ou diverticulite). Pode ser detectada com palpação durante o exame físico	3.2, 3.4, 3.5, 4.2
Deglutição	Engolir, absorver, engolfar	6.2
Dermopatia	Doença da pele	6.2
Diaforese	Sudorese	6.2
Diplopia	Visão dupla	7.5, 7.6
Disartria	Distúrbio da fala	6.4
Disestesia	Dor	10.1, 10.2
Disfagia	Dificuldade de deglutição	2.6, 6.3
Disforia	Distúrbio de humor generalizado	6.2
Disgeusia	Alteração na sensação gustatória (paladar)	7.4
Dismenorreia	Menstruação difícil ou dolorosa	4.2
Dispareunia	Dor durante o ato sexual	3.4, 4.2, 4.3
Dispepsia	Indigestão	4.5
Displasia	Desenvolvimento tecidual anormal	4.3
Dispneia	Dificuldade de respirar; falta de ar	2.1, 2.2, 2.3, 2.4, 2.6, 3.6, 6.3, 8.2
Distocia	Parto difícil	9.3
Disúria	Dor durante a micção	3.4, 3.5, 4.2, 4.4, 5.2
Dor à palpação com descompressão súbita	Dor provocada durante exame abdominal quando examinador remove a pressão subitamente durante a palpação. Esse sinal clínico está associado com inflamação peritoneal (p. ex., peritonite, apendicite)	3.4, 3.5

Termo	Definição	Caso(s)
Edema	Tumefação da pele decorrente de acúmulo anormal de líquido na tela subcutânea	2.1, 2.2, 6.2, 6.3, 7.2, 7.5, 7.5, 10.4, 10.5, 10.6
Efusão/Derrame	Coleção anormal de líquido (p. ex., sangue, linfa, sinovial, pleural ou pericárdico)	2.3
Embolia	Coágulo móvel no sistema circulatório, frequentemente derivado de um trombo obstrutivo	10.5
Encarcerado	Aprisionado	5.1
Endometriose	É um transtorno no qual as células endometriais crescem fora do útero. É comumente doloroso e pode incluir os ovários, intestino ou bexiga; raramente se estende além da pelve	4.2
Enoftalmia	Recessão/recuo (afundamento) do bulbo do olho para dentro da órbita	7.5, 7.6
Entorse	Estiramento excessivo de um ligamento; pode incluir laceração parcial	9.1, 10.6
Epífora	Hiperfluxo de lágrimas na face, em decorrência da drenagem inadequada	7.4
Epistaxe	Hemorragia nasal	7.2
Equimose	Hemorragia na pele (hematoma)	7.2, 7.5, 7.6, 9.1
Eritematoso	Pele avermelhada	5.3, 5.4, 6.3, 10.5
Escoriação	Área de pele arranhada ou esfolada	5.4
Escotoma	Perda ou ausência da visão de uma área do campo visual	6.4
Esotropia	Desvio para dentro (mediano) de um olho em relação ao outro; forma de estrabismo (desalinhamento do olho)	7.5, 7.6
Espirometria	Teste da função pulmonar que mede o volume e a velocidade do fluxo de ar	2.2
Esplenomegalia	Baço aumentado	3.6
Espondilolistese	Condição na qual uma vértebra "desliza" para fora do alinhamento com vértebras adjacentes	8.2
Estase	Redução ou cessação (estagnação) do fluxo de um líquido corporal	7.2
Esteatorreia	Presença de excesso de gordura nas fezes	3.3, 6.1
Estenose	Estreitamento de um canal (p. ex., vaso sanguíneo e canal vertebral)	2.1, 2.2, 6.4
Estertor	Som crepitante ouvido com doença pulmonar	2.1, 2.2
Estrabismo	Desalinhamento dos olhos	7.5
Estrangulado	Constringido ou torcido para evitar o fluxo de ar ou de sangue	5.1
Estridor	Respiração ruidosa, geralmente sinal de via respiratória obstruída (especialmente comprometendo a traqueia ou a laringe)	6.3
Etiologia	Causa subjacente de uma doença ou condição	7.3
Exoftalmia	Protrusão do bulbo do olho (sinônimo: proptose)	6.2
Exotropia	Desvio para fora (lateral) de um olho em relação ao outro; forma de estrabismo (desalinhamento do olho)	7.5, 7.6
Exsudato	Liberação de líquido do tecido em virtude de inflamação ou lesão	7.2
Extravasamento	Escape de líquido corporal para tecidos adjacentes	5.1
Fasciotomia	Incisão através da fáscia	10.4
Febril	Temperatura corporal elevada, isto é, febre (temperatura corporal normal: 36-37,5°C	2.3, 2.4

Termo	Definição	Caso(s)
Fecalito	Cálculo fecal (fezes ressecadas)	3.4
Fibrilação	Contração rápida ou espasmo súbito das fibrilas dos músculos, mas não do músculo como um todo	2.1
Fístula	Passagem anormal entre duas superfícies epiteliais (p. ex., ânus e pele)	5.4
Flato	Gás ou ar no trato gastrintestinal que é expelido pelo ânus	4.4
Flictena (cisto pulmonar)	Pequena vesícula (bolha) (< 1 cm de diâmetro)	2.4
Flutuação	Indicação de pus em uma infecção bacteriana, na qual ocorre vermelhidão e induração (endurecimento) na pele infectada	5.3, 5.4
Fratura cominutiva	Fratura com três ou mais fragmentos	3.6, 7.2, 10.2
Fratura composta	Fratura na qual o fragmento ósseo penetra na pele ou túnica mucosa (sinônimo: fratura aberta)	7.2
Fratura simples	Fratura na qual a pele ou túnica mucosa permanece intacta (sinônimo: fratura fechada)	7.2
Gangrena	Necrose decorrente da perda de irrigação sanguínea	3.4, 4.5
Hematêmese	Vômito de sangue	3.2
Hematócrito	Teste sanguíneo que mensura o percentual dos eritrócitos no sangue total	3.6
Hematogênico	Disseminação via rede vascular	4.1, 4.5
Hematoma	Extravasamento localizado de sangue, normalmente coagulado	6.1, 6.4, 7.2, 10.3, 10.6
Hematoquezia	Fezes com sangue (vivo)	4.3, 4.5
Hematúria	Sangue na urina	3.5, 4.1, 4.4, 5.1, 5.2
Hemiparesia	Fraqueza unilateral	6.4, 7.4
Hemiplegia	Paralisia de um lado do corpo	7.4
Hemopericárdio	Sangue no líquido pericárdico dentro da cavidade do pericárdio	2.6
Hemoperitônio	Sangue no líquido peritoneal dentro da cavidade peritoneal	3.6, 4.2
Hemopneumotórax	Sangue e ar (gás) na cavidade pleural	3.6
Hemoptise	Sangue no escarro proveniente de hemorragia nas vias respiratórias	2.1, 2.6
Hemorragia	Evasão de sangue dos vasos: ▪ Petéquia: < 2 mm de diâmetro ▪ Equimose (contusão): > 2 mm ▪ Púrpura: um grupo de petéquias ou equimoses ▪ Hematoma: hemorragia resultante da elevação da pele ou túnica mucosa	3.6, 10.4
Hemotórax	Sangue na cavidade pleural	3.6, 6.1, 9.1
Hifema	Sangue na câmara anterior do olho	7.5, 7.6
Hiperacusia	Aumento na sensibilidade auditiva	7.4
Hiperbilirrubinemia	Aumento no nível de bilirrubina sérica	3.3
Hipercalciúria	Secreção urinária elevada de cálcio	3.5
Hipercolesterolemia	Nível elevado de colesterol sérico (nível de colesterol total > 200 mg/dL)	6.4, 7.4
Hiper-homocisteinemia	Homocistina sérica elevada	6.4
Hiperidrose	Sudorese excessiva	2.3, 2.4
Hiperlipidemia	Nível elevado de colesterol sérico e/ou triglicerídeos	7.4
Hiperplasia	Aumento no tamanho de um tecido ou órgão em virtude do aumento no número de células (antônimo: hipertrofia)	4.1, 5.2
Hiper-reflexia	Reflexo tendinoso profundo exagerado	6.2

Termo	Definição	Caso(s)
Hiper-ressonância	Exagero do som produzido pela transmissão das vibrações geradas por um órgão dentro da cavidade; frequentemente obtido por percussão	2.4
Hipertensão	Aumento anormal na pressão venosa e/ou arterial	2.1, 2.2, 6.4, 7.1, 7.4
Hipertonia do músculo	Aumento anormal no tônus muscular	5.3, 5.4
Hipertrofia	Aumento no tamanho de um tecido ou órgão decorrente do aumento no tamanho das células, i.e., sem aumentar o número de células (antônimo: hiperplasia)	5.4, 10.1
Hipertrofia muscular	Aumento no tamanho do músculo	5.4, 5.4
Hipertropia	Desvio para cima (superior) de um olho em relação ao outro; forma de estrabismo (desalinhamento do olho)	7.5, 7.6
Hipestesia	Sensação diminuída	7.5, 7.6, 9.3, 9.5
Hipoageusia	Diminuição ou ausência da sensação gustatória (paladar)	6.4
Hipoperfusão	Redução no fluxo sanguíneo em relação às demandas metabólicas de um órgão ou tecido	7.4
Hipotensão	Diminuição anormal na pressão arterial	3.6, 6.1
Hipotropia	Desvio para baixo (inferior) de um olho em relação ao outro; forma de estrabismo (desalinhamento do olho)	7.5, 7.6
Hipovolêmico	Relativo ao volume sanguíneo baixo ou inadequado	6.1
Iatrogênico	Provocado por tratamento médico ou cirúrgico	3.1
Icterícia	Coloração amarelada da pele, túnicas mucosas e/ou túnica conjuntiva	3.3
Idiopático	Condição que se origina espontaneamente ou cuja causa é obscura ou desconhecida	7.3, 8.2
Instável	Articulação com função ausente ou prejudicada	9.3
Intramural	No interior de um órgão ou vaso	6.4
Ipsilateral	No mesmo lado	7.4
Isquemia	Anemia local decorrente de obstrução vascular	2.3, 10.4
-ite	Sufixo usado quando nos referimos a uma doença inflamatória	4.5, 10.1
Lacerado	Roto, rasgado	5.1
Lacrimação	Secreção de líquido lacrimal (lágrima); algumas vezes refere-se ao excesso de secreção	7.4
Lagoftalmia	Incapacidade de fechar as pálpebras completamente	6.2
Libido	Desejo sexual (feminino ou masculino)	6.2
Linfadenite	Inflamação de um linfonodo ou linfonodos	3.1
Linfadenopatia	Doença dos linfonodos; usada como sinônimo para designar linfonodos aumentados ou tumefatos	6.2, 7.2
Linfatogênico	Disseminação via rede vascular linfática	2.6, 4.5
Macrossomia	Um recém-nascido com excesso de peso ao nascimento	9.3
Mal-estar	Sensação de fraqueza corporal geral ou desconforto, frequentemente marcando o início de uma enfermidade	7.3
Menarca	Idade do primeiro ciclo menstrual	2.5
Menopausa	Cessação dos ciclos menstruais	2.5
Midríase	Dilatação excessiva da pupila (em oposição à miose)	7.5, 7.6
Miose	Constrição pupilar excessiva (oposto de midríase)	6.4, 7.6, 9.3
Miosite	Inflamação do músculo	10.4

Termo	Definição	Caso(s)
Mixedema	Dermopatia associada com hipotireoidismo provocada pelo acúmulo de material mucoso subcutâneo. Pode ser pronunciado na face e na pele	6.2
Mixoma	Neoplasmas benignos derivados do tecido conectivo	2.1
Multípara	Mulher que deu à luz mais de uma vez	4.4
Necrose	Morte patológica de células, tecidos ou órgãos	2.3, 5.1, 10.2
Neoplasma	Aumento anormal do tumor tecidual pela proliferação de células	2.5
Neuralgia	Dor grave, pulsante ou pungente ao longo do trajeto ou distribuição de um nervo	5.2, 7.3
Neuropatia	Dano a um ou mais nervos resultando em comprometimento da função	9.4, 9.5
Nocicepção	Modalidade nervosa relacionada à dor	2.3, 2.4, 6.3
Noctúria	Micção excessiva à noite	4.1, 5.2
Nulípara	Mulher que nunca deu à luz	2.5, 4.4
Obstipação	Obstrução intestinal; constipação grave	4.5
Oclusão	Bloqueio (p. ex., de vaso sanguíneo e canal)	6.4
Oculto	Escondido	4.5
Odinofagia	Dor à deglutição	6.3, 7.2
Oftalmopatia	Doença do olho	6.2
Oftalmoplegia	Paralisia ou paresia em um ou mais músculos extraoculares	7.6
Oligomenorreia	Menstruação reduzida/escassa (hemorragia periódica relacionada com o ciclo menstrual)	6.2
Oligúria	Redução do débito urinário	4.3
Órtese	Correção dos membros ou da coluna vertebral usando suportes ou outros dispositivos semelhantes para alinhamento e apoio	8.2
Ortopneia	Dificuldade de respirar e falta de ar quando deitado	2.1, 2.2
-ose	Sufixo usado quando nos referimos a uma condição enferma ou anormal	4.5
Óstio	Abertura	2.2
Otalgia	Dor de ouvido	7.4
Palidez	Pele pálida	6.4, 10.4, 10.5
Palpação	Exame físico com a(s) mão(s) para avaliar órgãos, massas, infiltração, batimento cardíaco, pulso ou vibrações nas cavidades do corpo.	2.5, 3.4, 4.1, 4.2, 4.3, 4.5, 8.1
Palpitação	Pulsação irregular ou forçada do coração perceptível para o paciente	2.1, 2.2, 6.2
Paracentese	Punção de uma cavidade, geralmente usando agulha ou outro tubo oco para aspirar líquido	3.2
Paralisia	Perda da função muscular, especialmente relacionada ao movimento voluntário	7.4
Paralisia/entorpecimento	Paralisia (perda da função motora voluntária; pode ser provocada por doença ou lesão) ou paresia (paralisia parcial ou completa)	9.3, 9.4
Parenteral	Via diferente do trato gastrintestinal (p. ex., subcutânea, intramuscular e intravenosa) para introduzir alimento, medicamento ou outra substância no corpo (do grego *para* = em torno + *enteron* = intestino)	6.1
Paresia	Paralisia parcial ou incompleta	7.1, 7.6
Parestesia	Dormência e formigamento	7.4, 9.2, 9.4, 9.5, 10.1, 10.2

Termo	Definição	Caso(s)
Paridade	Condição de ter dado à luz	3.4
Paroxístico	Início súbito de sintoma ou doença	2.1
Patente	Aberto ou exposto	3.1
Patognomônico	Sintoma característico que aponta inequivocamente para uma doença específica	6.2, 7.2, 10.1, 10.2
Pediculado	Que apresenta pedículo/pedúnculo	2.1
Percutir/percussão	Procedimento diagnóstico no qual uma parte do corpo é golpeada suavemente com o dedo ou instrumento (percussor); usado para avaliar a densidade de um órgão ou estimular um nervo periférico	2.4, 9.5
Perfusão	Fornecimento de sangue pelo leito capilar para um órgão ou tecido	7.4
Periostite	Inflamação do periósteo	10.4
Peristalse	Ondas de contração alternada e relaxamento ao longo de um tubo muscular	3.2
Peritonite	Inflamação do peritônio	3.4
Pirexia	Febre	6.3
Piúria	Pus na urina	3.5, 4.4
-plegia	Sufixo significando paralisia	7.4
Pneumoperitônio	Ar ou gás na cavidade peritoneal	3.2
Pneumotórax	Ar ou gás na cavidade pleural	3.6, 6.1, 9.1
Pólipo	Massa de tecido que se projeta para fora da túnica mucosa. Pólipos fixados por um pedículo estreito são denominados pediculados	7.2
Poliúria	Excreção excessiva de urina	6.2
Posição de litotomia	Posição de decúbito dorsal com as nádegas na extremidade da mesa de cirurgia, quadris e joelhos fletidos, pés encaixados nas perneiras	4.3
Pós-menopausa	Período na vida da mulher após a menopausa	9.2
Pré-síncope	Sensação de desmaio ou de obnubilação (síncope é, na realidade, perda de consciência)	2.1, 6.1, 6.4
Prolapso	Queda ou saída de um órgão de sua posição	2.1
Proptose	Protrusão do olho (sinônimo de exoftalmia)	7.6
Prostatite	Inflamação da próstata	3.5
Proteinúria	Nível elevado de proteína na urina	3.5
Prurido	Coceira	5.3
Ptose	Queda da pálpebra	6.4, 7.4, 7.6
Purulento	Que contém, excreta ou produz pus	4.2, 5.3, 5.4, 7.2
Pus	Exsudato (líquido) viscoso produzido durante uma infecção ou em um sítio inflamatório; consiste em leucócitos e elementos de tecidos e células mortas	6.3
Quemose	Edema da túnica conjuntiva do bulbo do olho	7.6
Quilotórax	Acúmulo de linfa na cavidade pleural	6.1
Rabdomiólise	Doença potencialmente fatal na qual ocorre rápida destruição das células do músculo esquelético. Níveis elevados de creatinocinase sérica são indicativos de destruição das células musculares. Mioglobina está presente no sangue e na urina e pode levar à insuficiência/falência orgânica	10.5
Respiração ruidosa	Respiração trabalhosa que produz som sibilante e áspero	2.2, 2.4
Rinoscopia	Procedimento para inspecionar a cavidade nasal	7.2

6º espaço intercostal se situa na parede inferior (soalho).

2. **Resposta D.** A melhor posição para ouvir os sons produzidos pela **valva do tronco pulmonar** é a posição paraesternal, no 2º espaço intercostal esquerdo. Apenas o som da valva da aorta é auscultado no lado direito do tórax.

3. **Resposta C.** A cavidade do pericárdio é um **espaço potencial entre as lâminas parietal e visceral do pericárdio seroso.** Esse espaço normalmente contém apenas líquido suficiente para permitir que as membranas contrapostas deslizem livremente durante o movimento do coração. Aumentos acentuados no volume de líquido podem comprometer a função do coração.

4. **Resposta B.** A artéria coronária esquerda, relativamente curta, acaba originando os ramos interventricular anterior e circunflexo.

5. **Resposta A.** Um coração direito dominante significa que o **ramo interventricular posterior é derivado da artéria coronária direita.** Esse é o padrão mais comum (67% na população geral). Em um coração esquerdo dominante, o ramo interventricular posterior é derivado do ramo circunflexo, um ramo da artéria coronária esquerda.

6. **Resposta E.** Na mama, os neoplasmas malignos tendem a invadir os **septos de tecido conectivo da mama.** Esses septos se estendem entre a derme e os tecidos conectivos recobrindo a musculatura peitoral, dividindo a mama em lobos. A **invasão dos septos exerce tração sobre eles,** criando ondulações na pele sobrejacente. Neoplasmas benignos de mama normalmente não invadem os septos.

7. **Resposta C.** A **valva do tronco pulmonar** se localiza profundamente em relação ao corpo do esterno, no nível da terceira cartilagem costal. Esse seria o nível vertebral T6-T7.

8. **Resposta A.** A **parte ascendente da aorta** está dentro do saco pericárdico. O saco pericárdico e seus conteúdos estão no mediastino médio.

9. **Resposta A.** A parede do corpo e as extremidades não contêm componentes **parassimpáticos** da divisão autônoma do sistema nervoso.

10. **Resposta B.** Os dois terços do coração se situam à esquerda da linha mediana. Para acomodar o coração, a **pleura parietal, no lado esquerdo,** começa seu desvio da linha mediana no 4º espaço intercostal.

11. **Resposta E.** Três estruturas principais ocupam a concavidade do arco da aorta: brônquio principal esquerdo, ligamento arterial e **nervo laríngeo recorrente esquerdo.** A compressão do nervo por uma massa bronquial (ou aneurisma) pode manifestar-se como rouquidão em virtude da paralisia unilateral dos músculos laríngeos intrínsecos.

Capítulo 3: Abdome

1. **Resposta C.** A **artéria gástrica direita** irriga a parte direita da curvatura menor do estômago, incluindo a margem superior da parte pilórica do estômago. A artéria anastomosa-se com a artéria gástrica esquerda.

2. **Resposta A. Gordura pararrenal** se situa externa à fáscia renal e é mais óbvia posteriormente. Essa camada de gordura está em contato com os músculos da parede abdominal posterior. Em abordagem cirúrgica posterior ao rim, haveria contato primeiro com essa camada, seguida pela fáscia renal, gordura perirrenal e cápsula renal.

3. **Resposta E.** A **artéria esplênica** é normalmente o maior ramo do tronco celíaco, seguindo ao longo da face posterior do pâncreas. Com pancreatite crônica e erosão resultante da glândula, essa artéria pode ser comprometida.

4. **Resposta B.** Hérnias inguinais indiretas ocorrem quando o processo vaginal permanece patente após o nascimento. Estruturas abdominais (mais provavelmente o intestino delgado) podem passar para o processo vaginal no anel inguinal profundo, que está localizado **lateral aos vasos epigástricos inferiores.**

5. **Resposta D.** A **bolsa omental** é um divertículo do saco (peritoneal) maior que se situa posterior ao omento menor e ao estômago. A bolsa omental se comunica com o saco maior por meio do forame omental. O espaço retroperitoneal se situa posterior ao peritônio parietal e, portanto, não é parte da cavidade peritoneal.

6. **Resposta A.** A **artéria cólica esquerda** é um ramo da mesentérica inferior e irriga o colo descendente.

7. **Resposta A.** Aferentes viscerais associados com os receptores de dor, na parede do ducto cístico seguem ao longo dos **nervos (simpáti-**

cos) esplâncnicos maiores. Os corpos celulares aferentes associados com esses receptores estão localizados nos gânglios da raiz posterior T5-T9. Dor visceral proveniente do sistema biliar é sentida basicamente no quadrante superior direito e epigástrico, e referida ao longo dos dermátomos T5-T9.

8. **Resposta A.** O **ducto colédoco**, parte da tríade portal (veia porta do fígado, artéria hepática própria e ducto colédoco), segue no ligamento hepatoduodenal. Se um cálculo bloqueia o ducto cístico, a bile não entra ou sai da vesícula biliar. Visto que o fígado continua a produzir bile, o ducto colédoco se torna dilatado e atua como reservatório até que a bile seja liberada no duodeno.

9. **Resposta**s **B.** As artérias gástricas curtas irrigam o **fundo do estômago.** Esses vasos se originam da artéria esplênica próximo do hilo do baço. Durante esplenectomia, os vasos esplênicos precisam ser ligados distais aos vasos gástricos curtos. A artéria gastromental esquerda, que se origina da artéria esplênica, também fica vulnerável nesse procedimento.

10. **Resposta C.** O **ducto hepático comum** é normalmente formado próximo do fígado pela união dos ductos hepáticos direito e esquerdo. Não é próximo à cabeça do pâncreas.

11. **Resposta C.** O abscesso perirrenal nesse paciente irrita o **peritônio parietal na face abdominal (inferior) do diafragma.** Esse peritônio transmite informações sensoriais via fibras aferentes somáticas situadas no nervo frênico (C3-C5). A sensação proveniente do peritônio irritado se apresenta como dor persistente ou aguda, que é referida ao ombro e/ou base do pescoço (i.e., ao longo dos dermátomos C3-C5).

12. **Resposta C.** A **cabeça do pâncreas** recebe seu suprimento sanguíneo de duas fontes: (1) o tronco celíaco irriga o pâncreas via artéria pancreaticoduodenal superior, um ramo da artéria gastroduodenal, e (2) a artéria mesentérica superior por meio de seu ramo, a artéria pancreaticoduodenal inferior. Há anastomoses importantes entre esses vasos, assim, a cabeça do pâncreas permaneceria perfundida. Todos os outros órgãos listados são irrigados exclusivamente pelos ramos do tronco celíaco.

13. **Resposta C.** Funcionalmente, o fígado é dividido em lobos direito e esquerdo por seu suprimento sanguíneo e drenagem biliar. O lobo funcional esquerdo inclui o lobo caudado, parte do lobo quadrado e os lobos hepáticos esquerdos. O lobo funcional direito é formado pelo **lobo hepático direito e por uma parte do lobo quadrado.**

Capítulo 4: Pelve

1. **Resposta D.** A **artéria uterina** segue dentro do ligamento transverso do colo ao longo da parte inferior do mesométrio do ligamento largo do útero. A artéria chega ao útero próximo da junção do corpo com o colo do útero. Essa posição coloca a artéria perto da parte lateral do fórnice da vagina.

2. **Resposta A.** A partir do anel inguinal profundo, o ducto deferente de ambos os lados desce pela margem pélvica, cruza superior ao ureter e se situa na face posterior da bexiga urinária. As **ampolas dos ductos deferentes,** as partes terminais dilatadas desses ductos, se situam próximo da linha mediana.

3. **Resposta C.** A parte mais inferior do saco maior da cavidade peritoneal é a **escavação retuterina** (saco de Douglas), também conhecida como fundo de saco (*cul-de-sac*). É formada à medida que o peritônio se reflete a partir do útero na parte média do reto. Essa bolsa se situa adjacente à parte posterior do fórnice da vagina.

4. **Resposta D.** Axônios parassimpáticos pré-ganglionares provenientes das células situadas nos níveis **S2-S4 da medula espinal** entram no plexo hipogástrico inferior via nervos esplâncnicos pélvicos. Esse plexo é responsável pela distribuição da inervação parassimpática para a próstata e tecidos eréteis.

5. **Resposta B.** O **mesovário** é a parte do ligamento largo do útero que suporta o ovário. Histerectomia em uma mulher com 44 anos de idade normalmente não incluiria a retirada dos ovários (ooferectomia) em virtude da função que exercem no equilíbrio hormonal na mulher na pré-menopausa.

6. **Resposta D.** Uma situação na qual o fundo do útero está em contato com o reto ocorreria mais provavelmente quando o **colo do útero estivesse retrovertido e o corpo do útero retroflectido.**

7. **Resposta C.** Os exercícios de Kegel aumentam ou restabelecem o tônus nos músculos do diafragma da pelve e nos músculos esfincteres do

sistema geniturinário e parte terminal do trato digestivo. O músculo **obturador interno** não tem ação direta nos sistemas geniturinário ou gastrintestinal. Esse músculo está fixado à parede lateral da pelve e é um rotador lateral do quadril.

8. **Resposta D.** Enquanto existe variabilidade no padrão de ramificação da artéria ilíaca interna, a artéria vesical superior é normalmente um ramo da parte patente da **artéria umbilical**.

9. **Resposta B.** O diâmetro diagonal é mensurado durante o exame da pelve. Com os dedos indicador e médio enluvados, determina-se na vagina a **distância entre o promontório do sacro e a face *inferior* da sínfise púbica**. A dimensão do diâmetro verdadeiro é determinada a partir de imagens e representa a distância do promontório do sacro até a face *superior* da sínfise púbica.

10. **Resposta E.** A linfa proveniente do colo sigmoide entra, primeiro, nos **linfonodos lombares**.

Capítulo 5: Períneo

1. **Resposta C.** O **nervo obturatório** não inerva a pele da coxa incluída nesse reflexo e não fornece inervação motora para o músculo cremaster (localizado na lâmina média da fáscia cremastérica).

2. **Resposta A.** A parede lateral da fossa isquioanal é formada pela **fáscia muscular que recobre o músculo obturador interno**.

3. **Resposta B.** O líquido da hidrocele se situa externo ao testículo. Nesse paciente, o líquido dentro da hidrocele se "comunica" com a cavidade peritoneal via processo vaginal patente. A **túnica albugínea** é a cápsula do testículo e se situa interna ao processo vaginal.

4. **Resposta C.** Linfonodos inguinais superficiais recebem linfa das telas subcutâneas do membro inferior (exceto da parte posterior da perna), órgãos genitais externos (exceto testículos), parede abdominal anterior inferior ao umbigo, do corpo do útero (ao longo do ligamento redondo) e da parte inferior do canal anal. O **um terço inferior do reto** é drenado pelos linfonodos ilíacos internos.

5. **Resposta C.** O um quinto inferior da vagina e as paredes do vestíbulo da vagina recebem inervação somática via **nervo pudendo**. Impulsos aferentes somáticos (p. ex., temperatura, dor e tato) seguem nesse nervo.

6. **Resposta A.** A parte inferior do canal anal recebe seu suprimento sanguíneo dos **vasos retais inferiores**. Todas as veias ao longo do canal anal se anastomosam e não têm válvulas. A parte inferior do canal anal direciona o sangue venoso preferencialmente aos vasos retais inferiores (e, por fim, à veia cava inferior), e a parte superior do canal anal direciona o sangue venoso às veias retais superiores (e, por fim, à veia porta do fígado).

7. **Resposta B.** O **músculo dartos** (músculo liso) encontra-se na tela subcutânea do escroto. As fibras se inserem na derme e são importantes na regularização do tamanho e da textura superficial do escroto. O tônus do músculo dartos diminui como parte normal do envelhecimento.

8. **Resposta D.** O **músculo isquiocavernoso** recobre o ramo do clitóris. O corpo erétil e o músculo estão fixados ao longo da face inferior do ramo isquiopúbico, nos limites laterais do trígono urogenital do períneo.

9. **Resposta C.** O **nervo anal inferior** segue de lateral para medial pela fossa isquioanal para inervar o músculo esfíncter externo do ânus.

10. **Resposta C.** A glândula vestibular maior é uma glândula secretora de muco, com um ducto que se esvazia no vestíbulo. Está localizada na **parte profunda do músculo bulboesponjoso**. A contração desse músculo durante a excitação sexual comprime a glândula para ajudar a expelir suas secreções.

Capítulo 6: Pescoço

1. **Resposta E.** A secreção endócrina proveniente da glândula tireoide é regulada *hormonalmente* pela tireotropina (hormônio tireoestimulante, TSH) e liberada pela hipófise. Consequentemente, **nenhum dos nervos** listados estimula a secreção da glândula tireoide.

2. **Resposta A.** As veias tireóideas inferiores drenam para a **veia braquiocefálica esquerda**. As veias tireóideas superior e médias são tributárias da veia jugular interna.

3. **Resposta C.** O **nervo laríngeo recorrente** inerva todos os músculos intrínsecos da laringe, exceto o cricotireóideo. Nesse caso, o nervo laríngeo recorrente direito foi comprometido durante a cirurgia, deixando a prega vocal direita paralisada.

4. **Resposta B.** Dano ao **nervo frênico** é uma complicação possível com cateterismo venoso subclávio, em virtude do trajeto do nervo na face anterior do músculo escaleno anterior. O nervo passa posterior à veia subclávia, à medida que entra no tórax, onde pode ser danificado pela colocação inadequada do cateter.

5. **Resposta B.** A **fossa supraclavicular menor** é uma depressão cutânea rasa entre a clavícula e as cabeças esternal e clavicular do músculo esternocleidomastóideo. A veia jugular interna se situa profundo a essa fossa, imediatamente lateral à artéria carótida comum.

6. **Resposta C.** As **tonsilas palatinas** são massas de tecido linfático que se situam na fossa (leito) tonsilar. Essa fossa é definida pelo arco palatoglosso (anteriormente) e arco palatofaríngeo (posteriormente).

7. **Resposta D.** A **fáscia de revestimento** forma o "teto" do trígono cervical lateral do pescoço; essa fáscia se situa imediatamente profundo à pele e à lâmina superficial. A **fáscia pré-vertebral** circunda as vértebras cervicais e os músculos associados. A fáscia pré-vertebral que recobre os músculos esplênio da cabeça, levantador da escápula e escalenos posterior e médio, forma o "soalho" do trígono cervical do pescoço.

8. **Resposta A.** A parte "segura" do trígono cervical lateral se situa superior ao **nervo acessório**. Esse nervo segue profundo ao músculo esternocleidomastóideo, que inerva, emergindo da margem posterior desse músculo, aproximadamente na metade do caminho entre suas fixações, para entrar no trígono cervical lateral. O nervo segue inferior e posterolateralmente pelo trígono para chegar ao músculo trapézio. A área "segura" não tem nervos e vasos sanguíneos maiores.

Capítulo 7: Cabeça

1. **Resposta D.** Fibras simpáticas suprem o músculo dilatador da pupila e os músculos tarsais. Fibras simpáticas pós-ganglionares se originam no gânglio cervical superior e se unem ao **plexo (periarterial) carótico interno**. A artéria oftálmica, o ramo oftálmico da artéria carótida interna, carrega fibras simpáticas pós-ganglionares para a órbita. A pupila estava comprimida em virtude da interrupção da via oculossimpática e da ação sem oposição resultante do músculo constritor da pupila (inervado pelas fibras parassimpáticas). Ptose parcial foi decorrente da interrupção simpática aos músculos tarsais.

2. **Resposta C.** O **nervo nasociliar**, ramo da divisão oftálmica do nervo trigêmeo [NC V1], fornece inervação sensorial para o olho. Esses axônios sensoriais chegam ao olho por meio de duas vias: (1) diretamente por meio dos nervos ciliares longos ou (2) indiretamente por meio do gânglio ciliar (sem sinapse) e nervos ciliares curtos.

3. **Resposta E.** O **nervo troclear** inerva o músculo oblíquo superior. A ação primária desse músculo, o abaixamento/depressão do olho, é mais eficiente quando o olho estiver aduzido (i.e., olhando para dentro). Nesse paciente, portanto, quando o olho direito está aduzido, ele "se desvia" para cima em virtude da ação sem oposição do músculo oblíquo inferior (inervado pelo nervo oculomotor – NC III), cuja ação primária é elevação.

4. **Resposta C.** Axônios (parassimpáticos pós-ganglionares) secretomotores, que suprem a glândula lacrimal, se originam no **gânglio pterigopalatino**. Esses axônios se unem ao nervo maxilar (NC V2) e, em seguida, acompanham o ramo zigomático ao longo da face orbital do zigomático até a glândula lacrimal.

5. **Resposta B.** Som provoca vibração da membrana timpânica, que é transferido via ossículos (martelo, bigorna e estribo) para a cóclea. O músculo estapédio, na orelha média, está fixado aos estribos e regula seu movimento. É inervado pelo nervo para o músculo estapédio, ramo do **nervo facial** (**NC VII**). Lesão ao nervo facial pode resultar em aumento da sensibilidade sonora.

6. **Resposta D.** O **nervo mandibular (NC V3)** é a terceira divisão do nervo trigêmeo (NC V). É um nervo misto com componentes sensorial e motor. Os corpos celulares aferentes para o nervo mandibular estão localizados no gânglio trigeminal, localizado na fossa média do crânio. Dano ao componente sensorial do nervo mandibular levaria aos sintomas descritos por esse paciente.

7. **Resposta B.** O nervo vago inerva a maioria dos músculos do palato mole, incluindo o levantador do véu palatino. A contração bilateral do músculo levantador do véu palatino eleva o palato mole com a úvula na linha mediana. Devido à paralisia unilateral desse músculo, o palato mole e a úvula se desviam da linha mediana, afastando-se do lado afetado (i.e., em direção ao músculo funcio-

nal restante). Nesse paciente, a úvula desviou-se para a direita, o que indica comprometimento do **nervo vago esquerdo**.

8. **Resposta C.** Os nervos facial e vestibulococlear entram no **meato acústico interno**. Um tumor nessa abertura afetaria ambos os nervos. Sintomas primordiais incluem perda auditiva (parte coclear do NC VIII), fraqueza do músculo facial (NC VII) e perda do paladar (corda do tímpano). Sintomas adicionais incluem tontura/vertigem (parte vestibular do NC VIII), hiperacusia (nervo para o músculo estapédio), olho e cavidade nasal secos (nervo petroso maior) e boca seca (corda do tímpano).

9. **Resposta A.** A **tuba auditiva** conecta a orelha média à parte nasal da faringe, permitindo a equalização da pressão em ambos os lados da membrana timpânica. A tuba é revestida com túnica mucosa contínua entre a faringe e a orelha média, e fornece uma via para a difusão de infecção.

10. **Resposta B.** A artéria meníngea média, ramo da artéria maxilar, é o suprimento sanguíneo primário para a dura-máter. A artéria entra na cavidade do crânio por meio do forame espinhoso e se situa entre a parte encefálica da dura-máter e a face interna do neurocrânio. Esse paciente sofreu traumatismo craniocerebral que danificou a artéria meníngea média e resultou em hematoma epidural (extradural). O sangue proveniente dos vasos lacerados acumulou entre o periósteo da dura-máter e o crânio. Hematoma epidural (extradural) foi confirmado nesse paciente com imagem por TC, que revelou hemorragia biconvexa característica.

11. **Resposta E.** O nervo lingual (ramo do nervo mandibular) transporta informações sensoriais dos dois terços anteriores da língua. Na fossa infratemporal, é acompanhado pela corda do tímpano, ramo do nervo facial. A corda do tímpano transporta informações relacionadas ao paladar (sensorial especial) a partir da mesma região da língua. Esse paciente descreve perda de sensação geral, mas o paladar não é afetado. Consequentemente, o tumor afetou o **nervo lingual antes que fosse acompanhado (i.e., proximal à) pela corda do tímpano**. A salivação nesse paciente não foi afetada, apoiando ainda mais a conclusão de que a corda do tímpano não estava incluída.

12. **Resposta C.** O seio maxilar é o maior seio paranasal. A parede medial do seio é direcionada para a parede lateral do nariz e o soalho (parte/ parede inferior) forma a parede inferior da órbita. A parede inferior (soalho) está relacionada com as raízes dos molares e pré-molares maxilares. Com frequência, **sinusite maxilar** e dor dental maxilar são difíceis de distinguir, porque compartilham inervação (ramos alveolares superiores médio e posteriores, ramos do nervo maxilar).

13. **Resposta B.** O nervo mandibular (NC V3), ramo do nervo trigêmeo (NC V), entra na fossa infratemporal por meio do forame oval. Esse nervo inerva os músculos derivados do primeiro arco faríngeo, incluindo os músculos da mastigação, ventre anterior do músculo digástrico, milo-hióideo, tensor do tímpano e tensor do véu palatino. O **músculo pterigóideo lateral** é um músculo da mastigação e seria afetado nesse paciente.

14. **Resposta D.** A túnica mucosa no septo nasal é suprida por ramos das artérias facial, maxilar e oftálmica que se anastomosam. A *parte superior* do septo recebe sangue proveniente das artérias etmoidais anterior e posterior (ramos da artéria oftálmica). A **artéria esfenopalatina** (ramo da artéria maxilar) irriga a *parte posteroinferior* do septo nasal. A *parte anteroinferior* do septo é irrigada pela artéria palatina maior e pelo ramo septal da artéria labial superior (ramo da artéria facial).

Capítulo 8: Dorso

1. **Resposta D.** O líquido cerebrospinal está contido no espaço subaracnóideo. Para chegar a esse espaço, a agulha precisaria atravessar (em ordem) ligamento amarelo, dura-máter e aracnoide-máter. A **pia-máter** envolve intimamente a superfície da medula espinal e não seria penetrada durante uma punção lombar bem-sucedida.

2. **Resposta D.** Para evitar dano à medula espinal durante uma punção lombar, a agulha deve ser introduzida abaixo do cone medular. Esse cone se situa mais frequentemente no nível vertebral L2 e, portanto, uma agulha introduzida no nível vertebral L3-L4 é considerada segura. Um ponto de referência comumente aceito para esse nível é o **plano supracristal**, plano transverso que liga a face mais superior das cristas ilíacas.

3. **Resposta D.** A cauda equina está localizada dentro do saco dural e é formada pelas **raízes lombar inferior e posterior sacral e anterior**. As raízes convergem no forame intervertebral

para formar os nervos espinais curtos. Na região lombar, esse ramo quase que imediatamente forma os ramos posterior e anterior que distribuem ramos para os alvos periféricos. Nervos espinais sacrais se dividem em ramos dentro do canal vertebral do sacro e, em seguida, saem por meio de forames sacrais anteriores e posteriores separados.

4. **Resposta A.** O **ramo posterior do nervo espinal C2**, também conhecido como o nervo occipital maior, inerva a pele no dorso da cabeça até o vértice.

5. **Resposta A.** O **espaço extradural** espinal está localizado entre a dura-máter e a face interna do canal vertebral. O espaço contém o plexo venoso vertebral interno e quantidades variáveis de gordura. O saco dural termina no nível vertebral S2 e os nervos espinais sacrais (protegidos pela dura-máter) e seus ramos cruzam o espaço extradural. Consequentemente, o anestésico injetado pelo hiato sacral e dentro do espaço extradural banha esses nervos para produzir anestesia.

Capítulo 9: Membro superior

1. **Resposta B.** A herniação do disco intervertebral afeta o nervo espinal C6 e seu dermátomo. Esse dermátomo está localizado ao longo da face lateral do antebraço, que é inervado pelo **nervo cutâneo lateral do antebraço** (o ramo terminal do nervo musculocutâneo).

2. **Resposta C.** Fibras motoras provenientes do nível C6 da medula espinal entram nos nervos que inervam músculos que controlam a **abdução do ombro** (músculos deltoide e do manguito rotador) e a **flexão do cotovelo** (músculos bíceps braquial e braquial).

3. **Resposta A.** O **nervo torácico longo** inerva o músculo serrátil anterior, necessário para realizar a rotação ascendente da escápula quando eleva o braço abduzido acima da cabeça.

4. **Resposta B.** Essa lesão afeta o nervo ulnar. A **metade lateral da palma** é inervada pelo nervo mediano e, consequentemente, não é afetada por essa lesão.

5. **Resposta C.** Os nervos derivados do fascículo posterior inervam os músculos do ombro (p. ex., nervo axilar – músculo deltoide; nervo toracodorsal – músculo latíssimo do dorso), e braço e antebraço (nervo radial – todos os músculos extensores, braquiorradial, supinador e da tabaqueira anatômica). Consequentemente, lesão ao fascículo posterior afetaria as funções extensoras (dos músculos extensores), abdução do polegar (músculo abdutor longo do polegar – músculo da tabaqueira anatômica) e flexão do cotovelo (braquiorradial). Os **pronadores** primários (redondo e quadrado) não seriam afetados por essa lesão, porque são inervados pelo nervo mediano, que recebe contribuições dos fascículos medial e lateral.

6. **Resposta B.** Circulação colateral em torno da escápula é formada por anastomoses entre a artéria supraescapular (em geral, um ramo do tronco tireocervical), a **artéria dorsal da escápula** (normalmente um ramo da artéria subclávia) e a **artéria circunflexa da escápula** (ramo da artéria subescapular, o maior ramo da artéria axilar). Ramos posteriores pequenos das artérias intercostais posteriores também se anastomosam com a artéria dorsal da escápula, contribuindo com essa circulação.

7. **Resposta B.** Ramos palmares dos nervos mediano e ulnar inervam a parte proximal da palma. Os ramos palmares se originam distais ao antebraço e seguem na tela subcutânea para chegar à palma. Consequentemente, esses nervos não atravessam o túnel do carpo ou o túnel ulnar (túnel de Guyon) e correm risco de lesão com laceração superficial. Nesse paciente, a pele da eminência tenar (i.e., palma lateral) está incluída, indicando que o **ramo palmar do nervo mediano** está lesionado/comprometido.

8. **Resposta D.** A pele na face posterior da mão é inervada por três nervos, e a face posterolateral é inervada pelo **ramo superficial do nervo radial**. A face posteromedial é inervada pelo nervo ulnar e as falanges distais dos 3½ laterais são inervadas pelo nervo mediano.

9. **Resposta A.** Conforme a **veia subclávia** se arqueia sobre a primeira costela, situa-se posterior e inferior à clavícula. A veia é parcialmente protegida pelo músculo subclávio, que se fixa na face inferior da clavícula. A fratura da clavícula pode comprimir a veia entre a clavícula e a primeira costela ou provocar a sua ruptura, em virtude das conexões fasciais entre a veia, o músculo subclávio e a clavícula.

10. **Resposta D.** Os movimentos dos dedos incluídos nesse teste são abdução do dedo médio e adução do indicador (a linha de referência para abdução/adução dos dedos 2-5 atravessa o dedo

médio). Nesse paciente, detectamos ações fracas do **primeiro interósseo palmar** (adução do dedo indicador) e **segundo interósseo dorsal** (abdução do dedo indicador). Um mnemônico para as ações dos músculos interósseos da mão é DAB (abdução dorsal) e PAD (adução palmar).

11. **Resposta E.** O **arco arterial palmar superficial se situa mais distal.** O arco superficial é formado principalmente pelo ramo superficial da artéria ulnar. A artéria segue imediatamente profundo à aponeurose palmar e se anastomosa com o ramo superficial da artéria radial.

12. **Resposta C.** O **escafoide**, o osso carpal mais comumente fraturado, se situa na tabaqueira anatômica. As fraturas do escafoide podem resultar de queda com as mãos esticadas ou de pancada/golpe na palma.

Capítulo 10: Membro inferior

1. **Resposta D.** O **nervo fibular superficial** fornece inervação sensorial para a maior parte do dorso do pé. Uma pequena área de pele entre o 1º e o 2º metatarsais e os lados adjacentes desses mesmos dedos é inervada pelo nervo fibular profundo.

2. **Resposta A.** Inversão forçada do pé provoca aumento na tensão/pressão exercida sobre o **ligamento calcaneofibular**, conforme o maléolo lateral e o calcâneo são separados.

3. **Resposta E.** Quando a artéria poplítea entra na fossa poplítea, segue paralela e adjacente ao **nervo tibial**.

4. **Resposta B.** O nervo lesionado é o nervo fibular profundo que inerva os músculos do compartimento anterior da perna e o dorso do pé. A ação primária para os músculos do compartimento anterior é a **dorsiflexão**.

5. **Resposta A.** O nervo obturatório inerva a maior parte dos **músculos adutores do quadril**. Enquanto o músculo pectíneo é inervado pelo nervo femoral, detectar fraqueza na adução do quadril por esse músculo seria difícil, em virtude da força comparativa de outros músculos adutores. O músculo pectíneo pode ter dupla inervação: nervos obturatório e femoral.

6. **Resposta E.** A parte inferior da região glútea está na área do dermátomo **S3**.

7. **Resposta B.** Um anel vascular extracapsular é derivado das artérias circunflexas femorais medial e lateral. A partir desse anel vascular, uma série de pequenas artérias do retículo perfuram a cápsula da articulação para fornecer sangue para a cabeça e o colo do fêmur. Um ramo acetabular, que também irriga a cabeça do fêmur, é derivado da artéria obturatória ou da artéria circunflexa femoral medial. A **artéria circunflexa ilíaca profunda** não irriga a cabeça do fêmur.

8. **Resposta E.** Uma função básica do **ligamento cruzado posterior** é evitar a translação (deslizamento) da tíbia sobre os côndilos do fêmur. Ao contrário, se o fêmur é o osso de referência, neste caso, o ligamento cruzado posterior impede o deslizamento anterior dos côndilos do fêmur sobre o platô tibial.

9. **Resposta A.** Claudicação intermitente resulta de **doença (vascular) arterial periférica**, na qual o acúmulo esclerótico nas artérias diminui a perfusão para os tecidos. O aumento na perfusão é necessário quando os músculos trabalham, e a incapacidade de fornecer oxigênio adequadamente produz isquemia e dor resultante.

10. **Resposta C.** O ângulo apropriado do colo do fêmur à medida que conecta a cabeça ao corpo é essencial para a postura e o andar adequados. Em média, o ângulo é de 135°, mas precisa ser ajustado para idade e sexo. **Angulações de menos de 120°** podem provocar coxa vara, enquanto o aumento nos graus de angulação pode levar à coxa valga.

Referências e leituras sugeridas

REFERÊNCIAS GERAIS

Cahill DR. *Lachman's Case Studies in Anatomy*. 4th ed. New York, NY: Oxford University Press; 1997.

Clemente CD. *Anatomy: A Regional Atlas of the Human Body*. 6th ed. Philadelphia, PA: Lippincott Williams & Wilkins; 2011.

Drake RL, Vogl AW, Mitchell AWM. *Gray's Anatomy for Students*. 2nd ed. Philadelphia, PA: Elsevier; 2010.

Ellis H. *Clinical Anatomy: Applied Anatomy for Students and Junior Doctors*. 11th ed. Malden, MA: Blackwell Publishing; 2006.

Federative Committee on Anatomical Terminology. *Terminologica Anatomica*. New York, NY: Thieme Medical Publishers; 1998.

Gilroy AM, MacPherson BR, Ross LR. *Atlas of Anatomy*. 2nd ed. (based on work of Schuenke M, Schulte E, Schumacher U). New York, NY: Thieme Medical Publishers; 2012.

Hansen JT. *Netter's Clinical Anatomy*. 2nd ed. Philadelphia, PA: Elsevier; 2009.

Moore KL, Dalley AF, Agur AMR. *Clinically Oriented Anatomy*. 6th ed. Philadelphia, PA: Lippincott Williams & Wilkins; 2010.

Morton D, Albertine K, Foreman B. *The Big Picture: Gross Anatomy*. Chicago, IL: McGraw-Hill; 2011.

Netter F. *Atlas of Human Anatomy*. 5th ed. Philadelphia, PA: Elsevier; 2011.

Rosse C, Gaddum-Rosse P. *Hollinshead's Textbook of Anatomy*. 5th ed. Philadelphia, PA: Lippincott–Raven; 1997.

Schuenke M, Schulte E, Schumacher U. *THIEME Atlas of Anatomy: General Anatomy and Musculoskeletal System*. Ross LR, Lamperti ED, consulting eds. Telger T, trans. New York, NY: Thieme Medical Publishers; 2006.

Schuenke M, Schulte E, Schumacher U. *THIEME Atlas of Anatomy: Neck and Internal Organs*. Ross LR, Lamperti ED, consulting eds. Telger T, trans. New York, NY: Thieme Medical Publishers; 2006.

Schuenke M, Schulte E, Schumacher U. *THIEME Atlas of Anatomy: Neck and Neuroanatomy*. Ross LR, Lamperti ED, Taub E., consulting eds. Telger T, trans. New York, NY: Thieme Medical Publishers; 2007.

Seidel HM, Ball JW, Dains JE, Benedict GW. *Mosby's Guide to Physical Examination*. Philadelphia, PA: Elsevier; 2006.

Slaby FJ, McCune SK, Summers RW. *Gross Anatomy in the Practice of Medicine*. Philadelphia, PA: Lea & Febiger; 1994.

Standring S. *Gray's Anatomy: The Anatomical Basis of Clinical Practice*. 40th ed. Philadelphia, PA: Elsevier; 2008.

Stedman's Medical Dictionary for the Health Professions and Nursing. 5th ed. Philadelphia, PA: Lippincott Williams & Wilkins; 2005.

Wilson-Pauwels L, Akesson EJ, Stewart PA. *Cranial Nerves: Anatomy and Clinical Comments*. Philadelphia, PA: B.C. Decker, Inc.; 1988.

LEITURAS CLÍNICAS SUGERIDAS

Capítulo 2: Tórax

Bashore TM, Granger CB, Hranitzky P, Patel MR. Acute inflammatory pericarditis. In: McPhee SJ, Papadakis MA, eds. *Current Diagnosis and Treatment*. 51st ed. New York, NY: McGraw-Hill; 2012:chap 10.

Bayés-de-Luna A, Goldwasser D, Fiol M, Bayés-Genis A. Surface electrocardiography. In: Fuster V, Walsh RA, Harrington RA, eds. *Hurst's the Heart*. 13th ed. New York, NY: McGraw-Hill; 2011.

Chesnutt M. Pulmonary disorders. In: McPhee SJ, Papadakis MA, eds. *Current Medical Diagnosis and Treatment*. 51st ed. New York, NY: McGraw-Hill; 2012:chap 9.

Chiles C, Gulla SM. Radiology of the chest. In: Chen MYM, Pope TL, Ott DJ, eds. *Basic Radiology*. 2nd ed. New York, NY: McGraw-Hill; 2011.

Eberli FR, Russi EW. Chest pain. In: Siegenthaler W, ed. *Siegenthaler's Differential Diagnosis in Internal Medicine*. 1st ed. New York, NY: Thieme; 2007:chap 6.

Euhus DM. Breast disease. In: Schorge JO, Schaffer JI, Halvorson LM, Hoffman BL, Bradshaw KD, Cunningham G, eds. *Williams Gynecology*. 2nd ed. New York, NY: McGraw-Hill; 2008:chap 12.

Giuliano AE, Hurvitz SA. Breast disorders. In: McPhee SJ, Papadakis MA, eds. *Current Diagnosis and Treatment*. 51st ed. New York, NY: McGraw-Hill; 2012:chap 17.

Goldblatt D, O'Brien KL. Pneumococcal infections. In: Longo DL, Fauci AS, Kasper DL, Hauser SL, Jameson JL, Loscalzo J, eds. *Harrison's Principles of Internal Medicine*. 18th ed. New York, NY: McGraw-Hill; 2012.

Horn L, Pao W, Johnson DH. Neoplasms of the lung. In: Longo DL, Fauci AS, Kasper DL, Hauser SL, Jameson JL, Loscalzo J, eds. *Harrison's Principles of Internal Medicine*. 18th ed. New York, NY: McGraw-Hill; 2012.

Joshi N. The third heart sound. *Southern Med J*. 1999;92:756-791.

LeBlond RF, Brown DD, DeGowin RL. The chest: chest wall, pulmonary and cardiovascular systems; the breasts. In: LeBlond RF, Brown DD, DeGowin RL, eds. *DeGowin's Diagnostic Examination*. 9th ed. New York, NY: McGraw-Hill; 2009.

McSweeney JC, Cody M, O'Sullivan P, Elberson K, Moser DK, Garvin BJ. Women's early warning symptoms of acute myocardial infarction. *Circulation*. 2003;108:2619-2623.

Poggi MM, Harney, K. The breast. In: DeCherney AH, Nathan L, eds. *Current Diagnosis and Treatment: Obstetrics & Gynecology*. 10th ed. New York, NY: McGraw-Hill; 2012:chap 63.

Raviglione MC, O'Brien RJ. Tuberculosis. In: Longo DL, Fauci AS, Kasper DL, Hauser SL, Jameson JL, Loscalzo J, eds. *Harrison's Principles of Internal Medicine*. 18th ed. New York, NY: McGraw-Hill; 2012.

Wang S. Bronchogenic Carcinoma. In: McPhee SJ, Papadakis MA, eds. *Current Diagnosis and Treatment*. 51st ed. New York, NY: McGraw-Hill; 2012:chap 39.

Yeh ETH, Bickford CL, Ewer MS. The diagnosis and management of cardiovascular disease in patients with cancer. In: Fuster V, Walsh RA, Harrington RA, eds. *Hurst's the Heart*. 13th ed. New York, NY: McGraw-Hill; 2011.

Capítulo 3: Abdome

Asplin JR, Coe FL, Favus M. Nephrolithiasis. In: Longo DL, Fauci AS, Kasper DL, Hauser SL, Jameson JL, Loscalzo J, eds. *Harrison's Principles of Internal Medicine*. 18th ed. New York, NY: McGraw-Hill; 2012.

Bacon BR. Cirrhosis and its complications. In: Longo DL, Fauci AS, Kasper DL, Hauser SL, Jameson JL, Loscalzo J, eds. *Harrison's Principles of Internal Medicine*. 18th ed. New York, NY: McGraw-Hill; 2012.

Bjerke HS, Bjerke JS. Splenic rupture. http://emedicine.medscape.com/article/432823-overview. Acesso em 21 de junho de 2012.

Bonheur JL, Ells PF. Biliary obstruction. http://emedicine.medscape.com/article/187001-overview. Acesso em 21 de junho de 2012.

Conwell DL, Wu B, Banks PA. Chronic pancreatitis. In: Greenberger NJ, Blumberg RS, Burakoff R, eds. *Current Diagnosis and Treatment: Gastroenterology, Hepatology and Endoscopy*. 2nd ed. New York, NY: McGraw-Hill; 2012.

Coomes J, Platt M. Abdominal pain. In: Tintinalli JE, Stapczynski JS, Cline DM, Ma OJ, Cydulka RK, Meckler GD, eds. *Tintinalli's Emergency Medicine: A Comprehensive Study Guide*. 7th ed. New York, NY: McGraw-Hill; 2011.

Craig S, Incescu L, Taylor CR. Appendicitis. http://emedicine.medscape.com/article/773895-overview. Acesso em 21 de junho de 2012.

DelValle J. Peptic ulcer disease and related disorders. In: Longo DL, Fauci AS, Kasper DL, Hauser SL, Jameson JL, Loscalzo J, eds. *Harrison's Principles of Internal Medicine*. 18th ed. New York, NY: McGraw-Hill; 2012.

Dempsey DT. Stomach, gastritis and stress ulcer. In: Brunicardi FC, Andersen DK, Billiar TR, Dunn DL, Hunter JG, Matthews JB, et al, eds. *Schwartz's Principles of Surgery*. 9th ed. New York, NY: McGraw-Hill; 2010.

Fulop T, Shoff WH, Green-McKinzie J, Edwards C, Behrman AJ, Shepherd SM. Acute pyelonephritis. http://emedicine.medscape.com/article/245559-overview. Acesso em 21 de junho de 2012.

Henry PH, Longo DL. Enlargement of lymph nodes and spleen. In: Longo DL, Fauci AS, Kasper DL, Hauser SL, Jameson JL, Loscalzo J, eds. *Harrison's Principles of Internal Medicine*. 18th ed. New York, NY: McGraw-Hill; 2012.

Lee SL, DuBois JJ, Shekherdimian S. Hydrocele. http://emedicine.medscape.com/article/438724-overview. Acesso em 21 de junho de 2012.

Ma OJ, Reardon RF, Sabbaj A. Emergency ultrasonography. In: Tintinalli JE, Stapczynski JS, Cline DM, Ma OJ, Cydulka RK, Meckler GD, eds. *Tintinalli's Emergency Medicine: A Comprehensive Study Guide*. 7th ed. New York, NY: McGraw-Hill; 2011.

Mahoney LK, Doty CI. Rib fracture. http://emedicine.medscape.com/article/825981-overview. Acesso em 21 de junho de 2012.

Manthey DE, Nicks BA. Urologic stone disease. In: Tintinalli JE, Stapczynski JS, Cline DM, Ma OJ, Cydulka RK, Meckler GD, eds. *Tintinalli's Emergency Medicine: A Comprehensive Study Guide*. 7th ed. New York, NY: McGraw-Hill; 2011.

Melville SC, Melville DE. Abdominal trauma. In: Tintinalli JE, Stapczynski JS, Cline DM, Ma OJ, Cydulka RK, Meckler GD, eds. *Tintinalli's Emergency Medicine: A Comprehensive Study Guide*. 7th ed. New York, NY: McGraw-Hill; 2011.

Mortele KJ. State-of-the-art imaging of the gastrintestinal system. In: Greenberger NJ, Blumberg RS, Burakoff R, eds. *Current Diagnosis & Treatment: Gastroenterology, Hepatology, & Endoscopy*. 2nd ed. New York, NY: McGraw-Hill; 2012.

Mulherjee S, Sepulveda S. Chronic gastritis. http://emedicine.medscape.com/article/176156-overview. Acesso em 21 de junho de 2012.

Schorge JO, Schaffer JI, Pietz J, et al. Pelvic mass. In: Schorge JO, Schaffer JI, Pietz J, Halvorson LM, Hoffman BL, Bradshaw KD, et al, eds. *Williams Gynecology*. New York, NY: McGraw-Hill; 2012.

Shepherd SM, Shoff WH, Behman AJ. Pelvic inflammatory disease. In: Tintinalli JE, Stapczynski JS, Cline DM, Ma OJ, Cydulka RK, Meckler GD, eds. *Tintinalli's Emergency Medicine: A Comprehensive Study Guide*. 7th ed. New York, NY: McGraw-Hill; 2011.

Sherman V, Macho JR, Brunicardi CF. Inguinal hernias. In: Brunicardi FC, Andersen DK, Billiar TR, Dunn DL, Hunter JG, Matthews JB, et al, eds. *Schwartz's Principles of Surgery*. 9th ed. New York, NY: McGraw-Hill; 2010.

Tablang MVF, Grupka MJ, Wu GY. Viral gastroenteritis. http://emedicine.medscape.com/article/176515-overview. Acesso em 21 de junho de 2012.

Wu B, Conwell DL, Banks PA. Acute pancreatitis. In: Greenberger NJ, Blumberg RS, Burakoff R, eds. *Current Diagnosis and Treatment: Gastroenterology, Hepatology and Endoscopy*. 2nd ed. New York, NY: McGraw-Hill; 2012.

Capítulo 4: Pelve

American Cancer Society. Endometrial (uterine) cancer. www.cancer.org/cancer/endometrialcancer/detailedguide/endometrial-uterine-cancer. Acesso em 21 de junho de 2012.

Cappell MS. From colonic polyps to colon cancer: pathophysiology, clinical presentation, and diagnosis. *Clin Lab Med*.2005;25:135.

Chang GJ, Shelton AA, Welton ML. Large Intestine. In: Doherty GM, ed. *Current Diagnosis & Treatment: Surgery*. 13th ed. New York, NY: McGraw-Hill; 2010.

Compton C, Hawk E, Grochow L, Lee F Jr, Ritter M, Nieederhuber JE. Colon cancer. In: Abeloff MD, Armitage JO, Niederhuber JE, Kastan MB, McKenna WG, eds. *Abeloff's Clinical Oncology*. 4th ed. Philadelphia, PA: Elsevier; 2008.

Cooper CS, Joudi FN, Williams RD. Urology. In: Doherty GM, ed. *Current Diagnosis & Treatment: Surgery*. 13th ed. New York, NY: McGraw-Hill; 2010.

Corn P, Logothetis. Prostate cancer. In: Kantarkian HM, Wolff RA, Koller CA, eds. *The MD Anderson Manual of Medical Oncology*. 2nd ed. New York, NY: McGraw-Hill; 2011.

Craig S, Incescu L, Taylor CR. Appendicitis. http://emedicine.medscape.com/article/773895-overview. Acesso em 21 de junho de 2012.

Deng DY. Urinary incontinence in women. *Med Clin North Am*. 2011;95:101-109.

Deters LA, Constabile RA, Leveillee RJ, Moore CR, Patel VR. Benign prostatic hypertrophy. http://emedicine.medscape.com/article/437359-overview. Acesso em 21 de junho de 2012.

Dubois RN. Neoplasms of the large and small intestine. In: Goldman L, Ausiello D, eds. *Cecil Medicine*. 24th ed. Philadelphia, PA: Elsevier; 2008.

Friedman S, Blumberg RD. Inflammatory bowel disease. In: Longo DL, Fauci AS, Kasper DL, Hauser SL, Jameson JL, Loscalzo J, eds. *Harrison's Principles of Internal Medicine*. 18th ed. New York, NY: McGraw-Hill; 2012.

Heidelbaugh JJ. Gastroenterology. In: Rakel RE, Rakel DP, eds. *Textbook of Family Medicine*. 8th ed. Philadelphia, PA: Elsevier; 2011.

Helm CW. Ovarian cysts. http://emedicine.medscape.com/article/255865-overview. Acesso em 21 de junho de 2012.

Holschneider CH. Surgical diseases and disorders in pregnancy. In: DeCherney AH, Nathan L, eds. *Current Diagnosis & Treatment Obstetrics & Gynecology*. 10th ed. New York, NY: McGraw-Hill; 2007.

Krupski TL, Theodorescu D. Prostate cancer. http://emedicine.medscape.com/article/1967731-overview. Acesso em 21 de junho de 2012.

LeBlond RF, Brown DD, DeGowin RL. *DeGowin's Diagnostic Examination*. 9th ed. New York, NY: McGraw-Hill; 2009.

Mayer RJ. Gastrintestinal tract cancer. In: Longo DL, Fauci AS, Kasper DL, Hauser SL, Jameson JL, Loscalzo J, eds. *Harrison's Principles of Internal Medicine*. 18th ed. New York, NY: McGraw-Hill; 2012.

Mayo Clinic Staff. Cervical cancer. http://www.mayoclinic.com/health/cervical-cancer/ds00167. Acesso em 21 de junho de 2012.

National Cancer Institute. Stages of cervical cancer. http://cancer.gov/cancertopics/pdq/treatment/cervical/patient/page2. Acesso em 21 de junho de 2012.

Roehrborn CG. Male lower urinary tract symptom (LUTS) and benign prostatic hyperplasia (BPH). *Med Clin North Am*. 2011;95:87.

Rogers VL, Worley KC. Obstetrics and obstetric disorders. In: McPhee SJ, Papadakis MA, Rabow MW, eds. *Current Medical Diagnosis & Treatment 2012*. 51st ed. New York, NY: McGraw-Hill; 2012.

Schorge JO, Schaffer JI, Pietz J, et al. Ectopic pregnancy. In: Schorge JO, Schaffer JI, Pietz J, Halvorson LM, Hoffman BL, Bradshaw KD, et al, eds. *Williams Gynecology*. New York, NY: McGraw-Hill; 2012.

Shepherd SM, Shoff WH, Behman AJ. Pelvic inflammatory disease. In: Tintinalli JE, Stapczynski JS, Cline DM, Ma OJ, Cydulka RK, Meckler GD, eds. *Tintinalli's Emergency Medicine: A Comprehensive Study Guide*. 7th ed. New York, NY: McGraw-Hill; 2011.

Stern JL. Uterus: Women's Cancer Information Center: Endometrial carcinoma.

http://www.womenscancercenter.com/info/types/new/uterus.html. Acesso em 21 de junho de 2012.

Stern JL. Women's Cancer Information Center: Cervix. http://www.womenscancercenter.com/info/types/old/cervix.html. Acesso em 21 de junho de 2012.

Weitz J, Koch M, Debus J, Höhler T, Galle PR, Büchler MW. Colorectal cancer. *Lancet.* 2005;365:153.

Capítulo 5: Períneo

Gupta K, Trautner BW. Urinary tract infections, pyelonephritis, and prostatitis. In: Longo DL, Fauci AS, Kasper DL, Hauser SL, Jameson JL, Loscalzo J, eds. *Harrison's Principles of Internal Medicine.* 18th ed. New York, NY: McGraw-Hill; 2012.

Hancock DB. Anal fissures and fistulas. *BMJ.* 1992;304:904.

Hebra A. Perianal abscess. *http://emedicine.medscape.com/article/191975-overview*. Acesso em 21 de junho de 2012.

Labat JJ, Riant T, Robert R, Amarenco G, Lefaucheur JP, Rigaud J. Diagnostic criteria for pudendal neuralgia by pudendal nerve entrapment (Nantes criteria). *Neurourol Urodyn.* 2008;27(4):306-310.

Legall I. Anal fissures and fissures. *http://emedicine.medscape.com/article/776150-overview.* Acesso em 21 de junho de 2012.

Mansoor M, Weston LA. Perianal infections: a primer for nonsurgeons. *Curr Gastroenterol Rep.* 2010;12:270.

Martinez JM, Honsik K. Bicycle seat neuropathy. *http://emedicine.medscape.com/article/91896-overview.* Acesso em 21 de junho de 2012.

Meng MV, Stoller ML, Walsh TJ. Urologic disorders. In: McPhee SJ, Papadakis MA, Rabow MW, eds. *Current Medical Diagnosis & Treatment 2012.* 51st ed. New York, NY: McGraw-Hill; 2012.

Poritz LS. Anal fissure. *http://emedicine.medscape.com/article/196297-overview.* Acesso em 21 de junho de 2012.

Stanley JA, Hough DM, Pawlina W, Spinner RJ. Anatomical basis of chronic pelvic pain syndrome: the ischial spine and pudendal nerve entrapment. (Departments of Urology, Radiology, Anatomy, and Neurologic Surgery, Mayo Clinic, Rochester, Minnesota). *http://www.chronicprostatitis.com/pne.html.* Acesso em 21 de junho de 2012.

Tozer PJ, Burling D, Gupta A, Phillips RKS, Hart AL. Review article: medical, surgical and radiological management of perianal Crohn's fistulas. *Aliment Pharmacol Ther.* 2011; 33:5.

Capítulo 6: Pescoço

Aithal JK, Ulrich M. Subclavian steal syndrome. *N Eng J Med.* 2010;363:e15.

Alcevedo JL, Shah RK. Pediatric retropharyngeal abscess. http://emedicine.medscape.com/article/995851-overview Acesso em 21 de junho de 2012.

Boon JM, Van Schoor AN, Abrahams PH, Meiring JH, Welch T, Shanahan D. Central venous catheterization – an anatomical review of a clinical skill, part 1: subclavian vein via the infraclavicular approach. *Clin Anat.* 2007;20:602.

Boon JM, Van Schoor AN, Abrahams PH, Meiring JH, Welch T. Central venous catheterization – an anatomical review of a clinical skill, part 2: internal jugular vein via the supraclavicular approach. *Clin Anat.* 2008;21:15.

Corbett SW, Stack LB, Knoop KJ. Chest and abdome. In: Knoop KJ, Stack LB, Storrow AB, Thurman RJ, eds. *The Atlas of Emergency Medicine.* 3rd ed. New York, NY: McGraw-Hill; 2010.

Gomella LG, Haist SA. *Clinician's Pocket Reference.* 11th ed. New York, NY: McGraw-Hill; 2007.

Graham AS, Ozment C, Tegtmeyer K, Lai S, Braner DAV. Central venous catheterization. *NEJM.* 2007;356:e21.

Gunn JD. Stridor and drooling. In: Tintinalli JE, Stapczynski JS, Cline DM, Ma OJ, Cydulka RK, Meckler GD, eds. *Tintinalli's Emergency Medicine: A Comprehensive Study Guide.* 7th ed. New York, NY: McGraw-Hill; 2011.

Marra S, Hotaling AJ. Deep neck infections. *Am J Otolaryngol.*1996;17:287.

McConnville JF, Kress JP. Intravascular devices. In: Hall JB, Schmidt GA, Wood LDH, eds. *Principles of Critical Care.* 3rd ed. New York, NY: McGraw-Hill; 2005.

McIntyre KE. Subclavian steal syndrome. http://emedicine.medscape.com/article/462036-overview Acesso em 6 de junho de 2012.

Pollard H, Rigby S, Moritz G, Lau C. Subclavian steal syndrome. *Australas Chiropr Osteopathy.* 1998;7:20.

Pringle E, Graham EM. Ocular disorders associated with systemic diseases. In: Riordan-Eva P, Cunningham ET, eds. *Vaughan & Asbury's General Ophthalmology.* 18th ed. New York, NY: McGraw-Hill; 2011.

Shah S, Sharieff GQ. Pediatric respiratory infections. *Emerg Med Clin N Am.* 2007;25:961.

Stephan M, Carter C, Ashfaq S. Pediatric emergencies. In: Stone CK, Humphries RL, eds. *Current Diagnosis & Treatment: Emergency Medicine.* 7th ed. New York, NY: McGraw-Hill; 2011.

Wolff K, Goldsmith LA, Katz SI, Gilchrest BA, Paller AS, Leffell DJ. *Fitzpatrick's Dermatology in General Medicine.* 7th ed. New York, NY: McGraw-Hill; 2008.

Capítulo 7: Cabeça

Albertini JG, Marks VJ, Cronin H. Temporal (giant cell) arteritis. *http://emedicine.medscape.com/article/1084911-overview*. Acesso em 21 de junho de 2012.

Amirlak B, Chim HWM, Chen EH, Stepnick DW. Malignant parotid tumors. *http://emedicine.medscape.com/article/1289616-overview*. Acesso em 21 de junho de 2012.

Beal MF, Hauser SL. Trigeminal neuralgia, Bell's palsy, and other cranial nerve disorders. In: Longo DL, Fauci AS, Kasper DL, Hauser SL, Jameson JL, Loscalzo J, eds. *Harrison's Principles of Internal Medicine.* 18th ed. New York, NY: McGraw-Hill; 2012.

Bullock JD, Warwar RE, Ballal DR, Ballal RD. Mechanisms of orbital floor fractures: a clinical, experimental, and theoretical study. *Trans Am Ophth Soc.* 1999;97:87.

Cohen AJ, Mercandetti M. Orbital floor fractures (blowout). *http://emedicine.medscape.com/article/1284026-overview*. Acesso em 21 de junho de 2012.

Dubner S. Benign parotid tumors. *http://emedicine.medscape.com/article/1289560-overview*. Acesso em 21 de junho de 2012.

Gibbons D, Pisters KM, Johnson F. Non--small cell lung cancer. In: Kantarkian HM, Wolff RA, Koller CA, eds. *The MD Anderson Manual of Medical Oncology.* 2nd ed. New York, NY: McGraw-Hill; 2011.

Goodwin J. Oculomotor nerve palsy. *http://emedicine.medscape.com/article/1198462-overview*. Acesso em 21 de junho de 2012.

Heitz CR. Face and jaw emergencies. In: Tintinalli JE, Stapczynski JS, Cline DM, Ma OJ, Cydulka RK, Meckler GD, eds. *Tintinalli's Emergency Medicine: A Comprehensive Study Guide.* 7th ed. New York, NY: McGraw-Hill; 2011.

Johnson J, Lalwani AK. Vestibular schwannoma (acoustic neuroma) In: Lalwani AK, ed. *Current Diagnosis & Treatment in Otolaryngology—Head & Neck Surgery.* 3rd ed. New York, NY: McGraw--Hill; 2012.

Kattah JG, Pula JH. Cavernous sinus syndromes. *http://emedicine.medscape.com/article/1161710-overview*. Acesso em 21 de junho de 2012.

Langford CA, Fauci AS. The vasculitis syndromes. In: Longo DL, Fauci AS, Kasper DL, Hauser SL, Jameson JL, Loscalzo J, eds. *Harrison's Principles of Internal Medicine.* 18th ed. New York, NY: McGraw-Hill; 2012.

Loh KY, Yushak AW. Virchow's node (Troisier's sign). *N Eng J Med.* 2007;357: 282.

Lustig LR, Niparko JK. Disorders of the facial nerve. In: Lalwani AK, ed. *Current Diagnosis & Treatment in Otolaryngology—Head & Neck Surgery.* 3rd ed. New York, NY: McGraw-Hill; 2012.

McClay JE. Nasal polyps. *http://emedicine.medscape.com/article/994274-overview*. Acesso em 21 de junho de 2012.

Meagher R, Young WF. Subdural hematoma. *http://emedicine.medscape.com/article/1137207-overview*. Acesso em 21 de junho de 2012.

Munter DW, McGuirk TD. Head and facial trauma. In: Knoop KJ, Stack LB, Storrow AB, Thurman RJ, eds. *The Atlas of Emergency Medicine.* 3rd ed. New York, NY: McGraw-Hill; 2010.

Nguyen QA. Epistaxis. *http://emedicine.medscape.com/article/863220-overview*. Acesso em 21 de junho de 2012.

Parmar MS. Horner syndrome. *http://emedicine.medscape.com*. Acesso em 21 de junho de 2012.

Riordan-Eva P, Hoyt WF. Neuro-ophthalmology. In: Riordan-Eva P, Cunningham ET, eds. *Vaughan & Asbury's General Ophthalmology*. 18th ed. New York, NY: McGraw-Hill; 2011.

Ropper AH, Samuels MA. *Adams & Victor's Principles of Neurology*. 9th ed. New York, NY: McGraw-Hill; 2009.

Ropper AH. Concussion and other head injuries. In: Longo DL, Fauci AS, Kasper DL, Hauser SL, Jameson JL, Loscalzo J, eds. *Harrison's Principles of Internal Medicine*. 18th ed. New York, NY: McGraw-Hill; 2012.

Simon RP, Greenberg DA, Aminoff MJ. *Clinical Neurology*. 7th ed. New York, NY: McGraw-Hill; 2009.

Simon RP, Greenberg DA, Aminoff MJ. Headache and facial pain. In: Simon RP, Greenberg DA, Aminoff MJ. *Clinical Neurology*. 7th ed. New York, NY: McGraw-Hill; 2009.

Simon RP, Greenberg DA, Aminoff MJ. Stroke. In: Simon RP, Greenberg DA, Aminoff MJ. *Clinical Neurology*. 7th ed. New York, NY: McGraw-Hill; 2009.

Summers SM, Bey T. Epistaxis, nasal fractures, and rhinosinusitis. In: Tintinalli JE, Stapczynski JS, Cline DM, Ma OJ, Cydulka RK, Meckler GD, eds. *Tintinalli's Emergency Medicine: A Comprehensive Study Guide*. 7th ed. New York, NY: McGraw-Hill; 2011.

Wein RO, Chandra RK, Weber RS. Disorders of the head and neck. In: Brunicardi FC, Andersen DK, Billiar TR, Dunn DL, Hunter JG, Matthews JB, et al. eds. *Schwartz's Principles of Surgery*. 9th ed. New York, NY: McGraw-Hill; 2010.

Wright DW, Merck LH. Head trauma in adults and children. In: Tintinalli JE, Stapczynski JS, Cline DM, Ma OJ, Cydulka RK, Meckler GD, eds. *Tintinalli's Emergency Medicine: A Comprehensive Study Guide*. 7th ed. New York, NY: McGraw-Hill; 2011.

Capítulo 8: Dorso

Chakraverty R, Pynsent P, Isaacs K. Which spinal levels are identified by palpation of the iliac crests and the posterior superior iliac spines? *J Anat*. 2007; 210:232.

Chawla J, Raghavendra M. Epidural nerve block. *http://emedicine.medscape.com/article/149646-overview*. Acesso em 21 de junho de 2012.

Hawkins JL. Epidural analgesia for labor and delivery. *N Eng J Med*. 2010;362:1503.

Hu SS, Tribus CB, Tay BK-B, Bhatia NN. Disorders, diseases, and injuries of the spine. In: Skinner HB, ed. *Current Diagnosis & Treatment in Orthopedics*. 4th ed. New York, NY: McGraw-Hill; 2006.

Mehlman CT. Idiopathic scoliosis. *http://emedicine.medscape.com/article/1265794-overview*. Acesso em 21 de junho de 2012.

PubMed Health. Kyphosis. http://www.ncbi.nlm.nih.gov/pubmedhealth/PMH0002220/. Acesso em 21 de junho de 2012.

PubMed Health. Lordosis. *http://www.ncbi.nlm.nih.gov/pubmedhealth/PMH0002220/*. Acesso em 21 de junho de 2012.

PubMed Health. Scoliosis. http://www.ncbi.nlm.nih.gov/pubmedhealth/PMH0002220/. Acesso em 21 de junho de 2012.

Robinson CM, McMaster MJ. Juvenile idiopathic scoliosis. *J Bone Joint Surg*. 1996;78A:1140.

Weiss H-R. Adolescent idiopathic scoliosis – a case report of a patient with clinical deterioration after surgery. *Patient Saf Surg*. 2007;7:1.

Capítulo 9: Membro superior

Amirlak B, Tabbal GN, Upadhyaya KP, et al. Median nerve entrapment. *http://emedicine.medscape.com/article/1242387-overview*. Acesso em 21 de junho de 2012.

Ashworth NL. Carpal tunnel syndrome. *http://emedicine.medscape.com/article/327330-overview*. Acesso em 21 de junho de 2012.

DeFranco MJ, Lawton JN. Radial nerve injuries associated with humeral fractures. *J Hand Surg*. 2006;31A:655.

Escarza R, Loeffel MF, Uehara DT. Wrist injuries. In: Tintinalli JE, Stapczynski JS, Cline DM, Ma OJ, Cydulka RK, Meckler GD, eds. *Tintinalli's Emergency Medicine: A Comprehensive Study Guide*. 7th ed. New York, NY: McGraw-Hill; 2011.

Estephan A, Gore RJ. Clavicle fracture in emergency medicine. *http://emedicine.medscape.com/article/824564-overview*. Acesso em 21 de junho de 2012.

Hak DJ. Radial nerve palsy associated with humeral shaft fractures. *Orthopedics*. 2009;32:111.

Hariri S, McAdams TR. Nerve injuries about the elbow. *Clin Sports Med*. 2010;29:655.

Mackinnin SE, Novak CB, Bartz ME. Brachial plexus injuries, obstetrical. *http://emedicine.medscape.com/article/1259437-overview*. Acesso em 21 de junho de 2012.

McMahon PJ, Kaplan LD. Sports medicine. In: Skinner HB, ed. *Current Diagnosis & Treatment in Orthopedics*. 4th ed. New York, NY: McGraw-Hill; 2006.

Mollberg M, Hagberg H, Bager B, Lilja H, Ladfors L. High birthweight and shoulder dystocia: the strongest risk factors for obstetrical brachial plexus palsy in a Swedish population-based study. *Acta Obstet Gynecol Scand*. 2005;84:654.

Palmer BA, Hughes TB. Cubital tunnel syndrome. *J Hand Surg*. 2012;35A:153.

Papp S. Carpal bone fractures. *Orthop Clin North Am*. 2007;38:251.

Pecci M, JB Kreher. Clavicle fractures. *Am Fam Physician*. 2008;77:65–70.

Prybyla D, Owens BD, Goss TP. Acromioclavicular joint separations. *http://emedicine.medscape.com/article/1261906-overview*. Acesso em 21 de junho de 2012.

Raukar NP, Raukar GJ, Savitt DL. Extremity trauma. In: Knoop KJ, Stack LB, Storrow AB, Thurman RJ, eds. *The Atlas of Emergency Medicine*. 3rd ed. New York, NY: McGraw-Hill; 2010.

Rubino LJ, Lawless MW, Kleinhenz BP. Clavicle fractures. *http://emedicine.medscape.com/article/1260953-overview*. Acesso em 21 de junho de 2012.

Stern M. Radial nerve entrapment. *http://emedicine.medscape.com/article/1244110-overview*. Acesso em 21 de junho de 2012.

Trojian TH. Brachial plexus injury in sports medicine. *http://emedicine.medscape.com/article/91988-overview*. Acesso em 21 de junho de 2012.

Verheyden JR, Palmer AK. Cubital tunnel syndrome. http://emedicine.medscape.com/article/1231663-overview. Acesso em 21 de junho de 2012.

Capítulo 10: Membro inferior

Birnbaum K, Prescher A, Hessler S, Heller KD. The sensory innervation of the hip joint. *Surg Radiol Anat*. 1999;19:371-375.

Cluett J. Acetabular fractures. *http://orthopedics.about.com/od/brokenbones/a/acetabulum.htm*. Acesso em 21 de junho de 2012.

Cluett J. Piriformis syndrome treatment. *http://orthopedics.about.com/cs/sprainsstrainsk/piriformis.html*. Acesso em 21 de junho de 2012.

Conly J. Soft tissue infections. In: Hall JB, Schmidt GA, Wood LDH, eds. *Principles of Critical Care*. 3rd ed. New York, NY: McGraw-Hill; 2005.

Raukar NP, Raikar GJ, Savitt S. Extremity trauma. In: Knoop KJ, Stack LB, Storrow AB, Thurman RJ, eds. *The Atlas of Emergency Medicine*. 3rd ed. New York, NY: McGraw-Hill; 2010.

Tubbs RJ, Savitt DL, Suner S. Extremity conditions. In: Knoop KJ, Stack LB, Storrow AB, Thurman RJ, eds. *The Atlas of Emergency Medicine*. 3rd ed. New York, NY: McGraw-Hill; 2010.

Rowdon GA, Agnew S, Goodman SB, et al. Chronic exertional compartment syndrome. *ttp://emedicine.medscape.com/article/88014-overview*. Acesso em 21 de junho de 2012.

Wheeless CR. Wheeless' Textbook of Orthopaedics. www.wheelessonline.com/ortho/blood_supply_to_femoral_head_neck. Acesso em 21 de junho de 2012.

Índice

Observação: Número da página acompanhado de f ou t indica figura ou tabela, respectivamente:

A

Abdome, estudos de caso sobre o. *Ver também estudo específico*
   apendicite, 98-106
   baço rompido/roto, 114-120
   hérnia inguinal indireta, 72-79
   obstrução biliar, 88-97
   úlcera gástrica, 80-87
   ureterolitíase, 119-113
Abscesso perianal, 179, 184-185
   diagnóstico, 180, 185-186
   fatores predisponentes, 179
   sinais e sintomas, 179
Abscesso retrofaríngeo, 205-217. *Ver também* Bronquite; Epiglotite
   anatomia pertinente, 205-214
      árvore traqueobrônquica, 210*t*, 214
      esôfago, 210-212, 210*t*
      espaço retrofaríngeo, 206-207, 208-209*t*
      faringe, 208-209, 209*f*, 210, 210*t*
      fáscia bucofaríngea, 206-207
      fáscias cervicais e compartimentos do pescoço, 205-206, 206*t*, 207*t*, 207*f*
      laringe, 210*t*, 212-214, 212*t*, 212*f*, 211-213*t*
   apresentação do paciente, 205
   considerações clínicas, 205
   diagnóstico, 215-216
   estudos diagnósticos por imagem, 205
   exame da história clínica, 205
   exame físico, 205
   fatores predisponentes, 215-217
   raciocínio clínico, 214-217
   sinais e sintomas, 215-216
   testes laboratoriais, 205
Abscesso tubo-ovariano (TOA), 104-105
   diagnóstico, 105-106
   fatores predisponentes, 104-105
   sinais e sintomas, 104-105
Abuso sexual, 163-164
   diagnóstico, 164-165
   fatores predisponentes, 163-164
   sinais e sintomas, 163-165
Acetábulo, 350
Acidente vascular cerebral, 264-265
   diagnóstico, 265-266
   fatores predisponentes, 264-265
   hemorrágico, 264-265
   isquêmico, 264-266
   sinais e sintomas, 264-265
Acropaquia, 201

Adenite, 216-217
Adenocarcinoma do colo sigmoide, 154-155. *Ver também* Carcinoma de colo
Adenoidite, 216-217, 241-242
Adenotonsilite. *Ver* Doença adenotonsilar
Amaurose fugaz, 220-224
Amenorreia, 201
Analgesia, 284
Analgesia epidural, 284-291. *Ver também* Bloqueio do nervo pudendo; Analgesia espinal
   anatomia pertinente, 285-289
      espaço extradural espinal, 286-287
      meninges espinais, 285-287
      parte lombossacral da medula espinal e nervos espinais, 285*f*, 285-286, 286-287*f*
      região lombossacral da coluna vertebral e osso do quadril, 285, 285*f*, 285-286*f*
      útero, vagina e inervação sensorial do períneo feminino, 286-288, 287-288*t*
   apresentação do paciente, 284
   considerações clínicas, 284
   exame da história clínica, 284
   exame físico, 284
   para o trabalho de parto e parto, 288-290
   procedimento, 288-290, 289-290*f*
   raciocínio clínico, 288-291
Analgesia espinal, 289-290, 289-290*f*
   procedimento, 289-290
Anel linfático da faringe (de Waldeyer), 240-241
Anemia, 152
Anestesia, 235
Aneurisma, 278-279
Anexos, 105-106
Ângulo do esterno, 44, 64
Anidrose, 274
Anisocoria, 274
Anosmia, 243-244
Anquilose, 253-254
Antebraço e mão. *Ver também* Síndrome do túnel do carpo
   nervo mediano no, 333, 333*t*, 334-336*f*
   nervo ulnar no, 333-335, 333*t*, 334-336*f*
Apêndice vermiforme, 99, 99*f*
Apêndices omentais, 150-151
Apendicite, 98-106, 132-133. *Ver também* Doença inflamatória pélvica (PID); Abscesso tubo-ovariano (TOA); gastrenterite viral
   aguda, 104-105
   apresentação do paciente, 98
   complicações, 133-134

considerações clínicas, 98
diagnóstico, 104-106, 105-106f
estudos diagnósticos por imagem, 98
exame da história clínica, 98
fatores predisponentes, 98
  anatomia pertinente das vísceras do quadrante inferior direito (QID), 101-104
  anatomia pertinente do ceco e apêndice, 99-101, 99f-101f
raciocínio clínico, 103-105
sinais e sintomas, 103-134
testes laboratoriais, 98
Aprisionamento (encarceramento) do nervo pudendo, 170-171
Área de Little, 236-239
Arritmia, 194-195
Artéria basilar, 218-219
Artéria braquial profunda, 302-304
Artéria carótida, 218-219f, 219-220, 220-222t
Artéria cística, 89-90, 90-91f
Artéria coronária, 36-37, 37f, 45-46, 46-47t
  direita, 37, 37f
  esquerda, 37, 37f
  ramos e distribuição, 39t
Artéria esplênica, 92-94
Artéria interventricular anterior, 37, 37f
Artéria maxilar, 248-249, 248-249f, 250t
Artéria meníngea acessória, 229-230
Artéria pancreaticoduodenal superior posterior, 89-90
Artéria subclávia, 218-219, 218-219f, 218-219t
Artéria torácica interna, 53, 53f
Artéria vertebral, 218-220, 218-219f, 219-220t
Artérias, estômago, 81-82, 81-82f
Artérias axilares, 53, 53f
Artérias bronquiais, 61-62, 62-63f
Artérias intercostais posteriores, 53
Artérias pulmonares, 61-62, 62-63f
"Artérias segmentares", 61-62, 62-63f
Arterite temporal, 252-253
  diagnóstico, 254-255
  fatores predisponentes, 252-253
  sinais e sintomas, 252-253
Articulação acromioclavicular, 301-302
Articulação do joelho, ligamentos, 355-356, 356f, 357t
Articulação do ombro, 301-304
Articulação do quadril, 350-352
  estruturas de sustentação, 351-352, 351f
  ílio, 351
  inervação sensorial, 351-352
  ísquio, 351
  púbis, 351
  suprimento sanguíneo, 351-352, 251-252f
Articulação esternoclavicular, 300
Articulação radiocarpal, 309-310
Articulação radiulnar distal, 309-310

Articulação talocrural, 373
Articulação talocrural, 373-374
  estruturas que cruzam a, 374, 374t
  ligamentos da, 374, 375f, 375-376t
Articulação temporomandibular (ATM), 249-252, 252-253f
Articulações interfalângicas, 326-327
Articulações metacarpofalângicas, 326-327
  diagnóstico, 65-66
  fatores predisponentes, 66-68
  sinais e sintomas, 65-66
Artrite, 253-254
Árvore traqueobrônquica, 45f, 59-60, 60f
  intrapulmonares, 28-30, 38f
  vias respiratórias extrapulmonares, 45-46, 45f
Ascites, 85
Astenia, 58
Ataque cardíaco. *Ver* Infarto do miocárdio
Atelectasia, 47-48
ATM. *Ver* Articulação temporomandibular
Atrofia, 327-328
Aura, 221-222
Ausculta, 18-64
Avulsão, 373
Axônios pré-ganglionares, 10-11

B

Baço, rompimento, 114-120. *Ver também* Hemorragia retroperitoneal; Fratura da costela
  anatomia pertinente, 114-117
    baço, 114-116, 115f, 116f, 116t
    costelas, 116-117
    espaço retroperitoneal, 116-117, 116-117t
  apresentação do paciente, 114
  considerações clínicas, 114
  diagnóstico, 118-120, 118-119f
  estudos diagnósticos por imagem, 114
  exame da história clínica, 114
  exame físico, 114
  fatores predisponentes, 118-119
  raciocínio clínico, 117-119
  sinais e sintomas, 118-119
Bacteriúria, 112-113
Bexiga urinária, 167-169
  suprimento nervoso, 168-169
  suprimento sanguíneo, 168-169
Bile, 89, 92-94
Bloqueio o nervo ilioinguinal, 290-291
Bolha, 371-372
Bolsa omental, 84-85
Brônquio, 45, 60, 60f, 62-64
Bronquíolos, 60, 60f
Bronquíolos respiratórios, 45, 30f
Bronquíolos terminais, 45, 45f
Brônquios lobares, 44f, 45

Bronquite, 214
  diagnóstico, 216-217
  fatores predisponentes, 214
  sinais e sintomas, 214
Bronquite crônica, 29-30
Bruxismo, 253-254

C

Cabeça, estudos de caso. *Ver também estudo de caso específico*
  epistaxe, 235-245
  fratura de crânio, 265-234
  fratura por explosão da parede inferior da órbita, 267-273
  neuralgia do trigêmeo, 246-255
  paralisia do nervo facial, 256-266
  síndrome de Horner, 274-280
Cálculo, 110-111
Cálculos biliares, 95, 96
Cálculos de ácido úrico, 111-112
Cálculos de cistina, 111-112
Cálculos de estruvita, 111-112
Cálculos renais, 111-112
Canal anal, 150-151, 173-176, 181-182, 181-182*f*
  esfíncteres do ânus, 182-183
  fossas isquioanais, 182-183
  parte inferior, 182-183
  parte superior, 181-183
Canal inguinal, 72-74, 72-74*f*
  homens, 72-74
    homens, desenvolvimento, 72-75, 74-75*t*
  limites, 73-74*t*
  mulheres, 72-74
Cânceres de pulmão, tipos, 64-65*t*
Carcinoma broncogênico, 58-68
  anatomia pertinente, 58-64
  apresentação do paciente, 58
  categorias, 64-65*t*
  considerações clínicas, 58
  diagnóstico, 66-68
  estudos diagnósticos por imagem e testes laboratoriais, 58
  exame da história clínica, 58
  exame físico, 58
  fatores predisponentes, 64-66
  imagem de TC, 64-65*f*
  metástase, 65-66
  raciocínio clínico, 64-67
  radiografia, 64-65*f*
  sinais e sintomas, 64-65
Carcinoma da próstata, 127-128
  diagnóstico, 128-129
  fatores predisponentes, 127-129
  sinais e sintomas, 127-128

Carcinoma de colo, 149-156. *Ver também* Diverticulose; Vólvulo sigmoide; Colite ulcerativa
  anatomia pertinente, 150-151, 150*f*, 150-151*t* (*Ver também* Intestino grosso)
  apresentação do paciente, 149
  considerações clínicas, 149
  diagnóstico, 154-156
  estudos diagnósticos por imagem, 159
  exame da história clínica, 149
  exame fisco, 149
  raciocínio clínico, 150-155
  sinais e sintomas, 152-153, 153-154*f*
  testes laboratoriais, 149
Carcinoma de colo de útero, 137-142. *Ver também* Carcinoma endometrial
  anatomia pertinente, 137-141, 138*f*
    útero, 137-140, 138*f*
    vagina, 138*f*, 139-140
  apresentação do paciente, 137
  considerações clínicas, 137
  diagnóstico, 141-142
  estadiamento do, 140-141*t*
  exame da história clínica, 137
  exame da pelve, 139-140
    bimanual, 140-141
    do "canal vaginal", 139-140
    retovaginal, 140-141
  exame físico, 137
  raciocínio clínico, 140-142
    carcinoma de colo de útero *in situ*, 140-141
    carcinoma endometrial, 141-142, 141-142*t*
    carcinoma metastático do colo de útero, 140-142
  relatório da patologia, 137
Carcinoma de mama, 49-57. *Ver também* Mama, feminina
  anatomia pertinente, 49-54
  apresentação do paciente, 49-50
  avançado, 51
  considerações clínicas, 49-50
  diagnóstico, 55-57
  distribuição de frequência do, 55-56*f*
  estudos diagnósticos por imagem, 49-50
  exame da história clínica, 49-50
  exame físico, 49-50
  fatores predisponentes, 54-55
  raciocínio clínico, 54-56
  sinais e sintomas, 54
Carcinoma endometrial, 141-142
  diagnóstico, 142
  estadiamento do, 141-142*t*
  fatores predisponentes, 141-142
  sinais e sintomas, 141-142
Carcinoma metastático, 54, 54-55*t*
  do colo de útero, 140-142
Carcinoma primário, sítios metastáticos, 54, 54-55*t*
Cardiomegalia, 33-34

Cateter central inserido perifericamente (PICC), 192-193
Cateter não tunelado, 192-193
Cateter tunelado, 192-193
Cateter venoso central, 191-192. *Ver também* Cateterismo da veia jugular interna; Veia subclávia
   indicações para, 191-192
   locais para, 191-192
   tipos de, 192-193
Cateterismo da veia jugular interna, 190-195. *Ver também* Cateterismo da veia subclávia
   anatomia pertinente, 191-192
      veia jugular interna, 191-192, 191*f*
      veia subclávia, 191-192
   apresentação do paciente, 190
   complicações, 194-195, 194-195*t*
   considerações clínicas, 190
   estudos diagnósticos por imagem, 190
   exame da história clínica, 190
   exame físico, 190
   procedimento, 192-193, 193-194*f*
   raciocínio clínico, 191-195
   testes laboratoriais, 190
   vantagens/desvantagens, 192-193
Cauda equina, 285-286
Cavidade peritoneal, 84, 84*f*
   bolsa omental, 84-85
   saco maior, 84
Cavidade pleural, 37
Cavidade torácica, 36, 36*f*
Cavidades pulmonares, 36, 36*f*
CEA (antígeno carcinoembrionário), 149
Ceco e apêndice, 99, 99*f*, 150
   linfáticos, 99-100
   suprimento nervoso, 99-101
   suprimento sanguíneo, 99-100, 99-100*f*
Células aéreas etmoidais, 240-241*t*
Células cromafins, da medula da glândula suprarrenal, 8-10
Células tumorais mamárias, metástase das, 54
Chlamydia trachomatis, 146
Cianose, 215-216
Ciática, 345-346
Ciclo cardíaco, normal, 20-21, 21*f*
Cifose. *Ver* Hipercifose
Cíngulo do membro superior, 300
Círculo arterial do cérebro (de Willis), 218-219*f*, 219-221, 219-220*f*
Cirrose, do fígado, 96
   complicações, 96
   diagnóstico, 96-97
   fatores predisponentes, 96
   sinais e sintomas, 96
Cisterna lombar, 286-287
Cistinúria, 111-112
Cistite, 110-111, 143

Cistite bacteriana, 145
   diagnóstico, 147-148
   fatores predisponentes, 145
   sinais e sintomas, 145
Cistite de lua de mel, 147
Cistite intersticial (CI), 170-171
   diagnóstico, 171-172
   fatores predisponentes, 170-171
Cisto, 54-55
Cisto folicular, 134-135. *Ver também* Cisto ovariano
Cisto no corpo lúteo, 134-135. *Ver também* Cisto ovariano
Cisto ovariano, 134-135
   complicações, 134-135
   diagnóstico, 136
   fatores predisponentes, 134-135
   sinais e sintomas, 134-135
Cistocele, 146, 146*f*
   e uretrocele, 147
   fatores predisponentes, 146
   sinais e sintomas, 146
Cistos funcionais, 134-135
Claudicação, 252-253
Colecistite, 95
Colelitíase, 95, 96
Colestase, 94
Cólica, 102-103
Cólica uretérica, 111-112
Colite ulcerativa, 154-155
   diagnóstico, 155-156
   fatores predisponentes, 154-155
   sinais e sintomas, 154-155
Colo, 150-151
Coloide, 197-198
Coluna vertebral, 292-293, 293*f*
   curvaturas, 292-293, 293*f*
   curvaturas exageradas, 293-294*f*
   escoliose, 294-295*f*
   músculos posturais, 293, 293*t*
   vértebras, 292, 293*f*
Comatoso, 232-233
Complexo QRS, 21, 21*f*
Conchas nasais, 236
Condição fibrocística da mama, 54-55
   diagnóstico, 56-57
   fatores predisponentes, 55-56
   sinais e sintomas, 54-56
Contusão, 350
Coração
   artérias coronárias, 45-47, 39*t*
   circulação, 37, 37*f*
      direita dominante, 37
      esquerda dominante, 37
   pericárdio, 36, 36*f*
   valvas
      anatomia das, 27-29, 27*f*
      pontos de ausculta, 19-20, 20*f*, 28-29, 29-30*f*

superfície de projeção, 19, 20f, 28-29, 29-30f
valvas atrioventriculares, 18-19, 19f, 27
Corda do tímpano, 249-251
Cordas tendíneas, 27
Corpo celular, neurônio, 2-3
Costelas, 176-177
Crânio, 227, 227f, 227t
   neurocrânio, 227
   ptério, 227-228
   suturas, 227-228
   viscercrânio, 227
Creatinofosfoquinase (CK), 367
Culdocentese, 133-134
Cúpula da pleura, 36, 37f, 64
Curetagem, 137
Curvaturas cifóticas, 292
Curvaturas lordóticas, 292

D

Decúbito, 18
Defesa muscular, 102-103
Deformidade em sela do nariz, 242-243, 244-245f
Deglutição, 196
Dermátomos, 3-4, 4f
Dermopatia, 201
Despolarização ventricular, 21
Diaforese, 196
Diafragma "urogenital" (UG), 144, 145f
Diafragma da pelve, 144
Diástole, 21
Diástole ventricular, 21
Diplopia, 267
Disartria, 222-223
Discos intervertebrais, 344-348. *Ver também* Síndrome do piriforme
   anel fibroso, 344-345
   núcleo pulposo, 344-348, 347-348f
Disestesia, 342
Disfagia, 64-65, 205
Disforia, 201
Disgeusia, 256
Dismenorreia, 134-135
Dispareunia, 103-104, 134-135
Dispepsia, 152
Dispneia, 23, 117-118, 293-294
Dissecção arterial, 220-221
Dissecção espontânea da artéria carótida, 220-221
   diagnóstico, 223-224
   fatores predisponentes, 221-222
   sinais e sintomas, 220-222
Distocia, 317
Disúria, 103-104, 134-135, 170-171
Diverticulose, 153-154
   diagnóstico, 155-156
   fatores predisponentes, 154-155
   sinais e sintomas, 153-155

Divisão autônoma do sistema nervoso (DASN)
   parte entérica, 5-7, 5-7f
   parte parassimpática, 7-8t, 10-15
   parte simpática, 5-11, 7-8t
Doença adenotonsilar, 241-242
   diagnóstico, 244-245
   fatores predisponentes, 242-243
   sinais e sintomas, 241-243
Doença das valvas cardíacas, 31-32
   diagnóstico, 33-34
   estenose valvar, 32, 32f
   fatores predisponentes, 32
   insuficiência valvar, 32
   sinais e sintomas, 32
Doença de Crohn, 190
Doença de Fothergill. *Ver* Neuralgia do trigêmeo
Doença de Graves, 201, 202f
   diagnóstico, 203-204
   fatores predisponentes, 202
   sinais e sintomas, 201
Doença inflamatória pélvica (DIP), 103-104, 134-135
   diagnóstico, 105-106, 136
   fatores predisponentes, 104-105, 134-135
   sinais e sintomas, 103-104, 134-136
Doença pulmonar obstrutiva crônica (DPOC), 30
   diagnóstico, 32-34
   espirometria para estadiamento da, 31
   fatores predisponentes, 31
   sinais e sintomas, 30
   tabagismo e, 31
Dor, proveniente dos órgãos pélvicos, 11-14
Dor abdominal, 101-102, 102-103t
   aguda localizada, 130
   decorrente das vísceras abdominais, 101-103
   somática, 101-102
   visceral, 101-102
Dor referida, 13-15, 101-102
Dorso, estudos de caso relacionados ao. *Ver também estudo específico*
   analgesia epidural, 284-291
   escoliose, 292-297
Ducto cístico, 89, 89-90f
Ducto colédoco, 89, 89-90f
Ducto hepático comum, 92-94
Ductos alveolares, 60, 61-62f
Ductos hepáticos, 89, 89-90f

E

ECG. *Ver* Eletrocardiograma
Edema, 201, 242-243, 366
Eferentes, neurônios motores, 2-3
Eferentes viscerais, 38
Efluxo craniano, 10-13, 12f, 12t
Efluxo sacral, 12f, 11-13
Efusão, 39

Eletrocardiograma (ECG)
  na estenose da valva atrioventricular esquerda (mitral), 24f
  na pericardite, 35, 36f
  normal, 20-21, 21f, 30, 31f, 40f
Embolia, 369-370
Encarcerado, 162-163
Enfisema, 29-30
Enoftalmia, 267
Entorse (torsão), 314-315, 375
Entorse do tornozelo,
  fatores predisponentes, 375
  sinais e sintomas, 375
Epicôndilo medial, 325
Epiglotite, 214-215
  diagnóstico, 215f, 215-216
  fatores predisponentes, 215
  posição de inalação, 215-216
  sinais e sintomas, 215-216
Epistaxe, 235-245. Ver também Doença adenotonsilar; Fratura do septo nasal; Pólipos nasais; Sinusite
  anatomia pertinente, 235-242
    faringe, 239-241
    nariz, 239-240
    seios paranasais, 239-240
  apresentação do paciente, 235
  considerações clínicas, 235
  diagnóstico, 244-245
  estudos diagnósticos por imagem, 235
  exame da história clínica, 235
  exame físico, 235
  raciocínio clínico, 241-245
Equimose, 267, 300
Eritematoso, 178, 371-372
Escápula,
  acrômio, 301-302
  cavidade glenoidal, 301-302
  ombro e braço, 301-302
  processo coracoide, 301-302
Escoliose, 292-297, 294-295f. Ver também Hipercifose; Hiperlordose
  anatomia pertinente, 292-294
    anatomia de superfície do dorso, 293
    coluna vertebral, 292-293, 293f
    músculos posturais, 293-293t
  apresentação do paciente, 292
  considerações clínicas, 292
  diagnóstico, 295-297
  estudos diagnósticos por imagem, 292
  exame da história clínica, 292
  exame físico, 292
  fatores predisponentes, 295-297
  idiopática, 295-297
  raciocínio clínico, 293-297
  sinais e sintomas, 295-297
Escoliose idiopática adolescente, 296f, 295-297. Ver também Escoliose
Escoliose idiopática infantil, 295-297. Ver também Escoliose
Escoliose idiopática juvenil, 295-297. Ver também Escoliose
Escoriação, 181
Escotoma, 221-222
Esfíncter da uretra, 144
Esfíncteres do ânus, 175-176, 182-183
Esôfago, 211
  linfáticos, 210t, 211
  suprimento nervoso, 210, 212
  suprimento sanguíneo, 211, 210t
Esotropia, 277
Espaço extradural, 228-231, 231-232f
Espaço retrofaríngeo, 206-207, 208-209t
Espaço retroperitoneal, 116-117, 116-117t
Espaço subaracnóideo, 228-229
Espaço subdural, 228-229, 231-232, 231-232f
Espirometria, 31
Espondilolistese, 293-294
Esqueleto cardíaco, 19, 27
Estase, 243-244
Esteatorreia, 96, 190
Estenose, 18, 222-223
Estenose da valva atrioventricular esquerda (mitral), 18-25
  anatomia pertinente, 18-20
  apresentação do paciente, 18
  considerações clínicas, 18
  diagnóstico, 24, 24f
  eletrocardiograma normal, 20-21, 21f
  estudos diagnósticos por imagem, 18
  exame da história clínica, 18
  exame físico, 18
  fatores predisponentes, 23
  febre reumática, 23
  raciocínio clínico, 22-23
  sinais e sintomas, 23
Estenótica, valva, 33-34
Estertor, 23
Estômago, 81, 81f
  regiões e curvaturas, 81-82t
  suprimento nervoso, 81-83
    inervação parassimpática, 81-83
    inervação simpática, 81-82
  suprimento sanguíneo, 81-82, 81-82f
Estrabismo, 272
Estrangulado, 162-163
Exame vaginal digital, 140-141
Exercícios de Kegel, 147
Exoftalmia, 196
Exotropia, 277
Exsudato, 241-242
Extensor longo do hálux, 362
Extensor longo dos dedos, 362

F

Faringe, 208-209, 209f, 239-240
  linfáticos, 210, 210t
  parede muscular, 208-209
  parte laríngea da faringe, 207, 239-240
  parte nasal da faringe, 207, 239-240, 241-242f
  parte oral da faringe, 207, 240-241
  suprimento nervoso, 210
  suprimento sanguíneo, 210, 210t
Fáscia da pelve, 144
Fáscia lata, 344-345
Fáscias cervicais, 205-206, 206t, 207t, 207f
Fasciotomia, 363-365
Fascite necrosante,
  diagnóstico, 371-372
  fatores predisponentes, 370-371, 370-371f
  sinais e sintomas, 370-371
Febre reumática, 23, 32
Febril, 40
Fecalito, 103-104
Fibras, 2-3
Fibras aferentes viscerais, 11-13
Fibras parassimpáticas pré-ganglionares, 38
Fibras simpáticas pós-ganglionares, 38
Fibroadenoma da mama, 54-55
  diagnóstico, 56-57
  fatores predisponentes, 54-55
  sinais e sintomas, 54-55
Fibular curto, 362
Fibular longo, 362
Fibular terceiro, 362
Fígado, 92-94
  ductos hepáticos, 92-94
  ligamentos peritoneais associados, 94t
  lobos anatômicos, 92-94
  suprimento nervoso, 94
  suprimento sanguíneo, 94
  tríade portal, 94
Fissura anal, 176-177, 176-177f, 178, 183-185
  diagnóstico, 180
  fatores predisponentes, 176-184
  sinais e sintomas, 176-177, 183-184
Fissura horizontal, pulmão, 64
Fissura oblíqua, pulmão, 64
Fissura palpebral, 268-269
Fístula, 185-186
Fístula perianal. *Ver também* Fissura anal; Abscesso perianal
  anatomia pertinente, 181-183. (*Ver também* Canal anal)
  apresentação do paciente, 181
  considerações clínicas, 181
  diagnóstico, 185-186
  exame da história clínica, 181
  exame físico, 181
  fatores predisponentes, 184-185

  fístulas interesfinctéricas, 185-186
  fístulas transesfinctéricas, 185-186
  raciocínio clínico, 182-186
  sinais e sintomas, 184-185
  testes laboratoriais, 181
Flato (gás), 147
Flexor profundo dos dedos, 333
Flexor superficial dos dedos, 333
Flutuar (oscilar), 178
Forame espinhoso, 228-229
Forame isquiático, 166-167
Forame oval, 229-230
Fossa cubital, 330, 331f, 330-332t
Fossa infratemporal, 246-248, 247-248t
Fratura cominutiva, 117-118, 242-243
Fratura composta, 242-243
Fratura da clavícula, 300-308
  anatomia pertinente
    ombro e braço, 300-304, 302, 303f
  apresentação do paciente, 300
  considerações clínicas, 300
  diagnóstico, 306-308
  estudos diagnósticos por imagem, 300, 301-302f
  exame da história clínica, 300
  exame físico, 300
  fatores predisponentes, 305-306, 306-307f
  raciocínio clínico, 304-307
  sinais e sintomas, 305-306
Fratura da parte distal do úmero com neuropatia radial
  fatores predisponentes, 326-327
  sinais e sintomas, 326-327
Fratura da parte média da clavícula,
  diagnóstico, 306-308
Fratura de Colles, 309-316, 314-315f
  anatomia pertinente, 309-311
    parte distal do antebraço e pulso, sinais e sintomas, 313-314
  apresentação do paciente, 309
  consideração clínica, 309
  diagnóstico, 314-316
  estudos diagnósticos por imagem, 309, 309-310f
  exame da história clínica, 309
  exame físico, 309
  fatores predisponentes, 313-314
  raciocínio clínico, 311-316
Fratura de Colles reversa. *Ver* Fratura de Smith
Fratura de costela, 117-118
  diagnóstico, 119-120
  fatores predisponentes, 117-118
  sinais e sintomas, 117-118
Fratura de Smith, 314-315f
  diagnóstico, 314-316
  fatores predisponentes, 314-316
  sinais e sintomas, 314-316
Fratura do acetábulo, 352-353f, 354
  fatores predisponentes, 352-353
  sinais e sintomas, 351-353

Fratura do colo do fêmur, 350-354, 352-353f
  anatomia pertinente, 350-352
  apresentação do paciente, 350
  articulação do quadril, 350-352
  consideração clínica, 350
  diagnóstico, 353-354
  estudos diagnósticos por imagem, 350
  exame da história clínica, 350
  exame físico, 350
  fatores predisponentes, 352-354
  raciocínio clínico, 351-354
  sinais e sintomas, 352-353
Fratura do crânio, 226-234. *Ver também* Hematoma extradural; Hematoma subdural
  anatomia pertinente, 227-231
    meninges e espaços cranianos, 227-229, 227-229f
    parte lateral do crânio, 227-228, 227f, 227t
    pregas da dura-máter, 229-230, 229-230t
    seios venosos da dura-máter, 229-230, 230-231t
  apresentação do paciente, 226
  considerações clínicas, 226
  diagnóstico, 233-234
  estudos diagnósticos por imagem, 226
  exame da história clínica, 226
  exame físico, 226
  raciocínio clínico, 230-233
Fratura do escafoide, 314-315f
  diagnóstico, 314-316
  fatores predisponentes, 314-315
  sinais e sintomas, 313-315
Fratura do nariz. *Ver* Fratura do septo nasal
Fratura do septo nasal, 242-243
  diagnóstico, 244-245
  fatores predisponentes, 242-243
  sinais e sintomas, 242-243
Fratura do tornozelo, 373-378
  anatomia pertinente da articulação talocrural, 373-374
  apresentação do paciente, 373
  consideração clínica, 373
  diagnóstico, 376-378
  estudos diagnósticos por imagem, 373
  exame da história clínica, 373
  exame físico, 373
  raciocínio clínico, 375-377
Fratura do úmero, 325-329
  anatomia pertinente, 325-326
    nervos axilar, radial e ulnar, 325-326, 326-327f
    úmero, 325
  apresentação do paciente, 325
  com neuropatia do radial, 328-329
  consideração clínica, 325
  diagnóstico, 328-329
  estudos diagnósticos por imagem, 325
  exame da história clínica, 325
  exame físico, 325
  raciocínio clínico, 326-329

Fratura intertrocantérica, 170-171
  fatores predisponentes, 353-354
  sinais e sintomas, 353-354
Fratura por explosão da parte inferior da órbita, 267-273, 267-269f. *Ver também* Paralisia do n. oculomotor
  anatomia pertinente, 267-271
    inervação autônoma do olho e órbita, 269-271, 269-270t
    músculos extraoculares, 268-269t
    órbita, 267
    pálpebras, 268-270, 269-270t
    paredes da órbita e estruturas relacionadas, 267-269
  apresentação do paciente, 267
  considerações clínicas, 267
  diagnóstico, 272-273
  estudos diagnósticos por imagem, 267
  exame da história clínica, 267
  exame físico, 267
  fatores predisponentes, 272
  raciocínio clínico, 270-273
  sinais e sintomas, 270-272, 272f
  testes laboratoriais, 267
Fratura simples, 242-243
Funículo espermático, 72-74, 73-74f, 74-75t

G

Gânglio sensitivo do nervo espinal, 2-3
Gânglios, 2-3
Gânglios paravertebrais, 7-8
Gânglios pré-vertebrais, 8-10
Gânglios terminais, 11-13
Gangrena, 103-104, 154-155
Gastrenterite viral, 104-105
  diagnóstico, 105-106
  fatores predisponentes, 104-105
  sinais e sintomas, 104-105
Gastrite, 86
  diagnóstico, 87
  fatores predisponentes, 86
  sinais e sintomas, 86
  tipo A, 87
  tipo B, 87
Glândula tireoide, 197-198, 197-198f
  hormônios, 197-198
  linfáticos, 198-200
  relações anatômicas, 197-198, 198-200t
  suprimento nervoso, 198-200
  suprimento sanguíneo, 198-200, 198-200t, 199f
Glândulas areolares (de Montgomery), 51
Glândulas paratireoides, 198-200
Glândulas salivares, 258-258, 260-262t
  suprimento sanguíneo e inervação, 258, 260-262t
Glândulas uretrais (de Skene), 147
Glúteo máximo, 342
Gonadotropina coriônica humana (hCG), 98

Gravidez ectópica, 133-134
    diagnóstico, 135-136
    fatores predisponentes, 133-134
    locais para, 133-134
    sinais e sintomas, 133-134
Gravidez tubária, 130-136. *Ver também* Apendicite;
  Gravidez ectópica; Cisto ovariano; Doença inflamatória
  pélvica (PID)
    anatomia pertinente, 131-133, 131*f*. (*Ver também*
      Tuba uterina)
    apresentação do paciente, 130
    considerações clínicas, 130
    diagnóstico, 135-136
    estudos diagnósticos por imagem, 130
    exame da história clínica, 130
    exame físico, 130
    raciocínio clínico, 132-136
    testes laboratoriais, 130

H

Haemophilus influenzae tipo b (Hib), 215-216
hCG (hormônio gonadotropina coriônica humana), 130
Hematêmese, 87
Hematogênico, 128-129
Hematoma, 194-195, 242-243, 357
Hematoma epidural, 230-232, 231-232*f*
    diagnóstico, 233-234
    exames de TC da cabeça sem contraste, 231-232,
      232-233*f*
    fatores predisponentes, 231-232
    sinais e sintomas, 231-232
Hematoma septal, 242-243
Hematoma subdural, 231-233, 231-232*f*
    agudo, 232-233
    crônico, 232-233
    diagnóstico, 233-234
    exames de TC da cabeça, 233-234*f*
    fatores predisponentes, 232-233
    sinais e sintomas, 232-233
    subagudo, 232-233
Hematoquezia, 141-142
Hematúria, 107, 127-128, 160
Hemiparesia, 232-233
Hemoperitônio, 143, 133-136
Hemoptise, 23, 24
Hemorragia, 366
Hemorragia retroperitoneal,
    diagnóstico, 119-120
    fatores predisponentes, 117-118
    sinais e sintomas, 117-118
Hemorroidas, 173-180. *Ver também* Fissura anal;
  Abscesso perianal
    anatomia pertinente, 173-176
        canal anal, 173, 173-174*f*
        esfíncteres do ânus, 175-176
        parte inferior do canal anal, 175-176
        parte superior do canal anal, 173-176
        plexo venoso retal, 175-176
    apresentação do paciente, 173
    considerações clínicas, 173
    diagnóstico, 179-180
    exame da história clínica, 173
    exame físico, 173
    externas, 178, 178*f*, 179-180
    fatores predisponentes, 179
    internas, 178, 180
    raciocínio clínico, 175-179
    sinais e sintomas, 178
Hemotórax, 119-120, 194-195, 307-308
Hepatócitos, 89
Hérnia inguinal, 76-77, 162-163
    diagnóstico, 78-79
    direta, 76-78, 77-78*f*, 78-79
    exame, 78-79
    indireta (*Ver* Hérnia inguinal, indireta)
    sinais e sintomas, 76-77
Hérnia inguinal, indireta, 72-79, 161-163. *Ver também*
  Hidrocele; Hérnia inguinal, Linfonodos inguinais,
  superficiais
    anatomia pertinente, 72-76
        canal inguinal, 72-74, 72-74*f*, 73-74*t*
        desenvolvimento do canal inguinal masculino, 72-
          75
        funículo espermático, 72-74, 73-74*f*, 74-75*t*
        região inguinal, 72-74
        trígono inguinal, 74-75, 75-76*f*, 75-76*t*
    apresentação do paciente, 72
    características distintas, 77-78
    considerações clínicas, 72
    estudos diagnósticos por imagem, 72
    exame da história clínica, 77-78
    exame físico, 72
    fatores predisponentes, 77-78, 162-163
    raciocínio clínico, 75-79
    sinais e sintomas, 162-163
    testes laboratoriais, 72
Herniação do disco intervertebral lombar, 345-346*f*
    diagnóstico, 348-349
    fatores predisponentes, 346-347
    sinais e sintomas, 346-347
"Hiato triangular do tríceps", 302-304
Hiato urogenital, 144
Hidrocele, 76-77
    diagnóstico, 78-79
    fatores predisponentes, 76-77
    sinais e sintomas, 76-77
Hidrocele de comunicação, 76-77. *Ver também* Hidrocele
Hidrocele não comunicante, 76-77. *Ver também* Hidrocele
Hifema, 270-271
Hiperacusia, 256
Hiperbilirrubinemia, 95
Hipercalciúria, 111-112

Hipercifose, 293, 293-294f
  branda, 294-295
  congênita, 294-295
  fatores predisponentes, 293-295
  sinais e sintomas, 293-294
Hipercolesterolemia, 222-223, 264-265
Hiper-homocisteinemia, 222-223
Hiperidrose, 41
Hiperlipidemia, 264-265
Hiperlordose, 293, 293-294f
  fatores predisponentes, 294-295
  sinais e sintomas, 294-295
Hiperplasia, 124, 166
Hiperplasia prostática benigna (HPB), 124-129. *Ver também* Carcinoma de próstata
  anatomia pertinente, 124-128. (*Ver também* Próstata)
  apresentação do paciente, 124
  considerações clínicas, 124
  diagnóstico, 128-129
  exame da história clínica, 124
  exame físico, 124
  fatores predisponentes, 127-128
  raciocínio clínico, 127-129
  sinais e sintomas, 127-128
  testes laboratoriais, 124
Hiper-reflexia, 196
Hipersensibilidade de rebote, 102-103
Hipertensão, 31, 191-192, 232-233
Hipertireoidismo, 196-204. *Ver também* Doença de Graves; Linfadenopatia supraclavicular
  anatomia pertinente, 197-201
    glândula tireoide, 197-200, 197-198f, 198-200t, 199f
    glândulas paratireoides, 198-200
    linfáticos da cabeça e pescoço, 200-201
    nervo laríngeo recorrente, 198-201, 200-201t
  apresentação do paciente, 196
  considerações clínicas, 196
  diagnóstico, 203-204
  estudos diagnósticos por imagem e biópsia, 196
  exame da história clínica, 196
  exame físico, 196
  raciocínio clínico, 200-203
  testes laboratoriais, 196
Hipertonicidade do músculo, 178
Hipertrofia, 178, 346-347
Hipertropia, 272-273
Hipestesia, 267, 317
Hipoageusia, 221-222
Hipoperfusão, 264-265
Hipotensão, 222-223
Hipotropia, 267
Hipovolemia, 191-192

I

Iatrogênico, 76-77
Icterícia, 95

Idiopático, 295-297
Imagem de ressonância magnética (RM), 355
Incisura do acetábulo, 351-352
Incompetente, valva, 33-34
Incontinência de esforço, 147
Inervação sensorial, articulação do quadril, 351-352
Infarto do miocárdio, 40-41, 46-49
  diagnóstico, 40-41
  fatores predisponentes, 40-41
  sinais e sintomas, 40-41
Insuficiência cardíaca, 23
Insuficiência cardíaca congestiva (ICC), 26-34, 30
  anatomia pertinente, 27-29, 27f
  apresentação da história clínica, 26
  apresentação do paciente, 26
  bulha cardíaca S3 após os 40 anos de idade e, 26, 32
  considerações clínicas, 26
  diagnóstico, 32-34
  eletrocardiograma, 26
  estudos diagnósticos por imagem, 26
  exame físico, 26
  fatores predisponentes, 31
  insuficiência cardíaca diastólica, 32
  insuficiência cardíaca sistólica, 31
  raciocínio clínico, 29-32
  sinais e sintomas, 31
Intestino grosso, 99, 150, 150f
  ceco e apêndice, 150
  colo, 150
  doenças, 153
  reto e canal anal, 150-151
  suprimentos sanguíneo e nervoso, 150-151, 150-151t, 152f
Intramural, 220-221
Isquemia, 42, 49, 255, 362-363

L

Lábio glenoidal, 302
Lacerado, 162-163
Lacrimação, 263-264
Laringe, 212
  cartilagens, 212t
  cavidade da laringe, 212f
  linfáticos, 210t, 211-213
  músculos, 211-213
  regiões, 211-213t
  suprimento nervoso, 214
  suprimento sanguíneo, 210t, 212
Libido, 201
Ligamento colateral fibular, 355
Ligamento colateral tibial (LCT), 355
  Laceração
    diagnóstico, 360
    fatores predisponentes, 358-359f, 358-360
    sinais e sintomas, 358-360
  teste do valgo, 357

Ligamento coracoacromial, 302-304
Ligamento coracoclavicular, 301-302
Ligamento coracoumeral, 302-304
Ligamento cruzado anterior (LCA), 355
  distensão, 355-356, 356f, 357t
    diagnóstico, 360
    fatores predisponentes, 358-360
    sinais e sintomas, 358-359
  ruptura/rompimento do, 355-360, 358-359f
    apresentação do paciente, 355
    consideração clínica, 355
    diagnóstico, 358-360
    estudos diagnósticos por imagem do, 355
    exame da história clínica do, 355
    fatores predisponentes, 355
    raciocínio clínico, 357-360
    sinais e sintomas, 358-359
  teste da gaveta para o, 357
  teste de Lachman para o, 356
Ligamento cruzado posterior (LCP), 355
  ruptura (rompimento)
    diagnóstico, 360
    fatores predisponentes, 358-360
    sinais e sintomas, 358-360
  teste da gaveta, 357
  teste da gravidade (do tibial), 357
Ligamento sacrospinal, 342-343
Ligamento sacrotuberal, 342-343
Ligamentos glenoumerais, 302-304
Linfadenite, 75-76, 78-79
Linfadenopatia, 196, 241-242
Linfadenopatia supraclavicular, 202-203
  diagnóstico, 203-204
  fatores predisponentes, 203
  sinais e sintomas, 203
Linfáticos,
  cabeça e pescoço, 200-201
  ceco e apêndice, 99-100
  esôfago, 210, 210t
  faringe, 210t, 212
  glândula tireoide, 198-200
  próstata, 125-127, 125-127f
  traqueia, 210t, 214
Linfatogênico, 65-66, 153-154
Linfonodo sentinela, 203
Linfonodo sinalizador (de Virchow), 203
Linfonodos axilares, 53f, 54, 56-57
Linfonodos císticos, 89-90
Linfonodos inguinais, superficiais, 75-76
  fatores predisponentes, 76-77
  linfonodos situados lateralmente, 75-76
  linfonodos situados medialmente, 75-76
  sinais e sintomas, 75-76
Linfonodos retrofaríngeos (de Rouvier), 215-216
Líquido cerebrospinal (LCE), 286-287
Lordose. *Ver* Hiperlordose
Lúnula, 28-29

Luxação da parte anterior do ombro, 304-305f
  fatores predisponentes, 304-306
  sinais e sintomas, 304-305
Luxação do ombro, 307-308

M

Maléolo lateral, fratura por avulsão, 376-377f
  diagnóstico, 376-378
  fatores predisponentes, 375-376
  sinais e sintomas, 375-376
Mal-estar, 254-255
Mama, feminina, 49-50
  aréola, 51, 52f
  base da, 51, 51f
  "espaço retromamário", 51
  estrutura interna, 52
    ducto lactífero, 52, 52f
    glândula mamária, 52, 52f
    ligamentos suspensores da mama (de Cooper), 52, 52f
    lobos, 52
    seio lactífero, 52, 52f
  linfáticos, 54
  não lactante, 52f
  papila mamária, 51, 52f
  posição da, na parede torácica, 51, 51f
  processo axilar da, 51
  quadrantes, 51, 51f
  sulco intermamário, 49-50
  suprimento sanguíneo, 53-54, 53f
Manobra de Valsalva, 203
Mão, 311, 313-314f
Mediastino, 36, 36f
Medula da glândula suprarrenal, 8-11
Medula espinal, 2-3, 3-4f, 285-286
  cone medular, 285-286
  espaço extradural, 286-287
  meninges espinais, 285-287
    aracnoide-máter, 286-287
    dura-máter, 286-287
    pia-máter, 285-286
  nervos espinais, 285-286
  radículas anteriores, 2-3, 3-4f
  radículas posteriores, 2-3, 3-4f
Membro inferior, estudos de caso. *Ver também estudo específico*
  fratura do colo do fêmur, 350-354
  fratura do tornozelo, 373-378
  ruptura do ligamento cruzado anterior, 355-360
  síndrome do compartimento anterior, 367-372
  síndrome do piriforme, 342-349
  trauma ao nervo fibular comum, 361-366
Membro superior, estudos de caso. *Ver também estudo específico*
  fratura da clavícula, 300-308
  fratura de Colles, 309-316

fratura do úmero, 325-329
paralisia da parte superior do plexo braquial, 317-324
síndrome do túnel do carpo, 330-339
Menarca, 54-55
Meninges, encéfalo, 227-228
   aracnoide-máter, 227-228
   dura-máter, 227-228
   pia-máter, 227-228
Menopausa, 54-55
Mesentério, 82-83
Midríase, 277
Miocárdio, suprimento nervoso, 38, 39t
Miose, 221-222, 274, 322-324
Miosite, 363-365
Mixedema, 201
Mixoma, 18
Mixoma atrial, 22
   diagnóstico, 24-25
   fatores predisponentes, 22, 22f
   sinais e sintomas, 22
Mixomas cardíacos, 25
Mulheres nulíparas, 147
Músculo braquiorradial, 309
Músculo detrusor, 167-168
Músculo levantador do ânus, 144
Músculo papilar, 27
Músculo traqueal, 44-59
Músculos,
   da expressão facial, 258-260, 261t
   da mastigação, 247-249, 247-248t, 248f
Músculos do manguito rotador, 302-304
Músculos extraoculares, 268-269, 268-269t, 276-277

N

Nariz, 235
   cavidade nasal, 236, 236t, 237f, 238f, 238t
   externo, 235, 236t
   parede lateral do nariz, 238f
   suprimento sanguíneo, 236-240
   suprimento sanguíneo para o septo nasal, 236, 236-239f
Necrose, 162-354
Necrose avascular (NAV), 353-354
Nefrolitíase, 110-111
   diagnóstico, 112-113
   fatores predisponentes, 111-112
   sinais e sintomas, 111-112
Neisseria gonorrhoeae, 146
Nervo abducente, 6t
Nervo acessório, 6t
Nervo facial, 6t, 256-258
   distribuição, 259t
   ramos, 257-258, 258f
   trajeto, 257-258, 258f, 259t
Nervo glossofaríngeo, 6t
Nervo hipoglosso, 6t

Nervo laríngeo recorrente, 198-200, 199f, 200-201, 200-201t
Nervo mandibular, 248-251, 250f, 249-251t
Nervo oculomotor, 6t
Nervo olfatório, 6t, 236-239
Nervo óptico, 6t
Nervo petroso menor, 249-251
Nervo pudendo, 166, 166-167f, 342-343
   bloqueio, 289-291
      bloqueio, procedimento, 290-291, 290-291f
   ramos e distribuição, 167-168, 167-168f, 168-169t
   trajeto, 166-167, 166-167f
Nervo trigêmeo, 6t
Nervo troclear, 6t
Nervo ulnar, 325
Nervo vago, 6t, 10-13
Nervo vestibulococlear, 6f, 259-260
Nervos, 2-3
   cranianos, 4-5
   espinais, 2-5
   ombro e braço, 302-304, 302-304f
Nervos cranianos (NC), 2-5, 6t
Nervos digitais palmares, 333
Nervos espinais, 2-4
   componentes somáticos, 3-4f
   organização regional, 3-4f
Nervos esplâncnicos, 7-10
Nervos esplâncnicos lombares, 10-11
Nervos esplâncnicos pélvicos, 11-13
Nervos hipogástricos, 10-11
Nervos mistos, 2-3
Neuralgia, 246
Neuralgia do pudendo, 166-172. *Ver também* Prostatite crônica; Cistite intersticial (CI)
   anatomia pertinente, 166-170
      bexiga urinária, 167-169
      nervo pudendo, 166-168, 166-168f, 168-169t
      próstata, 168-170, 169-170t
   apresentação do paciente, 166
   considerações clínicas, 166
   diagnóstico, 171-172
   exame da história clínica, 166
   exame físico, 166
   fatores predisponentes, 170-172
   raciocínio clínico, 169-172
   sinais e sintomas, 170-171
   testes laboratoriais, 166
Neuralgia do trigêmeo, 246-255. *Ver também* Arterite temporal; Síndrome da articulação temporomandibular (ATM)
   anatomia pertinente, 246-252
      artéria maxilar, 248-249, 248-249f, 250t
      articulação temporomandibular, 249-252, 251-252f
      corda do tímpano, 249-251
      fossa infratemporal, 246-248, 247-248t
      músculos da mastigação, 247-249, 247-248t, 248f

nervo mandibular, 248-251, 250f, 249-251t
nervo petroso menor, 249-251
apresentação do paciente, 246
considerações clínicas, 246
diagnóstico, 254-255
estudos diagnósticos por imagem, 246
exame da história clínica, 246
exame físico, 246
fatores predisponentes, 252-253
fisiopatologia, 252-253
padrão de inervação sensorial, 253-254f
raciocínio clínico, 251-255
sinais e sintomas, 252-253
Neuroma do acústico, 259-260, 262-263f
diagnóstico, 265-266
fatores predisponentes, 262-263
neurofibromatose tipo I, 260-262
neurofibromatose tipo II, 260-262
sinais e sintomas, 260-262
Neurônio,
classificação,
aferente, 2-3
eferente, 2-3
estrutura, 2-3
Neurônio pós-ganglionar, 5-7
Neurônios aferentes/sensoriais, 2-3
Neuropatia, 325
Neuropatia do nervo axilar, 328-329
e fratura do colo cirúrgico
fatores predisponentes, 326-327
sinais e sintomas, 326-327
Neuropatia do nervo ulnar, 327-328
com fratura do epicôndilo medial,
fatores predisponentes, 328-329
sinais e sintomas, 327-328, 327-328f
Neuropatia radial compressiva, 326-327
Nó atrioventricular (AV), 21
Nó sinoatrial (SA), 21
Nocicepção, 38, 214
Noctúria, 127-128, 170-171
Núcleo pulposo, 346-346, 345-346f. *Ver também* Discos intervertebrais
Núcleos, 2-3
Nulípara, 54, 147

O

Obstipação, 155-156
Obstrução biliar, 88-97. *Ver também* Cirrose, do fígado
Oclusão, 218
Oculto, 152
Odinofagia, 215-216, 242-243
Oftalmopatia, 201
Oftalmoplegia, 277
Olho, 269-270, 269-270t, 275-277
inervação parassimpática, 270-271
inervação simpática, 269-271

Oligomenorreia, 201
Oligúria, 141-142
Ombro e braço, 300-304, 302f, 303f
articulação do ombro, 301-304
clavícula, 300-302
escápula, 301-302
nervos, 302-304
úmero, 301-302
vasos sanguíneos, 302-304
Omento, 82-83
Onda P, 21, 21f
Onda T, 21
Orbicular do olho, 269-270
Órtese, 295-297
Ortopneia, 23
Osso do quadril, 285
Óstio, 28-29

P

Palidez, 362-363
Pálpebras, 268-270, 274
músculos, 269-270t
Palpitação, 196
Pâncreas, 91-92
ducto pancreático, 91-92
ducto pancreático acessório, 92-94
estrutura anatômica, 91-92
suprimento nervoso, 92-94
suprimento sanguíneo, 92-94
Pancreatite
apresentação do paciente, 88
considerações clínicas, 89
diagnóstico, 96-97
estudos diagnósticos por imagem, 89
exame da história clínica, 88
exame físico, 88
fatores predisponentes, 95
anatomia pertinente, vesícula e ductos biliares, 89-92, 90-92f
fígado, 92-94
pâncreas, 91-94
sinais e sintomas, 95
testes laboratoriais, 88
Pancreatite, 95
aguda, 95
crônica, 95
diagnóstico, 96-97
fatores predisponentes, 96
sinais e sintomas, 95-96
Paracentese, 85
Paralisia (de Erb) do plexo braquial superior, 317-324, 318f, 321t
anatomia pertinente, 318
plexo braquial, 318
apresentação do paciente, 317
consideração clínica, 317

diagnóstico, 322-324
exame da história clínica, 317
exame físico, 317, 319f
fatores predisponentes, 321
músculos afetados, 321t
raciocínio clínico, 319-324
sinais e sintomas, 321
Paralisia, 265-266
Paralisia de Bell. *Ver* Paralisia do nervo facial
Paralisia de Bell do joelho do nervo facial (NC VII), 265-266
Paralisia de Erb. *Ver também* Paralisia da parte superior do plexo braquial
Paralisia de Klumpke, 321-324. *Ver também* Paralisia da parte inferior do plexo braquial
Paralisia de Klumpke na parte inferior do plexo braquial, 323f, 323t
    fatores predisponentes, 321-324
    sinais e sintomas, 321
Paralisia do nervo facial, 256-266. *Ver também* Neuroma do acústico; Tumores parotídeos; AVC
    anatomia pertinente, 256-261
        glândulas salivares, 258-261, 260-262t
        músculos da expressão facial, 258, 259-260f, 261t
        nervo facial, 256-258, 258f, 259t
        suprimento sanguíneo para o encéfalo, 259-260
    apresentação do paciente, 256
    considerações clínicas, 256
    descrição, 262-263
    diagnóstico, 265-266
    e superfície córnea, 263-264
    estudos diagnósticos por imagem, 256
    exame da história clínica, 256
    exame físico, 256
    fatores predisponentes, 263-264
    sinais e sintomas, 262-263
Paralisia do oculomotor, 272, 278-279
    causas, 272-273
    diagnóstico, 272-273, 278-280
    fatores predisponentes, 272-273, 278-279
    sinais e sintomas, 272-273, 278-279
Paralisia do plexo braquial obstétrico, 319f
    paralisia da parte inferior, 319
    paralisia da parte superior, 319
Parenteral, 190
Paresia, 226
Paresia, 317
Parestesia, 263-264, 309, 342
Paridade, 104-105
Paroxístico, 23
Parte central do sistema nervoso (PCSN), 2-3
Parte costal da pleura parietal, 36, 36f
Parte diafragmática da pleura, 36, 36f
Parte distal do antebraço, 309-310, 311f

Parte inferior da órbita, fratura. *Ver* Fratura por explosão da parte inferior da órbita
Parte mediastinal da cúpula da pleura, 36, 36f
Parte parassimpática, 10-11
    afluxo/eferente craniano, 10-13, 12f, 12t
    efluxo/aferente sacral, 12f, 11-13, 11-13t
    vias aferentes viscerais, 11-14
Parte periférica do sistema nervoso (PPSN), 2-3
Parte posterior da coxa, 343-345, 344-345f. *Ver também* Síndrome do piriforme
    e perna, inervação sensorial, 344-345, 345-346f
Parte simpática, DASN, 5-11, 7-8t
    inervação,
        efetores periféricos na pele, 7-8
        medula da glândula suprarrenal, 8-11
        vísceras abdominais, 7-10, 9f, 8-10t
        vísceras cranianas, cervicais e torácicas, 7-8
        vísceras pélvicas, 10-11, 10-11t
Parte somática, sistema nervoso, 4-5
Parte visceral, sistema nervoso, 4-5. *Ver também* Divisão autônoma do sistema nervoso (DASN)
Parto, estágios do, 284
Patognomônico, 203, 244-245, 346-347
Pécten, 175-176
Pediculado, 22
Pedras de cálcio, 111-112
Peeriostite, 363-365
Pelve, estudos de caso. *Ver estudo específico*
    carcinoma de colo, 149-156
    carcinoma de colo de útero, 137-142
    gravidez tubária, 130-136
    hiperplasia prostática benigna, 124-129
    uretrocele com incontinência de esforço, 143-148
Percutir (percussão), 48-49
Pericárdio, anatomia do
    líquido pericárdico, 36
    pericárdio fibroso, 36-36f
    pericárdio seroso, 36, 36f
    saco pericárdico, 36-36f
    suprimento nervoso, 38, 39t
Pericárdio fibroso, 36, 36f, 39t
Pericárdio seroso, 35, 35f, 39t
Pericardite, 35-42
    anatomia pertinente, 36-40
    apresentação do paciente, 35
    avaliação diagnóstica, 35
    considerações clínicas, 35
    diagnóstico, 40-42
    dor aguda, 40
    dor crônica, 40
    eletrocardiograma, 35, 36f
    exame da história clínica, 35
    exame físico, 35
    fatores predisponentes, 40
    raciocínio clínico, 39-41
    sinais e sintomas, 40

Pericardite aguda. *Ver* Pericardite
Períneo, estudos de caso. *Ver também estudos específicos*
   fístula perianal, 181-186
   hemorroidas, 173-180
   neuralgia do pudendo, 166-172
   rompimento da uretra, 160-165
Períneo e pelve, feminina, inervação sensorial, 285-286*f*, 287-288
Períneo obstétrico, 287-288
Peristáltico, 81
Peritônio, 82-83
   ligamento do fígado, 84
   mesentério, 82-83
   omento, 82-83
   parietal, 82-83
   visceral, 82-83
Peritonite, 103-104
Perna,
   compartimento anterior, 368-369, 368*t*
   compartimentos miofasciais, 367-369, 368*f*
Pescoço, estudos de caso. *Ver também estudo específico*
   abscesso retrofaríngeo, 205-217
   cateterismo da veia jugular interna, 190-195
   hipertireoidismo, 196-204
   síndrome do roubo subclávio, 218-224
Pesquisa de sangue oculto nas fezes, 153-154
Pico R, 21
Pielonefrite, 110-111
   diagnóstico, 112-113
   fatores predisponentes, 110-111
   sinais e sintomas, 110-111
Piúria, 110-111, 145
Plano supracristal, 285-286, 286-287*f*
Platô tibial, 355
Pleura, 37, 37*f*, 43, 44*f*
   cavidade pleural, 37
   parietal, 37, 43-44
   suprimento nervoso, 38, 39*t*, 64*t*
   visceral, 37, 43-44
Pleura parietal, 36, 39*t*
Pleura visceral, 39*t*
Pleurite, 40-42
   diagnóstico, 40-42
   fatores predisponentes, 40-41
   sinais e sintomas, 40-41
Plexo aórtico abdominal, 96-97*f*, 10-11
Plexo braquial, 4-5*t*, 301-318
   níveis espinais e distribuição do, 320*t*
   parte infraclavicular, 318, 319*f*
   parte supraclavicular, 318, 319*f*
Plexo cardíaco, 38
Plexo celíaco, 89-91, 92-94*f*, 94
Plexo cervical, 4-5*t*
Plexo de Kiesselbach, 236-239

Plexo de nervos, 3-4
Plexo hipogástrico superior, 9*f*, 215-216
Plexo lombar, 4-5*t*
Plexo lombossacral, 4-5*t*
Plexo pulmonar, 63, 214
Plexo venoso retal, 175-176
Plexos de nervos espinais, 3-5, 4-5*f*
Plexos hipogástricos inferiores, 10-11
Plexos periarteriais, 7-8
Pneumonia, 47-48
   diagnóstico, 48-50
   fatores predisponentes, 47-48
   radiografias do tórax, 47-48*f*
   sinais e sintomas, 47-48
Pneumonia comunitária (adquirida na comunidade) (PAC), 47-48
Pneumoperitônio, 80, 85
Pneumotórax, 43-50, 119-120, 192-193, 305-306
   anatomia pertinente, 43-48
   apresentação do paciente, 43
   considerações clínicas, 43
   diagnóstico, 49-50
   estudos diagnósticos por imagem, 43
   exame da história clínica, 43
   fatores predisponentes, 48-49
   raciocínio clínico, 47-50
   sinais e sintomas, 48-49
Pneumotórax espontâneo, 47-48
   fatores predisponentes, 47-49
   primário, 47-48
   secundário, 47-48
   sinais e sintomas, 47-48
Pneumotórax espontâneo primário. *Ver* Pneumotórax
Pneumotórax hipertensivo, 48-49
Polimialgia reumática (PMR), 254-255
Pólipos nasais, 242-244
   diagnóstico, 244-245
   fatores predisponentes, 243-244
   pólipos antroconais, 243-244
   pólipos etmoidais, 243-244
   sinais e sintomas, 243-244
Poliúria, 201
Ponto de Impulso Máximo (PIM/PMI), 219-220
Ponto de McBurney, 102-104, 132-133
Porta subcutânea, 192-193
Posição de litotomia, 139-140
Pós-menopausa, 309
Pregas da dura-máter, 229-230, 229-230*t*
Pré-síncope, 25, 218
Processo vaginal, 72-75
   persistente, 74-75
Processos, neurônio, 2-3
Prolapso, 18
Prolapso da valva atrioventricular esquerda. *Ver* Prolapso da valva atrioventricular (mitral)
Prosopalgia. *Ver* Neuralgia do trigêmeo

Próstata, 124, 124-125f, 168-170
　linfáticos, 125-127, 125-127f
　lobos, 124-125, 126f
　parte prostática da uretra, 124-125
　relações anatômicas, 124-127, 126f, 125-127t
　secreção prostática, 124-125
　suprimento nervoso, 127-128
　suprimento sanguíneo, 125-127, 125-127f
　zonas, 124-125, 126f
Prostatite, 110-111
Prostatite crônica, 169-170
　bacteriana, 169-170
　diagnóstico, 171-172
　fatores predisponentes, 170-171
　não bacteriana, 169-170
　sinais e sintomas, 170-171
Proteína C reativa, 181
Proteinúria, 112-113
PSA, 124-125, 166
Ptério, 227-228
Ptose, 221-222, 267, 322-324
Pudendo feminino, 139-140, 286-287
Pulmões. *Ver também* Visão anterior da pleura, 59f
　árvore traqueobronquial, 59-60, 60f
　base, 59
　câncer metastático, 65-66
　drenagem linfática, 63, 63f, 63t
　incisura cardíaca do pulmão esquerdo, 59
　língula, 59
　lobos e fissuras,
　　pulmão direito, 59, 59f
　　pulmão esquerdo, 59, 59f
　posição e forma, 58-59, 59f
　suprimento sanguíneo, 61-63, 62-63f
Pulso, 309-311, 314-315f
Purulento, 134-135, 181, 243-244

Q

Quadrantes abdominais, 101-102, 101-102f, 102-103t
Quemose, 279-280
Quilotórax, 192-193

R

Rabdomiólise, 368-369
Raiz anterior, 2-3
Raiz posterior, 2-3
Ramo circunflexo, 37, 37f
Ramo do nó sinoatrial, 37
Ramo interventricular posterior, 37, 37f
Ramos anteriores, nervos espinais, 2-3
Ramos comunicantes brancos, 5-8
Ramos comunicantes cinzentos, 7-8
Ramos mamários laterais, 53, 53f
Ramos mamários mediais, 53, 53f
Ramos posteriores, nervo espinal, 2-3

Recesso costodiafragmático, 36, 36f
Recesso costomediastinal, 36
Reflexos tendinosos profundos (RTP), 361
Reflexos viscerais, 14-15
Região glútea, 342-343, 342-344f. *Ver também* Síndrome do piriforme
　inferior ao piriforme, 342-343
　superior ao piriforme, 342-343
Regiões laterais do joelho, 361
Repolarização ventricular, 21
Retináculo dos músculos extensores 311
Reto, 150-151
Rinoscopia, 235
Rinossinusite. *Ver* Sinusite
Rins,
　estrutura anatômica, 108, 109f
　relações anatômicas, 109, 110t
　suprimento nervoso, 109
　suprimento sanguíneo, 109
Ronco sibilante, 58
Ruptura (rompimento) da parte esponjosa da uretra, 162-163. *Ver também* Uretra, rompimento
　com vazamento de urina, 162-163, 163-164f
　diagnóstico, 164-165
　fatores predisponentes, 163-164
　sinais e sintomas, 162-163

S

Sacos alveolares, 60-62
Saculações, 150
Salpingite, 133-134
Schwannoma vestibular. *Ver* Neuroma do acústico
Segmento PQ, do complexo QRS, 21
Segmentos broncopulmonares, nos pulmões, 45
Seio esfenoidal, 240-241t
Seio frontal, 240-241t
Seio maxilar, 240-241t
Seios da aorta, 28-29
Seios do tronco pulmonar, 27f, 28-29
Seios paranasais, 239-240, 239-240f, 240-241t
Seios venosos da dura-máter, 229-230, 230-231t
Separação do ombro, 307-308, 307-308f
　fatores predisponentes, 306-307
　graus, 306-307t
　sinais e sintomas, 305-307
Sepse, 110-111
Sinal de Cullen, 117-118
Sinal de impressão do polegar, 215-216
Sinal de Kehr, 114, 118-119
Sinal de McBurney, 103-104, 132-133
Sinal de Murphy, 89
Sinal de Troisier, 203
Sinal de Turner Grey, 117-118
Sinal do obturador, 103-104, 133-134
Sinal do psoas, 103-104, 117-118, 133-134
Síncope, 222-223

Síndrome aguda do compartimento anterior, 363-365
    diagnóstico, 366, 370-372
    fatores predisponentes, 368-369
    sinais e sintomas, 368-369
Síndrome crônica do compartimento anterior, 363-365
Síndrome da articulação temporomandibular, 253-254
    diagnóstico, 254-255
    fatores predisponentes, 253-255
    sinais e sintomas, 253-254
Síndrome de Bernard-Horner. *Ver* síndrome de Horner
Síndrome de Horner, 274-280, 322-324. *Ver também*
  Síndrome do seio cavernoso; Paralisia do oculomotor
    anatomia pertinente, 274-277
    apresentação do paciente, 274
    considerações clínicas, 274
    diagnóstico, 278-280
    estudos diagnósticos por imagem, 274
    exame da história clínica, 274
    exame físico, 274
    fatores predisponentes, 278-279
    raciocínio clínico, 276-279
    sinais e sintomas, 277-279
    testes laboratoriais, 274
Síndrome do compartimento anterior, 362-363, 367-372
    anatomia pertinente da perna, compartimentos
      miofasciais, 367-369, 368*f*, 368*t*
    apresentação do paciente, 367
    considerações clínicas, 367
    diagnóstico, 370-372
    exame da história clínica, 367
    exame físico, 367
    fatores predisponentes, 362-365
    raciocínio clínico, 368-371
    sinais e sintomas, 362-363
    testes laboratoriais, 367
Síndrome do piriforme, 342-349, 346-347, 347-348*f*
    anatomia pertinente,
        discos intervertebrais, 344-346
        parte posterior da coxa, 343-345
        parte posterior da coxa e perna, inervação
          sensorial, 346-347, 345-346*f*
        região glútea, 342-343, 342-344*f*
    apresentação do paciente, 342
    causas, 347-348
    consideração clínica, 342
    diagnóstico, 348-349
    estudos diagnósticos por imagem, 342
    exame da história clínica, 342
    exame físico, 342
    fatores predisponentes, 347-348
    raciocínio clínico, 345-348
    sinais e sintomas, 347-348
Síndrome do pronador, 337-338*f*
    diagnóstico, 338-339
    fatores predisponentes, 337-338
    sinais e sintomas, 336-338, 338-339*t*

Síndrome do roubo subclávio, 218-224. *Ver também*
  Dissecção espontânea da artéria carótida
    anatomia pertinente, 218-221
        artéria carótida, 218-219*f*, 219-220, 220-222*t*
        artéria vertebral, 218-219, 218-219*f*, 218-219*t*
        círculo arterial do cérebro (de Willis), 219-221,
          219-220*f*
        sinais e sintomas, 218-220, 218-219*f*, 219-220*t*
    apresentação do paciente, 218
    diagnóstico, 222-224, 223-224
    estudos diagnósticos por imagem, 218
    exame da história clínica, 218
    exame físico, 218
    fatores predisponentes, 222-223
    raciocínio clínico, 220-223
    testes laboratoriais, 218
Síndrome do seio cavernoso, 276-277
    diagnóstico, 279-280
    fatores predisponentes, 277-278
    sinais e sintomas, 276-278, 277-278*f*
Síndrome do túnel do carpo, 309-310, 312*f*, 330-339,
  333*f*
    anatomia pertinente, 330-335
        fossa cubital, 330, 331*f*, 330-332*t*
        nervo mediano no antebraço e na mão, 333, 333*t*,
          334-336*f*
        nervo ulnar no antebraço e na mão, 333-336, 333*t*,
          334-336*f*
        "túnel cubital", 330-332, 330-332*f*, 330-332*t*
        túnel do carpo, 330-333, 333*f*
    apresentação do paciente, 330
    consideração clínica, 330
    diagnóstico, 337-339, 337-338*f*
    exame da história clínica, 330
    exame físico, 330, 331*f*
    fatores predisponentes, 334-336
    raciocínio clínico, 334-338
    sinais e sintomas, 334-335, 338-339, 338-339*t*
Síndrome do túnel do carpo, 330-332, 330-332*f*, 330-
  332*t*, 335-336, 336-338*f*
    diagnóstico, 338-339
    fatores predisponentes, 336-337
    sinais e sintomas, 336-337
Síndrome uretral, 147
    diagnóstico, 147-148
    fatores predisponentes, 147
Sinovite, 254-255
Sinusite, 243-244
    classificação, 243-244
    diagnóstico, 244-245
    fatores predisponentes, 243-245
    sinais e sintomas, 243-244
Sistema nervoso,
    divisões anatômicas, 2-5
    divisões funcionais, 4-15, 5-7*t*
    neurônios, 2-3

Sístole, 21
Sístole ventricular, 21
Subluxação, 304-305
Sulco coronário, 37
Suprimento nervoso,
  bexiga urinária, 168-169
  canal anal, 175*f*
  ceco e apêndice, 99-101
  dura-máter, 229-230
  esôfago, 210, 212
  faringe, 210
  fígado, 94
  glândula paratireoide, 198-200
  glândula tireoide, 198-200
  glândulas salivares, 258, 260-262*t*
  intestino grosso, 150-151, 150-151*t*
  laringe, 214
  pâncreas, 92-94
  próstata, 127-128
  rins, 109
  traqueia, 214
  vesícula e ductos biliares, 89-92, 91-92*f*
Suprimento sanguíneo,
  articulação do quadril, 351-352, 351-352*f*
  baço, 116, 116*f*
  bexiga urinária, 168-169
  canal anal, 175*f*
  ceco e apêndice, 99-100, 99-100*f*
  dura-máter, 228-230, 228-229*f*
  encéfalo, 259-260
  esôfago, 210*t*, 211
  estômago, 81-82, 81-82*f*
  faringe, 210, 210*t*
  fígado, 94
  glândula paratireoide, 198-200
  glândula tireoide, 198-200, 198-200*t*, 199*f*
  glândulas salivares, 259, 260-262*t*
  intestino grosso, 150-151, 150-151*t*, 152*f*
  laringe, 210*t*, 211
  mama, feminina, 53-54, 53*f*
  ombro e braço, 302-304, 302-304*f*
  pâncreas, 92-94
  próstata, 125-127, 125-127*f*
  pulmões, 61-63, 62-63*f*
  rins, 109
  septo nasal, 236, 236-239*f*
  traqueia, 210*t*, 214
  vesícula e ductos biliares, 89-90, 90-91*f*
Supurar, 184-185, 215-216

T

Taquicardia, 31, 104-105
Taquipneia, 40, 118-119
Tendão do calcâneo, ruptura/rompimento do, 375-377
  diagnóstico, 377-378
  fatores predisponentes, 376-377
  sinais e sintomas, 376-378*f*
Tendinite, 363-365
Tendinite crônica do jarrete,
  fatores predisponentes, 346-347
  sinais e sintomas, 345-346
Tendinite do jarrete, 348-349
Tenesmo, 153
Tênias do colo, 150
Teste cutâneo da tuberculina (TST), 66-67
Teste de elevação da perna estendida, 342
Teste de fezes imunoquímico (FIT), 153-154
Teste de McBurney, para lesão do menisco, 357
Teste de troponina, 35
Teste do cotonete, 143
Teste respiratório com ureia, 80
Teste triplo, 55-56
Tibial anterior, 362
Tinido, 221-222, 265-266
Tique, 246
Tique doloroso. *Ver* Neuralgia do trigêmeo
Tireotoxicose, 200-201
Tonsila faríngea, 239-240, 241-242*f*
Tonsila lingual, 240-241*t*
Tonsilas, 240-241, 241-242*f*
Tonsilas palatinas, 240-241*t*
Tonslite, 216-217
Tórax, estudos de caso. *Ver também estudo específico*
  carcinoma broncogênico, 55-58
  carcinoma de mama, 49-57
  estenose de valva atrioventricular esquerda (mitral), 18-25
  insuficiência cardíaca congestiva, 26-34
  pericardite, 35-42
  pneumotórax, 43-50
Torcicolo, 205
Transiluminação, diagnóstico para hidrocele, 76-77
Transmural, 190
Traqueia, 44, 44*f*, 59, 214
  linfáticos, 210*t*, 214
  suprimento nervoso, 214
  suprimento sanguíneo, 210*t*, 214
Tratos, 2-3
Trauma ao nervo fibular comum, 361-366
  anatomia pertinente
    nervo fibular comum e seus ramos, 361-362, 362-365*f*
    região lateral do joelho, 361
  apresentação do paciente, 361
  consideração clínica, 361
  diagnóstico, 366
  estudos diagnósticos por imagem, 361
  exame da história clínica, 361
  exame físico, 361, 362*f*
  fatores predisponentes, 363-365, 365*f*, 365*t*
  raciocínio clínico, 362-365
  sinais e sintomas, 363-365

Trígono inguinal, 74-75, 75-76f, 75-76t
Trismo, 215-216, 264-265
Trombo, 41, 173, 194-195, 369-370
Tromboflebite, 277-278
Trombose do seio venoso cerebral (TSVC), 230-231
Trombose venosa profunda, 369-370
 diagnóstico, 371-372
 fatores predisponentes, 369-370, 369-370f
 sinais e sintomas, 369-370
Tronco celíaco, 81, 81-82f
Tronco pulmonar, 27f, 28-29
Tronco simpático, 7-8
Troncos linfáticos jugulares, 200-201
Tuba auditiva, 239-241
Tuba uterina, 131
 escavação retuterina (saco de Douglas), 132
 escavação vesicuterina, 132
 ligamento largo do útero, 131, 132t
 regiões, 131, 131f
 relações anatômicas, 131-132, 131f, 132f, 132t
 suprimento sanguíneo, 132-133, 132-133f
Tuberculose, 65-66
 achados radiográficos, 65-66, 66-67f
 análise de cultura para diagnóstico, 65-66
 ativa, 65-66
 diagnóstico, 67-68
 fatores predisponentes, 65-66
 sinais e sintomas, 65-66
Tumores parotídeos, 263-264
 diagnóstico, 265-266
 fatores predisponentes, 263-264
 malignos, 263-264
 sinais e sintomas, 263-264
Turbina, 236

U

Úlcera, 178, 371-372
Úlcera gástrica, 80-87. Ver também Úlceras duodenais; Gastrite
 anatomia pertinente, 81-85
  cavidade peritoneal, 84-85, 84f
  estômago, 81-83, 81f-82f, 81-82t
  peritônio, 82-84
 apresentação do paciente, 80
 causa de, 86
 considerações clínicas, 80
 diagnóstico, 85-87
 estudos diagnósticos por imagem, 80
 exame da história clínica, 87
 exame físico, 80
 fatores predisponentes, 86
 sinais e sintomas, 86
 testes laboratoriais, 80
Úlceras duodenais, 85
 diagnóstico, 87
 fatores predisponentes, 85
  infecções por *H. pylori* e, 85
  sinais e sintomas, 85
Úlceras pépticas, 85, 86t. Ver também Úlcera gástrica
Ultrassom transvaginal, 130
Ureter, 109-111
 suprimento nervoso, 110-111
 suprimento sanguíneo, 110-111
Ureterolitíase, 107-113. Ver também Nefrolitíase; Pielonefrite
 anatomia pertinente, 108-111
  rins, 108-109, 109f, 110f
  sistema urinário, 107-108, 108f
  ureteres, 110-111
 apresentação do paciente, 107
 considerações clínicas, 107
 diagnóstico, 112-113, 112-113f
 estudos diagnósticos por imagem, 107
 exame da história clínica, 107
 exame físico, 107
 fatores predisponentes, 111-113
 raciocínio clínico, 110-113
 sinais e sintomas, 111-112
 testes laboratoriais, 107
Uretra, rompimento, 160-165. Ver também Hérnia inguinal; Abuso sexual
 anatomia pertinente, 160-162
  espaços perineais, 161-162
  fáscia do trígono urogenital masculino, 160-162, 160-162t
  períneo masculino, 160-161, 160-161f
  uretra masculina, 161-162
 apresentação do paciente, 160
 considerações clínicas, 160
 diagnóstico, 164-165
 exame da história clínica, 160
 raciocínio clínico, 161-165
 testes laboratoriais, 160
Uretra feminina, 143-144, 145f
Uretrite, 143
Uretrocele, 143-148. Ver também Cistite bacteriana; Síndrome uretral
 anatomia pertinente, 143-145
  diafragma urogenital e da pelve, 144, 145f
  fáscia da pelve, 144
  uretra feminina, 143-144, 144f
 considerações clínicas, 143
 diagnóstico, 147-148
 exame da história clínica, 143
 exame físico, 143
 fatores predisponentes, 147
 incontinência de esforço, 147
 raciocínio clínico, 145-147
 sinais e sintomas, 147
 testes laboratoriais, 143
Útero, 137-140, 138f

V

Vagina, 138f, 139-140
Valva atrioventricular direita (tricúspide), 27, 27f
Valva atrioventricular esquerda (mitral), 18-19, 27. *Ver também* Valvas do coração
Valva da aorta, 27f, 28-29
    sons, 28-29
Valva do tronco pulmonar, 27f, 28-29
    sons, 28-29
Valva mitral, prolapso, 22, 25
    diagnóstico, 25
    fatores predisponentes, 23
    sinais e sintomas, 23
Valva mitral. *Ver* Valva atrioventricular esquerda
Valva tricúspide. *Ver* Valva atrioventricular direita
Valvas atrioventriculares, 18-19, 19f
    sons, 28-29
Varicoso, 175-176
Vasculite, 251-252
Vasos subclávios, 192-195, 193-194f
Veia axilar, 54
Veia bronquial, 62-63, 62-63f
Veia cística, 89-90, 90-91f
Veia jugular interna (VJI), 191, 191f, 229-230
    anatomia de superfície, 191-192
    ângulo venoso, 191
    relações anatômicas, 191-192
    tributárias, 191
Veia porta do fígado, estômago, 81-82, 81-82f
Veia subclávia, 222-223
    cateterismo, 191f, 191-192
Veias lobares, 61-62, 62-63f
Veias meníngeas, 229-230
Veias pulmonares, 61-62, 62-63f
"Veias segmentares", 61-62, 62-63f
Vertigem, 265-266
Vesícula e ductos biliares, 89, 89-90f
    canalículos biliares, 89
    linfáticos, 89-90
    partes da vesícula biliar, 89
    suprimento nervoso, 89-92, 91-92f
    suprimento sanguíneo, 89-90, 90-91f
Via aferente de dor visceral, 11-13, 13-14f
Via respiratória
    extrapulmonar, 45, 44f
    intrapulmonar, 28-30, 38f
Vias respiratórias extrapulmonares, 44-45, 44f
Vísceras pélvicas, inervação simpática, 10-11, 10-11t
Volar, 314-316
Vólvulo sigmoide,
    diagnóstico, 155-156
    fatores predisponentes, 154-155
    sinais e sintomas, 154-155